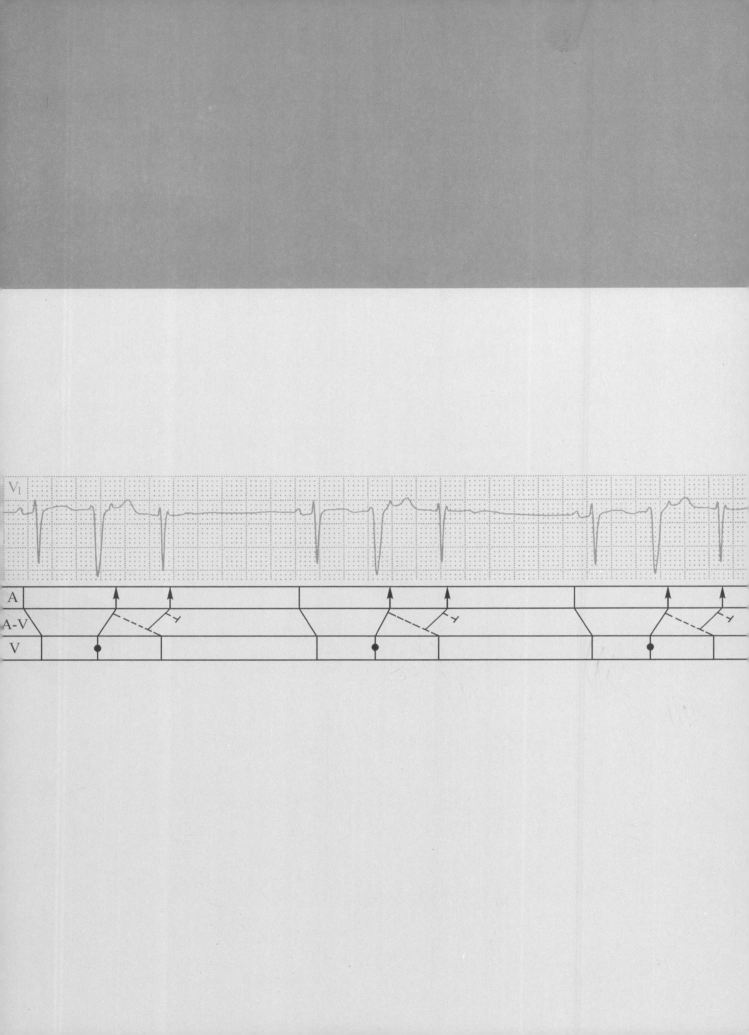

临床心电图精典
——从分析思路到诊断规范

Clinical Electrocardiogram Essence
—From Analysis to Diagnosis

何方田 著

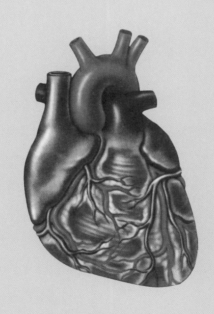

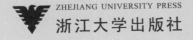
ZHEJIANG UNIVERSITY PRESS
浙江大学出版社

序一

　　1903 年，Willem Einthoven 记录了第一份清晰的人体心电图，并开启了心电图临床应用的新纪元。100 多年来，成千上万的心电图工作者、心血管病医师、生物医学工程师前赴后继地奠基、探索、创新，使心电学成为一门发展最快、应用最广的临床学科之一，同时，也为心内、外疾病的预防、诊断、治疗、康复和预后提供了众多的重要信息，为人类健康事业和挽救无数生命作出了举世瞩目的贡献。

　　心电图检查是一项简便、价廉、易于追踪观察和重要的临床辅助检查技术。心电图知识不仅是每一位心电图工作者必须掌握，而且也是每一位临床医生必须熟知的内容，因为在急诊、门诊、病房、值班和危重病患者的诊断、鉴别诊断、救治中，都必须应用心电图提供的重要生命信息。同时，心电学知识又需要不断地普及、提高和发展。何方田医师在撰写、出版《临床心电图详解与诊断》《起搏心电图学》基础上，利用业余时间，汇集 35 年来日积月累的工作和教学经验，并精选 660 余幅图例，又独自撰写了《临床心电图精典——从分析思路到诊断规范》这本专著。全书分三篇共 50 章，详尽地阐述了各种心电现象的基本概念、发生机制、心电图特征、临床意义及规范化心电图诊断报告：①从心肌细胞、传导组织的电生理特性到心电图形成的原理；②从基础心电图各个波、段、间期的测算及其正常值到异常改变；③从常见的心内、外疾病的病理生理及心电图特征到各种电解质紊乱、抗心律失常药物所致的心电图变化；④从各种常见的心律失常到复杂的心电现象及起搏心电图；⑤从危急重症上报、常规心电图、起搏心电图、动态心电图及平板运动试验诊断报告书写规范到心肺复苏最新操作要领及备考心电学技术副高级职称等。

　　在《论语·述而》中，圣贤孔子曾曰："学而时习之，不亦说乎。"何方田医师勤奋好学，又善于总结，将心电生理知识与日常心电图工作有机地结合起来，将自己的实践经验与解读心电图融为一体，再次梳理成书。本人有幸先予粗读，深感本书内容翔实、图文并茂、条理清楚，是一本心电图工作者和临床医师值得学习的重要工具书。鉴于此见，故欣然作序，并向读者推荐。

浙江大学医学院附属邵逸夫医院

2018 年 3 月 18 日

序 二

自从 1903 年 Einthoven 研究发明弦线型心电图描记器并从体表记录到心脏电活动以来,心电学发展经历了百余年历史。时至今日,心电学已向纵深发展,横向联系,外延内伸,成为一门具有丰富内涵的基础学科。心电图是医学研究、教学及临床工作必不可少的一种独特的无创性检查手段。近年来,随着科技的发展,尤其是计算机等高科技在心电学领域中的应用,心电学的进展突飞猛进,日新月异,我国心电学事业亦取得了令人瞩目的成就。心电图书籍卷帙繁多,浩如烟海,相互渗透,相得益彰。在心电学领域的新概念、新进展、新成就和新技术不断涌现的形势下,在心血管介入技术的广泛开展和深入研究的情况下,何方田医师又以全新面貌撰写了《临床心电图精典——从分析思路到诊断规范》一书,这不仅使心电学园地增添新辉,也必将促进我国心电学事业进一步向前发展。

本书是作者长期从事心电学临床和教学工作中积累的丰富理论知识与实践经验之结晶。何方田医师有着锲而不舍的追求,利用业余时间收集、整理并参阅大量文献,倾注聪明才智和心血,独自撰写,一气呵成,克服了众笔合撰风格不一之弊端,将求是务实的敬业精神和刻苦钻研精神浑然融合于书中。书成之日,本人有幸先睹为快。披览全书,认为此书着重阐述了各种心电现象的基本概念、发生机制、心电图特征、临床意义及规范化心电图诊断报告,具有内容翔实、概念清楚、条理清晰、重点突出、文字精练等独到之处,图文并茂、视频讲授更是本书的一大亮点。我深感本书具有较强的科学性、实用性和可读性,是一部学术价值很高的参考书、实用性很强的工具书,是一部不可多得的心电学上乘之作。此书必将成为心电学工作者、心内科、内科、ICU 室、急诊科、麻醉科等医护人员的知音,读者一定会从中得到有益的启示,提高自己的诊断水平。我对此书的出版表示祝贺,亦为何方田医师多年来持之以恒、不懈辛勤的劳作表示敬佩,并乐以为序。

最后值得一提的是,何方田医师以强烈的责任感和使命感,积极投身于我国心电学事业中,充分发挥自身的优势和智慧,尽职尽责,勤奋好学,刻苦钻研,不断提高自身的素质和心电学水平,注重研究和总结经验,在《中华心血管病杂志》《中华急诊医学杂志》《中华心律失常学杂志》《临床心血管病杂志》《心电学杂志》《临床心电学杂志》等 12

种专业期刊上发表了百余篇论文,参加省内、外各类心电图学习班或学术会议百余次的专题讲座,深受好评。目前,他主持国家级医学继续教育项目"全国心电图提高班"教学工作,为我国心电事业的发展作出了应有的贡献。他始终如一的敬业精神、精湛的心电学水平赢得了广大业内人士的称赞和青睐,并于 1996 年、2008 年两度被中国心电学会评为优秀、杰出的心电学工作者。

吴祥

浙江大学医学院附属第二医院心内科

2018 年 3 月 22 日

前　言

　　这是一本普及与提高、经典与进展、规范与质控相结合的心电学专著,是一本内容全面、图文并茂、由浅入深、翔实精练、重点突出、条理清楚的心电学专著,是一本由酷爱心电专业、从事心电图工作35年、具有扎实的理论基础和丰富的临床经验及写作功底的心电图医生独自撰写的专著。

　　此专著延续了《临床心电图详解与诊断》《起搏心电图学》的写作风格,循着心肌细胞、传导组织的电生理特性,逐一解读心电图形成的原理、各波段的命名及分析诊断要领,破解心电图特别是复杂心律失常分析和诊断之难题。

　　此专著以传承与拓新并举、普及与提高并重、翔实与精练并存、图片与文字并茂为撰写原则,共三篇50章,约90万字。

　　此专著精选了约665幅精彩而清晰的图例,几乎每例均配有简单的临床资料、详尽的心电图特征描述及完整而规范的心电图诊断,部分图片配上梯形图解。每章均配备了由笔者亲自讲授的视频(二维码),有利于各级心电学工作者快速理解和掌握。初稿完成后,进行反复修改、充实和提炼,并请来自福建省立医院心电科高洁、福建中医药大学附属人民医院心电图室高维、广西壮族自治区人民医院心电科田晓芬及浙江广福医院刘忠华4位进修医生进行纠错,尽力减少差错,将心电学的精华和最新成果奉献给读者。

　　此专著着重阐述了各种心电现象的基本概念、发生机制、心电图特征、临床意义及规范化心电图诊断报告,力求使此书成为心电学工作者、临床医生日常翻阅的心电图"词典"。第一篇是基础与经典,阐述了心肌细胞、传导组织及其血液供应,并对P-QRS-T-U波群的各个波、段、间期进行逐一叙述,共14章;第二篇是进展与提高,着重阐述各种心脏病的病理生理改变与心电图表现的相关性及其特征、电解质紊乱和药物对心脏影响所产生的心电图改变、各种心律失常、起搏心电图,共28章,是本书的重点、难点和精华所在;第三篇是规范与质控,着重阐述危急重症上报、常规心电图、起搏心电图、动态心电图及平板运动试验诊断报告书写规范、心肺复苏最新操作要领及本人备考心电学技术副高级职称的心得体会等,共8章,是心电学工作者体现专业水准的"珠穆朗玛峰"。

　　百年心电,魅力无穷! 心电学专业除了常规12导联心电图外,现已衍生出18导联心电图、24h动态心电图(双通道、三通道、12通道及18通道)、起搏心电图、食管心电图、平板运动试验心电图、远程遥控监护心电图、心腔内希氏束心电图、心电向量图、立体心电图、散点图及 SaahECG（尼沙赫心电图）等，开展了预测心源性猝死相关检查项目：心率震荡检测、心率变异性检测、心室晚电位检测、心率减速力检测及 T 波电交替检测等。一些新的名字和疾病被发现和命名：异常 J 波、缺血性 J 波、Brugada 波、Epsilon 波、Lambda 波、Wellens 综合征、de Winter 综合波、短 Q-T 间期综合征及 J 波综合征（Brugada 综合征、早复极综合征）等。因此，心电学专业博大精深，内涵丰富，任重道远！

　　学问学问，除了既学又问外，更重要的是还要善于思考、归纳和总结，真正地将他人的经验和知识转变为自己的知识。各位读者只要领会本书的知识点并融会贯通、理解所提供的图例及掌握心律失常分析方法，在临床工作中就会得心应手，一定能分析和诊断疑难复杂的心电图！愿此书能对广大心电工作者、相关的临床医生及爱好心电学的医学生有所帮助、有所裨益！也更希望长江后浪推前浪，年轻人站在我的肩膀上站得更高、看得更远，若干年后能撰写出超越我这 3 本书水平的心电学专著。

　　尽力追求完美、减少差错是我撰写此书的出发点和期盼。但因本人才疏学浅，加上心电学博大精深，内涵丰富，图例众多，书中难免会出现差错或疏漏，恳请广大读者批评指正，不胜感谢！

　　衷心感谢德高望重的浙江省心电教育中心原主任，《心电学杂志》原主编，著名的心血管病、心电学专家鲁端教授和《心电学杂志》副主编、执行主编吴祥教授的指点和帮助，并为本书作序。衷心感谢浙江大学出版社阮海潮编辑的大力支持和帮助，并为本书逐字逐句地润色！衷心感谢杭州中大图文设计有限公司章女士精心排版，给本书增色添辉！衷心感谢我的启蒙老师——浙江大学医学院附属第二医院心电图室原主任胡雅明老师和吴祥教授的教诲！在此，谨向他们致以崇高的敬意和诚挚的谢意！

　　学心电，莫畏难；勤思考，广浏览；多动笔，修正果。最后以"千里之行，始于足下""有志者事竟成""世上无难事，只要肯登攀"等名言与大家共勉！

浙江大学医学院附属邵逸夫医院

2018 年 3 月 28 日

目 录

第一篇 基础与经典

第一章 心脏电生理基础
一、心肌细胞的类型 …………………… 3
二、心肌细胞的静息电位与动作电位 …… 3
三、心肌细胞的电活动类型 …………… 5
四、心肌细胞的生理特性 ……………… 5
五、各起搏点节律的相互关系 ………… 9
六、自律性强度的分级及其命名 ……… 9

第二章 剖析心脏传导系统
一、窦房结 ……………………………… 10
二、心房内传导组织 …………………… 10
三、房室交接区 ………………………… 11
四、希氏束 ……………………………… 11
五、束支与分支 ………………………… 11
六、浦肯野纤维 ………………………… 12
七、附加束(旁道束) ………………… 12
八、心脏冲动正常传导顺序 …………… 12
九、小结 ………………………………… 12

第三章 关注心脏血液供应
一、心肌的血液供应 …………………… 13
二、传导系统的血液供应 ……………… 14
三、左、右冠状动脉优势型的称呼 …… 14
四、病变血管与心肌梗死部位的相关性 … 14
五、病变血管与心肌梗死部位的相关模式图 … 15
六、预示左前降支严重病变的表现 …… 15
七、预示左冠状动脉主干严重病变的表现 …… 17

第四章 心电图形成的原理——两次投影
一、导联体系与导联轴 ………………… 19
二、导联的划分 ………………………… 20
三、心室除极与QRS环体的形成 ……… 20
四、第一次投影(由立体向量环到平面向量环) … 20
五、第二次投影(由平面向量环到导联轴) … 20

六、投影规则及波形命名 ……………… 22

第五章 心电图检查的临床价值与操作要领
一、心电图检查的临床价值 …………… 23
二、心电图检查的操作要领 …………… 24
三、个人经验和心得体会 ……………… 25

第六章 心电图各波、段、间期的命名与测算
一、心电图各波、段、间期的命名及其意义 … 27
二、P波的命名 ………………………… 28
三、QRS波群的命名 …………………… 28
四、ST段的命名 ………………………… 29
五、T波的命名 ………………………… 29
六、U波的命名 ………………………… 29
七、心电图各波、段及间期的测算 …… 30
八、个人经验和心得体会 ……………… 32

第七章 心电图分析要领及步骤
一、分析心电图时应关注的内容 ……… 33
二、确定基本节律 ……………………… 33
三、分析P-R间期 ……………………… 34
四、分析QRS波群 ……………………… 37
五、分析ST段、T波及U波 …………… 38
六、测算Q-T间期 ……………………… 38
七、出具完整的心电图报告 …………… 38

第八章 辨析P波"庐山真面目"
一、千姿百态的P波 …………………… 39
二、窦性P波面面观 …………………… 40
三、依据P波极性确定基本心律 ……… 45
四、依据P波形态改变诊断心房肥大、心房内
阻滞 ………………………………… 47
五、I导联P波倒置的判定 …………… 48
六、诊断规范及心得体会 ……………… 48

第九章　关注房室沟通要道——P-R间期

一、P-R间期测量方法 ·············· 49

二、P-R间期缩短 ················· 49

三、P-R间期延长 ················· 50

四、P-R间期长短呈间歇性或交替性改变 ··· 51

五、P-R间期长短不一 ·············· 53

六、P-J间期 ··················· 53

第十章　心脏的中流砥柱——QRS波群

一、QRS波群的正常值 ·············· 55

二、心电轴 ···················· 55

三、顺钟向、逆钟向转位 ············· 58

四、低电压 ···················· 58

五、高电压 ···················· 59

六、QRS波群宽大畸形 ·············· 61

七、$S_I S_{II} S_{III}$综合征 ················· 62

八、碎裂QRS波群 ················· 63

**第十一章　诊断急性冠脉综合征的基石
　　　　　——ST段**

一、ST段测量方法 ················ 65

二、ST段正常值 ················· 65

三、如何评价ST段偏移的临床意义 ······· 65

四、ST段抬高的类型 ··············· 66

五、ST段压低 ·················· 71

六、ST段延长 ·················· 71

七、ST段缩短 ·················· 71

八、ST段电交替现象 ··············· 72

第十二章　警惕顶天立地的复极波——T波

一、正常T波的特征 ··············· 74

二、T波改变的类型 ··············· 74

三、T波高耸 ··················· 74

四、T波倒置 ··················· 77

五、双峰T波 ··················· 82

六、电张调整性T波改变 ············· 82

七、T波电交替现象 ··············· 84

八、与心动周期长短有关的倒置T波 ······ 85

九、早搏后T波改变 ··············· 85

第十三章　"物极必反"的不应期——Q-T间期

一、Q-T间期的测算方法 ············· 86

二、Q-T间期的校正 ··············· 86

三、Q-T间期异常 ················ 87

四、Q-T间期延长 ················ 87

五、Q-T间期缩短 ················ 88

六、Tp-Te间期的测算及其价值 ········· 89

第十四章　机制不明又具有极高价值——U波

一、正常U波 ··················· 90

二、U波增高 ··················· 90

三、U波倒置 ··················· 91

四、双相型U波改变 ··············· 92

五、U波电交替现象 ··············· 93

六、早搏后U波改变 ··············· 94

第二篇　进展与提高

第十五章　急性心肌梗死经典与进展

一、基本概念 ··················· 97

二、黄金急救时间和诊治理念 ·········· 97

三、心电图改变"三联症" ············ 97

四、演变规律 ··················· 99

五、诊断标准的变革 ··············· 100

六、分类的变革 ················· 100

七、分期的变革 ················· 102

八、心肌梗死的最新分型 ············ 103

九、定位诊断与病变血管的判断 ········· 105

十、重视aVR导联ST段改变在判断病变血管
　　部位的价值 ················· 105

十一、下壁AMI时,应关注是否合并"隐蔽性"
　　　部位心肌梗死 ·············· 106

十二、提高对再发性AMI的警惕性 ······· 107

十三、心电图检查对判断AMI病情及预后的

价值 ····················· 107

十四、鉴别诊断 ················· 108

十五、个人经验和心得体会 ··········· 110

第十六章　心室除极异常合并急性心肌梗死

一、右束支阻滞合并AMI ············ 111

二、左束支阻滞合并AMI ············ 111

三、心室预激合并AMI ············· 113

四、室性异位心律合并AMI ··········· 115

五、心室起搏心律合并AMI ··········· 115

第十七章　各类心肌病的心电图改变

一、概述 ···················· 117

二、分类 ···················· 117

三、扩张型心肌病 ················ 117

四、肥厚型心肌病 ················ 119

五、致心律失常性右室心肌病 ………… 121
六、离子通道心肌病 ………………… 122
七、心动过速性心肌病 ………………… 129
八、室性早搏性心肌病 ………………… 130
九、左束支阻滞性心肌病 ……………… 130
十、围生期心肌病 …………………… 131
十一、应激性心肌病 ………………… 131

第十八章　其他心脏病具有提示性诊断价值的心电图改变
一、房室肥大 ……………………… 133
二、镜像右位心 …………………… 135
三、右心室收缩期负荷过重 …………… 136
四、右心室舒张期负荷过重 …………… 141
五、左心室收缩期负荷过重 …………… 143
六、左心室舒张期负荷过重 …………… 146
七、双心室舒张期负荷过重 …………… 146
八、心室混合性负荷过重 ……………… 147
九、心绞痛型冠心病 ………………… 147
十、心肌炎 ………………………… 150
十一、急性心包炎 …………………… 152
十二、心包积液 …………………… 153

第十九章　药物、电解质异常的心电图改变
一、洋地黄类药物 …………………… 154
二、胺碘酮(可达龙) ………………… 157
三、普罗帕酮(心律平) ……………… 158
四、美西律(慢心律) ………………… 158
五、利多卡因 ……………………… 158
六、苯妥英钠 ……………………… 158
七、美托洛尔(倍他乐克) …………… 158
八、维拉帕米(异搏定) ……………… 158
九、阿托品 ………………………… 158
十、药物致心律失常作用的概念、机制及诊断
　　标准 ………………………… 158
十一、如何预防和减少药物致心律失常作用
　　………………………………… 159
十二、抗心律失常药物疗效的评价 ……… 159
十三、低钾血症 …………………… 159
十四、高钾血症 …………………… 161
十五、低钙血症 …………………… 162
十六、高钙血症 …………………… 163
十七、低镁血症 …………………… 164

第二十章　心律失常的分类、发生机制及诊断原则
一、心律失常的分类 ………………… 165

二、心律失常的发生机制 ……………… 165
三、心律失常诊断三部曲 ……………… 170
四、诊断心律失常的基本原则 …………… 172

第二十一章　梯形图绘制规范与临床应用
一、概述 …………………………… 173
二、绘制梯形图的基本原则 …………… 173
三、绘制梯形图常用的缩写字母、符号及意义 … 173
四、梯形图常用的绘制模式 …………… 174
五、绘制梯形图常用的格式 …………… 174

第二十二章　窦性心律失常
一、窦性心动过缓 …………………… 181
二、窦性心动过速 …………………… 182
三、窦性心律不齐 …………………… 182
四、窦房结内游走心律 ……………… 183
五、窦性停搏 ……………………… 184
六、二度Ⅰ型窦房阻滞 ……………… 184
七、二度Ⅱ型窦房阻滞 ……………… 185
八、高度、几乎完全性窦房阻滞 ………… 185
九、窦性早搏 ……………………… 185
十、窦性逸搏 ……………………… 186
十一、窦房交接性早搏 ……………… 187
十二、窦性二联律的诊断与鉴别诊断 …… 187
十三、病态窦房结综合征 ……………… 188
十四、双结病 ……………………… 189
十五、心室停搏、全心停搏 …………… 190

第二十三章　房性心律失常
一、房性心律失常的诊断名词 …………… 191
二、房性P′波形态面面观 ……………… 191
三、房性P′波的定位诊断 ……………… 194
四、房性早搏 ……………………… 194
五、房性逸搏及其心律 ……………… 198
六、加速的房性逸搏及其心律 …………… 199
七、非阵发性房性心动过速 …………… 199
八、房性心动过速 …………………… 200
九、心房扑动 ……………………… 201
十、心房颤动 ……………………… 203
十一、心房内阻滞 …………………… 206

第二十四章　房室交接性心律失常
一、房室交接区解剖特点和电生理特性 …… 210
二、房室交接性心律失常的类型 ………… 211
三、房室交接性早搏 ………………… 212
四、房室交接性心动过速 ……………… 214
五、加速的房室交接性逸搏及其心律 …… 215

六、非阵发性房室交接性心动过速 ………… 216
七、房室交接性逸搏及其心律 ……………… 216
八、房室交接区起搏点功能低下 …………… 219

第二十五章　室性心律失常

一、室性心律失常的诊断名词 ……………… 220
二、室性异位搏动的定位诊断 ……………… 220
三、室性早搏 …………………………………… 222
四、室性心动过速 …………………………… 226
五、加速的室性逸搏及其心律 ……………… 230
六、非阵发性室性心动过速 ………………… 231
七、室性逸搏及其心律 ……………………… 231
八、混合性室性异位心律 …………………… 233
九、心室扑动 …………………………………… 233
十、心室颤动 …………………………………… 233

第二十六章　房室阻滞

一、概述 ………………………………………… 234
二、分类 ………………………………………… 234
三、发生机制 …………………………………… 234
四、一度房室阻滞 …………………………… 235
五、二度Ⅰ型房室阻滞 ……………………… 238
六、二度Ⅱ型房室阻滞 ……………………… 240
七、关注2∶1、3∶1房室传导的诊断问题 … 241
八、高度房室阻滞 …………………………… 243
九、几乎完全性房室阻滞 …………………… 244
十、三度房室阻滞 …………………………… 244
十一、阵发性三度房室阻滞 ………………… 246
十二、心房扑动合并房室阻滞 ……………… 247
十三、心房颤动合并房室阻滞 ……………… 248
十四、心室预激合并房室阻滞 ……………… 251

第二十七章　心室内阻滞

一、心室内传导组织及其电生理特征 ……… 253
二、阅图技巧 …………………………………… 253
三、右束支阻滞 ……………………………… 253
四、左束支阻滞 ……………………………… 255
五、左前分支阻滞 …………………………… 260
六、左后分支阻滞 …………………………… 261
七、左中隔分支阻滞 ………………………… 261
八、双束支阻滞 ……………………………… 263
九、双分支阻滞 ……………………………… 264
十、三分支阻滞 ……………………………… 265
十一、非特异性心室内阻滞 ………………… 266

第二十八章　并行心律及其伴发的心电现象

一、基本概念 …………………………………… 268

二、发生机制 …………………………………… 268
三、分类 ………………………………………… 268
四、鉴别诊断 …………………………………… 269
五、心电图特征 ……………………………… 269
六、临床意义 …………………………………… 269
七、窦性并行心律 …………………………… 269
八、房性并行心律 …………………………… 271
九、房室交接性并行心律 …………………… 272
十、室性并行心律 …………………………… 273
十一、房室旁道性并行心律 ………………… 273
十二、特殊类型并行心律 …………………… 274

第二十九章　心室预激及其引发的心律失常

一、基本概念 …………………………………… 281
二、基本类型 …………………………………… 281
三、典型心室预激及其综合征 ……………… 281
四、心室预激合并AMI、束支阻滞及房室阻滞
　　 ……………………………………………… 286
五、变异型心室预激及其综合征 …………… 286
六、短P-R间期及其综合征 ………………… 290
七、与旁道有关的心律失常 ………………… 291

第三十章　房室结双径路传导及其反复搏动

一、解剖及电生理基础 ……………………… 295
二、命名 ………………………………………… 295
三、类型及开口部位 ………………………… 296
四、快、慢径路电生理特性 ………………… 296
五、发生率及临床价值 ……………………… 296
六、反复搏动 …………………………………… 296
七、窦性或房性反复搏动 …………………… 298
八、房室交接性反复搏动 …………………… 299
九、室性反复搏动 …………………………… 300
十、顺向型房室结双径路传导 ……………… 300
十一、逆向型房室结双径路传导 …………… 304

第三十一章　如何甄别不典型房室文氏现象中存在双径路传导

一、P-R间期呈跳跃式或成倍延长 ………… 307
二、3∶2文氏现象时,第2个搏动的P-R间期呈成倍延长 ………………………………… 308
三、长R-R间期前一个或两个搏动的P-R间期增量最大且呈跳跃式延长 …………… 309
四、QRS波群脱漏后第1个搏动的P-R间期呈跳跃式改变 ………………………………… 309
五、P-R间期逐搏延长直至出现反复搏动 … 310
六、文氏周期中出现长、短两种P-R间期,且呈各自延长规律 ………………………… 311
七、小结及心得体会 ………………………… 311

第三十二章　房室交接区分层阻滞

一、房室交接区双层阻滞 …………………… 312

二、房室交接区三层阻滞 …………………… 315

三、临床意义 ………………………………… 315

第三十三章　宽 QRS 心动过速诊断室性心动过速简易六步法

一、宽 QRS 心动过速概述 ………………… 316

二、诊断室性心动过速的必备条件 ………… 316

三、诊断室性心动过速简易六步法 ………… 316

四、Vi、Vt 值的测量及意义 ……………… 317

五、诊断宽 QRS 心动过速的基石 ………… 317

六、六步诊断法的理论基础 ………………… 318

七、诊断宽 QRS 心动过速时应注意的问题

　　…………………………………………… 319

八、实例分析 ………………………………… 320

九、Brugada 四步诊断法（与室上性心动过速伴束支阻滞的鉴别） …………………… 324

十、Brugada 补充三步诊断法（与室上性心动过速伴预激的鉴别） ………………… 326

十一、"积分法"诊断宽 QRS 心动过速的价值

　　…………………………………………… 326

第三十四章　心房颤动合并宽 QRS 心动过速

一、心房颤动合并预激 ……………………… 327

二、心房颤动合并束支内蝉联现象 ………… 328

三、心房颤动合并间歇性束支阻滞 ………… 329

四、心房颤动合并持续性束支阻滞 ………… 329

五、心房颤动合并短阵性室性心动过速 …… 330

六、鉴别诊断 ………………………………… 332

第三十五章　窄 QRS 心动过速快速诊断三步法

一、概述 ……………………………………… 333

二、分类 ……………………………………… 333

三、窦房结折返性心动过速 ………………… 333

四、窦房交接区折返性心动过速 …………… 334

五、心房折返性心动过速 …………………… 335

六、持续 2∶1 传导的心房扑动 …………… 335

七、房室结折返性心动过速 ………………… 336

八、顺向型房室折返性心动过速 …………… 338

九、房室慢旁道顺向型折返性心动过速 …… 340

十、房室交接性心动过速 …………………… 340

十一、分支型室性心动过速 ………………… 341

十二、窄 QRS 心动过速快速诊断三步法 … 341

十三、窄 QRS 心动过速辅助诊断四步法 … 343

十四、窄 QRS 心动过速甄别简易流程图 …… 346

第三十六章　窄、宽 QRS 心动过速并存时诊断技巧

一、心律失常类型 …………………………… 347

二、快速诊断技巧 …………………………… 347

三、Coumel 定律的形成机制 ……………… 347

四、Coumel 定律的临床意义 ……………… 348

五、实例分析 ………………………………… 349

第三十七章　心源性猝死高危患者的心电图特征

一、概述 ……………………………………… 353

二、预警 SCD 的检测手段和指标 ………… 353

三、显著的急性 ST 段抬高 ………………… 354

四、显著的急性 ST 段压低 ………………… 355

五、急性缺血性 T 波高耸或巨大倒置 …… 355

六、AMI 合并新发的房室阻滞和（或）束支阻滞

　　…………………………………………… 355

七、AMI 合并多源性室性早搏或室性心动过速

　　…………………………………………… 355

八、病理性室性早搏 ………………………… 356

九、严重的快速性心律失常 ………………… 356

十、严重的缓慢性心律失常 ………………… 358

十一、严重的慢快、快慢综合征 …………… 359

十二、Q-T 间期异常改变 …………………… 360

十三、特殊波形及综合征 …………………… 360

十四、各类心肌病 …………………………… 365

十五、碎裂 QRS 波群 ……………………… 365

十六、T 波电交替现象 ……………………… 365

十七、心电学特殊检查指标异常 …………… 365

十八、不宜参加剧烈运动的心电图改变 …… 366

第三十八章　心脏电分离现象

一、窦房分离 ………………………………… 367

二、心房分离 ………………………………… 367

三、房室分离 ………………………………… 368

四、心室分离 ………………………………… 372

五、电-机械分离 …………………………… 374

六、临终心电图 ……………………………… 374

第三十九章　意外性传导

一、概述 ……………………………………… 375

二、韦金斯基现象 …………………………… 375

三、超常期传导 ……………………………… 377

四、空隙现象 ………………………………… 381

五、房室结双径路传导 ……………………… 384

六、3 相、4 相阻滞 ………………………… 384

七、鉴别诊断 ………………………………… 386

第四十章　快速夯实基础起搏心电图

一、起搏心电图分析内容 ·············· 387

二、起搏模式或工作方式的表述 ······ 387

三、起搏器和起搏电极的类型 ········ 388

四、认识各类起搏器的心电图特征 ····· 388

五、心房起搏器 ·························· 388

六、心室起搏器 ·························· 390

七、双腔起搏器 ·························· 394

八、三腔起搏器 ·························· 399

九、希氏束起搏 ·························· 400

十、希氏束旁起搏 ······················ 401

十一、左束支起搏 ······················ 401

十二、学术争鸣 ·························· 402

第四十一章　快速辨析起搏器常见的特殊功能

一、起搏频率自动调控功能 ·········· 403

二、起搏模式自动转换功能 ·········· 404

三、噪声反转功能 ······················ 404

四、A-V 间期自动调控功能 ·········· 404

五、房室结优先功能 ··················· 405

六、心室起搏阈值自动检测功能 ····· 407

七、VSR 功能 ··························· 410

八、心室安全起搏 ······················ 410

第四十二章　快速判定起搏器功能异常改变

一、概述 ································· 414

二、心房起搏器功能异常 ·············· 414

三、心室起搏器功能异常 ·············· 416

四、双腔起搏器功能异常 ·············· 417

五、双心室起搏功能异常 ·············· 420

六、希氏束起搏功能异常 ·············· 421

七、起搏器介导性心动过速 ·········· 421

八、起搏器功能异常常见的原因 ····· 423

九、起搏器功能异常的风险或危害性 ····· 423

第三篇　规范与质控

第四十三章　危急重症心电图及其报告制度

一、概述 ································· 427

二、与冠状动脉严重病变相关的综合征 ····· 427

三、关注冠状动脉左主干或三支血管严重病变的心电图表现 ···················· 427

四、变异型心绞痛 ······················ 428

五、严重的快速性心律失常 ·········· 428

六、严重的缓慢性心律失常 ·········· 429

七、快、慢混合型心律失常 ·········· 431

八、Q-T 间期显著延长伴 Ron-T 室性早搏 ····· 431

九、严重的高钾和低钾血症 ·········· 432

十、急性肺栓塞 ·························· 432

十一、起搏器功能严重异常 ·········· 432

十二、心电图危急值——2017 年中国心电学会专家共识 ···························· 433

第四十四章　常规心电图诊断报告书写规范

一、规范心电图诊断名词、签发报告权限 ····· 434

二、出具心电图诊断报告的基本原则 ····· 434

三、心电图诊断报告书写规范 ········ 435

四、有关心律失常的诊断问题 ········ 438

第四十五章　起搏心电图诊断报告书写规范

一、起搏心电图分析内容 ·············· 441

二、起搏心电图分析步骤 ·············· 441

三、起搏模式或工作方式的表述 ····· 443

四、起搏器功能异常时诊断用词规范 ····· 443

五、诊断报告书写顺序 ················· 443

六、实例示范 ·························· 444

第四十六章　动态心电图诊断报告书写规范

一、正常、健康人群可出现的心电图改变 ····· 447

二、分析、诊断基本原则 ·············· 447

三、诊断报告内容 ······················ 447

四、诊断报告书写 ······················ 448

五、实例示范 ·························· 449

第四十七章　平板运动试验操作与诊断报告书写规范

一、风险性 ······························ 450

二、必须注重的三个环节 ·············· 450

三、适应证 ······························ 450

四、禁忌证 ······························ 450

五、检查方法 ·························· 451

六、结果判定 ·························· 452

七、阳性标准 ·························· 452

八、可疑阳性标准 ······················ 453

九、结果无法判定 ······················ 453

十、阳性价值的评定 ··················· 453

十一、诊断报告书写 ··················· 453

十二、实例示范 ·························· 454

第四十八章　心肺复苏最新操作要领
　　（2015 版 CPR）
　　一、心脏骤停的后果 ·········· 455
　　二、急救的黄金时间 ·········· 455
　　三、心肺复苏的基本概念 ········ 455
　　四、早期识别和启动应急系统 ····· 455
　　五、胸外按压 ············· 455
　　六、开放气道 ············· 456
　　七、人工呼吸 ············· 456
　　八、心肺复苏有效指征 ········· 456
　　九、急救简易流程图 ·········· 456
　　十、气道异物梗阻急救法 ········ 458

第四十九章　备考心电学技术副高级职称体会
　　　　　　及注意事项
　　一、专业知识 ············· 460
　　二、专业实践能力 ··········· 460

　　三、学科新进展 ············ 460
　　四、考试题型 ············· 461
　　五、考试心得体会及注意事项 ····· 461
　　六、关注近年考试相关内容 ······ 461

第五十章　心电图学岗位培训练习题
　　一、单选题 ·············· 463
　　二、多选题 ·············· 471
　　三、病例分析题 ············ 473

附表
　　表一　P-R 间期正常最高值 ······ 476
　　表二　Q-T 间期正常最高值 ······ 476
　　表三　小格数、R-R 间期与心率对照表 ··· 477
　　表四　根据Ⅰ、Ⅲ导联 QRS 波幅的代数和
　　　　　查心电轴偏移 ·········· 478

参考文献 ················ 479

第一篇

基础与经典

　　本篇详细地阐述了心肌细胞、传导组织及其血液供应、心电图形成原理、检查及分析要领,并对 P-QRS-T-U 波群的各个波段和间期进行逐一叙述,共 14 章。本篇属于基础性内容,但非常重要,万丈高楼平地起!

第一章

心脏电生理基础

一、心肌细胞的类型

根据心肌细胞的解剖、组织学特点、生理特性及功能上的区别,心肌细胞可分为六类。

(1)主导起搏细胞:仅分布在窦房结中,起搏细胞(P细胞)在窦房结中心部位呈成簇、成群分布形成主导起搏点,自律性最高,成人通常在60～100次/min。

(2)潜在起搏细胞:少数P细胞分布在窦房结动脉周围及窦房结邻近的心房组织、房室交接区内形成潜在起搏点,其自律性次之,通常在40～60次/min。潜在起搏细胞主要生理功能是将冲动从主导起搏细胞传出,同时兼具潜在的起搏功能。

(3)移行细胞:介于潜在起搏细胞与心房肌细胞之间。移行细胞在正常情况下无自律性,其生理功能是将冲动从窦房结传至心房。

(4)心房肌细胞:具有收缩功能而无自律性。

(5)心室肌细胞:具有收缩功能而无自律性。

(6)浦肯野细胞:各级传导组织中均有分布,但以希氏束及以下传导组织尤其是浦肯野纤维网中最为集中,其自律性最低,通常在20～40次/min。

二、心肌细胞的静息电位与动作电位

1.静息电位

(1)基本概念:静息电位是指在静息状态下心肌细胞膜内外的电位差。此时的心肌细胞处于极化状态。

(2)具体数值:静息电位负值的高低与心肌细胞的大小呈正比关系,即细胞直径大,静息电位的负值就高。通常窦房结细胞的静息电位为-40～-70mV,心房肌细胞-80mV,心室肌细胞-90mV,浦肯野细胞-90～-100mV。

(3)产生机制:系细胞膜对Na^+、K^+、Cl^-等离子的通透性差异(对K^+的通透性高,对Na^+的通透性较低,对Cl^-的通透性最低)和这些离子的跨膜浓度差(膜外Na^+多而K^+少,而膜内K^+多Na^+少)所致。K^+顺着浓度梯度经K^+通道向膜外扩散及少量Na^+内流,由此在细胞膜的两侧产生了内负外正的电位差。

2.动作电位

(1)概述:心房肌和心室肌细胞的动作电位基本相似,仅前者时程略短(150～200ms),2相平台期不明显。而窦房结P细胞的动作电位则明显不同,其0相除极化系Ca^{2+}缓慢内流所致,故除极化速率慢、幅度低;复极化时基本上从0相直接进入3相,4相为舒张期,具有自动除极化的特征而呈现自律性(图1-1)。现以心室肌细胞的动作电位为例进行详细的阐述。

(2)基本概念:动作电位是指心肌细胞兴奋时其膜内电位突然由负转正的过程,如心室肌细胞由-90mV突然上升到$+20$～$+30$mV。它包括除极化、复极化及静息期3个过程。心室肌细胞的动作电位共分为5个时相:0相、1相、2相、3相和4相,历时200～300ms。

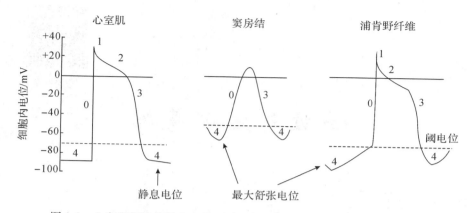

图 1-1　心室肌细胞的静息电位、窦房结和浦肯野纤维的 4 相自动除极化

（3）除极化：又称为动作电位 0 相，系快 Na^+ 通道开放，大量 Na^+ 迅速内流所致，膜电位由 $-90mV$ 反转到 $+20\sim+30mV$。0 相相当于心电图的 QRS 波群。

（4）复极化：当心肌细胞除极化达到顶峰时，快 Na^+ 通道失活和关闭，心肌细胞开始进行 1 相、2 相和 3 相复极。①1 相：即快速复极化初期，膜电位由 $+30mV$ 迅速降至 $0mV$，系 K^+ 外流所致；1 相相当于心电图的 J 点或 J 波。②2 相：即缓慢复极期或平台期，膜电位处于 $0mV$ 左右的相对稳定状态，历时 $100\sim150ms$，系缓慢而持久的 Ca^{2+} 内流、少量的 Na^+ 内流和 K^+ 外流所致，两者处于平衡状态；2 相相当于心电图的 ST 段。③3 相：即快速复极化末期，膜电位由 $0mV$ 左右较快地降至 $-90mV$，历时 $100\sim150ms$，系 K^+ 外流所致；3 相相当于心电图的 T 波。

从 0 相除极化开始到 3 相复极化完毕，即为心肌细胞的整个动作电位，相当于心电图的 Q-T 间期。

（5）静息期：即 4 相，心肌细胞的膜电位已恢复到静息电位水平，但细胞内外的 Na^+、K^+、Ca^{2+} 有赖于细胞膜上 Na^+-K^+ 泵的主动转运将 3 个 Na^+ 外运、2 个 K^+ 内运及通过 Na^+-Ca^{2+} 交换体和 Ca^{2+} 泵将 Ca^{2+} 外运，恢复细胞内外各种离子的正常浓度梯度，以维持心肌细胞正常的兴奋性。4 相相当于心电图的 TP 段或 TR 段（图 1-2）。

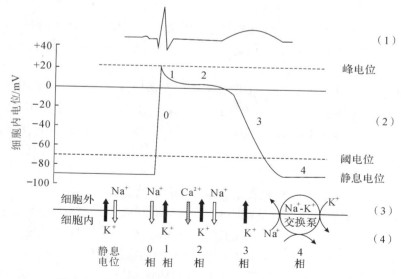

图 1-2　心室肌细胞跨膜动作电位时相与离子变化示意
（1）心电图　（2）动作电位时相　（3）和（4）为各时相细胞内、外离子运动

三、心肌细胞的电活动类型

根据心肌细胞动作电位的特征及形成原理,心肌细胞可分为快反应细胞和慢反应细胞两类。

(1)快反应细胞:心肌细胞膜上存在快 Na^+ 通道,0 相除极化系 Na^+ 快速内流所致,除极速率快、幅度高,如心房肌、心室肌、特殊传导组织(如结间束、希氏束、束支及浦肯野纤维)。

(2)慢反应细胞:心肌细胞膜上存在慢 Ca^{2+} 通道,0 相除极化系 Ca^{2+} 缓慢内流所致,除极速率缓慢、幅度低,如窦房结、房室结及冠状窦口邻近的心肌细胞。

(3)快反应细胞和慢反应细胞的电生理特性:见表 1-1。

表 1-1　快、慢反应细胞电生理特性的差异

电生理特性	快反应细胞	慢反应细胞
①细胞膜上存在的离子通道	快 Na^+ 通道	慢 Ca^{2+} 通道
②主要离子活动	Na^+	Ca^{2+}
③激活和失活的速度	快	缓慢
④膜通道阻断剂	河豚毒素	维拉帕米(异搏定)
⑤静息电位或舒张期最大电位	$-80 \sim -100mV$	$-40 \sim -70mV$
⑥阈电位	$-60 \sim -70mV$	$-30 \sim -40mV$
⑦0 相峰电位	$+15 \sim +30mV$	$0 \sim +15mV$
⑧动作电位幅度	$+100 \sim +130mV$	$+35 \sim +75mV$
⑨0 相除极化最大速率	快,$100 \sim 1000V/s$	缓慢,$1 \sim 10V/s$
⑩传导速度	快,$0.5 \sim 3.0m/s$	缓慢,$0.01 \sim 0.1m/s$

四、心肌细胞的生理特性

心肌细胞具有自律性、兴奋性、不应性、传导性、收缩性和舒张性 6 种生理特性。其中,前 4 种属于电生理特性,是以心肌细胞膜的生物电活动为基础,由细胞内、外各种离子不均匀分布及其跨膜运动所决定,与心电产生及心律失常发生有密切关系;而后 2 种虽然属于机械特性,但也受心肌细胞电生理特性的影响,与心脏泵血功能有关。

1. 自律性

(1)基本概念:自律性是指心脏起搏细胞在无外来刺激情况下,具有自动发生节律性兴奋的特性。它包括自动性和节律性两个含义。

(2)影响自律性高低的因素:主要取决于 4 相舒张期自动除极化速率、最大舒张期电位及阈电位水平,用每分钟发放冲动的次数来衡量。加快 4 相自动除极化速率、缩小最大舒张期电位与阈电位水平之间的距离,均能提高自律性,如加快起搏细胞的 Ca^{2+}、Na^+ 内流或延缓 K^+ 外流的因素;反之,均能降低自律性。其中,4 相除极化速率为最重要的影响因素,在快反应自律细胞(结间束、希氏束、束支、浦肯野纤维)中是起搏电流的强度,在慢反应自律细胞(窦房结、房室结)中则是 Ca^{2+} 内流的速度。

2. 兴奋性

(1)基本概念:兴奋性是指心肌细胞受到刺激时产生动作电位的能力。用刺激阈值来衡量兴奋性的高低,若刺激阈值高,则表示兴奋性低;反之,则表示兴奋性高。

(2)兴奋性高低的排序:浦肯野细胞>心房和心室肌细胞>房室结细胞。

(3)影响因素:主要取决于细胞膜的静息电位或最大舒张电位的水平、阈电位水平及引起 0 相除极化离子通道的性状。缩小细胞膜静息电位或最大舒张电位与阈电位水平之间的距离及增加静息状态的 Na^+ 通道数量(快反应细胞)、L 型 Ca^{2+} 通道数量(慢反应细胞),均能提高心肌细胞的兴奋性,如心肌缺血、缺氧、炎症、低钾血症及洋地黄类药物中毒等;反之,则降低心肌细胞的兴奋性。

3. 不应性

不应性是指心肌细胞对刺激发生兴奋后,在一段时期内对下一个刺激完全地或部分地不发生反应,即丧失了兴奋性。

心肌细胞对刺激发生兴奋后,其兴奋性将出现以下周期性改变:有效不应期、相对不应期、易颤期(仅指心房肌、心室肌)、超常期及应激期(图1-3)。

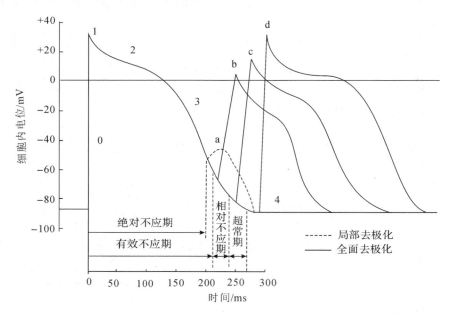

图1-3　心肌细胞兴奋性的周期性变化、不应期及各期对刺激时所出现的不同动作电位

a为局部反应期强刺激时所出现的局部除极化;b为相对不应期阈上刺激时所出现的低于正常的动作电位;c为超常期阈下刺激时所出现的略低于正常的动作电位;d为应激期正常刺激时所出现的正常的动作电位。

(1)有效不应期(ERP):是指从动作电位的0相开始到复极3相膜电位降至−60mV这一段时期,它包括绝对不应期(ARP)和局部反应期。ARP是指从动作电位的0相开始到复极3相膜电位降至−55mV这一段时期,无论用多强的刺激均不发生反应。而局部反应期是指从动作电位的3相−55mV至−60mV这一段时期,若给予强刺激,可产生局部除极化,但不产生动作电位(扩布性兴奋)。有效不应期相当于QRS波群、ST段及T波顶峰之前的时间。

(2)相对不应期(RRP):是指有效不应期之后,膜电位从−60mV继续复极化到−80mV这一段时期,心肌细胞的兴奋性有所恢复,但仍低于正常,需要阈上刺激才能发生反应。此期易引发传导阻滞和折返而出现心律失常。相对不应期相当于T波降支起点至T波终点的时间。

(3)易颤期:是指在绝对不应期与相对不应期之间,各心肌细胞兴奋性的恢复不一致或不同步,此时若受到强刺激,极易发生纤维性颤动,称为易颤期。心房易颤期通常相当于在R波降支和S波时间内,但在病理情况下可延伸至T波内,落在心房易颤期内的房性早搏易诱发房性心动过速、心房扑动或颤动(图1-4、图1-5)。心室易颤期相当于在T波顶峰前30~40ms处,历时60~80ms(图1-6)。据我们观察,落在T波降支前半部分的室性早搏极易诱发室性心动过速或心室颤动(图1-7)。故室性早搏或其他搏动落在前一搏动的T波上是极其危险的,又称为Ron-T现象。

(4)超常期:是指相对不应期之后,膜电位从−80mV继续复极化到−90mV这一段时期,此时阈下刺激即能引起反应,称为超常期。超常期相当于在T波降支末段至U波结束的这段时间。

(5)应激期:复极化完毕后,心肌细胞的兴奋性完全恢复,从这一时期起直至下一次兴奋开始。

不应期通常是指有效不应期和相对不应期的总和,心室不应期相当于心电图中的Q-T间期。

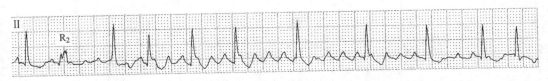

图 1-4　房性早搏诱发不纯性心房扑动

男性,69 岁,冠心病。Ⅱ 导联(图 1-4)显示 R_2 搏动为提早出现 P'-QRS-T 波群,P'波重叠在前一搏动 T 波终末部,下传 QRS 波群宽大畸形,并引发心房扑动,其 F 波形态略异,房室呈 2:1～5:1 传导,平均心室率 95 次/min;ST 段呈下斜型压低 0.1mV,T 波负正双相。心电图诊断:①窦性搏动;②房性早搏伴心室内差异性传导;③不纯性心房扑动伴正常心室率(平均 95 次/min),房室呈 2:1～5:1 传导;④轻度 ST-T 改变。

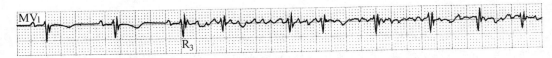

图 1-5　房性早搏诱发不纯性心房颤动

男性,77 岁,冠心病。MV_1 导联(图 1-5)显示窦性 P-P 间期 0.91s,频率 66 次/min。R_3 搏动终末部有 P'波重叠,并引发了不纯性心房颤动,平均心室率 80 次/min。心电图诊断:①窦性心律;②房性早搏诱发不纯性心房颤动伴正常心室率(平均 80 次/min)。

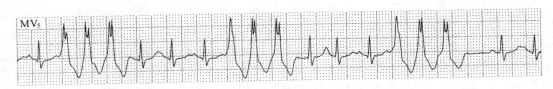

图 1-6　Ron-T 室性早搏诱发短阵性室性心动过速

男性,25 岁,病毒性心肌炎。MV_5 导联(图 1-6)显示窦性 P-P 间期 0.44s,频率 136 次/min;室性早搏落在前一搏动 T 波顶峰附近而诱发短阵性室性心动过速,频率 182 次/min。心电图诊断:①窦性心动过速(136 次/min);②频发短阵性室性心动过速(182 次/min),呈 Ron-T 现象。

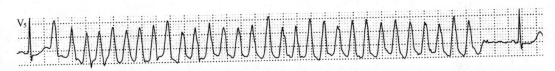

图 1-7　Ron-T 室性早搏诱发短阵性极速型室性心动过速(286 次/min)

由以下众多因素决定心肌组织不应期的长短:

(1)膜电位水平:膜电位水平对不应期的长短起着决定性作用。当膜电位负值＜－60～－80mV 时,心肌组织处于不应期状态。

(2)心率(心动周期):心率增快使心房肌、心室肌、房室旁道的不应期缩短,而房室结的不应期则在心率增快到一定程度时反而延长。总体上说,心率愈快,不应期愈短,即 Q-T 间期缩短;反之,心率愈慢,不应期愈长,即 Q-T 间期延长。故长短周期后易发生心室内差异性传导,即 Ashman 现象(图 1-8)。

(3)解剖部位:房室结的不应期＞心室肌的不应期＞心房肌的不应期,右束支的不应期＞左前分支的不应期＞左束支的不应期＞左后分支的不应期＞左中隔支的不应期,90%房室旁道的不应期＞房室结的不应期(易出现顺向型房室折返性心动过速),90%房室结快径路的不应期＞慢径路的不应期(易出现慢快型房室结折返性心动过速)。

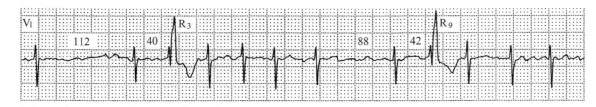

图 1-8　长短周期后出现心室内差异性传导(R₃、R₉ 搏动),即 Ashman 现象

女性,72 岁,冠心病。V_1 导联(图 1-8)显示基本节律为心房颤动,平均心室率 120 次/min,R_3、R_9 搏动为提早出现呈右束支阻滞图形,发生在长短周期后,呈现 Ashman 现象。心电图诊断:心房颤动伴快速心室率(平均 120 次/min)及心室内差异性传导。

(4)年龄和性别:女性、年长者不应期长,儿童不应期较成人短。

(5)自主神经影响:迷走神经张力增高使房室结和浦肯野纤维不应期延长,心房肌不应期缩短,而心室肌不受影响。若交感神经张力增高,则使所有心肌组织的不应期缩短。

(6)药物影响:胺碘酮、普罗帕酮等延长所有心肌组织的不应期,而美西律、苯妥英钠则缩短浦肯野纤维、心室肌的不应期。

4.传导性

(1)基本概念:传导性是指心肌细胞具有传导兴奋的能力。用传播速度来衡量传导性的高低。

(2)影响传导性的因素。①心肌细胞结构特点:与心肌细胞直径、细胞内的电阻大小及细胞间缝隙连接数量和功能状态有关,细胞直径大、电阻小、缝隙连接数量多及处于开放状态,都能加快兴奋的传导。②心肌细胞电生理特性:与 0 相除极化的速率和幅度及邻近未兴奋部位细胞膜的反应性有关,增加细胞膜的反应性、增大静息电位或最大舒张期电位水平(指负值增大)、降低阈电位水平(指负值增大,阈电位下移)及减少膜电阻和膜电容,均可提高兴奋传导的速度。③心肌组织所处兴奋状态:当某一心肌组织处于兴奋期时,冲动在该组织中的传导正常;当该组织处于有效不应期时,冲动在该组织中的传导中断;而处于相对不应期时,冲动在该组织中的传导延缓,如不同时相出现的房性早搏可呈现 P'波未下传、干扰性 P'-R 间期延长及心室内差异性传导(图 1-9)。

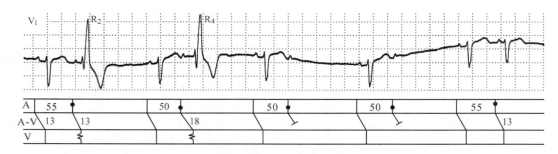

图 1-9　房性早搏未下传、干扰性 P'-R 间期延长及心室内差异性传导

女性,31 岁,心悸待查。V_1 导联(图 1-9)显示每隔 1 个窦性搏动提早出现 1 个 P'波,其形态基本一致,偶联间期呈 0.50、0.55s 短长两种;下传的 P'-R 间期 0.13、0.18s,部分 P'波未下传心室,部分下传 QRS 波群呈右束支阻滞图形(R_2、R_4),平均心室率 65 次/min。心电图诊断:①窦性搏动;②频发房性早搏伴房室干扰现象(P'波未下传、干扰性 P'-R 间期延长及心室内差异性传导),呈二联律;③偶联间期呈短长两种,提示心房折返径路内双径路折返所致。

(3)心肌组织及其传导速度:见表 1-2。

表 1-2　心肌组织及其传导速度

部　　位	传导速度(m/s)
①窦房结	0.01～0.1
②心房内传导组织(结间束、房间束)	0.83～1.8
③心房肌	0.8～1.0
④房室结	0.02～0.2
⑤希氏束	1.0～1.5
⑥束支、分支及浦肯野纤维	4.0
⑦心室肌	0.3～0.4
⑧房室旁道(Kent 束)	极快

(4)传导性的类型:传导性根据动作电位时相可分为 2 类。①0 相传导:指邻近的心肌组织凭着 0 相除极所产生的电位差和电流依次除极的过程;②2 相传导:当部分心肌组织 2 相平台期消失,出现 2 相复极时的电位差和电流,引起邻近细胞依次除极的过程,可出现 2 相早搏、2 相折返等心律失常,如 Brugada 综合征、特发性心室颤动患者发生的致命性心律失常均与 2 相传导、2 相折返有关。

5.收缩性和舒张性

窦房结产生的节律性冲动循着心内特殊传导组织扩布到心房肌和心室肌,通过兴奋-收缩耦联机制,触发心房和心室有节律地收缩和舒张,并与瓣膜的启闭相配合,引发心房和心室压力与容积的变化,从而推动血液在心血管系统内流动。

心肌兴奋-收缩耦联主要与细胞内外 Ca^{2+} 有关,但当血 K^+ 明显增高时,心房肌、心室肌将出现停止收缩而处于舒张状态。若心肌细胞仅有电活动,心电图上有 P 波或(和)QRS 波群出现,但无机械收缩,不出现心脏搏动,则呈现电-机械分离现象。

五、各起搏点节律的相互关系

心脏主导起搏点(窦房结)对下级潜在起搏点(心房、房室交接区、心室)的控制主要是通过"抢先占领"和"超速抑制"来实现的。

(1)抢先占领:窦房结起搏点自律性最高,抢先发放冲动下传心房、心室,并同时重整下级潜在的起搏点。

(2)超速抑制:高频率的窦房结冲动对下级潜在起搏点将起直接的超速抑制作用。若频率互差愈大,则对低频率起搏点抑制的程度愈严重。反之,当下级潜在起搏点自律性明显增高形成快速性心律失常时,对窦房结的节律也有直接的超速抑制作用。当心动过速终止后,窦房结需要较长时间才能恢复发放冲动,如慢快综合征、快慢综合征等。

六、自律性强度的分级及其命名

(1)主导起搏点:0 级为停搏,1 级为窦性心动过缓,2 级为正常频率的窦性心律,3 级为窦性心动过速。

(2)潜在起搏点:0 级为停搏,1 级为过缓的逸搏心律,2 级为正常频率的逸搏心律,3 级为加速的逸搏心律,4 级为早搏性心动过速,5 级为心房或心室扑动,6 级为心房或心室颤动。

潜在起搏点连续发放冲动时,可有起步现象(又称为温醒现象);终止时,可出现冷却现象。

第二章

剖析心脏传导系统

　　心脏传导系统通常包括窦房结、心房内传导束（结间束、房间束）、房室交接区、希氏束、束支和分支及浦肯野纤维这 6 个部分（图 2-1），少数人尚有附加束（James 束、Kent 束及 Mahaim 束）。

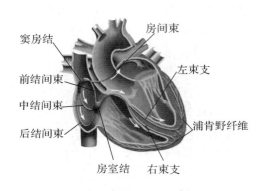

图 2-1　心脏传导系统示意图

一、窦房结

　　（1）解剖和结构：窦房结位于上腔静脉与右心房交接处界沟附近的心外膜下，由头、体、尾三部分组成，大小约 15mm×5mm×2mm，包含 P 细胞、移行细胞、浦肯野细胞及少量心房肌细胞 4 种。

　　（2）神经支配：窦房结主要受右侧迷走神经和右侧交感神经支配，前者起主导作用。

　　（3）与心电图的关联性：①窦房结为心脏最高起搏点（60～100 次/min），一旦出现节律、频率和传导异常，心电图将呈现窦性心律不齐、窦性停搏、窦房结内游走节律、窦性心动过缓或过速、二度至高度窦房阻滞（一度、三度窦房阻滞体表心电图难以诊断）；②窦房结内含有 4 种细胞，其传导性、不应性各有不同，易形成折返环路而出现折返性窦性早搏、窦房结或窦房交接区折返性心动过速等心律失常。

二、心房内传导组织

　　（1）解剖和结构：心房内传导组织为连接窦房结与房室结的传导组织，由浦肯野细胞、心房肌细胞和少量 P 细胞组成。该组织共有前、中、后 3 条结间束。①前结间束：最短，由窦房结头部前端发出，先向左前，继而分为上房间束（Bachmann 束）和下降支；②中结间束：从窦房结的后上缘（尾端）发出，终止于房室结上端；③后结间束：最长，自窦房结后缘（近尾部）发出，终止于房室结后缘的上方，若绕过房室结与希氏束相连接，则称其为 James 束。

　　（2）传导特性：通常窦房结头部发放的冲动由前结间束传出，尾部发放的冲动经中结间束传出，后结间束是逆传的重要径路。

　　（3）电生理特性：传导速度快，具有自律性、耐受高钾血症。

　　（4）神经支配：心房内传导组织和心房肌主要受右侧迷走神经和右侧交感神经支配。

　　（5）与心电图的关联性：①若右心房内传导组织发生阻滞，则呈现高尖 P 波；②若左心房或房间束传导组织发生阻滞,则呈现宽而切迹 P 波;③若房间束完全阻滞,则下壁导联呈现正负双相型 P 波;④若冲动由后结间束下传,则出现短 P-R 间期;⑤若受心房肥大、心肌缺血或炎症等影响,则会出现各种的房性心律失常;⑥若血 K^+ 浓度>8.0mmol/L,则心房肌处于麻痹状态而出现窦室传导。

三、房室交接区

1.位置和结构

房室结位于房间隔下部、冠状窦口与三尖瓣隔瓣之间,大小约 6mm×3mm×1mm,包含 P 细胞、移行细胞、浦肯野细胞及少量心肌细胞4种。

2.解剖特点及其功能

房室交接区包括房结区、结区和结希区3个部分,为房室间正常传导径路,具有双向传导功能。房室交接区起着极其重要的3项生理功能:生理性传导延搁、过滤过快的心房率及次级起搏点。

(1)房结区:位于结间束和房室结之间,又称为房室结上部,属快反应细胞,含有起搏细胞,具有传导性和潜在的自律性。有学者将其分为三个小区:表浅区(汇入房室结的前上部分)、后区(汇入房室结的后下部分)、深区(将左心房和房室结的深部连接在一起)。其中,表浅区传导速度较快,是房室交接区快径路的传入和传出通道;而后区传导速度缓慢,存在明显的递减性传导,为房室交接区慢径路的解剖学基础。

(2)结区:属慢反应细胞,以移行细胞为主,夹有少量的 P 细胞和浦肯野纤维细胞,这些细胞交织成迷宫状形成迷路样结构,导致室上性冲动下传时出现生理性传导延搁 0.05~0.10s,又称为房室交接区的"闸门作用",它有着极其重要的生理意义:①使心室收缩在心房收缩之后,心室充盈量增加,提高心室的工作效率;②阻止过快的心房冲动 1∶1 下传心室,如心房扑动、颤动,起着"过滤器"作用,避免诱发心力衰竭或严重的室性心律失常等。

(3)结希区:位于房室结和希氏束之间,又称为房室结下部,属快反应细胞,含有起搏细胞,主要是浦肯野细胞,具有传导性和潜在的自律性。

(4)神经支配:房室结主要受左侧迷走神经和左侧交感神经支配。

(5)与心电图的关联性:由于结区存在迷路样结构、不应期最长,最容易出现各种心律失常。①一度至三度房室阻滞;②房室结内隐匿性传导;③递减性传导;④顺向、逆向或双向阻滞;⑤横向分离出现房室结双层或多层阻滞;⑥纵向分离出现双径路或多径路传导;⑦各种反复搏动及反复性心动过速;⑧空隙现象;⑨纵向优先传导引起非时相性心室内差异性传导;⑩房室交接性早搏或心动过速、逸搏或逸搏心律。

四、希氏束

(1)解剖和结构:希氏束又称为房室束。它穿行于室间隔内,在膜部开始分为左、右束支,长 10~20mm,直径 2~4mm。希氏束由并行排列的浦肯野细胞组成。

(2)电生理特性:传导速度快,具有自律性。

(3)与心电图的关联性:①若希氏束受损,则会出现一度至三度房室阻滞;②若房室结出现高度至三度房室阻滞,则可出现高位室性逸搏及其逸搏心律;③若受缺血、炎症等因素影响,则可出现高位室性早搏或心动过速。

五、束支与分支

1.解剖和血液供应

(1)左束支:主干长约 15mm,宽约 3~6mm,穿行于室间隔左侧心内膜深部(室间隔上 1/3 处)并发出分支,由左冠状动脉的前降支和右冠状动脉双重供血。

(2)右束支:长约 15~20mm,宽约 1~3mm,可分为 3 支:①前分支支配室间隔前下部和右心室前壁;②后分支支配室间隔后部、左心室后乳头肌、左心室后壁等;③外分支支配右心室游离壁。由左前降支的间隔支供血。

（3）左前分支：长约35mm，具有"窄、薄、长"特点，支配左心室前乳头肌、室间隔前半部、左心室前壁、侧壁、高侧壁等，由前降支的间隔支供血。

（4）左后分支：长约30mm，宽约6mm，具有"宽、厚、略短"特点，支配左心室后乳头肌、室间隔后半部、左心室后下壁等，由回旋支的左心室后支和右冠状动脉的后降支双重供血。

（5）左中隔分支（左间隔分支）：与左前、左后两分支相比，左中隔分支要更细小，主要支配室间隔，由前降支、右冠状动脉的后降支双重供血。

2. 束支、分支的电生理特征

（1）起搏细胞：主要是浦肯野细胞，具有传导性和潜在的自律性。

（2）不应期的长短：右束支的不应期最长，其次分别为左前分支、左束支、左后分支、左中隔分支。

（3）传导速度：左束支传导速度较右束支略快，但两者差值＜25ms，左后分支较左前分支略快，但两者差值＜15ms。

3. 与心电图关联性

束支、分支传导阻滞的发生率与其不应期的长短呈正相关，不应期长者易发生阻滞，故临床上以右束支阻滞最为多见，其次分别为左前分支、左束支、左后分支、左中隔分支阻滞。此外，若受缺血、炎症等因素影响，则可出现束支、分支型室性早搏或心动过速、室性逸搏或逸搏心律。

六、浦肯野纤维

（1）解剖和结构：浦肯野纤维是左、右束支及其分支的末梢纤维，在心内膜下和心室肌内呈网状分布，其末端呈倒"Y"型结构与心室肌细胞相连接。浦肯野纤维由浦肯野细胞组成，无迷走神经支配。

（2）电生理特性：传导速度快（4.0m/s），具有潜在的自律性（20～40次/min）。

（3）极其重要功能——心室同步收缩：室上性冲动沿着浦肯野纤维网迅速传遍左、右心室，确保左、右心室几乎同步收缩，呈现最佳的心室射血效能。

（4）与心电图关联性：①倒"Y"型结构是形成微折返的电生理基础，极易出现折返性室性心律失常；②若受心室肥大、缺血、炎症等因素影响，则可出现非特异性心室内阻滞。

七、附加束（旁道束）

（1）James束：由大部分后结间束及少部分前、中结间束构成，绕过房室结进入房室结下端或直接与希氏束相连接。

（2）Kent束：长约10mm，连接心房和心室的传导束，大多由普通心房肌构成，属快反应细胞，传导速度快，但无自律性。少数可由希浦传导组织构成，具有潜在的自律性。

（3）Mahaim束：近年来最新研究发现，Mahaim束根据解剖走行分为房束型、房室型、结束型、结室型、束室型5种类型。经外科手术和导管消融结果证实，房束型（右心房-右束支旁道）和房室型（右心房-右心室旁道）才是形成Mahaim束预激的主要电生理基础，起于右心房侧壁，止于右束支末端、右室心尖部或游离壁。Mahaim束只有顺传功能而无逆传功能。

八、心脏冲动正常传导顺序

窦房结发放冲动→结间束、房间束→右、左心房除极（形成P波）→房室交接区→希氏束→左、右束支及其分支→浦肯野纤维→左、右心室除极（形成QRS波群）。

九、小结

（1）窦房结为心脏主导起搏点，房室交接区为次级起搏点，后者具有替补功能。

（2）房室结缓慢传导和最长不应期，起着极其重要的"闸门作用"。

（3）浦肯野纤维极速传导，使左、右心室起着同步收缩作用。

第三章

关注心脏血液供应

一、心肌的血液供应

1.左冠状动脉

左冠状动脉起源于主动脉根部的左 Valsalva 窦,左主干长约 5～10mm。分为前降支和回旋支,前降支主要分支为对角支和间隔支,回旋支主要分支为钝缘支,少数人的对角支直接从左主干发出,称为中间支。左心室 80%的血液由其供应(图 3-1)。

(1)前降支(左心室 50%的血液由其供应)。①对角支:供应左心室前侧壁心肌;②间隔支:供应室间隔前上 2/3 部分、希氏束、左右束支及左前分支、左中隔分支等。

(2)回旋支(左心室 30%的血液由其供应)。①钝缘支:供应左心室侧壁、后壁(下壁近心房部)、后乳头肌;②左心房支:供应左心房。

2.右冠状动脉

右冠状动脉起源于右 Valsalva 窦,在房室交接处作 U 字形弯曲,称为 U 袢。主要分支包括圆锥支、窦房结支、锐缘支、后降支、左心室后支等。左心室 20%的血液及右心房、大部分右心室由其供应。

(1)窦房结支:供应窦房结和右心房。

(2)右室支和锐缘支:分别供应右心室前壁、侧壁。

(3)后降支:供应室间隔后下 1/3 部分、左心室下壁、后壁。

(4)左室后支:供应左心室膈面。

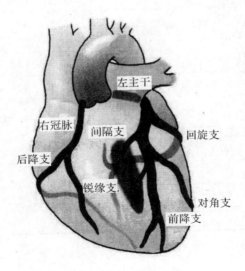

图 3-1　心脏的血液供应

二、传导系统的血液供应

（1）窦房结：绝大多数由单支血管供血，即由窦房结动脉供血，约 2/3 发自右冠状动脉的近端，1/3 发自左冠状动脉回旋支近端。窦房结动脉亦供应心房肌、房间隔的大部分及心房内传导组织。

（2）房室结：由多支血管供血，血源丰富，主要由房室结动脉供血，绝大部分起源于右冠状动脉远端的 U 袢，少部分发自左冠状动脉的回旋支；此外，房室结尚接受回旋支等动脉供血。

（3）希氏束、束支：由房室结动脉、前室间隔支双重血管供血。急性心肌梗死时如发生左束支阻滞，提示左、右冠状动脉均有病变。

（4）分支：①左前分支、左中隔分支由前室间隔支供血，若前室间隔支发生阻塞，则可引起左前分支、左中隔分支阻滞；②左后分支由前室间隔支、后降支双重供血，故单纯性左后分支阻滞或右束支合并左后分支阻滞少见。

三、左、右冠状动脉优势型的称呼

左、右冠状动脉优势型的称呼是依据冠状动脉造影判断左、右冠状动脉的分支是否越过室间沟十字交叉而供血对侧心室膈面（下壁）作为标准（图 3-2）。如心室下壁由回旋支的左心室后支供血，则称为左冠状动脉优势型，约占 10%；若由右冠状动脉的后降支供血，则称为右冠状动脉优势型，约占 75%；均衡型约占 15%。

四、病变血管与心肌梗死部位的相关性

根据心电图相关导联出现的特征性异常 Q 波、ST 段改变、T 波改变及传导阻滞类型（房室阻滞、束支阻滞），进行心肌梗死定位和推测可能是哪一支相关动脉发生病变（表 3-1）（图 3-2、图 3-3）。

表 3-1　心肌梗死部位、心电图相关导联与病变血管的关系

梗死部位	相关导联	传导阻滞类型	病变血管
高侧壁	Ⅰ、aVL		回旋支的钝缘支或左心室后支
下壁	Ⅱ、Ⅲ、aVF	一度至三度房室阻滞	右冠状动脉锐缘支远端或后降支
下壁＋侧壁＋正后壁	Ⅱ、Ⅲ、aVF、（V₅）、V₆、V₇、V₈、（V₉）	一度至三度房室阻滞	回旋支近端
下壁＋右心室	Ⅱ、Ⅲ、aVF、V₃R、V₄R、V₅R	一度至三度房室阻滞	右冠状动脉近端
前间壁	V₁、V₂、（V₃）	右束支阻滞	间隔支近端
前壁	V₃、V₄、（V₅）	双束支、三度房室阻滞	左前降支中段
前侧壁	V₄、V₅、V₆、（Ⅰ）、（aVL）		左前降支发出对角支之前
侧壁	（V₅）、V₆、Ⅰ、（aVL）		回旋支近端或对角支及前降支的近端
正后壁	V₇、V₈、（V₉）		回旋支远端或钝缘支
广泛前壁	Ⅰ、aVL、V₁～V₆	双束支、三度房室阻滞	前降支、回旋支及右冠状动脉后降支
右心室	V₃R、V₄R、V₅R		右冠状动脉的锐缘支起始部

五、病变血管与心肌梗死部位的相关模式图

病变血管与心肌梗死部位的相关性见图 3-2、图 3-3。

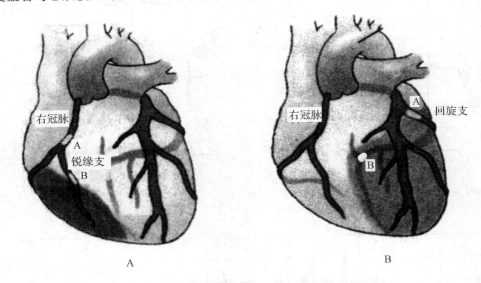

图 3-2　病变血管与心肌梗死部位的相关性（一）

图 A 为右冠状动脉优势型时，下壁合并右心室梗死（右冠状动脉近端 A 点），仅下壁梗死（锐缘支远端 B 点或后降支）；图 B 为左冠状动脉优势型时，下壁合并侧壁、正后壁梗死（回旋支近端 A 点），仅下壁梗死（左心室后支 B 点）。

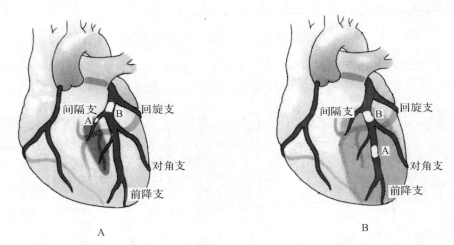

图 3-3　病变血管与心肌梗死部位的相关性（二）

图 A 为前间壁梗死（间隔支近端 A 点）、前间壁合并前壁（前降支 B 点）；图 B 为前壁梗死（前降支 A 点）、前侧壁梗死（前降支 B 点）。

六、预示左前降支严重病变的表现

1. Wellens 综合征

（1）基本概念：Wellens 综合征又称为左前降支 T 波综合征，是指不稳定型心绞痛患者在 V_2、V_3 导联出现特殊的心电图改变。

（2）分型。①Ⅰ型：约占 75%，上述导联 T 波呈深而对称性倒置（图 3-4）；②Ⅱ型：较少见，上述导联 T 波呈正负双相（图 3-5），部分患者在数小时或数天内可演变为深倒置（图 3-6）。

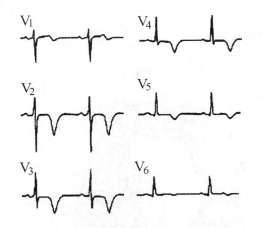

图 3-4　Ⅰ型 Wellens 综合征的心电图改变(引自黄元铸)　　　图 3-5　Ⅱ型 Wellens 综合征的心电图改变

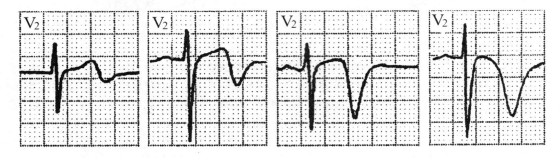

图 3-6　Wellens 综合征患者胸痛发作后 V₂ 导联 T 波由正负双相演变为深倒置

(3)心电图特征:①无病理性 Q 波及胸前导联 r 波递增不良;②ST 段正常或轻度抬高;③胸痛发作时 T 波呈正负双相,停止后 T 波出现深而对称性倒置,继而逐渐变浅直至恢复直立(图 3-7)。

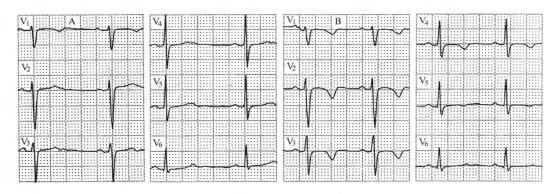

图 3-7　Wellens 综合征的心电图改变

女性,65 岁,冠心病。图 A、B(图 3-7)系同一患者不同时间记录,定准电压 5mm/mV。图 A 显示 V₃～V₅ 导联 T 波切迹或伴振幅低平。图 B 系患者胸痛半天后记录,显示 V₂～V₄ 导联 T 波倒置,V₅ 导联浅倒。心电图诊断:①窦性心律;②前间壁、前壁 T 波改变,符合 Wellens 综合征的心电图改变,请结合临床。经冠状动脉造影证实左冠状动脉前降支近端狭窄 98%。

(3)临床意义:Wellens 综合征属急性心肌梗死的前期,预示左冠状动脉前降支近端有严重狭窄,应积极治疗,否则,极易发展为前壁急性心肌梗死。

2. de Winter 综合波(征)

(1)基本概念:de Winter 综合波(征)是超急期心肌梗死的一种特殊的心电图表现形式。

(2)心电图特征:主要表现为 V_1~V_6 导联 J 点下移、ST 段呈上斜型压低≥0.1mV,T 波高尖(图 3-8)。除此之外还可有以下表现:①aVR 导联 J 点抬高,可达 0.2mV;②下壁导联可出现 J 点下移、ST 段呈上斜型压低;③QRS 波时限正常或轻度延长。

(3)临床意义:de Winter 综合波(征)是超急期心肌梗死的一种特殊的心电图表现,常提示左前降支近段急性闭塞或次全闭塞,具有重要的定位和定性价值。

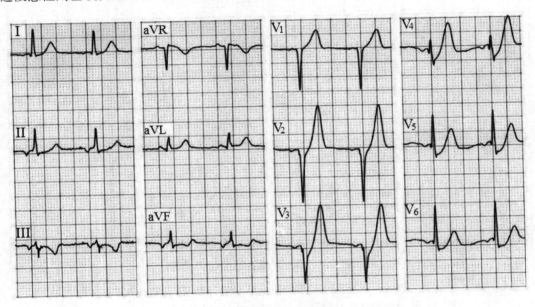

图 3-8　de Winter 综合波(征)的心电图改变

引自文献,临床资料不详。常规心电图(图 3-8)Ⅰ、Ⅱ、Ⅲ、aVF、V_1~V_6 导联 P 波倒置,P^--P^- 间期 0.81s,频率 74 次/min,P^--R 间期 0.13s;V_1~V_3 导联 QRS 波群呈 QS 型,起始部挫折,V_4 导联呈 qrs 型;V_2~V_6 导联 J 点下移、ST 段呈上斜型压低 0.1~0.4mV,T 波高尖;Ⅱ导联 J 点下移、ST 段呈上斜型压低 0.1mV,Ⅲ、aVF 导联 J 点下移、ST 段呈水平型压低约 0.1mV,T 波倒置或负正双相。心电图诊断:①加速的房性逸搏心律(74 次/min);②前间壁、前壁异常 Q 波;③前间壁、前壁及侧壁 J 点下移、ST 段呈上斜型压低伴 T 波高尖,符合 de Winter 综合波(征)的心电图改变;④下壁轻度 ST-T 改变。

3.平板运动试验出现 U 波倒置

平板运动试验出现 U 波倒置者,是左前降支冠状动脉严重狭窄的标志,具有高度特异性。

七、预示左冠状动脉主干严重病变的表现

左主干病变、左前降支近端病变或三支病变累及第一间隔支,将引发室间隔底部透壁性缺血,导致 aVR 导联 ST 段抬高。故 aVR 导联 ST 段抬高对诊断左主干病变有重要价值。

(1)aVR 导联 ST 段抬高幅度大于 V_1 导联,对判断左冠状动脉主干(简称左主干)病变(阻塞)的敏感性为 81%,特异性为 80%。

(2)前壁 AMI 合并 aVR 导联 ST 抬高≥0.1mV,提示左主干或左前降支近端阻塞。

(3)aVR、V_1 导联 ST 段抬高≥0.1mV,伴Ⅰ、Ⅱ、V_3~V_6 导联 ST 段压低≥0.1mV,呈现"2+6"现象,即 2 个导联 ST 段抬高,6 个导联 ST 段压低,为左主干或三支血管病变(图 3-9)。

(4)有 5 个或 5 个以上导联 ST 段压低≥0.1mV,常伴 T 波倒置,以 V_1 导联 ST 段压低幅度最大。对左主干病变具有重要的诊断价值,且导联数越多,诊断越肯定。

(5)平板运动试验时,出现 ST 段呈下斜型或水平型压低≥0.3mV 者,往往属于左主干病变或三支血管病变。

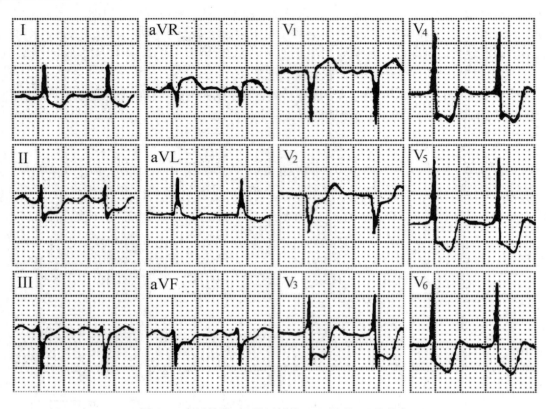

图 3-9　广泛导联 ST 段压低伴 aVR 导联 ST 段抬高

　　引自郭继鸿。女性,71 岁,反复发作性胸痛数月。常规心电图(图 3-9)显示 V_1、V_2 导联 QRS 波群呈 QS 型,Ⅰ、Ⅱ、aVL、aVF、$V_2\sim V_6$ 导联 ST 段呈下斜型压低 $0.05\sim 0.5$mV,以 $V_3\sim V_6$ 导联尤为显著,aVR 导联 ST 段抬高 0.1mV;Ⅰ、aVL 导联 T 波倒置,$V_3\sim V_6$ 导联 T 波负正双相。心电图诊断:①窦性心律;②前间壁异常 Q 波;③广泛导联 ST 段压低伴 T 波改变,aVR 导联 ST 段抬高,非 ST 段抬高型 AMI 待排,请进一步做心肌损伤标志物检测。(患者经冠状动脉造影证实左主干狭窄 95%)

第四章

心电图形成的原理——两次投影

心脏是个圆锥形立体的器官,心肌细胞除极时所产生立体的 P、QRS 及 T 向量环,经过两次投影形成相应的 P 波、QRS 波群及 T 波。

一、导联体系与导联轴

肢体导联分别有 3 个标准导联和 3 个加压肢体导联,胸前导联有 6 个导联。导联的正负极之间的假想连线称为该导联的导联轴,方向由负极指向正极。故肢体导联和胸前导联各有六轴系统(图 4-1、图 4-2)。

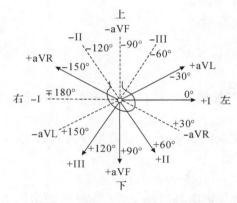

图 4-1 肢体导联(额面)六轴系统

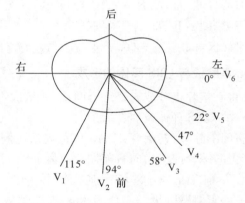

图 4-2 胸前导联(水平面)六轴系统

1. 标准导联

标准导联为双极导联,是测定两个电极之间的电位差,有 Ⅰ、Ⅱ、Ⅲ 导联之分。通常 Ⅱ 导联波形的振幅(包括 P 波、QRS 波群及 T 波)等于 Ⅰ 导联和 Ⅲ 导联相应波形振幅的代数和,即 Ⅱ＝Ⅰ＋Ⅲ。若不符合这个规律,则表明电极安放错误或标记错误。

(1)Ⅰ导联:左上肢(黄夹子或黄线)连接心电图机导线的正极,右上肢(红夹子或红线)连接负极。

(2)Ⅱ导联:左下肢(绿夹子或绿线)连接正极,右上肢(红夹子或红线)连接负极。

(3)Ⅲ导联:左下肢(绿夹子或绿线)连接正极,左上肢(黄夹子或黄线)连接负极。

2. 加压肢体导联

加压肢体导联为单极导联,是测定探查电极所在部位心脏的电位变化。将心电图机的正极与某个肢体导联连接,负极与中心电端(接近于零电位)连接,就构成单极肢体导联。若将其波幅增大50%,则成为加压的单极肢体导联,有 aVR、aVL、aVF 导联之分。

(1)aVR 导联:探查电极置于右上肢,负极与中心电端连接。

(2)aVL 导联:探查电极置于左上肢,负极与中心电端连接。

(3)aVF 导联:探查电极置于左下肢,负极与中心电端连接。

3. 胸前导联

胸前导联为加压的单极导联,是将探查电极置于胸壁不同部位,负极与中心电端连接。通常仅描记 $V_1 \sim V_6$ 导联,若遇镜像右位心者,则需加做右胸前导联。若疑急性心肌梗死者,则需加做后壁导联和右胸前导联,即描记 18 个导联心电图。

(1)常规导联: V_1 为胸骨右缘第 4 肋间(通常与乳头处于同一水平线上), V_2 为胸骨左缘第 4 肋间, V_3 为 V_2 与 V_4 连线的中点, V_4 为左侧锁骨中线(通常位于乳头下方)与第 5 肋间相交处, V_5 为左侧腋前线与 V_4 在同一水平线上, V_6 为左侧腋中线与 V_4 在同一水平线上。

(2)加做导联: V_7 为左侧腋后线与 V_6 在同一水平线上、 V_8 为左侧肩胛骨线与 V_7 在同一水平线上、 V_9 为左侧脊柱旁线与 V_8 在同一水平线上及右胸导联 V_3R 为 V_1 与 V_4R 连线的中点、 V_4R 为右侧锁骨中线与第 5 肋间相交处、 V_5R 为右侧腋前线与 V_4R 在同一水平线上。

二、导联的划分

依据导联所面对的心脏位置,可分为左心导联、右心导联、下壁导联及过渡区导联,这些导联从不同平面和方向面对着心脏,故心脏的大部分病变能在这些导联上反映出来。

(1)左心导联: Ⅰ 、aVL、 $V_4 \sim V_6$ 导联。

(2)右心导联: Ⅲ 、aVR、 V_1 、 V_2 导联。

(3)下壁导联: Ⅱ 、Ⅲ 、aVF 导联。

(4)过渡区导联: V_3 导联,介于右心与左心之间。

三、心室除极与 QRS 环体的形成

通常将心室除极分成 4 个综合向量,并依次将其连接就形成了 QRS 环体。因左心室位于胸腔的左后下,故 QRS 环体位居左后下。

(1)室间隔除极:初始 0.01～0.02s,先从左侧室间隔开始除极,然后迅速地向右上、下方扩展,此时所产生的综合向量指向右前偏上或偏下。

(2)心尖部、右心室和左心室前壁除极:0.02～0.04s,综合向量指向左前下。

(3)左心室侧壁除极:0.04～0.06s,左心室侧壁除极向量因缺少右心室除极向量的抵消,故此时的除极向量最大,指向左后下。

(4)左心室基底部、右心室基底部、室上嵴除极:0.06～0.08s,综合向量指向左或右后上。

四、第一次投影(由立体向量环到平面向量环)

心肌细胞除极时所产生的立体向量环(P、QRS 及 T 向量环)经过第 1 次投影在 3 个互相垂直(X 轴、Y 轴、Z 轴)的平面上,形成 3 个平面向量环(F 面、H 面、RS 面),即心电向量图(图 4-3、图 4-4),其中与心电图相关的是 F 面和 H 面。

(1)F 面(额面)向量环:由 X 轴(左、右)、Y 轴(上、下)组成,垂直于额面的平行光线自前而后地将立体向量环投影在背后的平面上。

(2)H 面(水平面、横面)向量环:由 X 轴(左、右)、Z 轴(前、后)组成,垂直于水平面的平行光线从上而下地将立体向量环投影在地面的平面上。

(3)RS 面(右侧面)向量环:由 Y 轴(上、下)、Z 轴(前、后)组成,垂直于侧面的平行光线从右而左地将立体向量环投影在左侧的平面上。

五、第二次投影(由平面向量环到导联轴)

(1)F 面(额面)向量环再投影在 6 个肢体导联轴上,就形成肢体导联心电图(图 4-5)。

(2)H 面(水平面)向量环再投影在 6 个胸前导联轴上,就形成胸前导联心电图(图 4-6)。

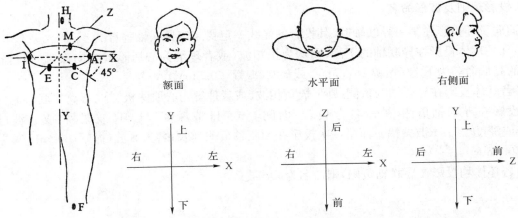

图 4-3 分别由 X、Y 或 Z 轴形成的 3 个平面(额面、水平面、右侧面)示意图

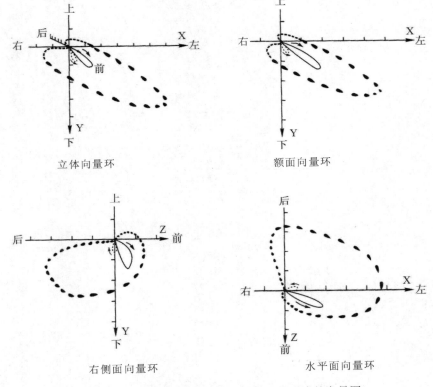

图 4-4 立体向量环投影在 3 个平面上所形成的向量图

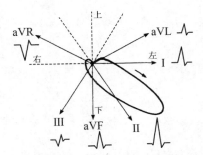

图 4-5 额面 QRS 向量环在肢体导联轴上的投影

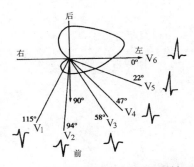

图 4-6 水平面 QRS 向量环在胸前导联轴上的投影

六、投影规则及波形命名

平面向量环投影在某一导联轴时,其投影的光线一定要与该导联轴垂直。

(1)凡是环体投影在导联轴的正侧,则均为正相波(或者理解为心肌除极方向面对导联轴),根据波幅的高低命名为 R 波(振幅≥0.5mV)或 r 波(振幅<0.5mV)。

(2)若环体投影在导联轴的负侧,则形成负相波(或者理解为心肌除极方向背离导联轴)。其中第 1 次投影在导联轴负侧,被命名为 Q 波(时间≥0.04s 或深度≥1/4R 波振幅)或 q 波(时间<0.04s或深度<1/4R波振幅);而第 2 次投影在导联轴负侧,则命名为 S 波(振幅≥0.5mV)或 s 波(振幅<0.5mV)。

(3)若环体均投影在导联轴负侧,则命名为 QS 波。

第五章

心电图检查的临床价值与操作要领

一、心电图检查的临床价值

心电图检查是临床医生的左、右手！没有它,真难以想象。如:①临床听诊节律规则,频率 68 次/min 时,有可能是正常窦性心律的频率,也可能是房室呈 4∶1 传导的心房扑动(图 5-1);②临床听诊节律规则,但频率＜50 次/min 时,有可能是显著的窦性心动过缓、2∶1 窦房阻滞(图 5-2)或 2∶1 房室阻滞(图 5-3)、未下传房性早搏二联律或三联律及三度房室阻滞(图 5-4)等;③听诊节律不规则时,有可能是窦性心律不齐、早搏、心房颤动等各种心律失常的表现,必须进行心电图检查方能明确诊断。故心电图、动态心电图检查具有以下的临床应用价值:

(1)诊断心律失常:具有独特的诊断价值,独一无二,是其他检查无法替代的。

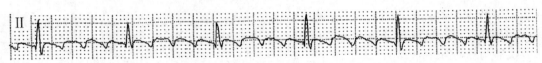

图 5-1　心房扑动伴正常心室率(68 次/min),房室呈 4∶1 传导

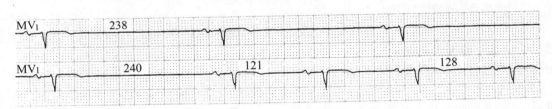

图 5-2　呈 2∶1 传导二度窦房阻滞引发缓慢心室率

男性,66 岁,病窦综合征。上、下两行 MV₁ 导联(图 5-2)连续记录,显示窦性短 P-P 间期 1.21～1.28s,频率 47～50 次/min;长 P-P 间期 2.38～2.40s 为短 P-P 间期的 2 倍,频率慢至 25 次/min 时也未见各种逸搏出现;P-R 间期 0.25s,QRS 波形正常。心电图诊断:①窦性心动过缓(47～50 次/min);②频发二度窦房阻滞引发缓慢心室率(25 次/min),窦房多呈 2∶1 传导;③一度房室阻滞;④下级起搏点功能低下;⑤提示双结病;⑥建议植入双腔起搏器。

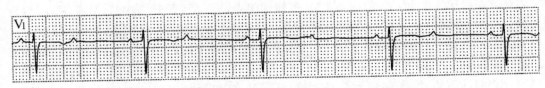

图 5-3　呈 2∶1 传导二度房室阻滞引发缓慢心室率

男性,74 岁,冠心病。V₁ 导联(图 5-3)显示窦性 P-P 间期 0.63～0.75s,频率 80～96 次/min;P-R 间期 0.17s,房室呈 2∶1 传导;QRS 波形正常,R-R 间期 1.30～1.52s,频率 39～46 次/min,期间未见各种逸搏出现。心电图诊断:①窦性心律;②二度房室阻滞引发缓慢心室率(39～46 次/min),房室呈 2∶1 传导;③下级起搏点(房室交接性及心室)功能低下待排。

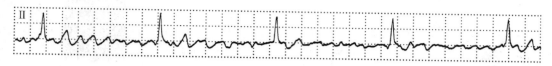

图 5-4　三度房室阻滞引发缓慢心室率

女性,45 岁,风心病、二尖瓣狭窄伴关闭不全、心房颤动,长期服用少剂量地高辛。Ⅱ导联(图 5-4)显示 P 波消失,代之以 f 波,QRS 波形正常,R-R 间期 1.46s,频率 41 次/min。心电图诊断:①心房颤动(粗颤型)伴缓慢心室率(41 次/min);②三度房室阻滞;③房室交接性逸搏心律(41 次/min);④提示洋地黄中毒。

(2)诊断急性冠脉综合征(不稳定型心绞痛、ST 段抬高型和非 ST 段抬高型急性心肌梗死及由急性心肌缺血引发的猝死)、变异型心绞痛、典型心绞痛等:具有无创、快捷、价廉、定位及判断预后等价值。

(3)房室肥大、电解质紊乱的辅助诊断。

(4)不同人群的检查:健康体检、术前评估等。

(5)识别心脏病相关症状的原因:胸痛、心悸、晕厥、停跳感等。

(6)筛选心源性猝死高危患者。

(7)评估起搏器功能正常与否。

(8)评估或(和)观察某些药物对心脏的毒副作用或疗效等。

二、心电图检查的操作要领

(1)定制特殊的检查床:床长 195cm、高 65cm、宽 70cm,槽宽 10cm、高 5cm(用于放置导联线、夹子及不锈钢罐子),床头、床尾两侧各置一根高 5cm 的小栏杆(图 5-5)。

(2)仪器与检查床安放位置:为了操作方便和省时省力,建议"机右床左",即心电图机安置在右侧,检查床安置在左侧。建议床尾放置一块漆上油漆 45cm×55cm 大小的木板,检查时嘱患者不脱鞋子,以方便患者、节省时间及减少异味(图 5-5)。

(3)心电图机连接地线:若用干电池(直流电)检查,则不用接地线;若用交流电检查,最好连接地线以防干扰和确保患者安全。

(4)保护患者隐私:启用屏风或拉上布帘。

(5)检查体位:通常采取平卧位。若患者不能平卧,则选取半卧位或坐位。加做 V_7、V_8、V_9 时,要求与记录 12 导联体位一致而不能采取侧卧位,可在患者背部垫上柔软枕头以固定吸球。

(6)暴露部位:①卷起双下肢或左下肢的裤子并拉下裤子;②卷起两上肢的袖子,必要时取下手表;③暴露胸部,女性患者需要松开文胸。

(7)用 75% 酒精棉球清洁相应的部位。有胸毛者征求患者同意后予以剃除。

(8)正确连接肢体夹子和胸部吸球(图 5-6)。①肢体导联:右上肢红色夹子或标线、左上肢黄色夹子或标线、左下肢绿色夹子或标线、右下肢黑色夹子或标线。②胸前导联:V_1 为胸骨右缘第 4 肋间,V_2 为胸骨左缘第 4 肋间,V_3 为 V_2 与 V_4 连线的中点,V_4 为左侧锁骨中线(乳头下方)与第 5 肋间相交处,V_5 为左侧腋前线与 V_4 在同一水平线上,V_6 为左侧腋中线与 V_4 在同一水平线上。

(9)加做导联:疑急性心肌梗死者,一定要加做后壁导联 V_7、V_8、V_9 及右胸前导联 V_3R、V_4R、V_5R。遇镜像右位心者,应进行左、右手导联反接,再加做右胸前导联(V_3R、V_4R、V_5R、V_6R)(图 5-7)。

(10)检查时注意事项:①嘱患者全身放松,不说话,四肢平放不移动或颤抖;②呼吸要平稳,胸前导联基线漂移时,嘱其屏住呼吸;③及时截取基线平稳、无伪差、有心律失常出现的片段;④若遇高电压患者,可将定准电压减半(5mm/mV)。

(11)定准电压:通常选用 10mm/mV,可酌情选用 5mm/mV(高电压时)或 20mm/mV(低电压时或观察 T 波中有无 P 波重叠等)。

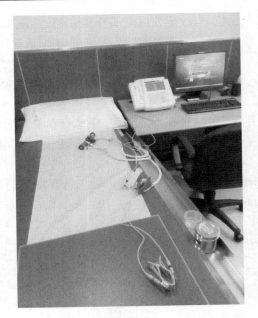

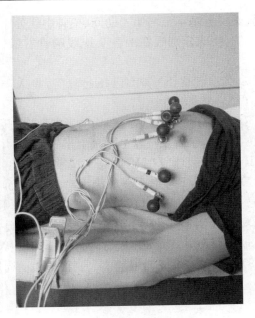

图 5-5　仪器与检查床安放位置　　　　　　　　图 5-6　胸前导联吸球位置

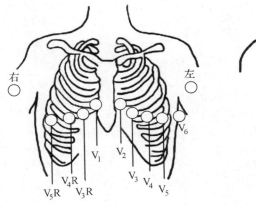

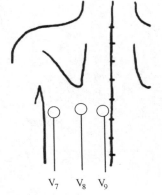

图 5-7　18 导联心电图胸导联吸球的具体位置

V_1 为胸骨右缘第 4 肋间，V_2 为胸骨左缘第 4 肋间，V_3 为 V_2 与 V_4 连线的中点，V_4 为左侧锁骨中线（乳头下方）与第 5 肋间相交处，$V_5 \sim V_9$ 与 V_4 在同一水平线上（V_5 腋前线、V_6 腋中线、V_7 腋后线、V_8 肩胛中线、V_9 脊柱旁）。V_3R、V_4R、V_5R、V_6R 为 $V_3 \sim V_6$ 镜像位置。

三、个人经验和心得体会

（1）"机右床左"，医生坐着操作检查既方便，又节省时间和体力，减轻右侧肩膀和腰部的劳累。

（2）理论上心电图机接地的右下肢导联线一侧装有"反驱动"电路，能有效地抑制交流电干扰，两下肢应该分开放置。但实际工作中发现，将两下肢的铁片同时安置在一个夹子上，无论是夹在左下肢、右下肢还是按规定左右放置，所记录的波形没有明显差异。为了操作方便，建议将两下肢的铁片同时安置在一个夹子上，并夹在左下肢。

（3）若遇缺胳膊少腿或四肢烧伤包扎者，则可用吸球替代夹子吸在相应的肩膀部位和下腹部，符合爱氏三角即可。

（4）检查时，不可能去触摸每个患者的胸骨角和锁骨进行定位（事实上锁骨中线也很难界定），因两乳头位置基本上与第 4 肋间、锁骨中线处于同一点位上,故建议以乳头作为参照点,简单易行,即 V_1、V_2 吸球分别吸在两乳头连线胸骨右缘、左缘处,V_4 吸球吸在左乳头正下方与第 5 肋间相交处。

(5)女性乳房下垂者,应托起乳房,将 $V_3 \sim V_5$ 吸球吸在乳房下缘胸壁上,而不能吸在乳房壁上。

(6)加做右胸和后壁导联时,嘱患者向右侧卧,将 V_4 吸球吸在 V_7 处,V_5 吸球吸在 V_8 处,V_6 吸球吸在 V_9 处,然后在吸球上方垫上柔软枕头,并让患者仰卧,再将 V_1 吸球吸在 V_3R 处,V_2 吸球吸在 V_4R 处,V_3 吸球吸在 V_5R 处。

(7)若 III、aVF 导联出现较深而窄的 Q 波而 II 导联无 q(Q)波,则应嘱患者进行深吸气后屏住,再行记录观察。若此时 Q 波明显变浅或消失,则为呼吸性 Q 波,与横隔上抬有关,属正常变异;反之,若 Q 波无明显变化,则可能存在下壁异常 Q 波。

(8)疑不典型 Brugada 波时,可将吸球吸在 $V_1 \sim V_3$ 上一肋间相应的部位进行记录。

(9)每个导联最好能记录 3 个完整的心动周期。

第六章

心电图各波、段、间期的命名与测算

一、心电图各波、段、间期的命名及其意义

心电图由 4 个波、2 个段及 3 个间期组成(图 6-1)。①4 个波:P 波、QRS 波、T 波及 U 波。②2 个段:PR 段、ST 段。③3 个间期:P-R 间期、P-J 间期及 Q-T 间期。

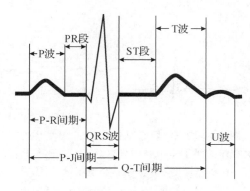

图 6-1　心电图各波、段及间期示意图

(1)P 波:反映右心房、房间隔及左心房除极过程的电位和时间变化,其中 P 波前 1/3 为右心房除极,中 1/3 为右心房、房间隔及左心房同时除极,后 1/3 为左心房除极。

(2)P-R(P-Q)间期:代表房室传导时间,即窦性激动通过心房、房室交接区、希氏束、束支、浦肯野纤维至心室开始除极的时间。

(3)PR(PQ)段:心房除极结束后至心室开始除极前的一段无电位差的等电位线。

(4)QRS 波群:反映左、右心室及室间隔除极过程的综合电位和时间变化。

(5)J 点、J 波:QRS 波群终点与 ST 段起点的结合点称为 J 点。当 J 点从基线明显偏移后,形成一定的幅度(≥0.1mV)和持续一定的时间(≥20ms),并呈圆顶状或驼峰状特殊形态时,就称为 J 波或 Osborn 波。J 波与心源性猝死有一定的关联性。

(6)P-J 间期:是指 P 波开始到 J 点结束,为 P-R 间期加上 QRS 时间,代表心房开始除极到心室除极结束所需的时间,正常值≤0.27s。测量 P-J 间期的临床价值:①有助于舒张晚期室性早搏与间歇性不完全性心室预激的鉴别;②有助于判定心室预激时有无合并束支阻滞。

(7)ST 段:反映心室肌早期缓慢复极过程的电位和时间变化。

(8)T 波:反映左、右心室晚期复极过程的电位和时间变化。

(9)Q-T 间期:QRS 波群、ST 段及 T 波时间的总和,代表心室肌除极和复极所需的时间,反映了心室不应期(有效不应期和相对不应期)的长短。

(10)U 波:形成机制尚不清楚,但机械-电耦联所引发的后电位学说得到关注,即心室肌的伸展能够激活心肌细胞机械敏感的离子通道而形成后电位。

为了便于记忆,现将各波、段及间期的临床意义简化列于表 6-1 中。

表 6-1　各波、段及间期的临床意义

各波、段及间期	临床意义
①P 波	心房除极
②P-R 间期	房室传导时间
③QRS 波群	心室除极
④ST 段	心室早期缓慢复极过程
⑤T 波	心室复极
⑥U 波	可能与后电位形成有关
⑦Q-T 间期	心室不应期
⑧P-J 间期	房室传导和心室除极时间之和

二、P 波的命名

（1）增宽伴切迹型 P 波（既往称为二尖瓣型 P 波）：是指 P 波增宽（时间≥0.11s）伴双峰切迹（两峰距≥0.04s）（图 6-2）。

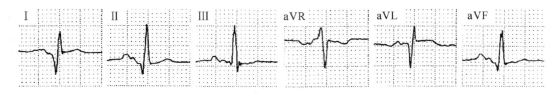

图 6-2　增宽伴切迹型 P 波（二尖瓣型 P 波）

女性，38 岁，风心病、二尖瓣狭窄伴关闭不全。肢体导联（图 6-2）显示 P 波增宽伴切迹，时间 0.14s，两峰距 0.09s；Ⅰ、aVL 导联 Q 波时间 0.05～0.06s，深度≥R 波幅。心电图诊断：①窦性心律；②P 波增宽伴切迹，提示左心房肥大所致；③高侧壁异常 Q 波。

（2）高尖型 P 波（既往称为肺型 P 波、先心型 P 波）：是指 P 波形态高尖，肢体导联振幅≥0.25mV 或（和）胸前导联振幅≥0.20mV（图 6-3）。

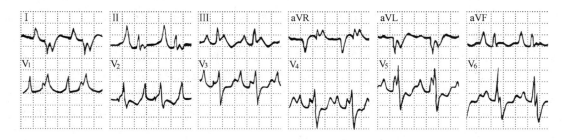

图 6-3　高尖型 P 波（先心型 P 波）

男性，15 岁，Ebstein 畸形。常规心电图（图 6-3）显示窦性 P-P 间期 0.60～0.62s，多数导联 P 波高尖，振幅 0.3～0.75mV；P-R 间期 0.23s；QRS 时间 0.18s，在Ⅰ、aVL 导联呈 QS 型，电轴＋244°，V_1 导联呈 M 型，其他导联终末波宽钝、挫折；V_4～V_6 导联 ST 段呈下斜型压低 0.1mV，Ⅲ、aVF 导联 T 波浅倒。心电图诊断：①窦性心律；②P 波高尖，提示右心房肥大所致；③一度房室阻滞；④高侧壁异常 Q 波伴电轴右偏（＋244°）；⑤完全性右束支阻滞；⑥前侧壁 ST 段改变、下壁 T 波改变。

三、QRS 波群的命名

QRS 波群的命名：第 1 个向下的波称为 Q(q)波，最初 1 个向上的波称为 R(r)波，R(r)波之后向下的波称为 S(s)波，有时 S 波之后又出现 1 个向上的波，便称为 $R'(r')$波，之后再出现 1 个向下的波，称为 $S'(s')$波；若只有向下的波，而没有向上的波，则称为 QS 波。当波幅≥0.5mV 时，用 R、

S 表示；当波幅＜0.5mV 时,用 r、s 表示(图 6-4)。

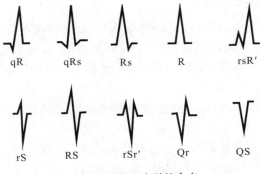

图 6-4　QRS 波群的命名

四、ST 段的命名

ST 段通常多位于等电位线(基线),偏离基线后可表现为压低或抬高。

(1)ST 段压低:可呈下斜型、水平型、近水平型及上斜型压低。其判断方法是先从 R 波顶峰作一条垂直线,再从 J 点后移至 0.04~0.08s 处沿着 ST 段的走向作一条直线,根据该直线与 R 波顶峰的垂直线所交叉角度的大小判定 ST 段压低的类型:①90°为水平型;②＞90°为下斜型;③81°~89°为近水平型;④＜81°属上斜型。

(2)ST 段抬高:可呈上斜型、凹面向上型、弓背向上型、单向曲线型、水平型、墓碑型、穹隆型或马鞍型及巨 R 型抬高。具体请见第十一章(诊断急性冠脉综合征的基石——ST 段)。

(3)ST 呈水平型延长:ST 段平行于基线时间≥0.16s。

(4)ST 段缩短或消失:ST 段时间＜0.05s。

五、T 波的命名

(1)T 波低平:以 R 波为主导联 T 波振幅＜1/10R 波振幅。

(2)T 波高耸:有 3 个或 3 个以上导联 T 波的振幅＞1.0mV 或以 R 波为主导联 T 波振幅高于同导联 QRS 波群的振幅。

(3)帐篷状 T 波:高耸的 T 波呈箭头状,两支对称、基底部狭窄,呈现"高、尖、窄、对称"特征,为高钾血症最早出现的心电图征象。

(4)T 波巨倒:有 3 个或 3 个以上导联 T 波倒置的深度＞1.0mV。

(5)冠状 T 波:巨倒的 T 波呈箭头状,两支对称、基底部狭窄、波谷尖锐,与帐篷状 T 波的极性刚好相反。

(6)Niagara(尼加拉)瀑布样 T 波:巨倒的 T 波基底部宽阔、两支明显不对称、前支或后支向外膨出或向内凹陷使 T 波不光滑有切迹及顶部圆钝。

(7)T 波深倒置:T 波倒置的深度达 0.5~1.0mV。

(8)T 波浅倒置:T 波倒置的深度＜0.5mV。

(9)T 波双相:有正负双相和负正双相之分。

(10)双峰 T 波:T 波基底部增宽,振幅降低,顶部呈双峰切迹。

(11)圆顶-尖角状 T 波:V_2~V_4 导联双峰 T 波的第 2 峰呈尖角状,并高于第 1 峰,第 2 峰上升支始于第 1 峰下降支早期。多见于室间隔缺损。

六、U 波的命名

(1)U 波增高:U 波振幅≥0.20mV 或高于同导联 T 波的振幅。

(2)U 波倒置:U 波的极性位于基线以下。

（3）U波双相：有正负双相和负正双相之分。

七、心电图各波、段及间期的测算

记录纸上的纵坐标用于测算各波段的振幅（电压）。通常定准电压设定10mm/mV，即每1mm振幅相当于0.1mV的电压。横坐标测算各波、段及间期的时间，通常走纸速度设定25mm/s，每毫米相当于0.04s（40ms）。测算各波、段及间期时应选择基线平稳的导联。

1. 各波、段振幅的测算原则与方法

测算正相（正向）波的振幅时，应从基线上缘测量至波峰；测算负相（负向）波的振幅时，应从基线下缘测量至波谷（图6-5）。

（1）采用两个相邻QRS波群起始部的连线作为参考基线（欧洲共同体心电图标准化工作小组推荐）或TP段和PR（Q）段作为基线（2009年国际指南推荐），但TP段易受U波影响，PR（Q）段易受心房复极波（Ta）波影响。笔者通常以PR（Q）段作为参考基线。

（2）测算向上的波、段，应从基线的上缘测量到波、段的最高点或上缘。

（3）测算向下的波、段，应从基线的下缘测量到波、段的最低点或下缘。

（4）测量ST段应从J点后0.04～0.08s处作一水平线，再根据此水平线是在参考基线上方或下方及其距离，借以确定有无ST段移位（抬高或压低）。但2013年欧洲、美国心脏病学会对ST段测量进行了重新界定：ST段抬高或压低以J点为准，基准线以PR段终点为准。

2. 各波、段及间期时间的测算原则与方法

测算各波时间应从波形起点的内缘至终点的内缘（目的是除去基线的时间），测算各波、段及间期应选择波幅最大、波形转折点清晰的导联（图6-5）。

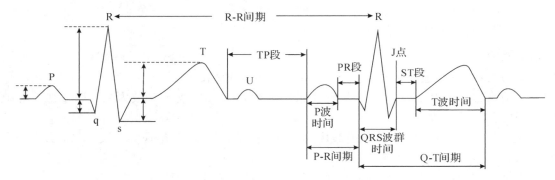

图6-5　心电图各波、段及间期时间与振幅的测量

（1）测算P波时间：从P波起点的内缘测量到P波终点的内缘。

（2）测算P-R（Q）间期：从P波起点的内缘测量到QRS波群的起点。

（3）测算QRS波群时间：从Q（q）波（若无Q、q波，则从R、r波起始）起点测量到S（s）波（若无S、s波，则到R、r波终点）终点的时间，以最宽的QRS波群为准。

（4）测算ST段时间：从J点测量到T波起始部。

（5）测算Q-T间期：从Q（q）波（若无Q、q波，则从R、r波起始）起点测量到T波结束，通常选择QRS波群起点明确、T波清晰且未与U波融合的导联，以各导联中最长的Q-T间期为准。

3. $PtfV_1$值、R波峰时间、Vi与Vt值的测算方法

R波峰时间、Vi与Vt的比值在宽QRS心动过速诊断和鉴别诊断中具有重要的诊断价值。

（1）$PtfV_1$值：又称为V_1导联P波负相终末电势，即V_1导联P波负相波的深度（单位mm）与宽度（单位s）的乘积（图6-6、图6-7涂黑部分），正常值<｜-0.04mm·s｜。在左心房扩大或肥大及负荷过重时，其绝对值增大（图6-7）。

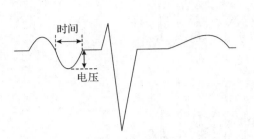

图 6-6　PtfV$_1$ 值测算

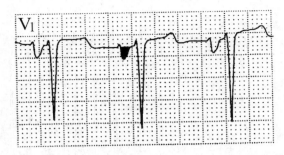

图 6-7　PtfV$_1$ 绝对值明显增大(-2.8mm$\times0.07$s$=-0.196$mm·s)

（2）R 波峰时间：既往又称为室壁激动时间，是指 QRS 波群起点至 R 波顶峰垂直线的间距。若有 R$'$（r$'$）波，则应测量至 R$'$（r$'$）波峰；若 R 波呈双峰切迹，则应测量至第 2 个波峰（图 6-8）。但在宽 QRS 心动过速 Ⅱ 导联呈双峰 R 波时，文献上是按第 1 峰与第 2 峰的挫折点测量，需特别注意。正常时，V$_1$、V$_2$ 导联 R 波峰时间<0.04s（40ms），Ⅱ、V$_5$、V$_6$ 与第 2 峰的导联 R 波峰时间<0.05s（50ms）。

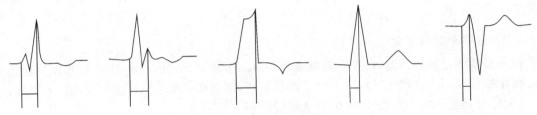

图 6-8　各种 R 波波峰时间的测量

（3）Vi 值：是指心室初始 0.04s 除极所产生的 QRS 波幅的绝对值（图 6-9）。其值愈大，表明心室除极速率愈快，是通过传导组织传导；其值愈小，表明心室除极速率愈慢，是通过普通心肌细胞传导。若有转折点，则应注意分段测量，如图 6-9 右图。

（4）Vt 值：是指心室终末 0.04s 除极所产生的 QRS 波幅的绝对值（图 6-9）。其值大小的意义与 Vi 值一致。

（5）宽 QRS 心动过速时，Vi、Vt 值测算通常选择 aVR 导联或选择 R 波振幅既高 S 波又深的胸前导联，如 V$_3$～V$_6$ 导联。若 Vi/Vt$\leqslant1$，则为室性心动过速；若 Vi/Vt>1，则为室上性心动过速伴心室内差异性传导或右束支阻滞（图 6-10）。

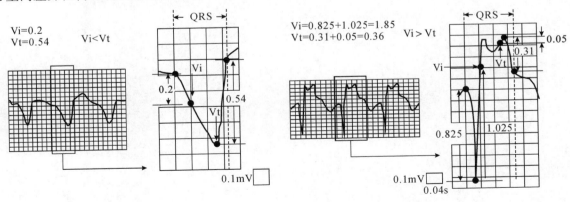

A.Vi/Vt 值$\leqslant1$：室性心动过速　　　　　　　　B.Vi/Vt 值>1：室上性心动过速

图 6-9　aVR 导联 Vi 与 Vt 值测算方法

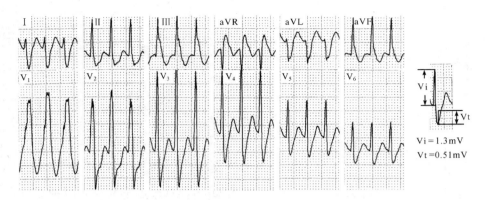

图 6-10　宽 QRS 心动过速通过测算 Vi/Vt 比值进行鉴别诊断

（右图为 V₅ 导联 QRS 波群 Vi、Vt 值的测算方法）

$Vi = 1.3mV$

$Vt = 0.51mV$

男性,23 岁,反复发作心动过速 2 年余,突发心动过速 1h。常规心电图(图 6-10)未见各种 P 波,QRS 波群呈右束支阻滞图形(时间 0.13s),R-R 间期 0.29s,频率 207 次/min;电轴+108°,aVR 导联呈 QR 型,Q 波时间 0.04s,Q/R>1;V₁ 导联呈 R 型,V₂~V₆ 导联 QRS 波群的 Vi/Vt>1。心电图诊断:阵发性室上性心动过速伴心室内差异性传导(207 次/min)。

八、个人经验和心得体会

选择参考基线是测算各波、段振幅最重要的环节。但欧洲共同体心电图标准化工作小组、2009年国际指南推荐及国内文献不甚统一。为了测算方便,笔者在日常工作中通常采用以下方法:

(1)测算 P 波振幅时,以 TP 段作为参考基线。

(2)测算 QRS 波幅、ST 段移位时,以 PR(Q)段作为参考基线。

第七章

心电图分析要领及步骤

一、分析心电图时应关注的内容

通常应关注 4 个波、2 个段、3 个间期及有无心律失常出现,心室预激时尚需关注 P-J 间期。

(1)4 个波:P 波、QRS 波群、T 波、U 波。

(2)2 个段:PR 段、ST 段。

(3)3 个间期:P-R 间期、Q-T 间期及 P-J 间期。

(4)有无心律失常出现。

二、确定基本节律

依据下列导联 P 波极性进行判定:①若 Ⅰ、Ⅱ 导联 P 波直立,aVR 导联倒置,V₁ 导联正负双相或直立,V₄~V₆ 导联直立,并连续出现 3 个或 3 个以上搏动,则原则上可确定为窦性心律,仅极少数需排除高位右房心律。②若Ⅱ导联 P 波倒置、aVR 导联直立,则为心房下部心律(P⁻-R 间期≥0.12s)或房室交接性心律(P⁻-R 间期<0.12s)。③若Ⅱ导联 P 波负正双相,aVR 导联正负双相,则为房性心律。④若Ⅰ导联 P 波倒置或负正双相,即使Ⅱ导联 P 波直立、aVR 导联倒置,也应诊断为房性心律。

(1)若基本节律为窦性心律,再根据 P 波频率,确认是正常频率(60~100 次/min),还是窦性心动过缓(<60 次/min)或窦性心动过速(>100 次/min)。

(2)根据 P 波形态、时间及振幅,确认有无左、右心房肥大或心房内阻滞(图 7-1)。

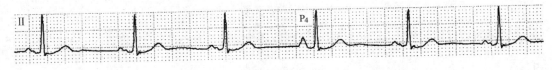

图 7-1　间歇性左、右心房内阻滞引发 P 波改变

男性,70 岁,冠心病、糖尿病。Ⅱ导联(图 7-1)显示窦性 P-P 间期规则(1.03s),频率 58 次/min,P-R 间期 0.18s;除 P₄ 高尖外(振幅 0.25mV,时间 0.10s),其余 P 波均增宽伴切迹,时间 0.14s,两峰距 0.06s,振幅 0.1mV。心电图诊断:①窦性心动过缓(58 次/min);②间歇性 P 波改变(增宽伴切迹、高尖),系间歇性左、右心房内阻滞所致。

(3)根据 P-P 间期规则程度,确定有无窦性心律不齐、窦性停搏及窦房阻滞(二度Ⅰ型、二度Ⅱ型及高度阻滞)(图 7-2、图 7-3)。

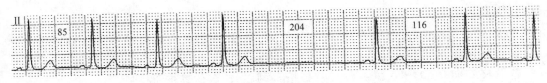

图 7-2　窦性心律不齐、窦性停搏

男性,66 岁,病窦综合征。Ⅱ导联(图 7-2)显示 P-P 间期 0.85~2.04s,长 P-P 间期与短 P-P 间期不呈倍数关系,长达 2.04s 时也未见各种逸搏出现。心电图诊断:①窦性心律不齐;②窦性停搏;③下级起搏点功能低下;④提示双结病。

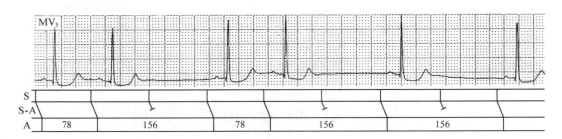

图 7-3　二度Ⅱ型窦房阻滞

　　男性,78 岁,冠心病。MV₅导联(图 7-3)显示 P-P 间期呈 0.78、1.56s 短长两种,长 P-P 间期为短 P-P 间期的 2 倍,平均心室率 50 次/min;ST 段呈下斜型压低 0.1～0.15mV。心电图诊断:①窦性心律;②二度Ⅱ型窦房阻滞引发缓慢心室率(平均 50 次/min),窦房呈 2∶1～3∶2 传导;③提示下级起搏点功能低下;④ST 段改变。

　　(4)根据 P 波形态、P-P 间期有无互差,确定是否存在窦房结内游走性心律(图 7-4)。

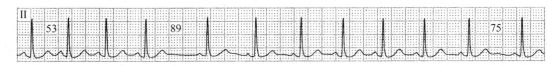

图 7-4　窦房结内游走性心律

　　女性,22 岁,就业体检。Ⅱ导联(图 7-4)显示窦性 P-P 间期 0.53～0.89s,频率 67～113 次/min,P 波形态随着 P-P 间期的改变而多变。心电图诊断:窦房结内游走性心律,时呈窦性心动过速(113 次/min)。

　　(5)若 P 波消失,代之以 f 波,R-R 间期绝对不规则,则为心房颤动(图 7-5)。

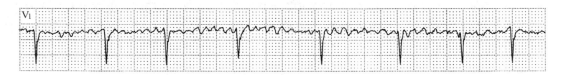

图 7-5　心房颤动伴正常心室率(平均 80 次/min)

　　(6)若 P 波消失,代之以 F 波,R-R 间期规则或不规则,则为心房扑动(图 7-6)。

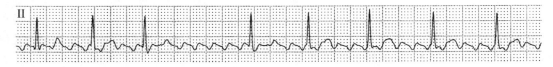

图 7-6　心房扑动伴正常心室率(平均 80 次/min),房室呈 3∶1～7∶1 传导

　　(7)若 P 波不清楚,R-R 间期短而规则,QRS 波形正常,频率 160～250 次/min,则为阵发性室上性心动过速(图 7-7)。

三、分析 P-R 间期

　　P-R 间期代表房室传导时间,受传导径路、心率、年龄、药物及自主神经等多种因素影响。
　　(1)正常 P-R 间期 0.12～0.20s。
　　(2)若 P-R 间期 0.201～0.209s(201～209ms),则为房室传导延缓。
　　(3)若 P-R 间期≥0.21s,则为一度房室阻滞(图 7-8)。
　　(4)若 P-R 间期逐搏延长,直至 P 波下传受阻,QRS 波群脱漏,则为二度Ⅰ型房室阻滞(图 7-9)。
　　(5)若 P-R 间期固定(可正常或延长),有 QRS 波群脱漏者,则为二度Ⅱ型房室阻滞(图 7-10)。

（6）若连续出现2个窦性P波下传受阻且无逸搏干扰,则为高度房室阻滞(图7-11)。如有逸搏干扰,则仍归入二度Ⅱ型房室阻滞(图7-10)。

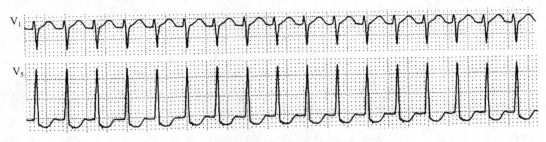

图 7-7　阵发性室上性心动过速

男性,31岁,突发心动过速0.5h。V₁、V₅ 导联(图7-7)同步记录,未见P波,R-R间期0.30s,频率200次/min;V₅ 导联ST段呈下斜型压低约0.2mV,T波低平。心电图诊断:①阵发性室上性心动过速(200次/min),首先考虑慢快型房室结折返性心动过速;②ST-T改变。

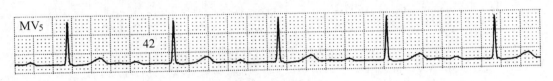

图 7-8　一度房室阻滞

男性,69岁,冠心病。MV₅ 导联(图7-8)显示窦性P-P间期1.07～1.10s,频率55～56次/min,P-R间期0.42s。心电图诊断:①窦性心动过缓(55～56次/min);②一度房室阻滞。

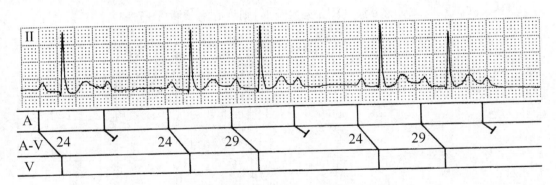

图 7-9　长 P-R 间期型二度Ⅰ型房室阻滞

男性,32岁,病毒性心肌炎。Ⅱ导联(图7-9)显示P-P间期0.71s,频率85次/min;P-R间期由0.24s→P波下传受阻或由0.24s→0.29s→P波下传受阻,QRS波群脱漏,房室呈2:1～3:2传导,平均心室率60次/min。心电图诊断:①窦性心律;②长P-R间期型二度Ⅰ型房室阻滞,房室呈2:1～3:2传导。

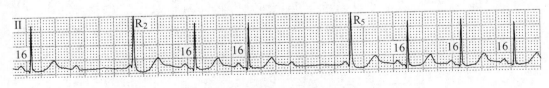

图 7-10　二度Ⅱ型房室阻滞

男性,25岁,病毒性心肌炎。Ⅱ导联(图7-10)显示P-R间期固定为0.16s,有P波下传受阻,QRS波群脱漏,R₂、R₅ 搏动延迟出现,其QRS波形与窦性略异,逸搏周期1.40s,频率43次/min,平均心室率60次/min。心电图诊断:①窦性心律;②二度Ⅱ型房室阻滞,房室呈2:1、4:2传导等;③房室交接性逸搏伴非时相性心室内差异性传导。

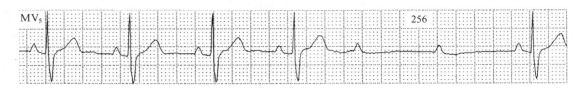

图 7-11 高度房室阻滞

男性,62 岁,冠心病。MV₅ 导联(图 7-11)显示 P-P 间期 0.85～0.87s,P-R 间期固定为 0.17s,连续出现 2 个 P 波下传受阻,以致出现 2.56s 长 R-R 间期,期间未见各种逸搏出现。心电图诊断:①窦性心律;②一过性高度房室阻滞;③下级起搏点功能低下;④建议植入双腔起搏器。

(7)若 P-R 间期长短不一,P-P 间期规则,R-R 间期长而规则(<60 次/min),P 波频率快于 QRS 波群频率,则为三度房室阻滞(图 7-12)。

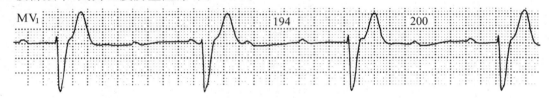

图 7-12 三度房室阻滞

男性,82 岁,冠心病。MV₁ 导联(图 7-12)显示 P-P 间期 0.75s,频率 80 次/min;P-R 间期长短不一,QRS 波群呈类似左束支阻滞图形,R-R 间期 1.94～2.0s,频率 30～31 次/min。心电图诊断:①窦性心律;②三度房室阻滞引发缓慢心室率(30～31 次/min),提示阻滞部位在希氏束以下或双束支内;③室性逸搏心律(30～31 次/min);④建议植入双腔起搏器。

(8)若 P-R 间期<0.12s,有 δ 波,QRS 宽大畸形,则为心室预激(图 7-13)。

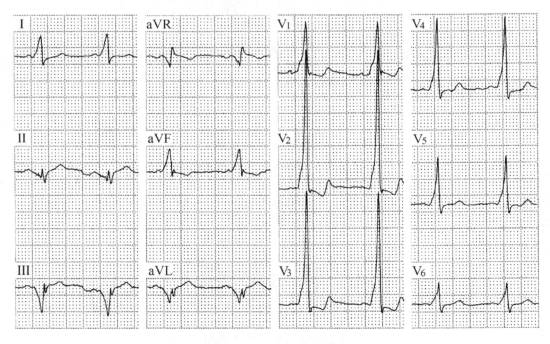

图 7-13 A 型心室预激

男性,30 岁,健康体检。常规心电图(图 7-13)显示 P-P 间期 0.78～0.82s,P-R 间期 0.11s,有 δ 波,QRS 宽大畸形,胸前导联 QRS 主波均向上。心电图诊断:①窦性心律;②A 型心室预激。

（9）若 P-R 间期<0.12s，无 δ 波，QRS 波形正常，则为短 P-R 间期。

（10）若 P-R 间期≥0.12s，有 δ 波，QRS 波群呈类似左束支阻滞图形伴电轴左偏，则为 Mahaim 纤维心室预激。

四、分析 QRS 波群

（1）确认有无电轴偏移：正常、右偏、左偏及无人区（根据Ⅰ、Ⅲ导联 QRS 主波方向加以确定）。

（2）确认有无低电压、左心室高电压或左心室肥大及右心室肥大依据。

（3）确认是否存在异常 Q 波。

（4）确认 QRS 波群时间：若 QRS 波群时间≥0.12s，则观察 V_1、V_5 导联，确定是右束支阻滞、左束支阻滞，还是非特异性心室内阻滞或心室预激、室性异位搏动或心室起搏等。

（5）确认有无顺钟向转位、逆钟向转位。

（6）确认有无提早出现宽大畸形 QRS 波群：若有，则需确认是房性早搏伴心室内差异性传导、心室预激还是室性早搏（图 7-14、图 7-15、图 7-16）。

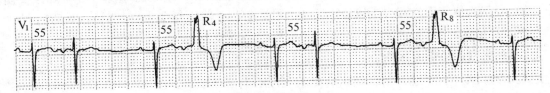

图 7-14　房性早搏二联律，时伴心室内差异性传导（R_4、R_8）

女性，21 岁，病毒性心肌炎。V_1 导联（图 7-14）显示每隔 1 个窦性搏动提早出现 1 次 P'-QRS-T 波群，其 P' 波形态和偶联间期均一致，部分 P' 波下传 QRS 波群呈右束支阻滞图形（R_4、R_8）。心电图诊断：①窦性搏动；②频发房性早搏，呈二联律，时伴心室内差异性传导。

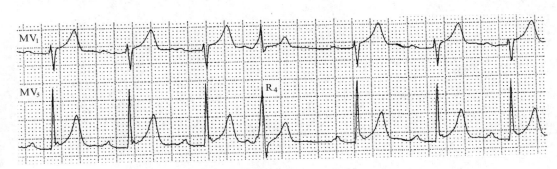

图 7-15　房性早搏伴 A 型心室预激（R_4）

男性，35 岁，健康体检。MV_1（定准电压 5mm/mV）、MV_5 导联同步记录（图 7-15），显示窦性 P-P 间期 0.83s，频率 72 次/min；P-R 间期 0.25s；R_4 搏动为提早出现 P'-QRS-T 波群，其 P'-R 间期 0.10s，有 δ 波，QRS 时间 0.16s。心电图诊断：①窦性心律；②房性早搏伴 A 型心室预激；③一度房室阻滞；④房室旁道呈 4 相阻滞。

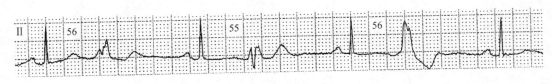

图 7-16　多形性室性早搏二联律

女性，68 岁，冠心病。Ⅱ导联（图 7-16）显示每隔 1 次窦性搏动提早出现 1 次宽大畸形 QRS-T 波形，但其形态 3 种而偶联间期相等；早搏后窦性搏动的 T 波低平。心电图诊断：①窦性心律；②频发多形性室性早搏，呈二联律；③早搏后轻度 T 波改变。

五、分析 ST 段、T 波及 U 波

（1）确认以 R 波为主导联有无 ST 段呈水平型或下斜型压低≥0.05mV。

（2）确认各导联有无 ST 段抬高及其抬高的形态和幅度。

（3）确认各导联有无 ST 段呈水平型延长≥0.16s、缩短至 0.05s 以下或消失。

（4）确认以 R 波为主导联有无 T 波高耸、低平、双相或倒置。

（5）确认以 R 波为主导联有无 U 波倒置或双相。

（6）确认有无 T 波与 U 波融合及 U 波增高。

（7）确认有无 ST 段、T 波及 U 波电交替现象。

若有上述心电图改变，最好能结合临床判定是何种原因所致，是非特异性改变还是心肌缺血、变异性心绞痛、急性心肌梗死、低钾血症等原因所致。

六、测算 Q-T 间期

确认有无 Q-T 间期延长或缩短，是原发性还是继发性所致。若是心室除极异常如束支阻滞、心室预激、心室起搏等引发 Q-T 间期轻度延长，则诊断时一般不作要求，但明显延长时（延长 25% 以上），应予以诊断。

七、出具完整的心电图报告

通过上述的心电图分析，结合临床病史及既往心电图改变，依据心电图诊断规范要求，书写出完整的、正确的心电图报告。若遇危急重症的心电图改变（详见第 427 页第四十三章），则需及时与临床医生沟通，并启动危急重症上报程序。

第八章

辨析 P 波"庐山真面目"

P 波反映右心房、房间隔及左心房除极的电位和时间变化。P 波极性是确定基本心律的依据，是分析心律失常最重要的波之一。P 波的形态、振幅、时间也是心电图诊断心房肥大、心房内阻滞的依据。

一、千姿百态的 P 波

P 波的形态、极性取决于起搏点的位置及由此除极心房所形成的 P 向量环在各个导联轴上的投影，在Ⅱ导联上可呈直立、低平、双相、双峰切迹及倒置等（图 8-1、图 8-2）。

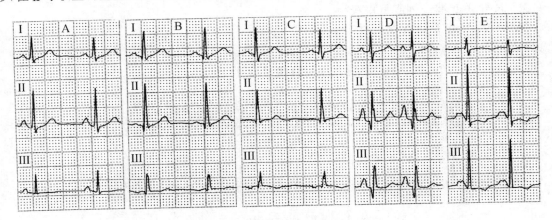

图 8-1　Ⅱ导联窦性 P 波基本形态示意图

图 A 为正常型;图 B 为低平型;图 C 为平坦型;图 D 为高尖型;图 E 为增宽伴切迹型 P 波。

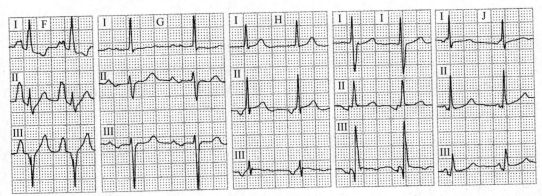

图 8-2　Ⅱ导联窦性 P 波和房性 P 波基本形态示意图

图 F 为高大型;图 G 为房间隔阻滞引发的正负双相型 P 波;图 H 为倒置型;图 I 为负正双相型;图 J 为起源于心房的正负双相型 P 波。

(1)窦性 P 波：Ⅱ导联窦性 P 波可直立、低平、高尖、增宽伴双峰切迹、高大及正负双相等（图 8-1A～E、图 8-2F～G）。

(2)房性 P 波：Ⅱ导联房性 P 波可直立、倒置、负正双相、正负双相等（图 8-2H～J）。

二、窦性 P 波面面观

（一）正常型 P 波

(1)P 波极性：Ⅰ、Ⅱ导联直立，aVR 导联倒置，V_1 导联呈正负双相或直立，V_4～V_6 导联直立。

(2)P 波时间：各导联 P 波时间<0.11s，两切迹的峰距<0.04s。

(3)P 波振幅：Ⅱ、Ⅲ、aVF 导联 P 波振幅<0.25mV 或低电压时 P 波振幅<同导联 R 波振幅的 1/2，且其振幅 $P_Ⅱ$＞P_{aVF}＞$P_Ⅲ$，胸前导联 P 波振幅<0.2mV。

(4)$PtfV_1$ 值：又称为 V_1 导联 P 波负相终末电势，即 V_1 导联 P 波负相波的深度（单位 mm）与宽度（单位 s）的乘积（图 6-6）。正常值<｜－0.04mm·s｜。

（二）电轴左偏型 P 波

1.心电图特征

(1)Ⅰ、aVL 导联 P 波直立，其振幅大于Ⅱ导联的 P 波。

(2)Ⅱ导联 P 波低平或正负双相，Ⅲ、aVF 导联呈正负双相（Ⅲ导联可浅倒）。

(3)aVR 导联 P 波浅倒或负正双相。

(4)V_4～V_6 导联 P 波直立。

(5)P 波时间、振幅多正常。

(6)起卧活动后，Ⅱ、Ⅲ、aVF 导联 P 波振幅明显增高（图 8-3）。

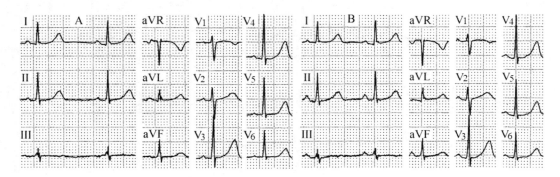

图 8-3　女性，24 岁，健康体检时呈现 P 电轴左偏（图 A）、活动后下壁导联 P 波振幅增高（图 B）

2.发生机制

主要与窦房结起搏点的位置改变有关。窦房结头部发放的冲动多由前结间束下传心房，所形成的 P 电轴在＋15°～＋75°，故Ⅱ、Ⅲ、aVF 导联 P 波振幅最高。而尾部发放的冲动多由中结间束下传心房，所形成的 P 电轴多在＋15°～－30°，此时Ⅰ、aVL 导联 P 波振幅高于Ⅱ导联。

3.鉴别诊断

应注意与房性异位心律相鉴别。若Ⅰ、V_4～V_6 导联 P 波倒置或负正双相，则应诊断为房性异位心律。

（三）游走型 P 波

1.基本概念

游走型 P 波仅指起搏点在窦房结头、体、尾部游走不定引起的 P 波形态、频率改变者，又称为窦房结内游走心律（图 8-4）。多与呼吸有关。

2.心电图特征

(1)同一导联(通常观察Ⅱ导联)P 波极性一致,振幅由高→低或由低→高周期性改变,但不出现逆行 P⁻波,时间和振幅均正常。

(2)P-P 间期互差≥0.16s,P 波振幅较高时,其 P-P 间期较短;P 波振幅逐渐减低时,其 P-P 间期又逐渐延长。

(3)P-R 间期多固定。

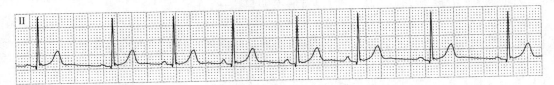

图 8-4 窦房结内游走型 P 波

(四)高尖型 P 波

高尖型 P 波既往被称为肺型 P 波(见于肺心病患者)、先心型 P 波(见于先心病患者)、交感型 P 波(见于交感神经张力增高时)。

1.心电图特征

(1)P 波高尖:Ⅱ、Ⅲ、aVF 导联 P 波振幅≥0.25mV(图 8-5),可同时伴胸前导联振幅≥0.2mV。

(2)低电压时,P 波振幅≥同导联 1/2R 波振幅。

(3)P 波时间多正常。

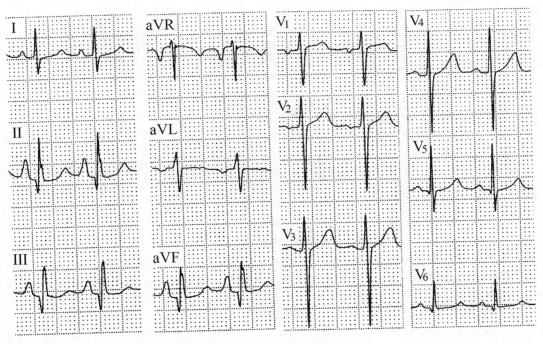

图 8-5 高尖型 P 波(肺型 P 波)

男性,63 岁,慢性支气管炎急性发作、肺心病。常规心电图(图 8-5)显示 P-P 间期 0.54～0.56s,频率 107～111 次/min;Ⅱ、Ⅲ、aVF 导联 P 波高尖,振幅 0.25～0.4mV,QRS 波群呈 QR 型,Q 波振幅＞1/4R 波振幅。心电图诊断:①窦性心动过速(107～111 次/min);②P 波高尖,提示右心房肥大;③下壁异常 Q 波。

2.发生机制

(1)P波前1/3为右心房除极,中1/3为右心房、房间隔及左心房同时除极,后1/3为左心房除极。当右心房肥大或右心房内阻滞时,其除极时间虽然有所延长,但大多不至于延长到左心房除极结束之后。因此,整个心房除极时间并不延长,但因其除极时所产生的向右前下向量增大,故出现P波高尖。

(2)交感神经张力增高引起P波高尖,系心房肌除极速率加快,导致右、左心房除极同步化,叠加的除极向量使P波振幅明显增高,同时伴有心率明显增快。

3.临床意义

(1)右心房负荷过重:见于急性右心衰竭、早期肺动脉高压、急性支气管炎、肺炎等。

(2)右心房肥大:见于慢性肺心病、法洛四联症、房间隔缺损等。

(3)不完全性右心房内阻滞:见于冠心病、心肌炎及低钾血症等。

(4)右心房肥大合并右心房内阻滞。

(5)交感神经张力增高。

(6)易引发各种房性心律失常:多源性房性早搏、短阵性房性心动过速、心房扑动或颤动等。

(五)增宽伴切迹型P波

增宽伴切迹型P波,既往被称为"二尖瓣型P波"。

1.心电图特征

(1)P波时间≥0.11s,两峰距≥0.04s。

(2)PtfV$_1$值≥│-0.04mm·s│(多见于风心病二尖瓣狭窄患者)。

(3)P波振幅正常(图8-6)。

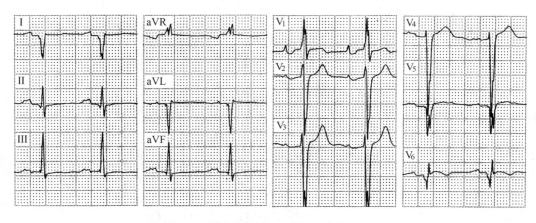

图8-6　增宽伴切迹型P波(二尖瓣型P波)

男性,46岁,扩张型心肌病。常规心电图(图8-6)显示P-P间期0.77~0.82s,频率73~78次/min;Ⅱ、Ⅲ、aVF导联P波增宽,时间0.15s,两峰距0.07s,V$_1$导联正相P波振幅0.2mV,Ptf值-0.08mm·s;P-R间期0.24s,QRS时间0.11s,在Ⅰ、aVL导联呈Qr型,电轴+113°,aVR导联呈R型,R波挫折,V$_1$导联呈Rs型,V$_4$导联呈rS型,V$_5$导联呈QS型,V$_6$导联呈Qrs型;T波在Ⅱ、Ⅲ、aVF导联平坦,V$_5$导联低平,V$_6$导联浅倒。心电图诊断:①窦性心律;②P波增宽伴切迹,PtfV$_1$绝对值增大,提示左心房负荷过重及肥大所致;③一度房室阻滞;④高侧壁、前侧壁异常Q波或等位性Q波;⑤V$_1$导联R波振幅增高,提示右心室肥大或由后壁异常Q波引发的对应性改变所致;⑥下壁、侧壁T波改变。

2.发生机制

当左心房肥大或房间束(Bachmann束)、左心房内传导功能降低时,将导致左心房除极时间延长,从而使整个心房除极时间也相应地延长。

3.临床意义

（1）左心房负荷过重：主要见于早期风心病二尖瓣狭窄、左心房黏液瘤、急性左心衰竭等。

（2）左心房肥大：凡是能导致左心房负荷持续加重的病因，均可引起左心房肥大。主要见于风心病二尖瓣狭窄，也见于扩张型心肌病、高血压性心脏病等。

（3）不完全性左心房内或房间束（Bachmann束）传导阻滞：多见于冠心病、心肌梗死、心肌炎及低钾血症等。

（4）左心房肥大合并左心房内阻滞：左心房肥大易损伤心房内传导组织，引起心房内传导阻滞，导致P波明显增宽（时间＞0.14s）。

（5）易发生各种房性心律失常：左心房负荷长期过重，导致左心房肥大，继而牵拉和损伤心房内传导组织，引起心房内异位起搏点自律性增高、折返现象或触发活动，诱发多源性房性早搏、短阵性房性心动过速、心房扑动或颤动等。

（六）间歇性P波改变

1.基本概念

间歇性P波改变是指窦性心律时P波形态、振幅呈间歇性改变。见于间歇性不完全性心房内阻滞、P波电交替、窦房结头部与尾部间歇性发放冲动等。

2.心电图特征

（1）间歇性不完全性心房内阻滞：P-P间期基本规则时，间歇性出现正常P波、高尖型P波或（和）增宽伴切迹型P波（图8-7）。

（2）P波电交替：请见振幅交替型P波。

（3）窦房结头部与尾部间歇性发放冲动：头部发放冲动的频率和振幅均较高，而尾部发放冲动的频率和振幅均较低（图8-8）。

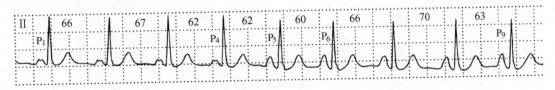

图8-7 左心房肥大合并间歇性不完全性右心房内阻滞引发两种形态的P波

男性，21岁，风心病、二尖瓣狭窄伴关闭不全。心脏超声及二尖瓣置换术证实为左心房、左心室肥大。Ⅱ导联（图8-7）显示窦性P-P间期0.60～0.70s，频率86～100次/min；有3种P波形态：①P₁～P₄增宽伴切迹，时间0.12s，两峰距0.04s；②P₆～P₉高尖，振幅0.32～0.35mV；④P₅也高尖，但形态介于P₄与P₆之间，振幅0.28mV。P波形态转变时其P-P间期相等。心电图诊断：①窦性心律；②P波增宽伴切迹，符合左心房肥大的心电图改变；③间歇性P波高尖，提示间歇性不完全性右心房内阻滞所致。

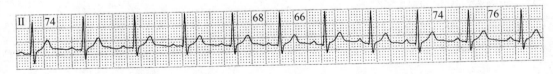

图8-8 窦房结内两个起搏点间歇性发放冲动引发两种形态的P波

男性，31岁，健康体检。Ⅱ导联（图8-8）显示P波呈两种形态：①低平，其P-P间期0.68～0.74s，频率81～88次/min，P-R间期0.17s，如前6个P波；②略高尖，其P-P间期0.66～0.76s，频率79～91次/min，P-R间期0.18s，如最后5个P波。心电图诊断：间歇性出现两种形态P波，提示由窦房结内两个起搏点间歇性发放冲动所致。

(七)房间隔阻滞型 P 波

1.基本概念

房间隔阻滞型 P 波是指下壁导联的 P 波呈正负双相型伴时间≥0.11s 者(图 8-9)。见于不完全性左心房内阻滞伴左心房逆行传导,是一种特殊类型的心房内传导阻滞。表现为窦性激动在左心房内除极不仅延缓,还从左心房下部向上部除极,形成终末负相 P 波,系上房间束(Bachmann 束)传导完全阻滞所致。

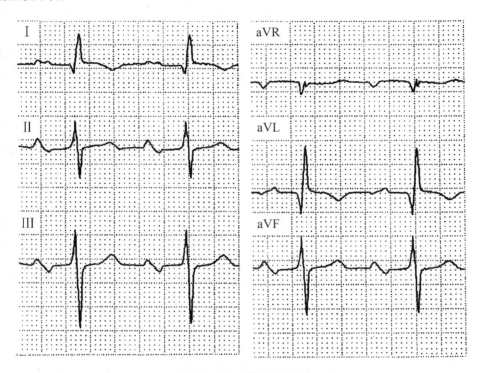

图 8-9　房间隔阻滞型 P 波

男性,55 岁,扩张型心肌病。肢体导联(图 8-9)显示 Ⅰ、aVL 导联 P 波直立,增宽伴双峰切迹,时间 0.14s,两峰距 0.09～0.10s,Ⅱ、Ⅲ、aVF 导联 P 波呈正负双相,aVR 导联呈负正双相;P-R 间期 0.30s;Ⅰ、aVL 导联 QRS 波群呈 QR 型,Q 波时间 0.04～0.05s,深度>1/4R,R_{aVL}>R_I,Ⅱ、Ⅲ、aVF 导联呈 RS 型,$S_Ⅲ$>$S_Ⅱ$>$R_Ⅱ$,电轴－40°,QRS 时间 0.11s;Ⅰ、aVL 导联 T 波倒置。心电图诊断:①窦性心律;②房间隔阻滞型 P 波,提示 Bachmann 束完全阻滞和左心房肥大;③一度房室阻滞;④电轴左偏－40°,提示左前分支阻滞;⑤高侧壁异常 Q 波伴 T 波改变。

2.心电图特征

(1)Ⅱ、Ⅲ、aVF 导联 P 波呈正负双相。

(2)P 波增宽,时间≥0.11s。

(3)P 波前半部分与后半部分的 P 环电轴夹角常>90°。

(4)心内电生理检查时,心房除极顺序为高位右心房→低位右心房→低位左心房→高位左心房。

3.鉴别诊断

需与窦性 P 波电轴左偏相鉴别。两者虽然均表现为 Ⅱ、Ⅲ、aVF 导联 P 波呈正负双相,但后者 P 波时间正常,活动后 P 波转为直立可资鉴别。

4.临床意义

(1)出现房间隔阻滞型 P 波是左心房扩大或肥大非常特异的征象。

(2)意味着 Bachmann 束完全阻滞。

（3）具有较高的快速性房性心律失常发生率，尤其是心房扑动。

（八）振幅交替型 P 波

1. 基本概念

振幅交替型 P 波又称为 P 波电交替，是指窦性 P-P 间期规则或基本规则时，以 R 波为主的导联 P 波形态和（或）振幅每搏呈交替性改变。

2. 心电图特征

（1）P-P 间期、P-R 间期均必须固定，以确保是同一起搏点的激动，多见于窦性心律。

（2）交替出现两种形态的窦性 P 波，其振幅互差≥0.1mV，时间可有轻度互差。

（3）两种形态 P 波的极性一致，其额面 P 环电轴指向左下。

（4）这两种 P 波形态的改变与呼吸、伪差等心外因素无关（图 8-10）。

（5）可伴有 QRS 波幅、ST 段、T 波、U 波电交替现象。

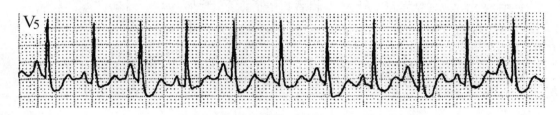

图 8-10　P 波、ST 段呈电交替现象（引自徐立文）

3. 发生机制

（1）心房内特殊传导组织或某部分心房肌传导障碍，导致交替性心房内阻滞或心房内差异性传导。

（2）心房肌缺血导致跨膜动作电位复极 2 相、3 相发生交替性改变或心房肌不应期长短交替性改变，引发交替性心房肌除极异常。

4. 临床意义

（1）P 波电交替现象是一种罕见的心电现象，多见于器质性心脏病，如心房梗死、心房负荷过重、心房肥大及心房肌严重缺血等，常提示心房病变广泛而严重。

（2）是一种预后不良的征象，死亡率较高。

（3）是心房肌严重缺血、心电不稳定的表现，易引发各种房性心律失常。

三、依据 P 波极性确定基本心律

基本心律的确定主要依据肢体导联（Ⅰ、Ⅱ、aVR 导联）P 波的极性，必要时结合 V4～V6 导联 P 波的极性。遇心动过速时，还需根据 P 波频率的高低、P 波所处的位置及临床病史进行鉴别。

（一）窦性心律

诊断窦性心律，必须符合下列两个条件：

（1）P 波在Ⅰ、Ⅱ导联直立，aVR 导联倒置，V1 导联呈正负双相或直立，V4～V6 导联直立。

（2）连续出现 3 个或 3 个以上窦性搏动，依据其频率的高低及规则程度，有窦性心动过速（>100 次/min）、窦性心动过缓（<60 次/min）及窦性心律不齐（P-P 间期互差≥0.16s）之分。若仅出现 1 个窦性搏动，则称为单个窦性搏动；若连续出现 2 个窦性搏动，则称为成对的窦性搏动。

（二）房性心律

只有连续出现 3 个或 3 个以上房性异位搏动，方可称为房性心律。起源于不同部位的房性异位搏动，其形态（指Ⅱ导联）可归纳为以下 5 种：①倒置型 P 波（逆行 P⁻波）；②负正双相型 P 波；③正负双相型 P 波；④低平型 P 波；⑤直立型 P 波。依据其频率的高低，有房性心动过速（>100

次/min)、加速的房性逸搏心律(61～100 次/min)及房性逸搏心律(50～60 次/min)等之分(图 8-11)。

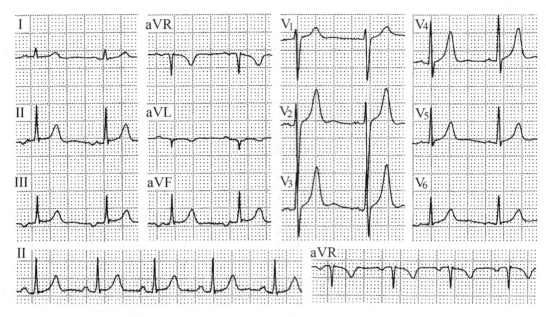

图 8-11　加速的房性逸搏心律(负正双相型)

男性,40 岁,胆石症术前。心电图(图 8-11)显示 P-P 间期 0.74～0.76s,频率 79～81 次/min,P 波时间 0.09s,在 Ⅰ、aVL 导联直立,Ⅱ、Ⅲ、aVF 导联呈负正双相,aVR 导联呈正负双相,V₁～V₆ 导联直立;P-R 间期 0.15s,QRS 波形正常。下行 Ⅱ、aVR 导联系起卧活动后记录,显示窦性 P 波特征,频率 88～96 次/min,P-R 间期 0.14s。心电图诊断:①加速的房性逸搏心律(79～81 次/min);②活动后转为窦性心律。

（三）房室交接性心律

(1)符合倒置型 P 波(逆行 P⁻波)特征,其 P⁻-R 间期＜0.12s 或虽然 P⁻-R 间期≥0.12s,但较窦性 P-R 间期短 0.04s 以上或者 P⁻波出现在 QRS 波群之后,其 R-P⁻间期＜0.16s(图 8-12、图8-13)。

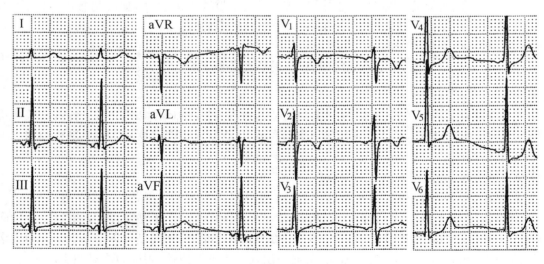

图 8-12　加速的房室交接性逸搏心律

女性,32 岁,急性阑尾炎术前。常规心电图(图 8-12)显示 P 波在 Ⅱ、Ⅲ、aVF、V₂～V₆ 导联倒置,aVR 导联直立,V₁ 导联负正双相,P⁻-P⁻间期 0.75～0.86s,频率 70～80 次/min;P-R 间期 0.09s,QRS 波形正常。心电图诊断:加速的房室交接性逸搏心律(70～80 次/min)。

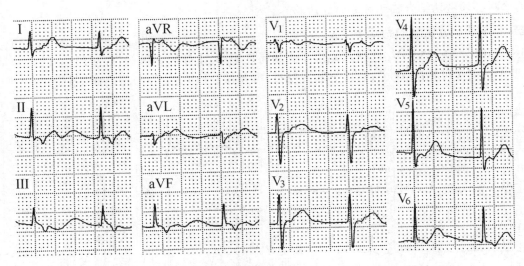

图 8-13　加速的房室交接性逸搏心律

　　女性,24 岁,病毒性心肌炎。常规心电图(图 8-13)显示 QRS 波形正常,其 R-R 间期 0.70s,频率 86 次/min,逆行 P⁻波位于 ST 段上,R-P⁻间期 0.11s。心电图诊断:加速的房室交接性逸搏心律(86 次/min)。

　　(2)连续出现 3 个或 3 个以上房室交接性异位搏动,根据其频率高低有房室交接性心动过速(>100 次/min)、加速的房室交接性逸搏心律(61～100 次/min)及房室交接性逸搏心律(40～60 次/min)等之分(图 8-14)。

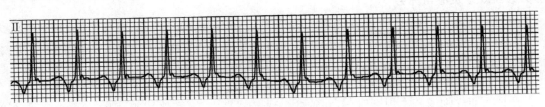

图 8-14　房室交接性心动过速

　　男性,51 岁,心动过速半年。Ⅱ导联(图 8-14)P 波倒置,深达 0.25～0.30mV,P⁻-P⁻间期 0.40s,频率 150 次/min,P⁻-R 间期 0.10s,T 波低平。心电图诊断:①持续性房室交接性心动过速(150 次/min);②轻度 T 波改变。

(四)心房起搏心律

　　(1)心房起搏脉冲后紧随起搏 P′波,其极性与窦性 P 波一致,在Ⅰ、Ⅱ、V₄～V₆导联直立,在 aVR 导联倒置(图 8-15)。

　　(2)连续出现 3 个或 3 个以上心房起搏搏动,其频率可程控设置,低限频率多在 50～60 次/min。

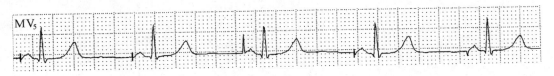

图 8-15　心房起搏心律(AAI 模式,55 次/min)

四、依据 P 波形态改变诊断心房肥大、心房内阻滞

　　心房肥大、心房内阻滞的心电图改变均表现为 P 波高尖(右心房肥大、右心房内阻滞)、P 波增宽伴切迹(左心房肥大、左心房内阻滞)及 P 波高大(双心房肥大、一侧心房肥大伴对侧心房内阻滞），其诊断必须密切结合临床和心脏超声检查。

五、I 导联 P 波倒置的判定

窦性心律时，无论窦房结起搏点是位于头部还是尾部，I 导联 P 波极性总是直立的。一旦出现倒置，见于下列 3 种情况：①左、右手导联线反接；②镜像右位心；③左心房心律（图 8-16）。

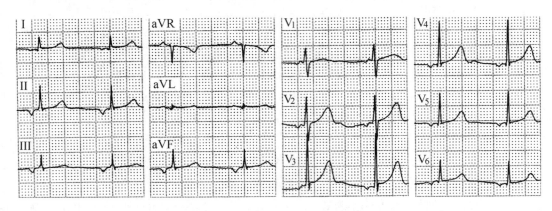

图 8-16　加速的房性逸搏心律

女性，37 岁，病毒性心肌炎待排。常规心电图（图 8-16）显示 P 波在 I、II、III、aVF、$V_3 \sim V_6$ 倒置，aVR、aVL 直立，V_1、V_2 呈负正双相，时间 0.08s；$P^- - P^-$ 间期 0.87～0.92s，频率 65～69 次/min，$P^- - R$ 间期 0.14s，QRS 波形正常。心电图诊断：加速的房性逸搏心律（65～69 次/min），提示起源于左心房前下壁。

六、诊断规范及心得体会

（1）窦性心律时，若出现 P 波高尖、增宽伴切迹或高大，则应先进行描述性诊断，后根据临床病史进行提示性诊断或符合性诊断。如：①窦性心律、P 波高尖，提示不完全性右心房内阻滞所致，请结合临床。②窦性心律、P 波高尖，符合右心房肥大的心电图改变。③窦性心律、P 波增宽伴切迹及 PtfV₁ 绝对值增大，提示左心房肥大所致，请结合临床。

（2）P-P 间期规则或基本规则时，若间歇性出现 P 波高尖、增宽伴切迹，则宜诊断为不完全性心房内阻滞。如：①窦性心律、间歇性出现 P 波高尖，提示不完全性右心房内阻滞所致。②窦性心律、间歇性出现 P 波增宽伴切迹及高尖，提示间歇性不完全性左心房、右心房内阻滞所致。

（3）有关 PtfV₁ 值：①左心房负荷过重、肥大时，其 PtfV₁ 绝对值往往增大；②不完全性左心房内阻滞时，其 PtfV₁ 绝对值大多正常；③PtfV₁ 值前加上负号，容易使人产生误解和困惑，建议以绝对值进行表述。

第九章

关注房室沟通要道——P-R 间期

一、P-R 间期测量方法

12 导联同步记录时，以最早的 P 波起点内缘至最早的 QRS 波群起点的间距作为 P-R 间期。若是 3 导联同步记录或单导联记录，则选取 2~3 个 P 波最清晰、最宽大且有明显 Q 波（或 q 波）的导联，如 Ⅱ、V_1（V_5）或 Ⅰ、V_1（V_5）（P 波电轴左偏时），按 P-R 间期最长者计算。其正常值为 0.12~0.20s。

二、P-R 间期缩短

1. 基本概念

P-R 间期缩短或短 P-R 间期仅指窦性 P 波、直立的房性异位 P′波的 P(P′)-R 间期≤以下最低值：3 岁以下 0.08s，4~16 岁 0.10s，16 岁以上 0.11s。多表现为 PR 段缩短。

2. 常见原因

（1）窦性冲动经旁道下传心室：①James 束下传；②Kent 束下传，即心室预激。

（2）部分孕妇常出现短 P-R 间期，与孕激素水平增高加速房室传导有关。

（3）年龄因素：少年儿童的房室结尚未完全发育，具有较快的传导功能。

（4）交感神经张力增高和心率增快：如发烧、运动、甲状腺功能亢进等因素可使房室结传导速度加快。

（5）药物影响：如阿托品、肾上腺素、异丙基肾上腺素、洋地黄、糖皮质激素等均可加速房室传导。

（6）房室结加速传导现象：解剖学上较小的房室结、房室结发育不良、房室结内残存具有较快传导功能的特殊组织。

（7）正常的个体差异：成人短 P-R 间期并不一定反映传导异常。有报告显示，正常人群中 P-R 间期 0.09~0.11s 和 0.21~0.24s 者各占 2%。

（8）等频性干扰性房室分离时，常引起假性的短 P-R 间期（图 9-1）。

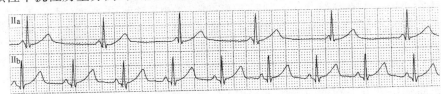

图 9-1　干扰性房室分离引起假性的短 P-R 间期（Ⅱa 导联）

男性，46 岁，心动过缓待查。Ⅱa 导联（图 9-1）显示窦性 P-P 间期 1.12~1.17s，频率 51~54 次/min，P-R 间期 0.07~0.09s，R-R 间期 1.16s，频率 52 次/min，表明 P 波与 QRS 波群无关。Ⅱb 导联系起卧活动后记录，显示窦性 P-P 间期 0.72~0.79s，频率 76~83 次/min，P-R 间期 0.13s。心电图诊断：①窦性心动过缓（51~54 次/min）；②房室交接性逸搏心律（52 次/min）；③完全性干扰性房室分离；④活动后恢复正常心电图。

三、P-R 间期延长

1.房室传导延缓

房室传导延缓是指 P-R 间期介于 0.201～0.209s(201～209ms)之间。

2.一度房室阻滞

(1)窦性 P 波(偶尔为房性 P′波)频率≤135 次/min 或 P 波落在 U 波之后,出现 P-R 间期 ≥0.21s(儿童≥0.19s)或超过正常最高值,且所有冲动均能下传心室。

(2)同一患者心率相近,前后两次心电图的 P-R 间期有动态变化且≥0.04s 时,即使延长后的 P-R 间期在正常范围内,也应诊断为一度房室阻滞,且更有临床价值;但呈成倍延长时,应考虑房室结慢径路传导(图 9-2)。

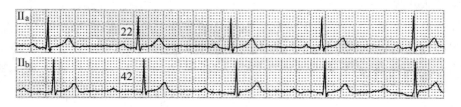

图 9-2　房室结慢径路传导引发 P-R 间期成倍延长(Ⅱb)

男性,59 岁,病窦综合征。Ⅱa 导联(图 9-2)显示窦性 P-P 间期 1.22～1.25s,频率 48～49 次/min,P-R 间期 0.22s;Ⅱb 导联系 1min 后记录,显示 P-P 间期 1.22～1.25s,而 P-R 间期却突然延长至 0.42s。心电图诊断:①窦性心动过缓(48～49 次/min);②一度房室阻滞;③房室结双径路传导。

3.房室结慢径路传导

当窦性冲动持续地从房室结慢径路下传心室时,其 P-R 间期将呈显著延长,此时若无快径路下传较短的 P-R 间期作比较,则极易诊断为一度房室阻滞(图 9-2Ⅱb)。

4.长 P-R 间期型二度、高度房室阻滞

无论是 2:1 房室阻滞,还是二度Ⅰ型、二度Ⅱ型或高度房室阻滞,其 QRS 波群脱漏后第 1 个搏动的 P-R 间期始终≥0.21s(图 9-3、图 9-4、图 9-5)。不主张用"一度加二度或高度房室阻滞"的诊断格式。

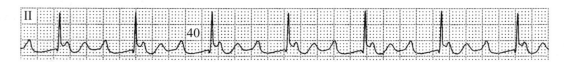

图 9-3　长 P-R 间期型二度房室阻滞

男性,65 岁,冠心病。Ⅱ导联(图 9-3)显示 P 波高尖,振幅 0.30mV,P-P 间期 0.46s,频率 130 次/min,P-R 间期 0.40s,房室呈 2:1 传导,心室率 65 次/min,QRS 波形正常。心电图诊断:①窦性心动过速(130 次/min);②P 波高尖,不完全性右心房内阻滞待排,请结合临床;③长 P-R 间期型二度房室阻滞引发正常心室率(65 次/min),房室呈 2:1 传导。

5.临床意义

(1)P-R 间期延长可见于心外因素影响,如抗心律失常药物、电解质紊乱(低钾、高钾血症)、迷走神经张力过高、颅脑损伤等,但更多见于急性心肌炎、心肌缺血、扩张型心肌病等器质性心脏病或房室结慢径路传导等功能性改变。大部分预后良好,可终身不变。

(2)对于突发或新发的一度房室阻滞,需进一步查明原因和随访,警惕发展为高度或三度房室阻滞。

(3)P-R 间期过度延长时(>0.35s),可出现 P-R 间期过度延长综合征而影响心脏排血量,可植入双腔起搏器;若由房室结慢径路下传者,则可行射频消融术。

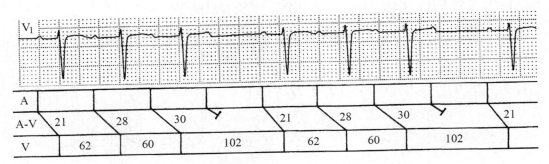

图 9-4 长 P-R 间期型二度 I 型房室阻滞

男性,18 岁,病毒性心肌炎。V_1 导联(图 9-4)显示 P-P 间期 0.54~0.56s,频率 107~111 次/min;P-R 间期由 0.21s→0.28s→0.30s 逐搏延长,直至 P 波下传受阻,QRS 波群脱漏,房室呈 4:3 传导,平均心室率 84 次/min。心电图诊断:①窦性心动过速(107~111 次/min);②长 P-R 间期型二度 I 型房室阻滞引发正常心室率(平均 84 次/min),房室呈 4:3 传导。

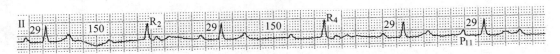

图 9-5 长 P-R 间期型二度 II 型至高度房室阻滞

女性,71 岁,冠心病。II 导联(图 9-5)显示 P-P 间期 0.63~0.68s,频率 88~95 次/min;P_{11} 为提早出现 P'-QRS-T 波群,呈不完全性代偿间歇;P-R 间期 0.29s,房室呈 2:1~4:1 传导,平均心室率 50 次/min;R_2、R_4 搏动延迟出现,其逸搏周期 1.50s,频率 40 次/min。心电图诊断:①窦性心律;②房性早搏;③长 P-R 间期型二度 II 型至高度房室阻滞引发缓慢心室率(平均 50 次/min),房室呈 2:1~4:1 传导;④房室交接性逸搏。

四、P-R 间期长短呈间歇性或交替性改变

窦性心律时,P-R 间期可呈长短两种,呈间歇性或交替性出现,见于下列 6 种情况:

(1)房室结快、慢径路呈间歇性或交替性传导:P-P 间期基本规则时,长短两种的 P-R 间期呈间歇性或交替性出现,长 P-R 间期呈成倍或跳跃式延长(图 9-6)。

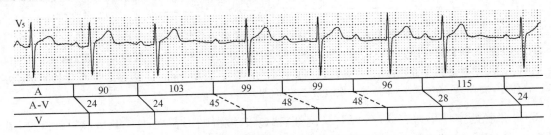

图 9-6 房室结快、慢径路间歇性顺向传导引发短长两种 P-R 间期

女性,29 岁,心律不齐。V_5 导联(图 9-6)显示 P-P 间期 0.90~1.15s,频率 52~67 次/min,P-R 间期呈 0.24~0.28、0.45~0.48s 短长两种,与 P-P 间期的长短无明显关系。心电图诊断:①窦性心律不齐(52~67 次/min);②一度房室阻滞;③P-R 间期呈短长两种,提示房室结双径路传导。

(2)间歇性或交替性预激:短 P-R 间期者,有 δ 波,QRS 波群增宽,其 P-J 间期与正常 QRS 波群的 P-J 间期相等(图 9-7)。

(3)3:2 房室文氏现象:文氏周期中,第 2 个搏动的 P-R 间期较第 1 个长,第 3 个搏动 P 波下传受阻,导致 P-R 间期长短交替出现(图 9-8)。

(4)房室结快、慢径路均呈 3:1 传导:第 1 个搏动由快径路下传,第 2 个搏动由慢径路下传,第

3个搏动快、慢径路下传均受阻，导致 P-R 间期呈短长交替出现（图9-9）。

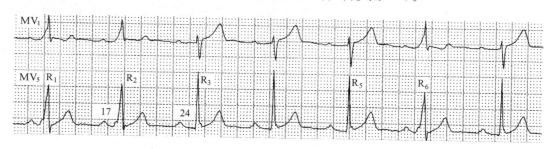

图 9-7 间歇性心室预激引发短长两种 P-R 间期

男性，35岁，健康体检。MV₁（定准电压 5mm/mV）、MV₅ 导联（图9-7）同步记录，显示 P-P 间期 0.90～0.96s，频率63～67次/min；R₁、R₂、R₆ 搏动的 P-R 间期 0.17s，有 δ 波，QRS 波群增宽；而 R₃～R₅ 搏动的 P-R 间期 0.24s，QRS 波形正常；这两种波形的 P-J 间期相等（0.31s）。心电图诊断：①窦性心律；②一度房室阻滞；③间歇性 A 型心室预激，提示由房室慢旁道下传心室。

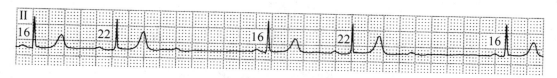

图 9-8 3∶2 房室文氏现象引发 P-R 间期短长交替出现

女性，23岁，病毒性心肌炎。Ⅱ导联（图9-8）显示 P-P 间期 0.99～1.03s，频率58～61次/min；P-R 间期由 0.16s→0.22s→P 波下传受阻，QRS 波群脱漏，出现 R-R 间期长达 1.90～1.94s，期间未见各种逸搏出现，平均心室率45次/min。心电图诊断：①窦性心律（平均60次/min）；②二度Ⅰ型房室阻滞引发缓慢心室率（平均45次/min），房室呈 3∶2 传导；③提示下级起搏点功能低下。

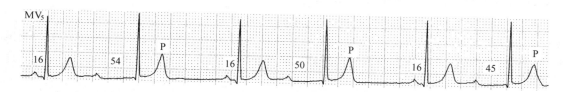

图 9-9 房室结快、慢径路均呈 3∶1 传导引发 P-R 间期短长交替出现

男性，40岁，心肌炎后遗症。MV₅ 导联（图9-9）显示 P-P 间期 0.80～0.84s，P-R 间期由 0.16s→0.45～0.54s→P 波下传受阻（P 波落在 T 波顶峰上），QRS 波群脱漏，平均心室率50次/min。心电图诊断：①窦性心律；②房室结双径路传导，快、慢径路均呈 3∶1 传导引发缓慢心室率（平均50次/min）。

（5）舒张晚期室性早搏二联律：短 P-R 间期者，QRS 波群畸形宽大，ST-T 呈继发性改变，其 P-J 间期与正常 QRS 波群的 P-J 间期不等（图9-10）。

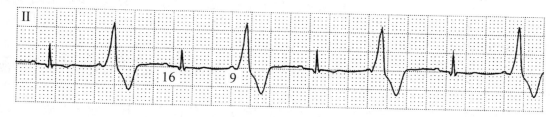

图 9-10 舒张晚期室性早搏二联律引发 P-R 间期长短交替出现（0.16、0.09s）

（6）间歇性双束支阻滞伴不等速传导：当左、右束支发生间歇性阻滞伴不等速传导，一侧束支发生

一度阻滞,而另一侧束支发生二度阻滞时,可表现为 P-R 间期呈短长两种,QRS 波群呈间歇性束支阻滞图形(图 9-11)。P-R 间期代表传导速度快的一侧束支,而 QRS 波形则代表传导速度慢的一侧束支。

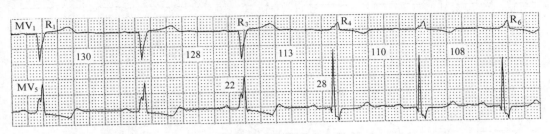

图 9-11　间歇性双束支阻滞伴不等速传导引发短长两种 P-R 间期

男性,70 岁,冠心病。MV₁(定准电压 5mm/mV)与 MV₅ 导联同步记录(图 9-11),当窦性 P-P 间期 1.28~1.30s 时,频率 46~47 次/min,其 P-R 间期 0.22s,QRS 波群呈左束支阻滞图形,如 R₁~R₃;当 P-P 间期 1.08~1.13s 时,频率 53~56 次/min,其 P-R 间期 0.28s,QRS 波群呈右束支阻滞图形,如 R₄~R₆。心电图诊断:①窦性心动过缓伴不齐(平均 50 次/min),②间歇性双束支阻滞伴不等速传导;③左束支 4 相二度阻滞合并右束支一度阻滞;④右束支 3 相二度阻滞合并左束支一度阻滞。

五、P-R 间期长短不一

若 P-R 间期长短不一而 R-R 间期规则,则表明 P 波与 QRS 波群无关而呈现房室分离。根据两者频率的高低及 P 波所处的部位,可有阻滞性房室分离(高度至三度房室阻滞)、干扰性房室分离及混合性房室分离(既有阻滞因素,又有干扰因素)之分(图 9-12、图 9-13、图 9-14、图 9-15)。

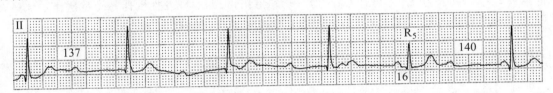

图 9-12　几乎完全性房室阻滞引发 P-R 间期长短不一

男性,31 岁,病毒性心肌炎。Ⅱ 导联(图 9-12)显示 P-P 间期 0.72~0.76s,P-R 间期长短不一,R₅ 搏动略提早出现,其 R 波幅较其他 QRS 波幅略降低,为窦性激动下传心室,其 P-R 间期 0.16s;其余 R-R 间期 1.37~1.40s,频率 43~44 次/min,QRS 波形与窦性略异,为房室交接性逸搏心律伴非时相性心室内差异性传导。心电图诊断:①窦性心律;②几乎完全性房室阻滞引发缓慢心室率(平均 50 次/min);③房室交接性逸搏心律伴非时相性心室内差异性传导(43~44 次/min)。

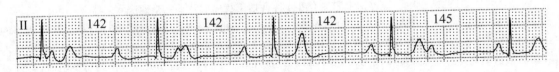

图 9-13　三度房室阻滞引发 P-R 间期长短不一

男性,67 岁,冠心病。Ⅱ 导联(图 9-13)显示 P 波高尖,振幅 0.25~0.28mV,P-P 间期 0.75~0.80s,频率 75~80 次/min;P-R 间期长短不一,R-R 间期 1.42~1.45s,频率 41~42 次/min,QRS 波形正常。心电图诊断:①窦性心律;②P 波高尖,不完全性右心房内阻滞待排,请结合临床;③三度房室阻滞引发缓慢心室率(41~42 次/min);④房室交接性逸搏心律(41~42 次/min)。

六、P-J 间期

P-J 间期为 P 波开始到 J 点结束,由 P-R 间期加上 QRS 时间,代表心房开始除极到心室除极结束所需的时间,正常值≤0.27s。

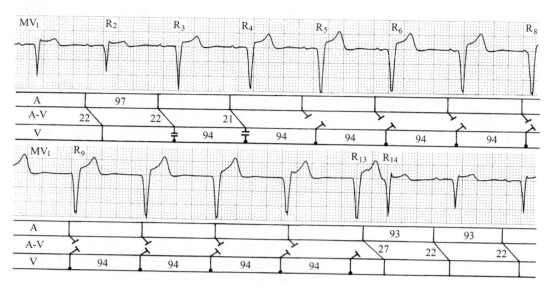

图 9-14　干扰性或混合性房室分离引发 P-R 间期长短不一

女性,72 岁,冠心病。MV_1 导联(图 9-14)连续记录,显示 P-P 间期 0.93~0.97s,频率 62~65 次/min;P-R 间期 0.22s,窦性 QRS 波群呈 Qr 型,R_5~R_{13} 搏动宽大畸形,其 R-R 间期 0.94s,频率 64 次/min;R_5~R_8 搏动其前虽有窦性 P 波,但 P-R 间期长短不一且明显短于窦性 P-R 间期,表明 P 波与其后 QRS 波群无关;R_3、R_4 搏动 P-R 间期与窦性一致或略短,QRS 波形介于窦性与室性 QRS 波群之间,为室性融合波;R_{14} 搏动系窦性夺获心室,下传的 P-R 间期 0.27s。心电图诊断:① 窦性心律;② 一度房室阻滞;③ 非阵发性室性心动过速伴室性融合波(64 次/min);④ 窦性夺获伴干扰性 P-R 间期延长;⑤ 不完全性干扰性或混合性房室分离。

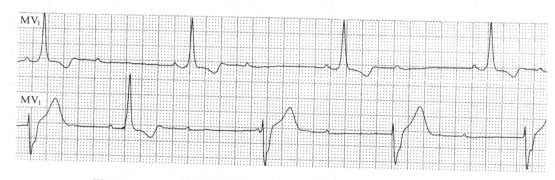

图 9-15　2:1 二度房室阻滞合并室性逸搏干扰酷似几乎完全性房室阻滞

男性,59 岁,冠心病。上、下两行 MV_1 导联(图 9-15)系动态心电图不同时刻记录,上行显示 P-P 间期 0.84~0.98s,频率 61~71 次/min;夹有 QRS 波群的 P-P 间期略短,为室相性窦性心律不齐;P-R 间期 0.16s,房室呈 2:1 传导,QRS 波群呈完全性右束支阻滞图形,心室率 30~35 次/min。下行显示酷似几乎完全性房室阻滞,实为 2:1 二度房室阻滞伴逸搏干扰所致,逸搏 QRS 波群呈类似左束支阻滞图形,其 R-R 间期 1.68s,频率 36 次/min。心电图诊断:①室相性窦性心律不齐;②二度房室阻滞引发缓慢心室率(30~35 次/min),房室呈 2:1 传导,提示发生在左束支内;③完全性右束支阻滞,提示存在双束支阻滞;④2:1 二度房室阻滞合并室性逸搏干扰酷似几乎完全性房室阻滞;⑤室性逸搏心律(36 次/min)。

P-J 间期在下列心律失常鉴别诊断中具有重要的价值:

(1)间歇性不完全性心室预激与舒张晚期室性早搏的鉴别:两者 P-R 间期均缩短,QRS 波群均增宽,但前者的 P-J 间期与正常 QRS 波群的 P-J 间期相等,而后者则不等。

(2)单纯心室预激与心室预激合并束支阻滞:前者 P-J 间期≤0.27s,而后者 P-J 间期>0.27s。

视频资源

第十章

心脏的中流砥柱——QRS 波群

一、QRS 波群的正常值

1. Q(q)波

正常 q 波时间<0.04s,深度<1/4R 波振幅。若时间≥0.04s 或深度≥1/4R 波振幅,则称为异常 Q 波。

2. QRS 波幅

(1)肢体导联:①心脏呈横位型时,R_I+S_{III}<2.5mV,R_I<1.5mV,R_{aVL}<1.2mV;②心脏呈悬位型时,$R_{II、III、aVF}$<2.0mV;③aVR 导联 Q/R>1,R<0.5mV;④所有肢体导联 R+S>0.5mV。

(2)胸前导联:①R_{V_1}<1.0mV,$R_{V_1}+S_{V_5}$<1.2mV,V_1 导联 R/S<1;②R_{V_5,V_6}<2.5mV,男性 $R_{V_5}+S_{V_1}$<4.0mV,女性 $R_{V_5}+S_{V_1}$<3.5mV,V_5、V_6 导联 R/S>1;③所有胸前导联 R+S>1.0mV。

3. QRS 时间

(1)<4 岁的儿童,QRS 时间<0.09s。

(2)4~16 岁者,QRS 时间<0.10s。

(3)>16 岁者,QRS 时间≤0.11s。

二、心电轴

1. 基本概念

心电轴通常是指额面 QRS 向量环的平均心电轴,即心室除极时综合心向量与 I 导联轴所形成的角度。

2. 测量方法

(1)目测法:根据 I、III(或 aVF)导联 QRS 主波方向加以判断,因 I、aVF 导联轴的夹角为90°,故以 I、aVF 导联目测心电轴较为恰当:① I、III(或 aVF)导联 QRS 主波均向上,电轴正常。② I 导联 QRS 主波向下,III(或 aVF)导联 QRS 主波向上(又称为针锋相对),电轴右偏。③ I 导联 QRS 主波向上,III(或 aVF)导联 QRS 主波向下(又称为背道而驰),电轴左偏;若 S_{III}>S_{II},则为真性左偏;反之,若 S_{II}>S_{III},则为假性左偏。④ I、III(或 aVF)导联 QRS 主波均向下,电轴重度右偏(又称为无人区电轴)(图 10-1)。⑤ I 导联 R 波振幅与 S 波振幅相等(代数和为零),若 III(或 aVF)导联 QRS 主波均向下,则电轴-90°;反之,若 III(或 aVF)导联 QRS 主波均向上,则电轴+90°。⑥III 导联 R 波振幅与 Q 或 S 波振幅相等(代数和为零),若 I 导联 QRS 主波向下,则电轴+210°;反之,若 I 导联 QRS 主波向上,则电轴+30°(图 10-2)。

(2)查表法:根据 I 和 III 导联 QRS 波群振幅的代数和进行查表,能较准确而快速地求出电轴偏移的度数。有 2 种方法:①计算 QRS 波群正相波最高的振幅减去负相波最深的振幅,如 R 波振幅减去 S 波振幅或 R 波振幅减去 Q 波振幅(R-S 或 R-Q),其方法简便,也更为精确;②计算 QRS 波群所有向上和向下各波振幅的代数和,如(R+R')-(Q+S)。

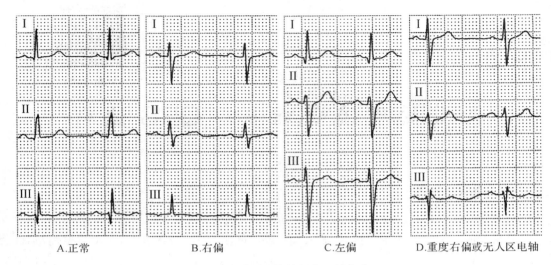

图 10-1　目测法简易判定电轴偏移

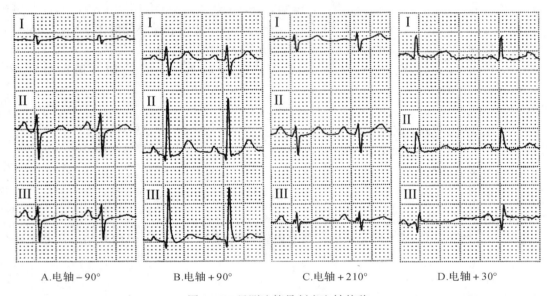

图 10-2　目测法简易判定电轴偏移

（3）面积法：根据Ⅰ和Ⅲ（或 aVF）导联 QRS 正相波和负相波面积的代数和来确定心电轴的度数。仅用于计算机自动测算时。

3. 分类标准

（1）国内常用标准。①电轴正常：＋30°～＋90°；②轻度左偏：＋30°～0°；③中度左偏：0°～－30°；④重度左偏：－30°～－90°；⑤轻度右偏：＋90°～＋120°；⑥中度右偏：＋120°～＋180°；⑦重度右偏：＋180°～－90°（图 10-3）。

（2）世界卫生组织推荐的标准。①电轴正常：－30°～＋90°；②电轴左偏：－30°～－90°；③电轴右偏：＋90°～＋180°；④电轴不确定：－90°～＋180°。

（3）《2009 年国际指南》标准：①电轴正常：－30°～＋90°；②中度左偏：－30°～－45°；③显著左偏：－45°～－90°；④中度右偏：＋90°～＋120°；⑤显著右偏：＋120°～＋180°。

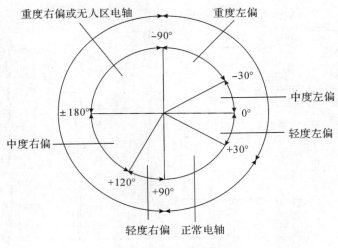

图 10-3 国内分类标准

4.临床意义

(1)电轴轻度左偏、右偏:多属于正常变异。

(2)电轴中、重度左偏:见于左前分支阻滞(图 10-4)、左心室肥大、原发孔型房间隔缺损、心室预激、横位型心脏等。

(3)电轴中度右偏:见于左后分支阻滞、右心室肥大、高侧壁心肌梗死等。

(4)电轴重度右偏或不确定者:又称为假性电轴左偏或无人区电轴。窦性心律时见于重度右心室肥大、$S_I S_{II} S_{III}$ 综合征等;宽 QRS 波群时见于室性早搏、室性心动过速,具有极高的特异性。

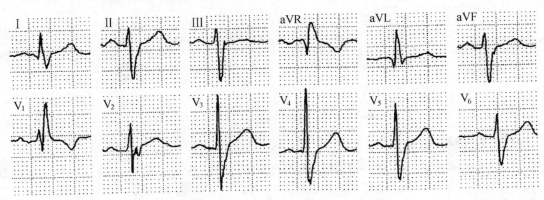

图 10-4 完全性右束支阻滞、左前分支阻滞

男性,36 岁,心肌炎后遗症。常规心电图(图 10-4)显示 P-R 间期 0.18s,QRS 时间 0.14s,在 I、aVL 导联呈 qRs 型,$R_{aVL} > R_I$,II、III、aVF 导联呈 rS 型,$S_{III} > S_{II}$,电轴-67°;V_1 导联呈 rsR′型,V_5、V_6 导联呈 RS 型,其中 V_6 导联 R/S<1。心电图诊断:①窦性心律;②完全性右束支阻滞;③左前分支阻滞。

5.真性、假性电轴左偏的鉴别

假性电轴左偏临床上较常见(图 10-5),需要与真性电轴左偏进行鉴别,见表 10-1。

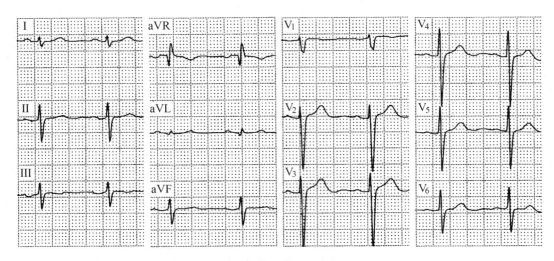

图 10-5　假性电轴左偏−90°、顺钟向转位

男性,43 岁,健康体检。常规心电图(图 10-5)显示 Ⅰ、aVL 导联 P 波直立且振幅高于 Ⅱ、aVF 导联;QRS 波群在 Ⅰ、Ⅱ、Ⅲ 导联呈 rs、rS 型,且 $S_{II}>S_{III}$,电轴−90°;aVR 导联 Q/R<1;V_5、V_6 导联呈 RS 型,R/S<1。心电图诊断:①窦性心律伴 P 电轴左偏;②假性电轴左偏−90°;③顺钟向转位;④右心室肥大待排。

表 10-1　假性电轴左偏与真性电轴左偏的鉴别

鉴别要点	假性电轴左偏	真性电轴左偏
①QRS 环体主居位置	左下、右上象限	左上象限
②电轴偏移程度	−90°～+180°	0°～−90°
③心电图特征	Ⅰ、Ⅱ、Ⅲ 导联 QRS 波群均呈 rS(s)型,S 波振幅多>0.3mV,且 $S_{II}>S_{III}$;aVR 导联 Q/R<1;V_5、V_6 导联呈 RS 型,R/S<1,呈顺钟向转位	Ⅰ、aVL 导联呈 qR 型,$R_{aVL}>R_I$,Ⅱ、Ⅲ、aVF 导联呈 rS 型,$S_{III}>S_{II}$;aVR 导联 Q/R>1,R 波振幅<0.5mV;V_5、V_6 导联呈 qRs、Rs、RS 型,R/S>1
④临床意义	见于 $S_I S_{II} S_{III}$ 综合征、重度右心室肥大及正常变异等	见于左前分支阻滞、左心室肥大等

三、顺钟向、逆钟向转位

从心尖部向心底部观察,心脏可循其长轴作顺钟向、逆钟向转位。在正常情况下,V_1 导联 QRS 波群呈 rS 型,r/S<1;V_3 导联呈 RS 型,R/S≈1;V_5 导联呈 qRs 或 Rs 型,R/s>1。

(1)逆钟向转位:V_1、V_2 导联 QRS 波群呈 Rs 或 RS 型,R/S>1(图 10-6A)。可见于左心室肥大及 Ⅱ 型左中隔分支阻滞等。

(2)顺钟向转位:V_5、V_6 导联 QRS 波群呈 RS 型,R/S<1(图 10-6B)。可见于慢性肺部疾病、右心室肥大等。

四、低电压

1. 心电图特征

(1)肢体导联低电压:所有肢体导联 R 波振幅加 S 波振幅(R+S)<0.5mV。

(2)胸前导联低电压:所有胸前导联 R 波振幅加 S 波振幅(R+S)<1.0mV。

(3)左胸前导联低电压:V_5、V_6 导联 R 波振幅加 S 波振幅(R+S)<1.0mV。

(4)全导联低电压:肢体导联 R 波振幅加 S 波振幅(R+S)<0.5mV,胸前导联 R 波振幅加 S 波振幅(R+S)<1.0mV(图 10-7)。

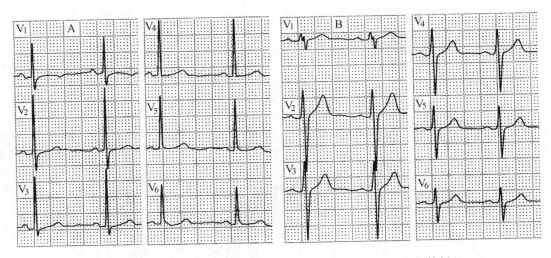

图 10-6　心脏逆钟向转位(图 A)、顺钟向转位(图 B)的心电图特征

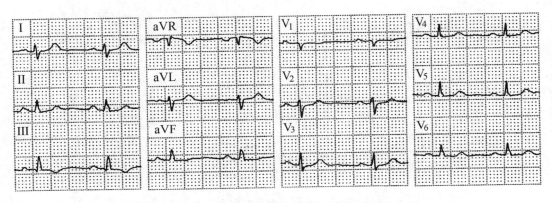

图 10-7　心包大量积液患者出现全导联低电压

2.临床意义

(1)心外因素:见于肺气肿、胸腔积液或积气、心包积液、过度肥胖、甲状腺功能减退等。

(2)心内因素:①心肌梗死,若大面积心肌梗死者出现低电压,则提示预后不良;②扩张型心肌病;③心力衰竭。

(3)正常人群:约 1% 正常人群可出现低电压。

五、高电压

1.右胸前导联高电压或右心室电压占优势

右胸前导联高电压或右心室电压占优势是指 V_1、V_2 导联 R 波幅≥1.0mV 或呈 Rs 型,R/s>1。多见于下列情况:

(1)右心室肥大。

(2)右束支阻滞:①V_1 导联 QRS 波群呈 rsR′型或 M 型;②终末 S 波或 R 波宽钝挫折;③QRS 波群增宽,时间>0.10s(图 10-8)。

(3)Ⅱ型左中隔分支阻滞(图 10-9):①V_1、V_2 导联 QRS 波群呈 Rs 型,R/s>2;②V_5、V_6 导联 QRS 波群呈 Rs 型或 qRs 型,其 q 波时间<0.01s,深度<0.1mV;③R_{V_2}>R_{V_6};④QRS 波群时间正常;⑤多见于老年冠心病患者;⑥需排除右心室肥大、逆钟向转位、A 型心室预激、正后壁心肌梗死等。

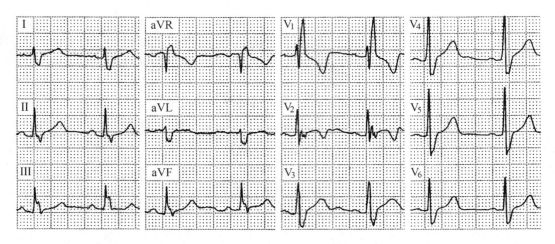

图 10-8　完全性右束支阻滞引发右胸前导联 R 波振幅增高

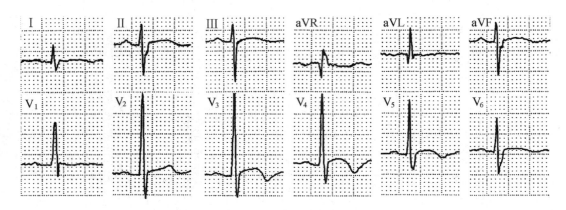

图 10-9　Ⅱ型左中隔分支阻滞引发右胸前导联 R 波振幅增高

　　男性,76 岁,冠心病、高血压病。常规心电图(图 10-9)显示 QRS 波群在 Ⅰ、aVL 导联呈 qRs 型,$R_{aVL}>R_{I}$、aVR;Ⅱ、Ⅲ、aVF 导联呈 rS 型,$S_{Ⅲ}>S_{Ⅱ}>r_{Ⅱ}$,电轴-67°;V_1、V_2、V_3 导联呈 Rs、RS 型,R/s>2;V_5、V_6 导联呈 qRs 型,其 q 波时间<0.01s,深度<0.1mV,$R_{V_2}>R_{V_6}$;V_3~V_6 导联 T 波倒置。心电图诊断:①窦性心律;②左前分支阻滞;③右胸前导联 R 波振幅增高,提示Ⅱ型左中隔分支阻滞所致;④前壁、侧壁 T 波改变。

　　(4)A 型、C 型心室预激:①A 型,V_1~V_6 导联 QRS 主波均向上;②C 型,非常罕见,V_1、V_2 导联 QRS 主波向上而 V_5、V_6 导联主波向下。

　　(5)正后壁急性心肌梗死:①V_3R、V_1、V_2 导联 R 波增高,呈 Rs 型伴 ST 段压低、T 波高耸;②V_7、V_8、V_9 导联出现异常 Q 波,呈 QR、Qr、QS 型伴 ST 段抬高、T 波倒置。

　　(6)正后壁异常 Q 波引发的对应性改变:V_7、V_8、V_9 导联出现异常 Q 波,而 V_3R、V_1 导联 R 波增高,呈 Rs 型,R/s>1(图 10-10)

　　(7)逆钟向转位(图 10-6A):①V_1~V_3 导联呈 Rs 型或 RS 型,R/S>1;②V_5、V_6 呈 qRs、Rs 型。

　　(8)右心室电压占优势:多见于婴幼儿和儿童,心脏无病理性杂音。

　　2.左胸前导联、肢体导联高电压

　　(1)左心室高电压:①$R_I+S_{Ⅲ}>2.5mV$,$R_{aVL}>1.2mV$,见于横位型心脏、肥胖者;②$R_{Ⅱ、Ⅲ、aVF}>2.0mV$,见于悬位型心脏、瘦长型者;③$R_{V_5、V_6}>2.5mV$ 或(和)男性 $R_{V_5}+S_{V_1}>4.0mV$、女性 $R_{V_5}+S_{V_1}>3.5mV$。

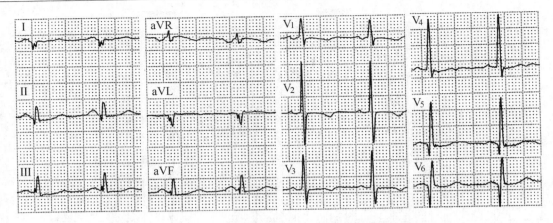

图 10-10　正后壁异常 Q 波引发右胸前导联 R 波振幅增高

男性,58 岁,扩张型心肌病。$V_1 \sim V_3$ 导联定准电压 5mm/mV,常规心电图(图 10-10)显示 QRS 波群在 I、aVL 导联呈 QS 型,III 导联呈 rsR' 型,电轴+120°,$V_1 \sim V_3$ 导联呈 Rs、RS 型,R/s>1,II、V_6 导联呈 QR 型,Q 波深度>1/4R 波;T 波在 $V_1 \sim V_3$ 导联倒置,V_4、V_5 导联低平切迹。心电图诊断:①窦性心律;②高侧壁、侧壁异常 Q 波;③电轴中度右偏(+120°);④逆钟向转位,提示由正后壁异常 Q 波引发的对应性改变所致;⑤前间壁、前壁 T 波改变。

(2)左心室肥大。

3.左、右胸前导联均为高电压

(1)A 型心室预激。

(2)双心室肥大。

(3)左心室肥大伴逆钟向转位。

(4)左心室肥大合并 II 型左中隔分支阻滞。

六、QRS 波群宽大畸形

(1)窦性心律时出现 QRS 波群宽大畸形,依据胸前导联波形特征可由右束支阻滞、左束支阻滞、非特异性心室内阻滞及心室预激所致(图 10-8、图 10-11、图 10-12)。

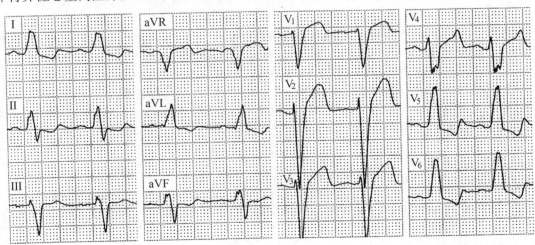

图 10-11　完全性左束支阻滞

男性,50 岁,冠心病。$V_1 \sim V_3$ 导联定准电压 5mm/mV,常规心电图(图 10-11)显示 QRS 波群宽大畸形,时间 0.16s,在 I、V_5、V_6 导联呈 R 型,R 波顶部挫折,aVL 导联呈 qR 型,V_1、V_2 导联呈 rS 型,$r_{V_2} > r_{V_3} > r_{V_4}$。心电图诊断:①窦性心律;②完全性左束支阻滞;③前壁 r 波振幅逆递增。

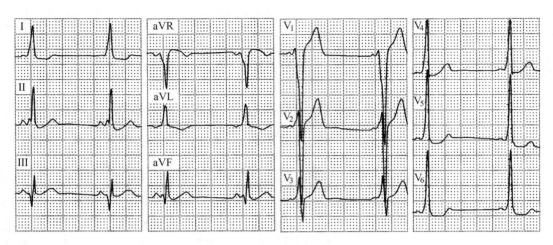

图 10-12　B 型心室预激

男性,29 岁,健康检查。常规心电图(图 10-12)显示 P-P 间期 1.0～1.04s,频率 58～60 次/min,P-R 间期 0.08～0.10s,有 δ 波,QRS 时间 0.15s,QRS 波群在 V₁、V₂ 导联主波向下,V₅、V₆ 导联主波向上。心电图诊断: ①窦性心动过缓(平均 59 次/min);②B 型心室预激,提示为完全性预激波形。

(2)异位心律时出现 QRS 波群宽大畸形,可由心室异位心律、心室起搏心律所致。

(3)上述两种起搏点同时存在时,可出现不同程度的室性融合波及其正常化(图 10-13)。

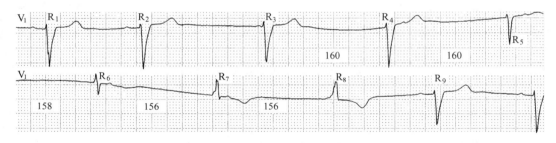

图 10-13　不同程度室性融合波及其正常化

男性,70 岁,冠心病。上、下两行 V₁ 导联连续记录(图 10-13),定准电压 5mm/mV。显示窦性 P-P 间期1.24～ 1.91s,频率 31～48 次/min,P-R 间期 0.19s,基本 QRS 波群呈完全性左束支阻滞图形(0.15s),如 R₁、R₂ 搏动;R₃、 R₄ 搏动延迟出现,逸搏周期 1.60s,频率 38 次/min,为房室交接性逸搏;R₈ 搏动也延迟出现,逸搏周期 1.56s,频率 38 次/min,为室性逸搏(起源于左束支阻滞区以下部位);R₅～R₇、R₉ 搏动形态介于 R₄、R₈ 搏动之间,分别为房室 交接性逸搏、窦性搏动与室性逸搏形成的不同程度正常化室性融合波。心电图诊断:①显著的窦性心动过缓伴 显著不齐(31～48 次/min);②完全性左束支阻滞;③过缓的房室交接性逸搏心律(38 次/min)、室性逸搏心律(38 次/min)及其由两者形成的不同程度正常化室性融合波。

七、S_I S_II S_III 综合征

1. 基本概念

S_I S_II S_III 综合征是指 Ⅰ、Ⅱ、Ⅲ 导联 QRS 波群同时存在明显的 S 波,其深度多>0.3mV,且 S_II>S_III,又称为 3S 综合征。

2. 心电图特征

(1)Ⅰ、Ⅱ、Ⅲ 导联 QRS 波群中均有明显的 S 波,电轴重度右偏或假性左偏。

(2)S 波振幅多>0.3mV。

(3)S_II>S_III。

（4）aVR 导联 Q/R＜1，R 波振幅＞0.5mV。

（5）V_5、V_6 导联呈 RS 型，R/S＜1 或 S 波振幅＞1/2R 波振幅。

（6）上述心电图一旦出现，常持续存在（图 10-14）。

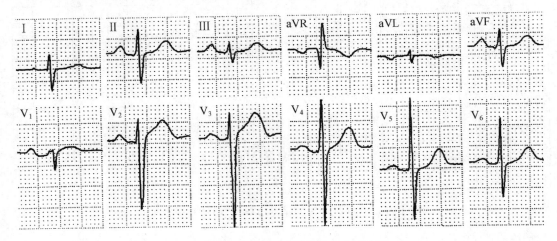

图 10-14　$S_I S_{II} S_{III}$ 综合征的心电图改变

男性，39 岁，健康体检。常规心电图（图 10-14）显示 P-R 间期 0.18s，QRS 时间 0.09s，在 I 导联呈 qrS 型，II 导联呈 RS 型，III 导联呈 rs 型，且 S_{II}＞S_{III}，电轴＋210°；aVR 导联 Q/R＜1，R 波振幅 0.62mV；V_5、V_6 导联呈 RS 型，S＞1/2R。心电图诊断：①窦性心律；②电轴重度右偏（＋210°）；③顺钟向转位；④右心室肥大待排；⑤符合 $S_I S_{II} S_{III}$ 综合征的心电图改变。

3. 临床意义

（1）正常变异：可见于少数正常人，尤其是瘦长无力型的人群中，与右心室传导延缓有关。

（2）右心室肥大：各种病因引起的严重右心室肥大，特别是右心室漏斗部、右心室流出道肥厚出现右心室电势占优势时，容易出现典型的 $S_I S_{II} S_{III}$ 综合征。

（3）心肌梗死：心尖部梗死易出现典型的 $S_I S_{II} S_{III}$ 综合征。

（4）脊柱畸形：多见于直背综合征患者。

八、碎裂 QRS 波群

1. 基本概念

（1）窄 QRS 碎裂波：是指 QRS 时间＜0.12s，在冠状动脉供血区相邻的 2 个或 2 个以上导联中新出现或已经存在三相波或多相波（如 RSR′、rSr′、rsR′等）或 R 波、S 波出现挫折，并排除了不完全性束支阻滞。

（2）宽 QRS 碎裂波：是指 QRS 时间≥0.12s（完全性束支阻滞、非特异性心室内阻滞、室性异位搏动及室性起搏心律等），在冠状动脉供血区相邻的 2 个或 2 个以上导联中出现 R（R′）波有 2 个切迹或 S 波降支或升支有 2 个以上切迹。

2. 发生机制

碎裂 QRS 波群形成与心肌瘢痕组织或纤维化引发心室除极顺序、方向及速率异常改变有关，即激动在病变区域和周围发生类曲折形（Zigzag）不规则除极，从而引发梗死区内阻滞或（和）梗死区周围阻滞的心电图表现。

3. 心电图特征

QRS 波群呈三相波或多相波（如 RSR′、rSr′、rsR′等）或 R 波、S 波出现多个挫折（图 10-15），并排除了不完全性束支阻滞。

RSR'型　　rsr'型　　rsR'型　　S(s)波切迹　　R波切迹　　碎裂QRS波

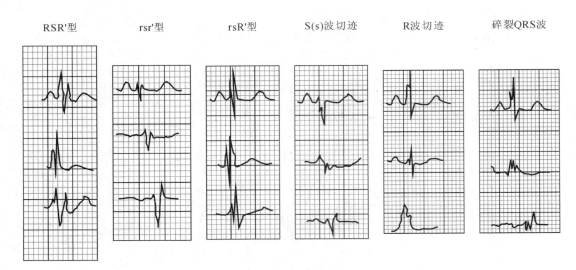

图 10-15　呈不同形态的碎裂 QRS 波群(引自郭继鸿)

4. 临床意义

出现碎裂 QRS 波群意味着有心肌瘢痕形成,并与心室功能障碍、充血性心力衰竭的发生相关,对预测冠心病、各类心肌病患者的猝死风险有一定的价值。

第十一章

诊断急性冠脉综合征的基石——ST 段

急性冠脉综合征(ACS)包括不稳定型心绞痛、ST 段抬高型和非 ST 段抬高型急性心肌梗死及由急性心肌缺血引发的猝死。虽然多数 ST 段改变是非特异性的,但在急性冠脉综合征诊断中,ST 段异常改变却起着举足轻重的作用。

一、ST 段测量方法

(1)确定基准线:欧洲共同体心电图标准化工作小组推荐两个相邻的 QRS 波群起始部的连线作为 QRS 波群、J 点、ST 段、T 波振幅测量的基准线,也有根据 TP 段的延长线或 PR 段作为基准线。

(2)测量 ST 段应从 J 点后 0.04~0.08s 处作一水平线,再根据此水平线是在基准线上方还是下方及其距离,借以确定有无 ST 段移位(抬高或压低)。ST 段抬高时应自基准线上缘测量至 ST 段上缘,压低时应从基准线下缘测量至 ST 段下缘。

(3)2013 年欧洲、美国心脏病学会对 ST 段测量进行了重新界定:ST 段抬高或压低以 J 点为准,基准线以 PR 段终点为准。

二、ST 段正常值

(1)ST 段压低:以 R 波为主导联 ST 段压低应≤0.05mV,但Ⅲ、aVL 导联可压低≤0.1mV。

(2)ST 段抬高:以 R 波为主导联 ST 段抬高应≤0.1mV,但胸前导联 $V_2 \sim V_4$ 导联可抬高 0.2~0.4mV,尤其是青壮年、运动员等身体素质较好者。

(3)ST 段时间:0.05~0.15s。

三、如何评价 ST 段偏移的临床意义

分析 ST 段偏移时应注意动态观察其形态、幅度、持续时间及与症状的关系,并结合 T 波改变、临床病史及心肌损伤标志物检测等进行诊断和鉴别诊断。

1.根据 ST 段偏移的形态

(1)ST 段呈上斜型(斜直型)、凹面向上型抬高:见于正常人、迷走神经张力过高者、急性心包炎、变异型心绞痛及超急期心肌梗死等,需结合临床加以判断。

(2)ST 段呈弓背向上型、单向曲线型、水平型、墓碑型及 J 波型抬高:多见于 AMI、变异型心绞痛、电击伤及重症心肌炎等。

(3)ST 段呈穹隆型或马鞍型抬高:多见于 Brugada 波或 Brugada 综合征患者。

(4)ST 段呈上斜型压低:单独出现多无临床价值;若合并 T 波高尖,则见于 de Winter 综合波(征)。

(5)ST 段呈近水平型压低:需结合 ST 段压低程度,若>0.1mV 者,则可能是异常改变。

(6)ST 段呈水平型、下斜型压低:多见于心肌缺血、心肌炎、高血压病、肥厚型心肌病及 β 受体功能亢进等。

2.根据 ST 段偏移的程度及有无伴发 QRS-T 波群异常改变

(1)当 QRS 波幅低电压时,ST 段偏移即使在正常值范围内,也应视为异常改变。

（2）当以 R 波为主导联 T 波低平或倒置时，ST 段偏移处于正常最高值，可视为异常改变。

3.确认 ST 段偏移是原发性改变还是继发性改变

（1）原发性 ST 段改变：是指心室除极正常而出现复极异常者，表现为 QRS 波形正常而出现 ST 段改变。多有临床价值，见于心肌缺血、心肌炎、低钾血症及 β 受体功能亢进等。

（2）继发性 ST 段改变：是指心室除极异常（室性异位搏动、左束支阻滞、心室预激等）而出现复极异常者，表现为 QRS 波群宽大畸形，以 R 波为主导联出现 ST 段压低或以 S 波为主导联出现 ST 段抬高。大多无临床价值，但出现同向性改变的幅度≥0.1mV 者，应高度警惕是否发生了 AMI。

四、ST 段抬高的类型

1.上斜型（斜直型）抬高

（1）心电图特征：ST 段与 T 波正常连接角消失，导致两者不易区分且间接地使 T 波变宽，继之，ST 段直线向上升高并倾斜地与高耸宽大的 T 波相连（图 11-1）。

（2）临床意义：见于超急期心肌梗死、变异型心绞痛及迷走神经张力过高者等。

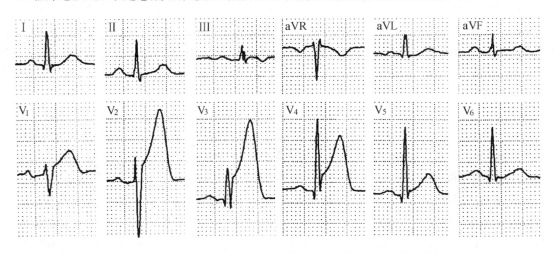

图 11-1　变异型心绞痛引发 ST 段呈上斜型抬高伴 T 波高耸

男性，71 岁，胸痛 10min，变异型心绞痛。常规心电图（图 11-1）显示 $V_1 \sim V_5$ 导联 ST 段呈上斜型抬高0.1～0.5mV，$V_2 \sim V_4$ 导联 T 波高耸。心电图诊断：①窦性心律；②前间壁、前壁 ST 段抬高伴 T 波高耸，符合变异型心绞痛的心电图改变。

2.凹面向上型抬高

ST 段呈凹面向上型抬高者多伴 T 波直立（图 11-2）。见于 AMI、变异型心绞痛、急性心包炎、心室早复极、电击复律后、高钾血症及左心室舒张期负荷过重等。

3.弓背向上型或单向曲线型抬高

（1）心电图特征：抬高的 ST 段其凸面向上形似弓背状，并与 T 波前支平滑地连接，两者无明确界限，构成一条凸起在基线以上的弓状曲线，称为单向曲线（图 11-3）。

（2）临床意义：见于 AMI、变异型心绞痛、心室壁运动异常或室壁瘤形成等。

4.水平型抬高

此型少见，见于 AMI、变异型心绞痛等（图 11-4）。

5.墓碑型抬高

（1）心电图特征：ST 段向上凸起并快速上升高达 0.8～1.6mV，凸起的 ST 段顶峰高于其前的 r 波，抬高的 ST 段与其后 T 波上升支相融合，难以单独辨认 T 波，且 T 波常直立高耸（图 11-5）。

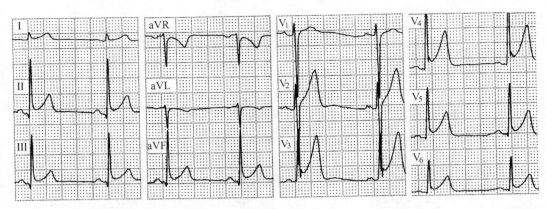

图 11-2 心室早复极引发 ST 段呈凹面向上型抬高及 T 波高耸

男性,48 岁,健康体检。常规心电图(图 11-2)显示 P-P 间期 0.93~1.05s,频率 57~65 次/min;Ⅱ、Ⅲ、aVF、V₃~V₆ 导联 J 点抬高,ST 段呈凹面向上型抬高 0.10~0.32mV 伴 T 波直立,V₂、V₃、V₄ 导联 T 波高耸。心电图诊断:①窦性心律;②下壁、前壁及侧壁 J 点和 ST 段抬高伴前壁 T 波高耸,提示心室早复极所致。

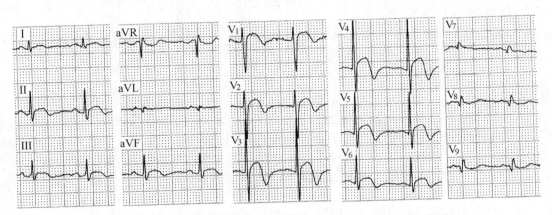

图 11-3 非穿壁性 AMI 引发 ST 段呈弓背向上型或单向曲线型抬高

男性,50 岁,胸痛半天,AMI。15 导联心电图(图 11-3)显示Ⅱ、Ⅲ、aVF、V₁~V₆ 导联 ST 段呈单向曲线型抬高 0.1~0.2mV,T 波倒置。心电图诊断:①窦性心律;②下壁、广泛前壁 ST 段抬高伴 T 波倒置,提示 AMI 所致(非穿壁性),请结合临床。

(2)临床意义:①见于 AMI 早期,均发生于穿壁性心肌梗死;②易并发急性左心衰竭、严重室性心律失常、完全性房室阻滞等,死亡率显著增高;③可作为判断 AMI 预后的一项独立指标。

6.巨 R 型抬高

(1)心电图特征:①QRS 波群与 ST-T 融合在一起,J 点消失,R 波下降支与 ST-T 融合成一斜线,致使 QRS 波群、ST 段与 T 波形成峰尖、边直、底宽类似三角形的宽波,难以辨认各波段的交界,酷似巨 R 型波形;②巨 R 型 ST 段常出现在 ST 段抬高最明显的导联;③ST 段抬高程度与 S 波减少成正比,凡 ST 段抬高最明显的导联,其 S 波减少也最明显甚至消失,但 QRS 波群起始向量不变;④QRS 波群时间可稍增宽,Q-T 间期可轻度延长;⑤巨 R 型 ST 段常呈一过性改变,仅持续数分钟,心肌缺血一旦改善或恶化即可消失(图 11-6)。

(2)临床意义:①超急期心肌梗死,多见于前壁心肌梗死,偶见于下壁心肌梗死;②急性而严重的心肌缺血,如不稳定型心绞痛、变异型心绞痛等;③急性心肌损伤,如电击伤、心脏除颤等;④偶见于颅脑损伤、重症心肌炎等患者。

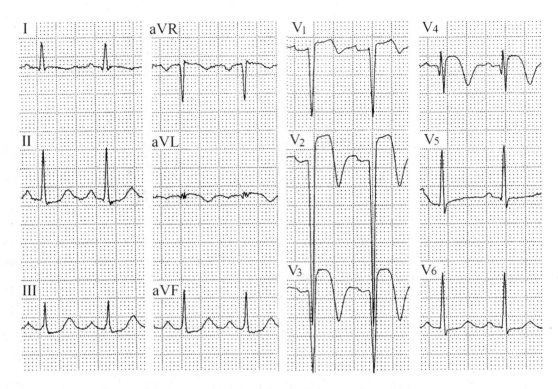

图 11-4　AMI 引发 ST 段呈弓背向上型、水平型抬高

男性,74 岁,胸痛 2d,AMI。常规心电图(图 11-4)显示 QRS 波群在 V_1 导联呈 rS 型,V_2、V_3 导联呈 QS 型,V_4 导联呈 qrS 型,ST 段呈弓背向上型、水平型抬高 0.30～0.65mV,T 波倒置;Ⅱ、Ⅲ、aVF 导联 ST 段呈近水平型压低 0.1mV;T 波在 Ⅰ、aVL 导联浅倒,V_5 导联低平。心电图诊断:①窦性心律;②前间壁、前壁异常 Q 波伴 ST 段抬高和 T 波倒置,符合 AMI 的心电图改变;③下壁轻度 ST 段改变;④高侧壁 T 波改变。

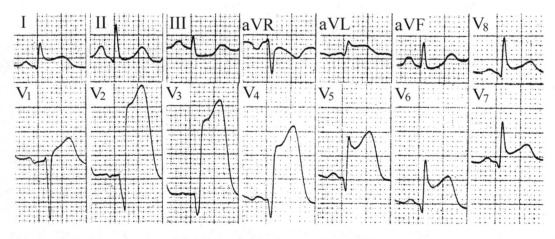

图 11-5　AMI 引发 ST 段呈墓碑型抬高

男性,78 岁,胸痛半天,AMI。14 导联心电图(图 11-5)显示 QRS 波群在 V_1 导联呈 rS 型,V_2～V_4 导联呈 QS 型,V_5 导联呈 Qr 型,V_2～V_5 导联 ST 段呈墓碑型抬高 0.65～1.55mV 伴 T 波高耸,Ⅰ、aVL、V_6～V_8 导联 ST 段呈上斜型抬高 0.15～0.35mV。心电图诊断:①窦性心律;②前间壁、前壁异常 Q 波伴 ST 段呈墓碑型显著抬高及 T 波高耸,高侧壁、侧壁及后壁 ST 段抬高,符合 AMI 的心电图改变。

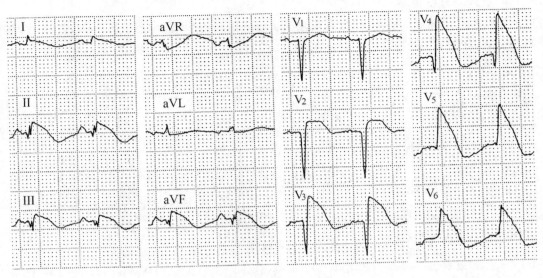

图 11-6　下壁、前壁及侧壁巨 R 型 ST 段抬高

　　男性,62 岁,慢性支气管炎、肺气肿、冠心病、胸痛 0.5h。常规心电图(图 11-6)显示 P-P 间期 0.61~0.66s,频率 91~98 次/min;Ⅱ、aVF 导联 P 波振幅>1/2r 波振幅;肢体导联 QRS 波幅<0.5mV,Ⅱ导联呈 Qrs 型,Ⅲ导联呈 QS 型,aVF 导联呈 QS 型或 Qrs 型,V_1 导联呈 rS 型,V_2~V_4 导联呈 QS 型;ST 段在Ⅱ、Ⅲ、aVF、V_3~V_6 导联呈巨 R 型抬高约 0.1~0.8mV,V_2 导联呈水平型抬高 0.3mV;上述导联 T 波浅倒,Q-T 间期 0.44s(正常最高值 0.35s)。心电图诊断:①窦性心律;②下壁、前间壁、前壁异常 Q 波伴 ST 段呈巨 R 型抬高及 T 波浅倒,提示 AMI 所致,请结合临床;③侧壁 ST 段呈巨 R 型抬高;④提示肺型 P 波;⑤肢体导联低电压;⑥Q-T 间期延长。

7. J 波型抬高

　　(1)心电图特征:J 点从基线明显偏移后形成一定的幅度(≥0.1mV)和持续一定的时间(≥20ms),并呈圆顶状或驼峰状特殊形态,相关导联的 ST 段呈下斜型抬高(图 11-7)。

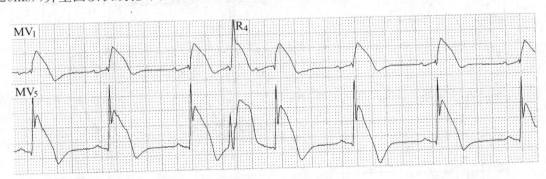

图 11-7　J 波型 ST 段抬高

　　男性,56 岁,冠心病。MV_1、MV_5 导联(图 11-7)系患者 22:58 胸痛发作时同步记录,显示窦性 P-P 间期 1.02~1.12s,频率 54~59 次/min,P-R 间期 0.18s;R_4 为间位型高位室性早搏,其 ST 段显著抬高;窦性搏动的 ST 段在 MV_1 导联呈下斜型抬高约 0.6mV,在 MV_5 导联出现明显的异常 J 波伴 ST 段呈下斜型抬高约 0.8mV、T 波倒置;约持续 5min 后异常 J 波消失,ST 段恢复正常。心电图诊断:①窦性心动过缓(54~59 次/min);②间位型高位室性早搏;③缺血性异常 J 波伴下斜型 ST 抬高及 T 波倒置,符合变异型心绞痛的心电图改变。

　　(2)临床意义:①是心肌严重缺血时伴发的一种超急性期的心电图改变,见于严重的急性心肌缺血,如 AMI、变异型心绞痛及 PCI 术中等,有时是 AMI 早期唯一的心电图改变;②缺血性 J 波提示心肌存在明显而严重的复极离散度,预示心电极不稳定,易发生恶性室性心律失常而猝死。

8. 穹隆型或马鞍型抬高

（1）穹隆型 ST 段抬高：$V_1 \sim V_3$ 导联表现为 J 波或抬高的 ST 段顶点≥0.2mV，其 ST 段随即向下倾斜伴 T 波倒置（图 11-8）。

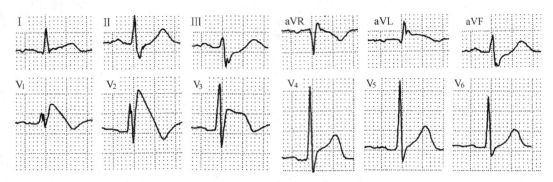

图 11-8　$V_1 \sim V_3$ 导联呈现穹隆型 ST 段抬高（Ⅰ型 Brugada 波）

男性，32 岁，健康体检。常规心电图（图 11-8）显示 QRS 时间 0.11s，在 V_1 导联呈 rsr′型，其他导联终末波较宽钝；$V_1 \sim V_3$ 导联 ST 段呈穹隆型抬高 0.45～1.05mV，伴 T 波倒置。心电图诊断：①窦性心律；②不完全性右束支阻滞；③前间壁 ST 段呈穹隆型抬高，符合Ⅰ型 Brugada 波。

（2）马鞍型 ST 段抬高：$V_1 \sim V_3$ 导联表现为 J 波抬高≥0.2mV，ST 段呈下斜型抬高（在基线上方仍然≥0.1mV），紧随正相或双相 T 波（图 11-9）。

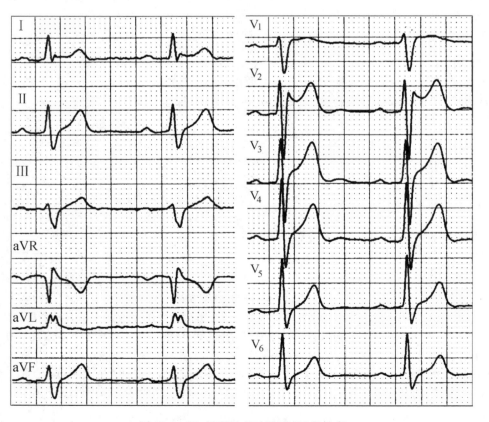

图 11-9　V_2 导联呈现马鞍型 ST 段抬高

男性，27 岁，健康体检，符合Ⅱ型 Brugada 波。

上述心电图改变又称为 Brugada 波。若患者心脏结构无明显异常,有反复发作多形性室性心动过速或心室颤动及有家族史,则可诊断为 Brugada 综合征。

五、ST 段压低

ST 段压低可为短暂性、较久性或持续性,其形态可呈水平型、下斜型、近水平型、上斜型及鱼钩样。ST 段压低大多是非特异性的,需密切结合临床加以判断。

(1)ST 段呈水平型、下斜型压低:可见于心肌缺血、心肌炎、高血压病、肥厚型心肌病及 β 受体功能亢进等。若突然发生 ST 段显著压低(≥0.2mV),则应警惕非 ST 段抬高型急性心肌梗死(既往被称为心内膜下心肌梗死)的可能(图 11-10)。

(2)ST 段呈近水平型压低:其价值较水平型、下斜型改变低,需结合压低程度及与临床症状的关系加以判断。

(3)ST 段呈上斜型压低:单独出现多无临床价值;若合并 T 波高尖,则见于 de Winter 综合波(征)。

(4)ST 段鱼钩样压低:多见于洋地黄影响。

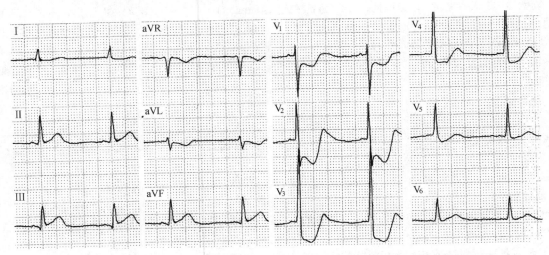

图 11-10　非 ST 段抬高型 AMI(心内膜下 AMI)引发前间壁、前壁 ST 段呈下斜型显著压低

男性,54 岁,胸痛 1d。常规心电图(图 11-10)显示 V₁～V₄ 导联 ST 段呈下斜型压低 0.3～0.7mV;Ⅱ、Ⅲ、aVF 导联 ST 段呈上斜型抬高 0.05～0.15mV,以Ⅲ导联抬高为明显。心电图诊断:①窦性心律;②前间壁、前壁 ST 段显著压低,提示非 ST 段抬高型 AMI(心内膜下 AMI)所致,请进一步做心肌损伤标志物检测;③下壁 ST 段轻度抬高,右心室 AMI 待排。

六、ST 段延长

当 ST 段时间≥0.16s 时,便称为 ST 段延长。见于低钙血症、心内膜下心肌缺血、Q-T 间期延长综合征、三度房室阻滞伴缓慢心室率及阿-斯综合征发作后等(图 11-11)。

七、ST 段缩短

当 ST 段时间<0.05s 时,便称为 ST 段缩短。ST 段代表心室肌动作电位 2 相平台期,具有心率依赖性,受儿茶酚胺、细胞外钙离子浓度、心肌病变及药物等因素的影响。使用儿茶酚胺类及洋地黄类药物、高钙血症、心肌急性缺血、缺氧、损伤时致细胞膜受损引起钙离子持续内流,均可使 ST 段缩短或消失。此外,早复极综合征、电-机械分离、特发性短 Q-T 间期综合征等也可导致 ST 段缩短或消失(图 11-12)。

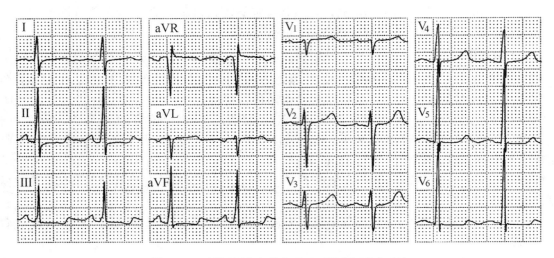

图 11-11　低钙血症患者出现 ST 段呈水平型延长

女性,31 岁,慢性肾炎、尿毒症、低钙血症(血钙浓度 1.45mmol/L)。$V_1 \sim V_6$ 导联定准电压 5mm/mV,常规心电图(图 11-11)显示 V_5、V_6 导联 R 波振幅分别为 4.7、4.4mV;Ⅱ、Ⅲ、aVF、V_5、V_6 导联 ST 段呈水平型延长达 0.22～0.25s,V_5、V_6 导联 T 波低平,Q-T 间期 0.50s(正常最高值 0.375s)。心电图诊断:①窦性心律;②左心室高电压,提示左心室肥大;③侧壁轻度 T 波改变;④Q-T 间期延长,以 ST 段水平型延长为主,符合低钙血症的心电图改变。

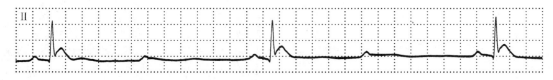

图 11-12　心肺复苏患者出现 ST 段消失、继发性短 Q-T 间期

Ⅱ导联(图 11-12)系心肺复苏过程中记录,显示 P-P 间期 1.33～1.36s,频率 44～45 次/min,P-R 间期 0.23s,房室呈 2∶1 传导,R-R 间期 2.68～2.72s,心室率 22 次/min,期间未见房室交接性、室性逸搏出现;T 波上升支重叠在 R 波降支上,未见明显的 ST 段,Q-T 间期 0.27s。心电图诊断:①显著的窦性心动过缓(44～45 次/min);②长 P-R 间期型二度房室阻滞引发极缓慢心室率(22 次/min),房室呈 2∶1 传导;③下级起搏点功能低下;④ST 段消失、继发性短 Q-T 间期;⑤提示极缓慢心室率(22 次/min)引发心脏电-机械分离。

八、ST 段电交替现象

1. 心电图特征

(1)ST 段抬高与压低、抬高与正常或正常与压低等交替性改变(图 11-13)。

(2)持续时间较短,一般仅持续数秒至数分钟,呈一过性改变。

(3)随着 ST 段抬高而加剧,抬高越高,其电交替越明显。

(4)可同时伴有 QRS 波群、T 波、U 波的电交替。

(5)多见于胸前导联,与左冠状动脉前降支严重病变有关。

(6)与心外因素无关,如呼吸、体位、心包积液、胸腔积液等。

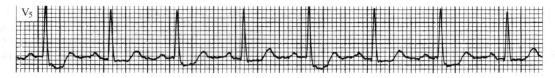

图 11-13　可疑冠心病患者,平板运动试验后出现 ST 段电交替现象

2.发生机制

与心肌缺血导致心肌有效不应期明显延长且呈交替性改变有关,即当ST段压低时,其有效不应期较长;当ST段抬高时,其有效不应期较短。有效不应期长短交替的程度与ST段电交替呈正相关,提示两者存在因果关系。

3.临床意义

(1)心率正常时出现ST段电交替现象:①与左冠状动脉前降支严重病变有关,常是心肌严重缺血的佐证;②与室性心律失常发生有密切关系,是出现室性心律失常的前兆。

(2)心动过速时(>150次/min)出现ST段电交替:多无临床价值,随着心率恢复正常而消失。

第十二章

警惕顶天立地的复极波——T波

T波代表左、右心室肌复极过程中未被抵消的心室复极电位差。除了心肌缺血、心肌炎症、心室肥大、电解质紊乱及药物等因素影响外，交感神经和迷走神经张力的高低、体型甚至饱餐后均可影响T波的形态、极性或振幅。故T波改变特别是高耸和巨倒T波需密切结合临床判定其价值。

一、正常T波的特征

(1)正常T波的形态：前支上升缓慢，后支下降较快，波顶呈圆钝状。

(2)方向与振幅：多与QRS主波方向一致，如以R波为主导联T波直立（Ⅲ、aVL导联可浅倒），且其振幅≥1/10R波振幅；$V_1 \sim V_4$导联T波振幅逐渐增高或倒置者应逐渐变浅，一般以V_4、V_5导联T波振幅最高，可达1.2～1.5mV；V_1导联直立T波振幅一般应<0.4mV；年轻者出现$T_{V_1,V_2} > T_{V_5,V_6}$，多为正常变异；若年龄>40岁者，出现$T_{V_1,V_2} > T_{V_5,V_6}$，则可见于左心室收缩期负荷过重、早期冠心病等，具有一定的临床价值。

(3)T波时间<0.25s。

二、T波改变的类型

(1)根据T波的极性、形态可分为高耸、倒置、双相、低平或切迹。

(2)根据与心室除极的关系可分为3种类型。①原发性T波改变：心室除极正常而复极异常者；②继发性T波改变：心室除极异常而导致复极异常者；③电张调整性T波改变：心室异常除极消除后恢复正常除极一段时间内仍存在明显的T波改变者。

(3)根据病变性质可分为器质性T波改变（病理性）和良性T波改变（功能性）。

三、T波高耸

若常规心电图中有3个或3个以上导联T波的振幅>1.0mV或以R波为主导联T波振幅高于同导联QRS波群的振幅，则称为T波高耸。常见于下列情况：

1. 超急期心肌梗死

T波高耸是AMI最早的心电图征象，往往出现在ST段升高之前。胸痛发生后数分钟至数小时内，梗死相关导联即可出现T波高耸。该T波两支不对称，基底部增宽，伴Q-T间期延长，ST段呈上斜型或斜直型抬高（图12-1）。之后出现异常Q波及ST-T动态演变。其高耸T波的发生机制可能与急性心肌缺血引起心室早复极及舒张期除极有关。

2. 变异型心绞痛

变异型心绞痛发作时，相关导联ST段呈上斜型或弓背向上型抬高，T波高耸，两支不对称，基底部增宽，伴Q-T间期延长（图12-2）。经及时治疗后，通常20min内胸痛缓解；若不缓解，则需警惕AMI的可能。

3. de Winter综合波（征）

心电图主要表现为$V_1 \sim V_6$导联J点下移、ST段呈上斜型压低≥0.1mV，T波高尖（图3-8）。de Winter综合波（征）是超急期心肌梗死一种特殊的心电图表现，常提示左前降支近段急性闭塞或

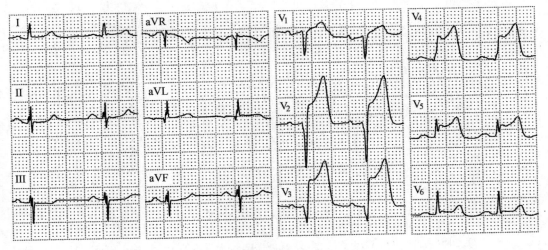

图 12-1　超急期心肌梗死引发 T 波高耸

男性,64 岁,胰腺癌、胸痛 1h。胸前导联(图 12-1)显示 QRS 波群在 V_1~V_3 导联呈 rS 型,V_4 导联呈 qR 型,V_5、V_6 导联 QRS 波幅<1.0mV;ST 段在 V_2~V_4 导联呈墓碑型抬高 0.55~0.85mV,V_5、V_6 导联抬高 0.08~0.30mV;V_2~V_4 导联 T 波高耸。心电图诊断:①窦性心律;②前间壁 r 波振幅递增不良、前壁异常 Q 波伴 ST 段呈墓碑型显著抬高及前间壁、前壁 T 波高耸,提示超急期心肌梗死所致;③左胸导联 QRS 波群低电压。

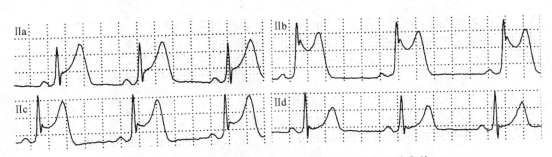

图 12-2　变异型心绞痛发作时出现 ST 段抬高和 T 波高耸

男性,55 岁,冠心病。05:17(Ⅱa)、05:19(Ⅱb)、05:22(Ⅱc)系患者胸痛发作时出现 ST 段抬高、T 波高耸,05:23(Ⅱd)系胸痛缓解时 ST 段抬高幅度明显降低(0.1mV)。

次全闭塞,具有重要的定位和定性价值。

4. 高钾血症

T 波高耸呈箭头状,两支对称,基底部狭窄,称为“帐篷状”T 波。以胸前导联最为显著,常伴 Q-T 间期缩短。T 波“高、尖、窄、对称”是高钾血症最早的心电图征象(图 12-3)。

5. 左心室舒张期负荷过重

左心室舒张期负荷过重的主要病理变化是左心室扩大,其心电图特征为左胸前导联 R 波振幅增高,ST 段轻度抬高,T 波高耸,两支可基本对称或不对称,基底部较宽或略窄。见于二尖瓣关闭不全、主动脉瓣关闭不全等(图 12-4)。

6. 心室早复极

心室早复极表现为左胸导联 T 波高耸,呈拱形或箭头状,两支不对称,基底部较宽,常伴有 J 点抬高 0.1~0.4mV,ST 段呈凹面向上型抬高,R 波降支粗钝或挫折(图 12-5);运动后抬高的 J 点、ST 段恢复正常或减轻。系迷走神经张力增高引起心室肌不同步提早复极所致。多见于运动员、年轻体力劳动者等身体健壮者,多属正常变异,极少数可能与心源性猝死有关,尤其是发生在下壁导联者。

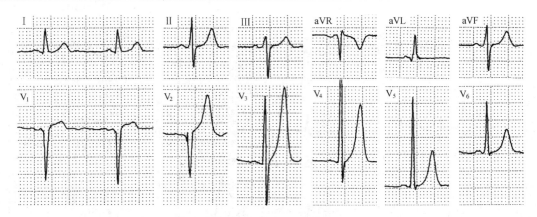

图 12-3　高钾血症引发 T 波高尖

　　男性,55 岁,慢性肾炎、高钾血症(血钾浓度 6.15mol/L)。常规心电图(图 12-3)显示 P-P 间期 0.84s,频率 71 次/min;V_1、V_2 导联 QRS 波群呈 QS、QrS 型,V_5 导联 R 波振幅 2.68mV,$R_{V_5}+S_{V_1}=4.23mV$;V_2~V_5 导联 T 波高尖呈"帐篷状"改变,Q-T间期 0.36s(正常最低值 0.36s)。心电图诊断:①窦性心律;②前间壁异常 Q 波;③左心室高电压;④T 波高尖,符合高钾血症的心电图改变。

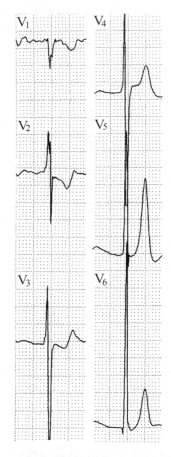

图 12-4　左心室舒张期负荷过重引发 T 波高尖

　　女性,31 岁,风心病、二尖瓣狭窄伴关闭不全。胸前导联(图 12-4)显示基本节律为心房颤动,V_5、V_6 导联 R 波振幅分别为 3.65、5.40mV,V_2 导联 ST 段呈下斜型压低 0.2mV,V_5、V_6 导联 T 波高尖。心电图诊断:①心房颤动;②左心室高电压,提示左心室肥大;③局限性前间壁 ST 段改变;④侧壁 T 波高尖,提示与左心室舒张期负荷过重有关。

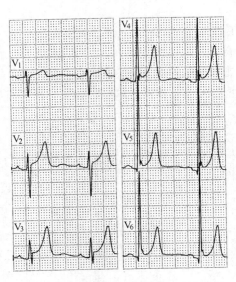

图 12-5　心室早复极引发 T 波高尖

　　男性,23 岁,健康检查。胸前导联(图 12-5)显示 P-P 间期 0.94s,频率 64 次/min,P-R 间期 0.16s;V_5、V_6 导联 R 波振幅分别为 4.0、3.8mV,且其 R 波降支粗钝,V_4～V_6 导联 J 点抬高、ST 段呈凹面向上型抬高约 0.1～0.2mV,T 波高尖。心电图诊断:①窦性心律;②左心室高电压,建议心脏超声检查诊除左心室肥大;③前侧壁 J 点及 ST 段抬高、T 波高尖,提示心室早复极所致。

　　7.部分脑血管意外

　　部分脑血管意外患者可出现上斜型 ST 段抬高、高而宽的 T 波,多伴有 Q-T 间期延长,以 V_3～V_6 导联最为显著(图 12-6),需进一步做心肌损伤标志物检测诊除 AMI。动物实验证明刺激左侧星状神经节,会出现 T 波明显高耸;刺激右侧星状神经节,则 T 波明显倒置。

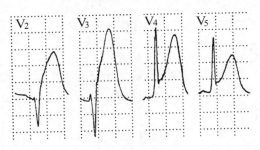

图 12-6　脑出血患者出现 ST 段上斜型抬高、T 波高耸

　　男性,78 岁,高血压病、脑出血。V_2～V_5 导联 ST 段呈上斜型抬高 0.3～0.6mV,T 波高耸,Q-T 间期 0.41s。心电图诊断:①窦性心律;②前间壁、前壁 ST 段抬高伴 T 波高耸,请进一步做心肌损伤标志物检测诊除 AMI。

　　8.LQT3 型先天性长 Q-T 间期综合征、特发性短 Q-T 间期综合征

　　LQT3 型先天性长 Q-T 间期综合征表现为 Q-T 间期延长,ST 段水平延长,T 波高尖,系 I_{Na} 持续缓慢外流所致。特发性短 Q-T 间期综合征表现为 Q-T 间期缩短,T 波高尖且变窄,近似于对称,以胸前导联为明显(图 17-7)。

　　四、T 波倒置

　　若 T 波倒置的深度<0.5mV,则称为 T 波浅倒置;若 T 波倒置的深度达 0.5～1.0mV,则称为 T 波深倒置;若常规心电图中有 3 个或 3 个以上导联倒置 T 波的深度>1.0mV,则称为 T 波巨大倒置,多见于冠心病、非 ST 段抬高型 AMI、肥厚型心肌病、脑血管意外及嗜铬细胞瘤等疾病。

1.冠状 T 波

冠状 T 波又称为缺血性 T 波倒置、箭头状 T 波。其倒置的 T 波两支对称、基底部较窄、波谷尖锐,常伴 Q-T 间期延长,可伴有异常 Q 波出现(图 12-7),真正反映了透壁性心肌缺血。见于陈旧性或亚急性期心肌梗死、慢性冠状动脉供血不足、缺血型心肌病等。若心电图无左心室肥大表现,出现持续性冠状 T 波对冠心病尤其是冠心病合并心肌病变的预测有独特价值。

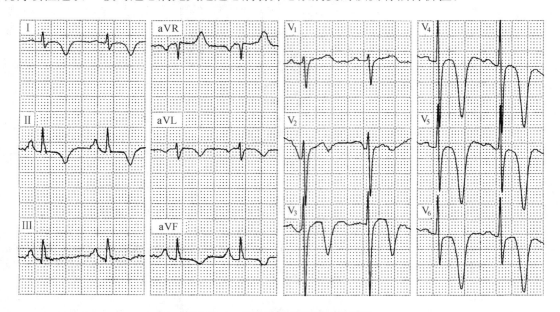

图 12-7　前壁和侧壁呈现冠状 T 波

男性,65 岁,慢性支气管炎、肺心病、冠心病。常规心电图(图 12-7)显示 P-P 间期 0.82s,频率 73 次/min,Ⅱ、Ⅲ、aVF 导联 P 波高尖,振幅 0.20~0.28mV;V_5、V_6 导联 QRS 波群呈 RS 型;Ⅰ、Ⅱ、aVL、aVF 导联 T 波倒置,V_3～V_6 导联呈冠状 T 波;Q-T 间期 0.45s(正常最高值 0.39s)。心电图诊断:①窦性心律;②P 波高尖,提示右心房肥大;③广泛导联 T 波改变,其中前壁、侧壁呈现冠状 T 波;④Q-T 间期延长。

2.Niagara(尼加拉)瀑布样 T 波

脑血管意外、阿-斯综合征发作后及有交感神经兴奋性异常增高的急腹症等患者出现一种特殊形态的巨倒 T 波,酷似美国与加拿大交界的 Niagara 瀑布,故被命名为 Niagara 瀑布样 T 波(图12-8),亦称为交感神经介导性巨倒 T 波。

(1)心电图特征:①巨倒 T 波基底部宽阔、两支明显不对称、前支或后支向外膨出或向内凹陷使 T 波不光滑有切迹;②巨倒 T 波的振幅多>1.0mV,偶可>2.0mV,常出现在 V_3～V_6 导联,也可出现在肢体导联,而在 aVR、V_1 等导联则可出现宽而直立的 T 波;③巨倒 T 波演变迅速,持续数日后自行消失;④Q-T 间期显著延长;⑤U 波振幅可增高;⑥常伴有快速性室性心律失常发生。

(2)发生机制:系交感神经过度兴奋释放大量儿茶酚胺刺激下丘脑星状交感神经节及冠状动脉痉挛造成急性心肌缺血,使心室肌复极过程明显受到影响而出现巨倒 T 波和 Q-T 间期显著延长。

(3)临床意义:常见于脑血管意外、颅脑损伤、脑肿瘤、阿-斯综合征发作后及伴发交感神经过度兴奋其他疾病,如各种急腹症、肺动脉栓塞等。出现巨倒 T 波,死亡率增加 22%。巨倒 T 波若发生在脑血管意外患者中,则提示颅内、蛛网膜下腔出血量大或脑梗死面积广泛,预后不良。

3.心内膜下梗死性巨倒 T 波

心内膜下心肌梗死(非 ST 段抬高型 AMI)后出现的巨倒 T 波,两支基本对称,基底部可宽可窄,波谷较尖锐或较圆钝,常伴有 Q-T 间期延长(图 12-9),以 R 波为主导联 ST 段可显著压低,但不出现异常 Q 波,诊断心内膜下急性心肌梗死需结合心肌损伤标志物检测。

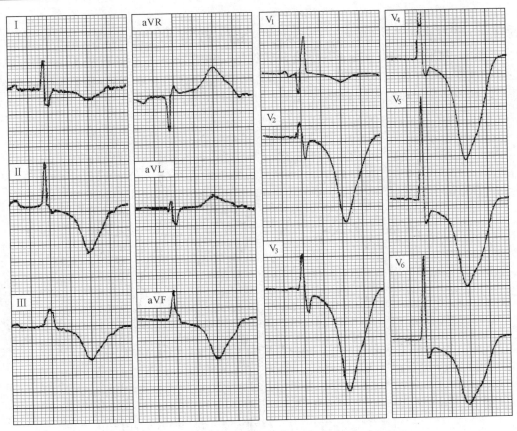

图 12-8　脑出血患者出现 Niagara 瀑布样 T 波改变

男性,75 岁,高血压病、脑出血。常规心电图(图 12-8)显示 P-R 间期长短不一,V$_1$ 导联 QRS 波群呈 rsR'型,其他导联终末波宽钝,QRS 时间 0.13s,V$_5$ 导联 R 波振幅 3.2mV;Ⅰ、Ⅱ、Ⅲ、aVF、V$_2$~V$_6$ 导联 ST 段呈下斜型压低 0.1~0.4mV,T 波巨倒呈 Niagara 瀑布样改变,Q-T 间期长达 0.79s。心电图诊断:①窦性心律;②三度房室阻滞;③房室交接性逸搏心律伴完全性右束支阻滞;④左心室高电压;⑤下壁、广泛前壁 ST 段压低伴 Niagara 瀑布样 T 波改变,请做心肌损伤标志物检测;⑥Q-T 间期显著延长。

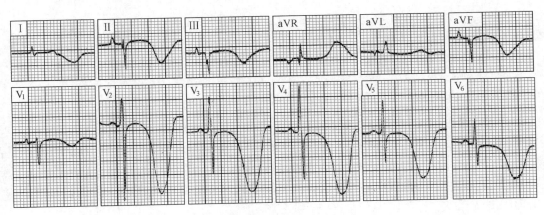

图 12-9　心内膜下心肌梗死性巨倒 T 波

男性,72 岁,高血压病、脑出血、陈旧性心肌梗死。常规心电图(图 12-9)显示Ⅱ、Ⅲ、aVF 导联 QRS 波群呈 QrS 或 QS 型伴 T 波倒置;Ⅰ、V$_1$ 导联 T 波浅倒置,V$_2$~V$_6$ 导联 T 波巨倒;Q-T 间期 0.71s。心电图诊断:①窦性心律;②下壁异常 Q 波,符合陈旧性心肌梗死的心电图改变;③下壁、广泛前壁出现巨倒 T 波,提示心内膜下急性心肌梗死所致(心肌酶谱升高、肌钙蛋白阳性);④Q-T 间期显著延长。

4.劳损型 T 波倒置

以 R 波为主导联 T 波倒置,两支不对称,前支下降较缓慢,后支上升较快,基底部较窄,且伴有 ST 段呈下斜型、水平型、弓背向上型压低及 R 波振幅明显增高,为左心室肥大或肥厚型心肌病的特征性心电图改变。见于左心室收缩期负荷过重的疾病,如高血压性心脏病、主动脉瓣狭窄、肥厚型梗阻性心肌病及心尖肥厚型心肌病等(图 12-10、图 12-11)。

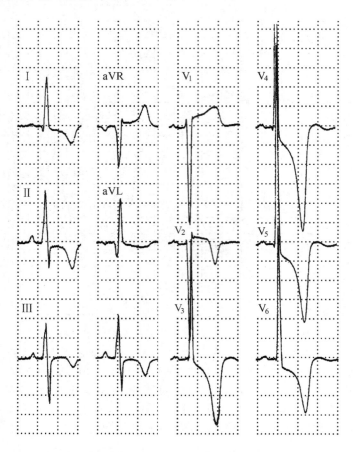

图 12-10　肥厚型梗阻性心肌病患者出现巨倒 T 波

男性,36 岁,肥厚型梗阻性心肌病。常规心电图(图 12-10)显示 V_1、V_2 导联呈 rS 型,但 V_2 导联 r 波振幅＜V_1 导联 r 波振幅,R_{V_5} =5.2mV,R_{V_6} =3.5mV;Ⅰ、Ⅱ、V_3～V_6 导联 ST 段呈下斜型压低 0.1～0.4mV;Ⅰ、Ⅱ、Ⅲ、aVF、V_2～V_6 导联 T 波倒置或巨倒,V_4～V_6 导联 U 波浅倒。心电图诊断:①窦性心律;②左心室高电压,提示左心室肥大;③局限性前间壁 r 波逆递增;④广泛导联 ST-T 改变;⑤U 波改变。

5.部分运动员出现 T 波倒置

过度的运动训练可使心脏外形增大,心室壁增厚,心脏重量增加。其中,耐力运动员心脏表面积横径增大,以心室腔扩大为主,少数伴心室壁增厚,呈现离心性扩大;力量型运动员以心室壁增厚为主,心室腔无明显扩大,呈现向心性肥大。心电图表现为左心室高电压、ST 段压低及 T 波倒置,甚至出现巨倒 T 波。

6.功能性 T 波倒置

(1)孤立性负 T 综合征:又称为心尖现象,倒置的 T 波多发生在 V_4 导联,偶见于 V_4、V_5 导联;右侧卧位时,可使倒置的 T 波恢复直立。可能系心尖与胸壁之间的接触干扰了心肌的复极程序所致。多见于瘦长型的健康青年,属正常变异,但易误诊为心肌炎、心尖肥厚型心肌病。

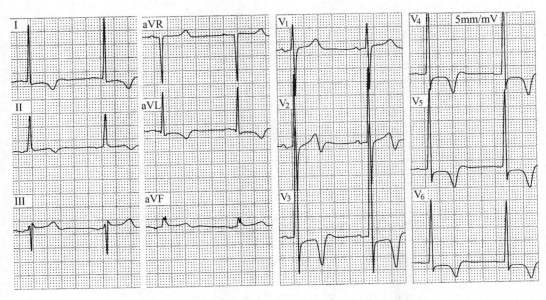

图 12-11　左心室肥大、广泛导联 ST 段压低及 T 波巨倒

男性,72 岁,肥厚型心肌病。$V_4 \sim V_6$ 导联定准电压 5mm/mV,常规心电图(图 12-11)显示 P 波在 Ⅱ、Ⅲ、aVF 导联浅倒,aVR 导联直立,P-P 间期 1.08s,频率 56 次/min;P-R 间期 0.15s,$R_Ⅰ + S_Ⅲ = 3.3mV$,$R_{aVL} = 1.6mV$,$R_{V_5} = 5.8mV$,$R_{V_6} = 4.6mV$;$V_3 \sim V_6$ 导联 ST 段呈上斜型、水平型压低 0.2~0.3mV,T 波在 Ⅰ、Ⅱ、aVL、$V_3 \sim V_6$ 导联倒置,最深达 1.2mV,V_2 导联正负双相。心电图诊断:①房性逸搏心律(56 次/min);②左心室高电压,提示左心室肥大;③广泛导联 ST-T 改变;④符合肥厚型心肌病的心电图改变。

(2)童稚型 T 波:又称为幼年型 T 波(图 12-12)。常见于婴幼儿,其心电图特征是:①倒置的 T 波仅见于 $V_1 \sim V_4$ 导联,且以 V_2、V_3 倒置最深;②倒置的深度多<0.5mV,肢体导联及 V_5、V_6 导联 T 波正常。少数人 $V_1 \sim V_4$ 导联 T 波倒置可一直持续到成人,故称为持续性童稚型 T 波,可能与无肺组织覆盖"心切迹"区有关,属正常变异。但年轻者易误诊为心肌炎、心尖肥厚型心肌病,年长者易误诊为前间壁心肌缺血。深吸气或口服钾盐可使倒置的 T 波转为直立可资鉴别。

(3)"两点半"综合征:当额面 QRS 电轴指向＋90°(相当于钟表的长针指向 6 字),而 T 电轴指向－30°(相当于钟表短针指向 2 字),T-QRS 电轴类似于钟表的两点半。心电图特征为:①Ⅰ 导联 QRS 波幅的代数和为零;②Ⅱ、Ⅲ、aVF 导联 QRS 主波向上,而 T 波倒置,其中 Ⅲ 导联倒置最深、aVF 导联次之;③口服钾盐或运动可使 T 波恢复正常;④多见于瘦长型健康人。发生在年轻者易误诊为心肌炎,发生在年长者易误诊为心肌缺血。

(4)站立性 T 波改变:T 波极性和形态随着体位的改变而改变,多发生在 Ⅱ、Ⅲ、aVF 导联。站立位或深吸气时,可使 Ⅱ、Ⅲ、aVF 导联 T 波倒置加深,或者由平卧位转为站立位时 T 波由直立转为倒置;反之,可使倒置 T 波转为直立。多见于心脏神经官能症、瘦长型女性患者。口服普萘洛尔可使此 T 波异常转为正常。

(5)过度通气性 T 波改变:过度通气可引起健康人一过性 T 波倒置。以胸前导联多见,多伴有 Q-T 间期延长,口服普萘洛尔可防止这种改变。可能与交感神经兴奋早期引起心室肌复极非同步性缩短有关。

(6)饱餐后 T 波改变:饱餐后 30min 内,即可出现 T 波倒置,以 Ⅰ、Ⅱ、$V_2 \sim V_4$ 导联明显,空腹时 T 波恢复正常。如餐中加服钾盐,可防止这种异常 T 波的产生。这可能与餐后糖类吸收使血钾暂时性降低有关。

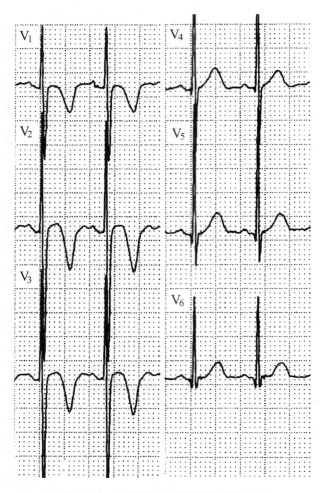

图 12-12　7 岁女孩出现童稚型 T 波改变

五、双峰 T 波

1."圆顶-尖角状"T 波

V$_2$~V$_4$ 导联尤其是 V$_3$ 导联出现典型的"圆顶-尖角状"T 波,其特征是双峰 T 波的第 2 峰呈尖角状,并高于第 1 峰,第 2 峰上升支始于第 1 峰下降支早期(图 12-13)。多见于室间隔缺损患者。

2.顶峰切迹型 T 波

多数导联 T 波基底部增宽,振幅降低,顶部呈双峰切迹,多伴有 Q-T 间期延长、U 波增高。常见于药物影响(如胺碘酮等)、电解质紊乱(低钾、低镁血症)、脑血管意外等(图 12-14)。

六、电张调整性 T 波改变

1.概述

在右心室起搏、宽 QRS 心动过速、间歇性左束支阻滞、间歇性心室预激患者中,心室异常除极消除后恢复正常除极一段时间内,仍存在明显的 T 波改变,其极性与异常除极时 QRS 主波方向一致,Rosenbaum 称之为电张调整性 T 波改变。电张调整性 T 波改变是介于原发性与继发性 T 波改变之间的第 3 种 T 波改变,不具有病理性意义,是一种正常的电生理现象,但需通过与原来图片比较或随访观察借以排除原发性 T 波改变。电张调整性 T 波改变往往会持续一段时间,这与心脏记忆现象和积累作用有关。

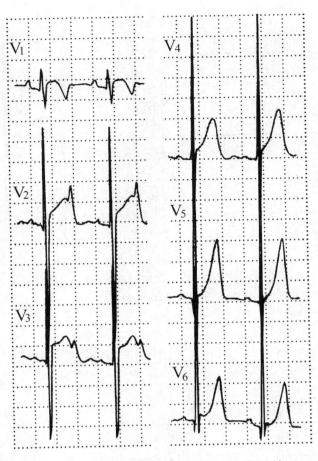

图 12-13　V$_2$、V$_3$ 导联呈现"圆顶-尖角状"T 波

男性,15 岁,先心病、室间隔缺损。胸前导联(图 12-13)显示 R$_{V_5}$ ＝3.8mV,R$_{V_6}$ ＝3.7mV,V$_1$～V$_3$ 导联 ST 段呈上斜型抬高 0.15～0.40mV,V$_4$～V$_6$ 导联 ST 段呈上斜型抬高约 0.1～0.2mV,T 波高耸,V$_2$、V$_3$ 导联 T 波呈现"圆顶-尖角状"。心电图诊断:①窦性心律;②左心室高电压,提示左心室肥大;③前侧壁 ST 段抬高伴 T 波高耸,符合左心室舒张期负荷过重的心电图改变;④前间壁呈现"圆顶-尖角状"T 波。

2.类型及心电图特征

(1)右心室起搏后室上性激动的 T 波倒置:①倒置 T 波多发生在Ⅱ、Ⅲ、aVF、V$_5$、V$_6$ 导联;②倒置 T 波的深度和持续时间与起搏的强度和持续的时间有关(图 12-15)。此类型最为常见。

(2)宽 QRS 心动过速终止后窦性激动的 T 波倒置:①该宽 QRS 心动过速多呈左束支阻滞伴电轴左偏型的室性心动过速或室上性心动过速;②心动过速终止后恢复窦性心律时,以 R 波为主导联的 T 波倒置,与宽 QRS 主波方向一致;③倒置 T 波的深度与宽 QRS 心动过速持续时间成正比;④倒置 T 波恢复正常极性、形态需要一定的时间,数小时至数周不等,与心室异常除极的时间成正比。

(3)间歇性左束支阻滞消失后 T 波倒置:①异常除极的 QRS 波群呈左束支阻滞型;②左束支阻滞消失后,V$_4$～V$_6$ 导联或同时伴Ⅱ、Ⅲ、aVF 导联 T 波倒置;③倒置 T 波的深度和持续时间与左束支阻滞发作的时间成正比。

(4)心室预激消失后 T 波倒置:①异常除极的 QRS 波群呈预激波形特征;②预激消失或射频治疗后,V$_4$～V$_6$ 导联 T 波倒置;③倒置 T 波的深度和持续时间与预激程度、持续时间成正比。

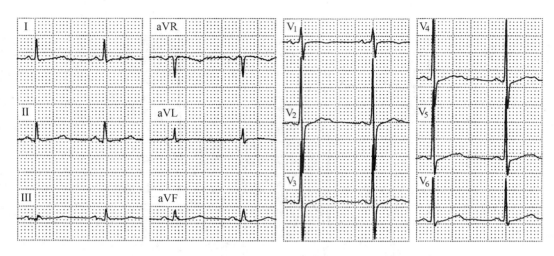

图 12-14　服用胺碘酮后 V₂~V₅ 导联出现顶峰切迹型 T 波

　　女性,69 岁,心房颤动射频消融术后服用胺碘酮。常规心电图(图 12-14)显示 P-P 间期 0.76~0.82s,频率 73~79 次/min;V₂~V₅ 导联 T 波呈双峰切迹、振幅低平;Q-T 间期 0.41s。心电图诊断:①窦性心律;②前间壁、前壁轻度 T 波改变,提示药物影响所致。

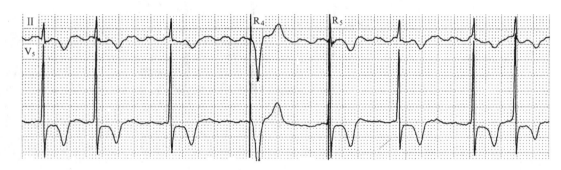

图 12-15　电张调整性 T 波改变

　　男性,56 岁,心房扑动、植入心室起搏器 1 年。Ⅱ、V₅ 导联(图 12-15)同步记录,显示基本节律为心房扑动,除 R₄ 搏动为心室起搏外,其余均由 F 波下传心室,R₅ 搏动为假性室性融合波,V₅ 导联 R 波振幅 2.5~2.7mV;Ⅱ、V₅ 导联 ST 段呈下斜型或水平型压低 0.05~0.10mV,T 波倒置。心电图诊断:①心房扑动伴正常心室率(平均 70 次/min),房室呈 2:1~3:1 传导;②左心室高电压;③ST-T 改变,电张调整性 T 波改变待排;④心室起搏搏动及假性室性融合波(VVI 模式,60 次/min);⑤起搏器功能未见异常。

七、T 波电交替现象

1.基本概念

　　T 波电交替现象是指同一起搏点节律,心脏自身复极过程中所出现的 T 波形态、振幅甚至极性发生交替性改变,可同时伴有 QRS 波群、ST 段等波、段交替变化,通常每隔 1 次心搏出现 1 次改变,并排除呼吸、体位、胸腔或心包积液等心外因素。

2.心电图特征

　　(1)主导节律恒定,多为窦性,其 QRS 波形、振幅一致。

　　(2)T 波交替性改变的幅度较明显,发生在以 R 波为主导联价值大。

　　(3)心动过缓时出现 T 波电交替比心动过速时出现价值大。

　　(4)常伴有 Q-T 间期延长或同时伴 Q-T 间期长短交替。

（5）与心外因素无关，如呼吸、体位、心包积液、胸腔积液等。

（6）可伴有 ST 段、U 波甚至 P 波、QRS 波群电交替（图 12-16）。

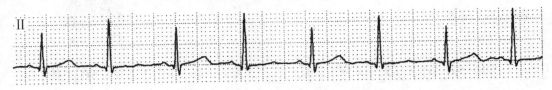

图 12-16　QRS 波群、T 波振幅呈电交替现象

3.发生机制

T 波电交替可能与电解质紊乱（低钙、低镁、低钾血症）、心肌缺血缺氧、支配心脏的自主神经失衡等因素有关。

4.临床意义

显著的 T 波电交替，是心室复极不一致、心电活动不稳定的表现，易诱发严重的室性心律失常而猝死。多见于长 Q-T 间期综合征、心肌缺血、心功能不全及电解质紊乱等患者。有 T 波电交替者，发生致命性室性心律失常的危险性增加 14 倍。T 波电交替目前已成为识别心源性猝死高危患者的一个重要而非常直观的指征。

八、与心动周期长短有关的倒置 T 波

与心动周期长短有关的倒置 T 波又称为与慢心率相关的频率依赖性 T 波改变，仅出现在心率缓慢时（图 12-17）。随着运动或给予阿托品、异丙肾上腺素使心率增快，则倒置的 T 波恢复正常。可能系迷走神经反射所致。有学者认为长间歇可使心室充盈期延长，其舒张容积增加，导致心室复极改变或与长间歇后心肌收缩性改变有关，或长间歇使心室内压力升高，影响冠状动脉血流量导致心内膜下心肌缺血，或心室内血流动力学改变引起心肌纤维的伸展等，这些因素均可造成 T 波改变。

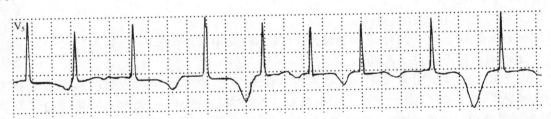

图 12-17　冠心病、心房颤动患者出现与心动周期长短有关的 ST 段压低、巨倒 T 波和 Q-T 间期延长

九、早搏后 T 波改变

各种早搏代偿后可引起其后 1 个或数个窦性搏动除极异常，出现 T 波增高、降低、平坦、切迹或倒置。既往认为这一现象属病理性原发性 T 波改变，提示心脏有器质性病变。但 Leachman 等认为这类 T 波改变与冠状动脉疾病、左心室功能不全的存在与否均无关，而仅与早搏后较长的代偿间歇有关。现倾向于心室电张调整所致，是一种功能性改变。

第十三章

"物极必反"的不应期——Q-T 间期

一、Q-T 间期的测算方法

测算 Q-T 间期应选择 QRS 波群起点明确、T 波清晰且未与 U 波融合的导联,如 Ⅱ、aVL、V₅ 导联等,以各导联中最长的 Q-T 间期为准(通常 aVL 导联 U 波最不明显),不同导联的 Q-T 间期可有约 $0.04s$ 互差。若 T 波与 U 波融合难以辨认两者交界点,则测量 Q-U 间期。若 Q-U 间期大于 Q-T 间期正常最高值加 U 波时间均值 $0.20s$,则为延长,其意义如同 Q-T 间期延长,甚至更有价值。

二、Q-T 间期的校正

Q-T 间期是心室肌除极和复极时间的总和,代表心室不应期,其长短除了准确测量外,尚受心率、性别、年龄及心室传导阻滞(心室除极异常)时 QRS 时间的影响,故对实际测得的 Q-T 间期需进行相应的校正。但在日常工作中多通过查表法判定 Q-T 间期有无延长(请见第 476 页表二 Q-T 间期正常最高值)。

1. 心率校正后 Q-T 间期

心率校正后 Q-T 间期称为 Q-T_C,其计算方法为 $Q\text{-}T/\sqrt{R\text{-}R}$。正常心率时(60~100 次/min),其 Q-T_C 正常值为男性 $0.40\pm0.04s$,女性 $0.42\pm0.04s$。数字化或网络化心电图诊断中,计算机大多会自行计算出 Q-Tc。

2. 性别校正后 Q-T 间期

同一心率范围时,女性的 Q-T 间期较男性延长 $10\sim30ms$,平均延长 $20ms$。

3. QRS 时间校正后 Q-T 间期

左束支阻滞、右束支阻滞、非特异性心室内阻滞、心室预激、室性异位心律及心室起搏心律等心室内除极异常时,因 QRS 波群增宽,势必引发 Q-T 间期延长,此时不能准确反映实际 Q-T 间期的变化,故需进行相应校正或使用 J-T 间期(Q-T 间期减去 QRS 时间),但后者尚未有一正常参考值,有的采用 J-Tc 正常值≤360ms。2004 年,Pentti 等提出了心室除极异常时 QRS 时间校正后 Q-T 间期的计算公式:$Q\text{-}T_{R\text{-}R,QRS}=Q\text{-}T-155\times(60/\text{心率}-1)-0.93\times(QRS-139)+k$,k 值男性为 $-22ms$,女性为 $-34ms$。显然,此计算方法繁琐复杂,在实际工作中是难以采用的。

4. Q-T 间期正常最高值简易估算方法

(1)心室除极正常时(QRS 波形正常):①正常心率(60~100 次/min),以心率 70 次/min 时的 Q-T间期($0.40s$)作为男性的基准数,Q-T 间期正常最高值以心率每增加或减少 5 次/min 作为一档,每档的 Q-T 间期相应地减去或加上 $0.01s$;女性的正常最高值在此基础上另加 $0.02s$。如心率为 79 次/min,则男性 Q-T 间期正常最高值为 $0.40-0.02=0.38s$,而女性正常最高值为 $0.40s$;如心率 68 次/min,则男性 Q-T 间期正常最高值为 $0.40+0.01=0.41s$,而女性正常最高值为 $0.43s$。②心动过缓(<60 次/min),以心率 60 次/min 时的 Q-T 间期($0.43s$)作为男性的基准数,Q-T 间期正常最高值为心率每减少 5 次/min,男性 Q-T 间期相应地加上 $0.02s$,而女性则另加 $0.02s$。③心动过速(>100 次/min),以心率 100 次/min 时的 Q-T 间期($0.34s$)作为男性的基准数,Q-T 间期正常最高值为心率每增加 5 次/min，男性 Q-T 间期相应地减去 0.01s，而女性则另加 0.02s。

（2）心室除极异常时（QRS 宽大畸形）：正常情况下 QRS 时间为 0.08～0.11s，均值约 0.10s。心室除极异常时，其 QRS 时间大多为 0.12～0.16s，较正常除极时延长了 0.02～0.06s，故其 QRS 时间校正后的 Q-T 间期正常最高值需在上述简易估算法或查表法基础上减去所延长的 QRS 时间（宽 QRS 时间－0.10）；而女性正常最高值则另加 0.02s。

（3）查表法：根据心率的快慢通过查表法得到 Q-T 间期的正常最高值，快速简捷。

三、Q-T 间期异常

Q-T 间期异常主要表现为 Q-T 间期延长和 Q-T 间期缩短。前者易诱发严重的室性心律失常而猝死，而后者近年来亦认为是致心律失常性猝死和临终前的心电图改变之一，也是一种严重的心电现象。

四、Q-T 间期延长

1. 特发性 Q-T 间期延长

特发性 Q-T 间期延长又称为先天性长 Q-T 间期综合征。具有家族性遗传特征，猝死风险性高，主要由尖端扭转型室性心动过速和心室颤动所致。其心电图特征：①Q-T 间期延长或 Q-Tc 男性≥0.47s，女性≥0.48s；②T 波改变，表现为 T 波宽大、双峰切迹或低平、ST 段呈水平延长伴 T 波高尖；③U 波增高；④有时可见 Q-T 间期长短交替及 T 波、U 波电交替，具有诊断意义；⑤常于运动、激动、惊恐等交感神经张力增高时发作尖端扭转型室性心动过速，具有肾上腺素能依赖性的临床特征。尖端扭转型室性心动过速若短期内自行终止，仅表现为晕厥；若蜕变为心室颤动，则极易导致猝死（图 13-1、图 13-2）。具体请见第 122 页第十七章各类心肌病的心电图改变（六、离子通道心肌病）。

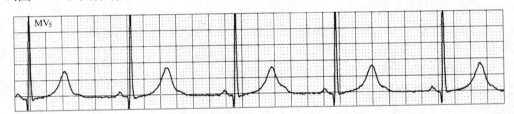

图 13-1 先天性长 Q-T 间期综合征患者出现宽大 T 波、Q-T 间期延长

男性，33 岁，先天性长 Q-T 间期综合征。MV₅ 导联（图 13-1）显示 P-P 间期 1.24～1.32s，频率 45～48 次/min；T 波宽大，降支切迹，可能与 U 波融合有关，Q-T 间期达 0.62s（正常最高值 0.49s）。心电图诊断：①窦性心动过缓（45～48 次/min）；②T 波形态改变及 Q-T 间期延长；③符合先天性长 Q-T 间期综合征的心电图改变。

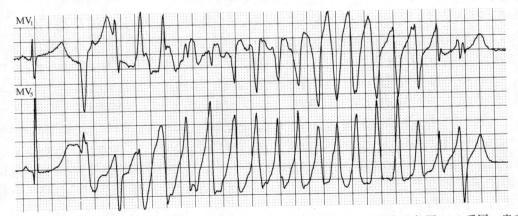

图 13-2 室性早搏落在 T 波降支上诱发尖端扭转型室性心动过速（Ron-T 现象）（与图 13-1 系同一患者）

2. 继发性 Q-T 间期延长

继发性 Q-T 间期延长又称为后天获得性长 Q-T 间期综合征。由药物（多由Ⅰ类和Ⅲ类抗心律

失常药)、电解质紊乱(低钾、低钙、低镁血症)、甲状腺功能减退、脑血管意外、冠心病、心肌病、心肌梗死 12~24h 后伴随 T 波倒置时及缓慢性心律失常等所致(图 13-3),除 Q-T 间期或 Q-Tc 间期延长外,尖端扭转型室性心动过速常以长-短周期顺序和间歇依赖性的形式发作。

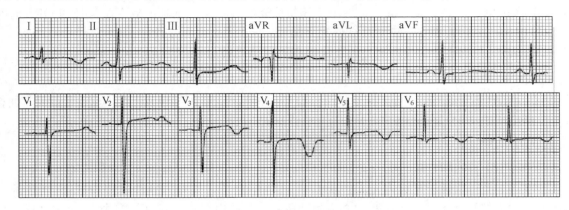

图 13-3　脑血管意外患者出现继发性 Q-T 间期延长

男性,41 岁,脑血管意外。常规心电图(图 13-3)显示窦性 P-P 间期 1.07~1.10s,频率 55~56 次/min;Ⅰ、V_3~V_6 导联 T 波倒置,Q-T 间期延长达 0.62s(正常最高值 0.45s)。心电图诊断:①窦性心动过缓(55~56 次/min);②广泛导联 T 波改变;③Q-T 间期延长。

五、Q-T 间期缩短

Rautahariju 等提出 Q-T 间期预测值(单位 ms)为 656÷(1+心率/100),正常 Q-T 间期的下限值为 Q-T 间期预测值的 88%。当所测的 Q-T 间期<预测值的 88% 或 Q-Tc≤0.33s 时,便可认为 Q-T 间期缩短或短 Q-T 间期。分为特发性 Q-T 间期缩短和继发性 Q-T 间期缩短两种。短 Q-T 间期与长 Q-T 间期一样,也是发生猝死的危险因素,应值得关注和重视。

1. 特发性 Q-T 间期缩短

请见第 122 页第十七章各类心肌病的心电图改变(六、离子通道心肌病)。

2. 继发性 Q-T 间期缩短

(1)基本概念:又称为继发性短 Q-T 间期综合征,是继发于电解质异常(高钙血症、高钾血症)、儿茶酚胺类药物影响(肾上腺素、异丙肾上腺素、多巴胺等)、洋地黄效应或中毒、超急期心肌梗死、甲状腺功能亢进、迷走神经张力过高引起的心室早复极及心肺复苏后的危重病例等。

(2)发病机制:①ST 段代表心室肌动作电位 2 相平台期,具有心率依赖性,受儿茶酚胺、细胞外 Ca^{2+} 浓度、心肌病变及药物等因素的影响,如使用儿茶酚胺类及洋地黄类药物、高钙血症、心肌急性缺血、缺氧、损伤等导致细胞膜受损,出现 Ca^{2+} 持续内流,均可引起 ST 段缩短或消失;②T 波代表心室肌动作电位 3 相,凡是能引起心肌细胞膜对 K^+ 通透性增加使 3 相复极加速,均可导致 T 波变窄,时间缩短;③一过性矛盾性 Q-T 间期缩短常由心外因素所致,受自主神经调节。当心脏迷走神经张力异常增高时,释放过量的乙酰胆碱将抑制 I_{Ca} 电流和激活 $I_{K、Ach}$ 电流,导致心室复极时间缩短。

(3)临床及心电图特征:①继发于其他疾病或药物影响;②短 Q-T 间期多<预测值的 88%;③ST 段明显缩短或消失,QRS 波群结束后立即出现 T 波上升支,T 波高尖,近似于对称,尤以胸前导联为明显;④心肺复苏后发生的短 Q-T 间期,多伴随心动过缓、二度~三度房室阻滞、非特异性心室内阻滞及心室停搏等(图 13-4)。

3. Q-T 间期缩短的临床意义

(1)Q-Tc 缩短者与 Q-Tc 正常者(360~440ms)相比,猝死的危险性增加 2 倍。这表明短 Q-T 间期与长 Q-T 间期、Brugada 综合征一样,也是发生猝死的危险因素。

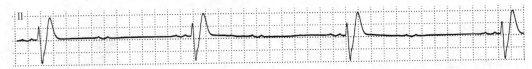

图 13-4　继发性 Q-T 间期缩短

男性,67 岁,冠心病、车祸引发多发性损伤。Ⅱ导联(图 13-4)系心肺复苏后记录,显示 P-P 间期 1.19～1.24s,频率 48～50 次/min,P 波增宽呈双峰切迹,时间 0.22s,两峰距 0.15s;P-R 间期 0.28s,QRS 时间 0.16s,房室呈 2∶1 传导,R-R 间期 2.42s,心室率 25 次/min,未见下级起搏点发放冲动;ST 段消失,T 波变窄,上升支陡直,Q-T 间期 0.31s。心电图诊断:①窦性心动过缓(48～50 次/min);②P 波增宽伴切迹,提示不完全性左心房内阻滞;③长 P-R 间期型二度房室阻滞引发极缓慢心室率(25 次/min),房室呈 2∶1 传导;④非特异性心室内阻滞;⑤ST 段消失、T 波改变及 Q-T 间期缩短;⑥下级起搏点功能低下。

(2)心肺复苏过程中、复苏后出现的短 Q-T 间期,是一种严重的心电现象,预示着很快会出现二度、三度房室阻滞及心室停搏,是临终前的心电图表现之一。

(3)短 Q-T 间期尚见于服用雄性激素患者。有学者认为 Q-Tc<0.38s 是一项预测滥用雄性激素强有力的指标(敏感性 83%、特异性 88%),故提出检测 Q-T 间期,可作为筛选运动员是否服用兴奋剂的指标。

六、Tp-Te 间期的测算及其价值

Q-T 间期延长的主要风险是因心室易颤期和相对不应期延长而诱发严重的室性心律失常。Tp 位于 T 波顶峰,Te 位于 T 波终点,Tp-Te 间期对应于心室的相对不应期(图 13-5)。Tp-Te 间期正常值为 80～100ms,不同导联的 Tp-Te 间期互差可达 15～45ms。Tp-Te 间期延长预警恶性室性心律失常(心源性猝死)的价值明显优于 Q-T 间期延长。

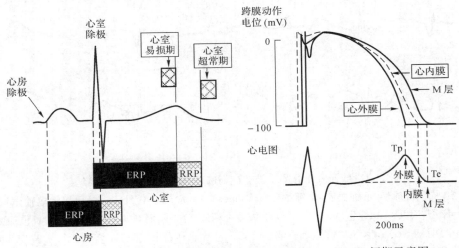

图 13-5　心室的有效不应期(ERP)与相对不应期(RRP)、Tp-Te 间期示意图

Tp-Te 间期延长预警恶性室性心律失常(心源性猝死)的机制有以下两点:

(1)相对不应期学说:心室肌在相对不应期时存在明显的电异步性,即心室肌兴奋性恢复的起始时间、恢复的速度及状态明显不同,如正常心肌与缺血心肌之间的相对不应期差值增大,极易引发恶性的室性心律失常。

(2)跨室壁复极离散度增大:心室肌的复极从心内膜开始,但不同层面心室肌细胞的复极结束时间不同。心外膜心肌细胞复极快,于 Tp 处完成复极,而后是心内膜心肌细胞复极,最慢者是中层 M 细胞复极,其在 Te 处完成复极。因此,Tp-Te 间期代表跨室壁的不同层面的心肌细胞复极的离散度,当该值增大时,就易引发恶性的室性心律失常。

第十四章

机制不明又具有极高价值——U 波

一、正常 U 波

U 波是在 T 波后 0.02～0.04s 处出现的小而圆钝的波，与 T 波方向一致，振幅＜0.2mV，不超过同导联 T 波的 1/2，在 V_2～V_4 导联最明显；U 波的时间为 0.16～0.25s，均值 0.20s。

二、U 波增高

当 U 波振幅≥0.20mV 或高于同导联 T 波振幅时，便称为 U 波增高；若 U 波振幅＞0.5mV，则为明显增高。若 U 波增高与 T 波融合，则测量 Q-U 间期。若 Q-U 间期大于 Q-T 间期正常最高值加 U 波时间均值 0.20s，则为延长，其意义如同 Q-T 间期延长，甚至更有价值。若服用可引起 Q-T 间期延长及尖端扭转型室性心动过速药物后，U 波增高的临床价值超过 Q-T 间期延长。在高大的 U 波之后常出现室性早搏，甚至是尖端扭转型室性心动过速。U 波增高见于下列情况：

(1)电解质紊乱：低钾血症、高钙血症等(图 14-1)。

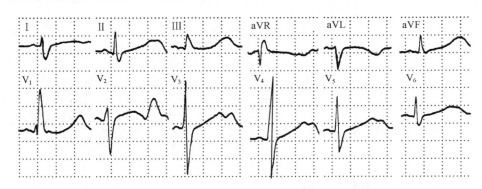

图 14-1　低钾血症引发 T 波宽钝切迹、U 波增高及 Q-T 间期延长

男性，26 岁，周期性瘫痪、低钾血症(血钾浓度 3.1mmol/L)。常规心电图(图 14-1)显示电轴＋132°，V_1 导联 QRS 波群呈 rsR′型，时间 0.13s；Ⅱ、V_3～V_6 导联 T 波宽钝切迹，Q-T 间期 0.59s；V_2、V_3 导联 U 波振幅增高，并与 T 波融合。心电图诊断：①窦性心律；②电轴右偏(＋132°)；③完全性右束支阻滞；④T 波、U 波改变及 Q-T 间期延长，符合低钾血症的心电图改变。

(2)药物影响：抗心律失常药物影响(如胺碘酮等)、洋地黄、肾上腺素、钙剂、抗精神病药物等(图 14-2)。

(3)三度房室阻滞、缓慢性心律失常长 R-R 间歇后、早搏代偿间歇后等(图 14-3)。

(4)急性脑血管意外：出血性比缺血性脑血管疾病更为常见，尤其是蛛网膜下腔出血者。

(5)迷走神经张力过高。

(6)心绞痛发作或运动时出现胸前导联 U 波增高：见于左冠状动脉回旋支或(和)右冠状动脉狭窄 75％以上(敏感性 70％、特异性 98％)。

(7)急性后壁、下壁心肌梗死：约 60％～72％患者左胸前导联出现 U 波增高。

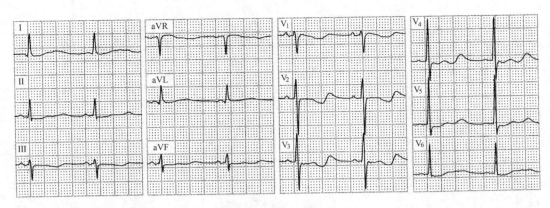

图 14-2　服用胺碘酮后引发 U 波振幅增高

女性,61 岁,心房颤动射频消融术后服用胺碘酮。常规心电图(图 14-2)显示 P-P 间期 0.94s,频率 64 次/min; V_5、V_6 导联 ST 段呈水平型压低 0.05～0.08mV;T 波在 V_1～V_3 导联倒置,V_4 导联正负双相,V_5 导联低平,Ⅰ、V_6 导联宽钝切迹;各导联 U 波与 T 波融合,Ⅱ、V_2～V_5 导联 U 波振幅增高＞T 波振幅,Q-T 间期 0.46s(正常最高值 0.44s)。心电图诊断:①窦性心律;②ST 段、T 波及 U 波改变;③Q-T 间期延长;④符合服用胺碘酮后的心电图改变。

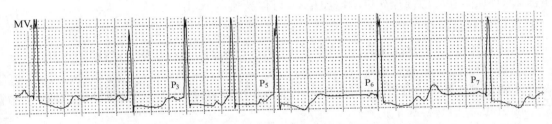

图 14-3　短阵性房性心动过速后出现 U 波振幅明显增高

男性,58 岁,冠心病。MV_5 导联(图 14-3)显示窦性 P-P 间期 1.10s,频率 55 次/min,P_3～P_5 搏动为提早出现 P'-QRS-T 波群;P_6 呈负正双相且延迟出现,其逸搏周期 1.24s,频率 48 次/min;P_7 低平,形态介于窦性 P 波与 P_6 之间,为房性融合波,P_6-P_7 间期 1.24s;ST 段呈下斜型压低 0.20～0.25mV,T 波呈负正双相,Q-T 间期 0.55s(正常最高值 0.45s);短阵性房性心动过速后第 1 个搏动的 U 波振幅明显增高。心电图诊断:①窦性心动过缓(55 次/min);②短阵性房性心动过速;③过缓的成对房性逸搏伴房性融合波(48 次/min);④ST 段、T 波改变;⑤Q-T 间期延长;⑥短阵性房性心动过速后第 1 个搏动的 U 波振幅明显增高。

三、U 波倒置

以 R 波为主导联,正常情况下 U 波应该直立。若出现 U 波倒置,则见于下列情况:

(1)急性心肌梗死:前壁梗死发生率约 10％～60％,下壁梗死发生率约 30％～33％,多见于 ST-T 改变和异常 Q 波出现之前,而在冠状动脉介入治疗或急性期后数小时至 24h 内消失。

(2)心肌缺血:尤其是左冠状动脉前降支病变所引起的心肌缺血(图 14-4)。若运动试验后出现 U 波倒置,则是心肌缺血的佐证,为运动试验阳性或可疑阳性标准之一,常提示左前降支近端或左主干病变。

(3)高血压病:其倒置程度随着血压升高而加深,随着血压降低和恢复正常而变浅或直立,可作为判断病情和疗效的参考指标之一。

(4)左心室劳损:当左心室肥大、负荷过重时,除 U 波倒置外,常合并 ST-T 改变。

(5)老年患者。

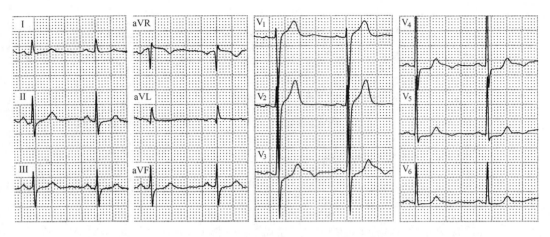

图 14-4　冠心病患者出现前壁、侧壁 U 波倒置

男性,65 岁,冠心病。常规心电图(图 14-4)显示 $V_4 \sim V_6$ 导联 ST 段呈水平型压低 0.05~0.10mV,$V_3 \sim V_6$ 导联 U 波倒置。心电图诊断:①窦性心律;②前侧壁轻度 ST 段改变;③前壁、侧壁 U 波改变。

(6)可能是普通人群全因死亡率增加的独立预测因素:2017 年欧洲心脏病学会议报道 U 波倒置与全因死亡风险和心源性猝死风险增加相关,可作为独立预测因素之一。

四、双相型 U 波改变

(1)负正双相型:见于高血压病、左心室肥大、左心室舒张功能不全及老年患者等(图 14-5)。

(2)正负双相型:见于心肌缺血、冠心病等。

(3)不稳定型心绞痛发作时,左胸前导联出现双相型 U 波是发生急性心肌梗死的独立预测指标之一,应引起高度重视,及早干预。

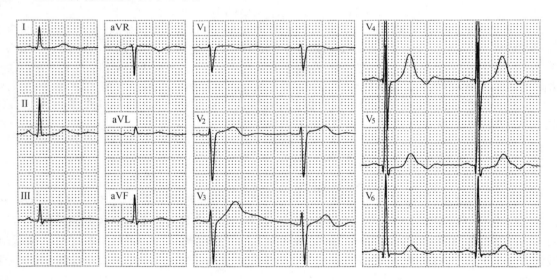

图 14-5　高血压病患者出现前侧壁 U 波负正双相

男性,71 岁,高血压病。$V_1 \sim V_3$ 导联定准电压 5mm/mV,常规心电图(图 14-5)显示 P-P 间期 1.13~1.15s,频率 52~53 次/min,$R_{V_5} = 4.0mV$,$R_{V_6} = 2.5mV$,$R_{V_5} + S_{V_1} = 5.6mV$;$V_4 \sim V_6$ 导联 ST 段呈水平型压低 0.05~0.10mV;U 波在 V_4、V_5 导联呈负正双相,但以负相为主,在 V_6 导联呈浅倒置。心电图诊断:①窦性心动过缓(52~53 次/min);②左心室高电压,提示左心室肥大;③前侧壁 ST 段、U 波改变。

五、U 波电交替现象

1. 心电图特征

(1)同一导联上直立的 U 波,其振幅呈高低交替改变(图 14-6);或者倒置的 U 波,其深浅程度交替;或者直立与倒置呈交替发生(图 14-7)。

(2)常伴 Q-T 间期或 Q-T_c 延长,标志着心室复极延迟。

(3)心率缓慢或长间歇之后 U 波增高,易发生电交替现象。

(4)早搏之后或室性心动过速之前,出现 U 波增高伴电交替者,有人将增高的 U 波称为舒张期振荡波,U 波越高,越易诱发室性心律失常(图 14-8)。

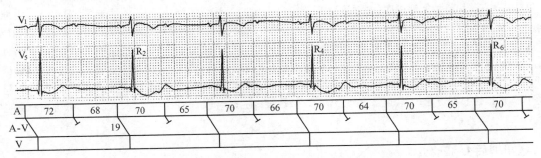

图 14-6　冠心病患者出现 ST 段、T 波、U 波电交替现象

男性,72 岁,冠心病。V_1、V_5 导联同步记录(图 14-6),显示夹有 QRS 波群的 P-P 间期略长,为 0.70～0.72s,而无 QRS 波群的 P-P 间期略短,为 0.64～0.68s,房室呈 2∶1 传导,心室率 43～44 次/min;V_5 导联偶数搏动(R_2、R_4、R_6)的 ST 段压低明显、T 波倒置、U 波增高。心电图诊断:①窦性心律;②二度房室阻滞引发缓慢心室率(43～44 次/min),房室呈 2∶1 传导;③ST 段、T 波、U 波电交替现象。

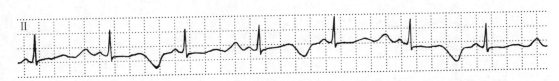

图 14-7　先天性长 Q-T 间期综合征呈现 U 波电交替现象(直立与倒置交替)

女性,36 岁,先天性长 Q-T 间期综合征、反复晕厥。Ⅱ导联(图 14-7)显示 P-P 间期 0.99s,频率 60 次/min,T 波略低平和宽钝,Q-T 间期 0.56s(正常最高值 0.46s),U 波振幅增高与倒置呈交替性改变;24h 动态心电图显示频发尖端扭转型室性心动过速。心电图诊断:①窦性心律;②Q-T 间期延长;③轻度 T 波改变;④U 波电交替现象;⑤符合先天性长 Q-T 间期综合征的心电图改变。

2. 发生机制

U 波振幅电交替现象与心排出量交替性改变有关,并非心电活动异常所致。心室容量越大、心室收缩越强,其 U 波振幅越高大。而 U 波极性电交替,则可能与心肌损害有关。

3. 临床意义

(1)U 波电交替现象常合并交替脉,是提示左心功能不全的征象之一。

(2)高大 U 波伴电交替现象是心肌兴奋性增高的表现,常是严重室性心律失常的前兆。

(3)U 波电交替现象见于低钾、低钙、低镁血症及胺碘酮中毒、脑外伤等。

(4)U 波电交替现象和长间歇后胸前导联 U 波由倒置转为直立,与儿茶酚胺敏感性室性心动过速发生有关。

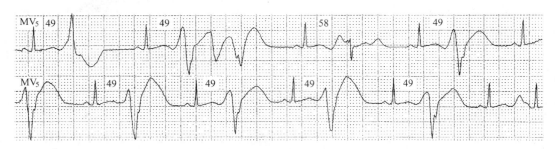

图 14-8　可能由高大 U 波引发的室性早搏、短阵性室性心动过速

男性,76 岁,冠心病、低钾血症(血钾浓度 3.1mmol/L)。上、下两行 MV₅ 导联连续记录(图 14-8),定准电压 5mm/mV,显示窦性 P-P 间期 0.61～0.75s,频率 80～98 次/min;每隔 1 个窦性搏动提早出现 1 次宽大畸形QRS-T 波群,偶联间期呈 0.49、0.58s 短长两种,QRS' 波形不一致,为多源性室性早搏,有时连续出现 3 次形成短阵性室性心动过速;T 波浅倒、U 波高大;绝大多数室性早搏均落在高大 U 波顶峰上,可能由心室延迟后除极所致,即由高大 U 波触发所引起(舒张期振荡波);Q-U 间期 0.55s。心电图诊断:①窦性心律;②频发多源性室性早搏,呈二联律;③短阵性室性心动过速;④轻度 T 波改变;⑤U 波改变(明显增高),Q-U 间期延长;⑥符合低钾血症的心电图改变。

六、早搏后 U 波改变

室性早搏、房性早搏后的第 1 个或数个窦性搏动的 U 波出现改变,如增高、倒置或振幅逐渐改变(电阶梯现象),可能与早搏后较长的代偿间歇有关(图 14-9)。

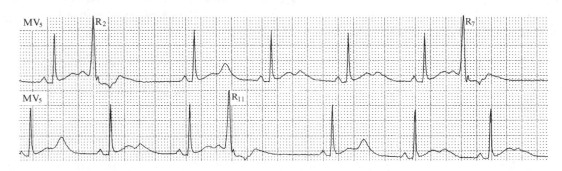

图 14-9　室性早搏后出现 U 波振幅呈电阶梯现象

男性,19 岁,病毒性心肌炎。MV₅ 导联(图 14-9)连续记录,显示窦性 P-P 间期 1.0～1.08s,频率 56～60 次/min;R₂、R₇、R₁₁搏动为提早出现宽大畸形 QRS-T 波群,其后有逆行 P⁻ 波跟随;代偿间歇后第 1 个搏动的 U 波振幅明显增高,随后搏动的 U 波形态和振幅呈现逐渐改变;Q-U 间期 0.56s。心电图诊断:①窦性心动过缓(平均 58 次/min);②频发室性早搏伴逆传心房;③早搏后出现 U 波振幅增高及电阶梯现象。

第二篇

进展与提高

　　本篇着重阐述：①各种心脏病的病理生理改变与心电图表现的相关性及其特征；②电解质紊乱和药物对心脏影响所产生的心电图改变；③各种心律失常和起搏心电图的基本概念、发生机制、心电图特征及临床意义。同时配备了大量精彩图例，部分绘制了梯形图解。本篇共28章，是本书的重点、难点和精华所在。掌握了这些内容，分析心电图时将会得心应手。

第十五章

急性心肌梗死经典与进展

一、基本概念

（1）急性心肌梗死（AMI）：是指各种原因导致冠状动脉血流急剧减少或中断而引发相应部位的心肌急性缺血、损伤直至坏死，呈现特征性 T 波、ST 段及 QRS 波群动态改变和临床症状。其中约95%由冠心病所致（如冠状动脉粥样硬化引起管腔严重狭窄、斑块脱漏或破裂形成新的血凝块或血栓形成），约 5%由冠状动脉炎（如川崎病）、冠状动脉严重而持久痉挛、冠状动脉栓塞等原因所致。

（2）急性冠脉综合征（ACS）：包括不稳定型心绞痛、ST 段抬高型和非 ST 段抬高型 AMI 及由急性心肌缺血引发的猝死。

（3）不稳定型心绞痛：是指近 3 个月内心绞痛发作的诱因有明显变化、发作次数增加、疼痛性质改变和持续时间延长者，是介于稳定型心绞痛与 AMI 之间的过渡类型。

二、黄金急救时间和诊治理念

（1）AMI 发生后，黄金急救时间只有 120min(2h)，12h 是 AMI 急救时间的底线！

（2）打造 AMI 急救网络和中心：做好院前（120 急救中心）和院中（入院到血管开通控制在90min 内）的急救工作和配合，开通绿色通道。

（3）AMI 诊治理念：对 AMI 要突显"时间就是心肌"的诊治理念，实施早诊断、早干预、早治疗，拯救濒死的心肌细胞，缩小梗死范围，缩短病程，改善预后，提高生活质量。

三、心电图改变"三联症"

AMI 发生后，其特征性心电图改变通常呈现"三联症"：缺血型 T 波改变、损伤型 ST 段改变及坏死型 QRS 波群改变（图 15-1）。其中前两者常呈动态演变。

（一）缺血型 T 波改变

缺血型 T 波改变是冠状动脉急性闭塞后最早出现的改变。首先表现为 T 波高耸，振幅可高达2.0mV，对早期诊断 AMI 具有重要的临床价值。数分钟至数小时后，T 波很快由高耸转为倒置。

（1）心内膜下心肌缺血：通常缺血最早发生在心内膜下心肌层，面对缺血区导联出现 T 波高耸。

（2）心外膜下心肌缺血：随着缺血进一步加重，出现心外膜下心肌缺血，面对缺血区导联的 T 波两支呈对称性倒置，表现为冠状 T 波。

（3）穿壁性心肌缺血：倒置的 T 波进一步加深，伴 Q-T 间期延长。

（二）损伤型 ST 段改变

随着心肌缺血的进一步加重，将出现损伤型 ST 段改变，表现为面对损伤区导联出现 ST 段抬高或压低，为 AMI 早期的另一种心电图表现。ST 段抬高的形态、程度及其动态演变对诊断 AMI 和预后判断均具有极重要的临床价值。

（1）心内膜下心肌损伤：面对损伤区导联 ST 段呈水平型、下斜型压低≥0.1mV。

（2）心外膜下心肌损伤：面对损伤区导联 ST 段呈上斜型或斜直型、弓背向上型或单向曲线型（图 15-2）、墓碑型、巨 R 型抬高≥0.1mV。

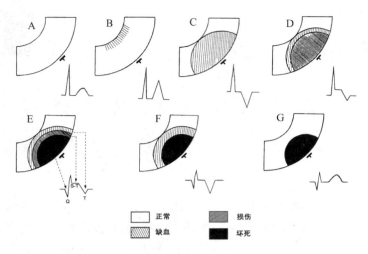

图 15-1　AMI 心电图改变"三联症"模式图

A：心肌血供正常时 QRS-T 波群；B：心内膜下心肌急性缺血时出现 T 波高耸（超急期）；C：心外膜下心肌急性缺血时出现冠状 T 波；D：心外膜下心肌急性损伤和缺血并存时出现 ST 段抬高和 T 波倒置（急性期）；E：心外膜下心肌坏死、损伤和缺血并存时出现异常 Q 波、ST 段抬高和 T 波倒置（急性期）；F：心外膜下心肌坏死和缺血并存时出现异常 Q 波和 T 波倒置（亚急性期）；G：心外膜下心肌坏死后由纤维组织替代时出现异常 Q 波（陈旧性期）。

（3）穿壁性心肌损伤：ST 段抬高更加明显，多＞0.5mV。

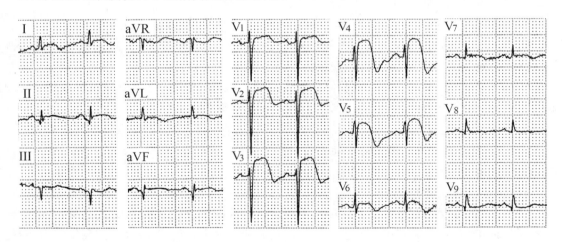

图 15-2　胸痛患者出现弓背向上型或单向曲线型 ST 段抬高

男性，74 岁，突发胸痛半天。常规心电图（图 15-2）显示 P-P 间期 0.56～0.60s，频率 100～107 次/min；QRS 波群在 Ⅱ、Ⅲ、aVF 导联呈 qrs、Qr 型，V_1～V_5 导联呈 rS 型，但 V_3 导联 r 波幅＜V_2 导联 r 波幅，V_5 导联 r 波幅＜V_4 导联 r 波幅；Ⅰ、V_2～V_6 导联 ST 段呈弓背向上型或单向曲线型抬高 0.05～0.50mV，T 波正负双相或倒置。心电图诊断：①窦性心动过速（100～107 次/min）；②下壁异常 Q 波；③前壁 r 波振幅逆递增；④广泛前壁 ST 段抬高及 T 波倒置，提示 AMI 所致，请结合临床。

（三）坏死型 QRS 波群改变

持续而严重的心肌缺血、损伤，将导致心肌坏死，出现异常 Q 波或 QRS 波幅显著降低。异常 Q 波可由心肌细胞组织学上的坏死或电学上的"电静止"所致，后者是由于心肌细胞膜电位负值降至阈电位以下，暂时丧失了电活动能力，出现心肌顿抑现象，供血改善后，异常 Q 波可消失。多数患者在 AMI 发生后 6～14h 出现异常 Q 波。

1.异常 Q 波的诊断标准

(1)旧标准:①Q 波时间≥0.04s;②Q 波深度≥1/4R 波振幅;③呈 QS 型,起始部挫折;④出现胚胎型 r 波,即呈 qrS 型或 QrS 型。

(2)新标准:相邻的两个导联 Q 波时间≥0.03s,深度≥0.1mV,但不包括Ⅲ、aVR 导联。

2.异常 Q 波形成的条件

(1)心肌梗死范围:梗死区直径>2.0cm 时,将产生异常 Q 波。若梗死区直径<2.0cm,累及左心室≤10%,则不会出现异常 Q 波,仅出现小 q 波或等位性 Q 波。

(2)心肌梗死深度:梗死厚度>0.5cm,累及左心室厚度的 50%以上时,将产生异常 Q 波。人的心内膜厚度约占心室壁的 50%,若梗死厚度<50%,则不会出现异常 Q 波,仅引起 QRS 波形改变,如顿挫、切迹、R 波振幅降低等。

(3)心肌梗死部位:出现异常 Q 波,除了心肌梗死范围足够大、深度足够深外,梗死区还必须在心室除极起始 0.04s 部位;否则,不会出现异常 Q 波,如基底部梗死,仅引起 QRS 终末 0.04s 处切迹、顿挫或 S 波加深。

3.等位性 Q 波

等位性 Q 波是指因梗死面积较少或局限于基底部、心尖部或梗死早期尚未充分发展等原因,未形成典型的异常 Q 波,仅产生各种特征性 QRS 波形改变,这些伴随临床症状出现的特征性 QRS 波形改变与异常 Q 波有等同的诊断价值,故称为等位性 Q 波,但必须结合临床及同导联 ST-T 改变情况。

(1)部分 q 波:当梗死面积较小时,虽位于 QRS 起始 0.04s 除极部位,但不能形成典型的异常 Q 波,仅出现 q 波。①$V_1 \sim V_6$ 导联均出现 q 波;②$V_3 \sim V_6$ 导联 q 波宽于和深于下一个胸前导联 q 波,即 $q_{V_3} > q_{V_4} > q_{V_5} > q_{V_6}$;③右胸导联出现 q 波,而左胸导联 q 波消失,能排除右心室肥大、左前分支阻滞,即 V_1、V_2 导联出现 q 波而 V_5、V_6 导联未见 q 波;④Ⅱ导联有 q 波,Ⅲ导联呈 Q 波,aVF 导联 q 波时间 0.03s 左右,深度接近 1/4R 波振幅。

(2)QRS 波群起始部切迹、顿挫:$V_4 \sim V_6$ 导联 QRS 波群起始部 r 波后出现 0.05mV 以上的负相波,即呈 rsR′型,与心尖部心肌梗死或前壁小面积心肌梗死有关。

(3)进展性 Q 波:同一患者在相同体位、部位进行动态观察,原有 q 波进行性增宽、加深,或原无 q 波的导联出现新的小 q 波。

(4)存在病理性 Q 波区:某个胸前导联 q 波虽未达到病理性 Q 波的诊断标准,但在其导联周围(上、下或左、右)均可记录到 Q 波,表明存在病理性 Q 波区域,为诊断心肌梗死有力佐证。

(5)R 波电压变化:①动态观察,同一导联 R 波振幅进行性降低,又称为 R 波丢失;②胸前导联 R(r)波振幅逆递增,如 $r_{V_2} > r_{V_3} > r_{V_4}$;③胸前导联 R(r)波振幅递增不良,如 $V_1 \sim V_4$ 导联,r 波振幅递增量<0.1mV;④右胸前导联 V_3、V_1、V_2 导联 R 波振幅增高伴 T 波高耸,呈镜像改变,表明存在正后壁心肌梗死,应加做 V_7、V_8、V_9 导联;⑤Ⅱ导联有 Q 波,Ⅲ、aVF 导联未见 q 波或 Q 波,但其 QRS 波群振幅≤0.25mV,或Ⅱ导联 R 波振幅≤0.25mV 伴Ⅲ、aVF 导联有 Q 波;⑥新消失的室间隔 q 波,即Ⅰ、aVL、V_5、V_6 导联 q 波消失。

四、演变规律

AMI 发生后,随着心肌缺血、损伤、坏死的发展和恢复,其心电图呈现一定的演变规律,相关导联将依次表现为"五部曲":①T 波高耸;②抬高的 ST 段与高耸的 T 波形成单向曲线;③QRS 波幅降低,继而出现异常 Q 波;④ST 段逐渐降低直至恢复正常;⑤T 波由直立转为倒置,由浅变深,以后又逐渐变浅直至恢复正常。

五、诊断标准的变革

1.3＋2 模式

2000 年前临床对 AMI 的诊断一直沿用 WHO 的诊断标准（3＋2 模式）：①有缺血性胸痛症状；②有心电图特征性 ST-T 动态演变或伴异常 Q 波；③有血清心肌酶谱升高与回落。满足其中 2 条者，即可诊断。

2.1＋1 模式

（1）2000 年，欧洲、美国心脏病学会对 AMI 的诊断标准进行了修订（1＋1 模式），即有典型的心肌损伤标志物（肌钙蛋白 cTn 或 CK-MB）的升高与回落，同时伴有下列 1 项者，即可诊断为 AMI：①有心肌缺血症状；②有 ST 段抬高或压低；③出现病理性 Q 波；④冠状动脉介入治疗（PTCA）术后。

（2）2007、2013 年，欧洲、美国心脏病学会又修订了 AMI 的诊断标准（1＋1 模式），即有典型的心肌损伤标志物（肌钙蛋白 cTn 或 CK-MB）的升高与回落，同时伴有下列 1 项者，即可诊断为 AMI：①有心肌缺血症状；②有新发的心肌缺血性心电图改变；③出现病理性 Q 波；④影像学证实有新发的局部室壁运动异常或新发的心肌活力丧失。

3. 新发的心肌缺血性心电图改变的定义

2013 年，欧洲、美国心脏病学会对既往新发的心肌缺血性心电图改变的定义进行了重新界定（测量 ST 段抬高或压低以 J 点为准，基准线以 PR 段终点为准，对 ST 段抬高的形态不作要求）。

（1）新发的左束支阻滞。

（2）新发的 ST 段抬高：①V_2、V_3 导联 ST 段抬高$\geqslant$0.2mV（男性，$\geqslant$40 岁）或$\geqslant$0.25mV（男性，<40 岁），女性 ST 段抬高$\geqslant$0.15mV；②其他导联 ST 段抬高$\geqslant$0.1mV（无左心室肥大和左束支阻滞）；③aVR 导联 ST 段抬高$\geqslant$0.1mV，并伴 2 个连续的对应导联 ST 段压低$\geqslant$0.05mV；④右胸前 V_3R、V_4R 导联 ST 段抬高$\geqslant$0.05mV（男性，<30 岁，ST 段抬高$\geqslant$0.1mV）。

（3）新发的 ST 段压低：①两个相邻导联 ST 段呈水平型或下斜型压低$\geqslant$0.05mV；②$V_1\sim V_3$ 导联 ST 段呈水平型或下斜型压低$\geqslant$0.1mV，伴 T 波直立。

（4）新发的 T 波倒置（1 个月内出现）：在以 R 波为主或 R/S>1 的两个相邻导联（胸前导联多见）T 波倒置$\geqslant$0.1mV，伴或不伴有 ST 段改变。此现象又称为危险性 T 波倒置，是急性心肌缺血的重要标准之一。

六、分类的变革

1. 透壁性与非透壁性 AMI

因该分类属病理诊断，故 20 世纪 80 年代后被有 Q 波与非 Q 波 AMI 的分类所替代。

2. 有 Q 波和非 Q 波 AMI

20 世纪 80 年代后，根据有无出现 Q 波对 AMI 进行分类。但出现 Q 波，意味着心肌细胞已坏死，不能满足临床早诊断、早干预、拯救濒死心肌的需求。由于该分类方法简单明确，且两者在临床和预后上均有很大差异，故这一分类方法对临床仍有一定参考价值。无 Q 波 AMI 者，其冠状动脉新形成的血栓较少、侧支循环较丰富、心肌损伤标志物水平较低，心肌灌注缺损不均匀较轻、心室壁运动异常程度较轻，心力衰竭发生率及近期死亡率均较低，但再梗死发生率较高；而有 Q 波 AMI 者，则刚好相反。

3. ST 段抬高型和非 ST 段抬高型 AMI

进入 21 世纪，国内、外均采用 ST 段抬高型和非 ST 段抬高型对 AMI 进行分类。这种分类方法使 AMI 诊断的时间大大提早，为早干预、早治疗，挽救濒死心肌赢得了宝贵的时间，极大地改善了患者的预后，突出了早期干预的重要性和"时间就是心肌"的诊治理念。但这不能完全替代有 Q

波与非 Q 波 AMI 的分类。

(1)ST 段抬高型 AMI:相关导联先表现为 T 波高耸,继之 ST 段呈损伤型抬高(斜直型、弓背向上型、单向曲线型、墓碑型、巨 R 型)。ST 段抬高是冠状动脉闭塞早期的心电图表现,是早期干预的标志(图 15-3、图 15-4)。若变异型心绞痛患者经治疗后不能缓解,持续时间达 20min 以上,相邻两个或两个以上导联 ST 段抬高(胸前导联抬高≥0.2mV、肢体导联抬高≥0.1mV),则高度提示发生了 AMI。

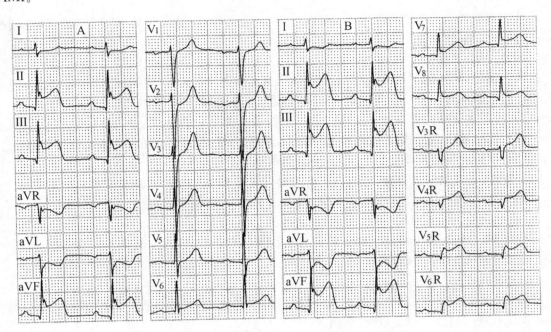

图 15-3 下壁、右心室导联 ST 段抬高伴 T 波增高

男性,61 岁,胸痛 1h。常规心电图 A(图 15-3)显示 P-R 间期 0.23s,Ⅱ、Ⅲ、aVF 导联 ST 段呈上斜型抬高 0.3 ~0.4mV,$ST_Ⅲ>ST_Ⅱ$,T 波直立。图 B 系相隔 9min 后记录,显示下壁导联 ST 段抬高更加明显,达 0.5~0.6mV,$ST_Ⅲ>ST_Ⅱ$,T 波增高,$V_3R～V_6R$ 导联 ST 段抬高 0.1~0.2mV,T 波直立。心电图诊断:①窦性心律;②下壁、右胸前导联 ST 段抬高伴 T 波增高,提示下壁、右心室超急性期心肌梗死所致,请结合临床;③一度房室阻滞。

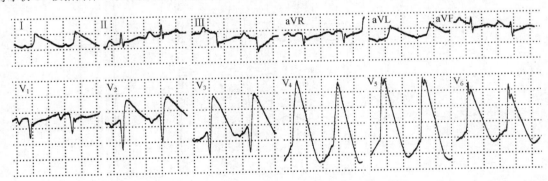

图 15-4 广泛前壁 AMI 出现巨 R 型 ST 段抬高

男性,76 岁,胸痛 1h。常规心电图(图 15-4)显示窦性 P-P 间期 0.51s,频率 118 次/min;肢体导联 QRS 波幅均<0.5mV,V_1 导联呈 QS 型,V_2、V_3 导联呈 rS 型,r 波振幅递增量<0.1mV;Ⅰ、aVL、$V_2～V_6$ 导联 ST 段呈巨 R 型抬高。心电图诊断:①窦性心动过速(118 次/min);②广泛前壁 ST 段呈巨 R 型抬高,提示 AMI 所致,请进一步做心肌损伤标志物检测;③肢体导联低电压;④前间壁等位性 Q 波。

（2）非 ST 段抬高型 AMI：又称为心内膜下 AMI，不出现异常 Q 波，心电图主要表现为 ST 段和（或）T 波动态演变。①相关导联突然发生 ST 段呈水平型、下斜型显著而持久地压低（≥0.2mV，持续时间＞24h）（图 11-10）；②T 波呈对称性倒置（冠状 T 波）或巨大倒置伴 Q-T 间期延长（图 12-9）。诊断时，必须密切结合临床和心肌损伤标志物检测。

七、分期的变革

（一）传统分期

传统的心肌梗死心电图可分为超急性期（早期）、急性期（充分发展期）、亚急性期（演变期或新近期）及陈旧性期（慢性稳定期）4 期。

1. 超急性期（早期）

超急性期为 AMI 最早期阶段，在冠状动脉闭塞后立即出现，持续时间极为短暂，约数分钟至数小时。心电图表现为相关导联 T 波高耸、ST 段抬高及心律失常等（图 15-3）。

（1）T 波高耸呈帐篷状改变：与细胞内 K^+ 大量逸出而呈短暂性细胞外高 K^+ 状态或急性心肌缺血引起心室早复极、舒张期除极有关，如不及早治疗，异常 Q 波将出现在 T 波高耸的导联上。

（2）ST 段呈上斜型或斜直型抬高：出现在 T 波高耸的导联上。

（3）急性损伤性阻滞：与损伤区域心肌组织传导延缓有关，表现为 QRS 波群轻度增宽（0.11～0.12s）、振幅略增高。该现象持续时间较短，发生在异常 Q 波和 T 波倒置之前。

（4）U 波倒置。

（5）可出现各种心律失常：前壁 AMI 多出现室性心律失常，下壁 AMI 多出现房室阻滞，与损伤区域心肌处于严重的电生理紊乱状态有关。

2. 急性期（充分发展期）

从超急性期过渡到急性期，在异常 Q 波尚未出现前，心电图可出现一过性假性正常化波形。急性期发生在梗死后数小时至数天内（图 15-5）。

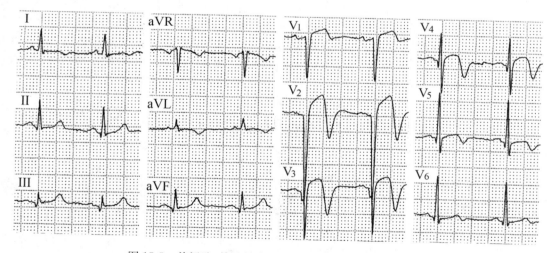

图 15-5　前间壁、前壁异常 Q 波伴 ST 段抬高和 T 波倒置

男性，52 岁，急性心肌梗死 3d。常规心电图（图 15-5）显示 QRS 波群在 V_1 导联呈 rS 型，V_2、V_3 导联呈 QS 型，V_4 导联呈 qRS 型；$V_2 \sim V_4$ 导联 ST 段呈弓背向上型或单向曲线型抬高 0.1～0.4mV，T 波在 I、aVL、$V_2 \sim V_5$ 导联倒置，V_6 导联正负双相。心电图诊断：①窦性心律；②前间壁、前壁异常 Q 波伴 ST 段抬高和 T 波倒置，符合 AMI 的心电图改变；③高侧壁、侧壁 T 波改变。

（1）出现异常 Q 波：梗死区相关导联出现异常 Q 波，与心肌细胞组织学上坏死或心肌顿抑现象即"电静止"有关，后者经积极治疗后，异常 Q 波可消失。

(2)损伤型 ST 段抬高:可呈弓背向上型、单向曲线型、墓碑型、巨 R 型抬高。

(3)冠状 T 波:高耸的 T 波逐渐下降并呈对称性倒置。

3. 亚急性期(演变期或新近期)

持续时间约数周至数月。

(1)相对稳定的异常 Q 波或 R 波幅降低。

(2)抬高的 ST 段逐渐回至基线或呈稳定性抬高(与室壁瘤形成有关)。

(3)T 波动态演变:T 波逐渐加深,又逐渐变浅转为低平或直立,也可呈恒定性 T 波倒置(图 15-6)。

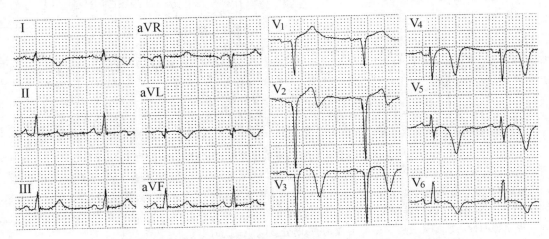

图 15-6　前间壁异常 Q 波、前壁等位性 Q 波伴 ST 段抬高和 T 波倒置

男性,73 岁,AMI 植入支架 5d。常规心电图(图 15-6)显示 QRS 波群在 V₁～V₃ 导联呈 QS 型,V₄、V₅ 导联呈 rS 型;V₂、V₃ 导联 ST 段抬高 0.1mV,T 波在 Ⅰ、aVL、V₃～V₆ 导联倒置,Ⅱ、V₂ 导联呈正负双相。心电图诊断:①窦性心律;②前间壁异常 Q 波、前壁等位性 Q 波伴 ST 段抬高和 T 波倒置,符合亚急性心肌梗死的心电图改变;③高侧壁、侧壁 T 波改变。

4. 陈旧性期(慢性稳定期)

临床上规定 AMI 发病 1 个月后即称为陈旧性期。一般情况下以 AMI 发病 3 个月以上为陈旧性期。

(1)异常 Q 波很少有变化或转为 QR、Qr 型或转为 q 波或 Q 波消失。

(2)ST 段恢复正常、压低或呈稳定性抬高(可能与室壁瘤形成有关)(图 15-7)。

(3)T 波恢复正常或低平、倒置或呈恒定性冠状 T 波(图 15-8)。

(二)最近分期

近年来,有学者将心肌梗死分为急性期、亚急性期及慢性期 3 期,其中急性期又分为 3 个亚期:超急性期(T 波改变期)、进展期或急性早期(ST 段改变期)、心肌梗死确定期(有 Q 波及非 Q 波期)。现仅对急性期的 3 个亚期进行解读。

(1)超急性期(T 波改变期):是指冠状动脉闭塞后出现 T 波高耸,但尚未出现 ST 段抬高或压低。

(2)进展期或急性早期(ST 段改变期):是指出现 ST 段抬高或压低。

(3)确定期(有 Q 波及非 Q 波期):是指出现 Q 波。

八、心肌梗死的最新分型

我国推荐使用第三版《心肌梗死全球定义》,中华医学会心血管病学分会于 2015 年更新了《急性 ST 段抬高型心肌梗死诊断和治疗指南》,将心肌梗死分为 5 型。

(1)Ⅰ型——自发性心肌梗死。由于动脉粥样斑块破裂、溃疡、裂纹、糜烂或夹层,引起一支或

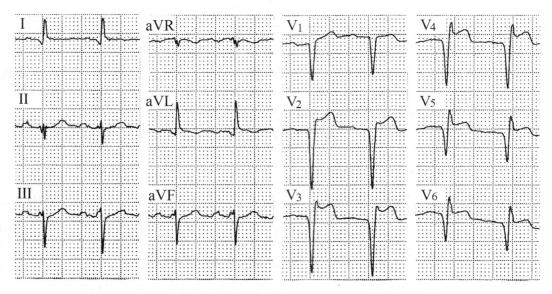

图 15-7　广泛前壁陈旧性心肌梗死出现异常 Q 波伴持续性 ST 段抬高

男性,62 岁,AMI 植入支架半年余。常规心电图(图 15-7),显示 QRS 波群在 Ⅰ、aVL 导联呈 QR 型,$R_{aVL}>$ R_{I};Ⅱ、Ⅲ、aVF 导联呈 rS 型,$S_{Ⅲ}>S_{Ⅱ}$,电轴 −45°;V_1、V_2 导联呈 QS 型,$V_3\sim V_6$ 导联呈 Qr 型;$V_2\sim V_5$ 导联 ST 段抬高 0.1~0.2mV;Ⅰ、aVL 导联 T 波平坦、浅倒。心电图诊断:①窦性心律;②广泛前壁异常 Q 波伴持续性 ST 段抬高,提示陈旧性心肌梗死合并室壁瘤形成;③左前分支阻滞;④高侧壁轻度 T 波改变。

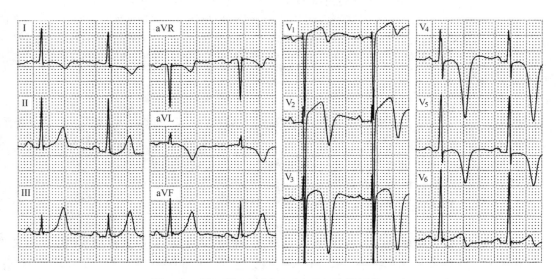

图 15-8　陈旧性心肌梗死后出现恒定性冠状 T 波

男性,73 岁,冠心病、高血压病。常规心电图(图 15-8)系患者左前降支近端植入支架 3 个月后复诊时记录,显示 $V_1\sim V_3$ 导联 QRS 波群呈 qrS、qRS 型,$R_{V_5}+S_{V_1}=4.6mV$;V_2、V_3 导联 ST 段呈上斜型或弓背向上型抬高 0.25~0.40mV,Ⅰ、aVL、$V_2\sim V_5$ 导联 T 波倒置或呈冠状 T 波,V_6 导联呈正负双相。心电图诊断:①窦性心律;②前间壁等位性 Q 波;③左心室高电压;④前间壁 ST 段抬高,请进一步做心脏超声检查诊除心尖部室壁瘤形成;⑤广泛前壁 T 波改变,部分导联呈冠状 T 波。

多支冠状动脉血栓形成,导致心肌血流减少或远端血小板栓塞伴心肌坏死。患者大多有严重的冠状动脉病变,少数患者冠状动脉仅有轻度狭窄甚至正常。

　　(2)Ⅱ型——继发于心肌氧供需失衡的心肌梗死。除冠状动脉病变外的其他情形引起心肌需氧与供氧失衡,导致心肌损伤和坏死,如冠状动脉内皮功能异常、冠状动脉痉挛或栓塞、心动过速或过缓性心律失常、贫血、呼吸衰竭、低血压、高血压伴或不伴左心室肥厚。

(3)Ⅲ型——心脏性猝死。心脏性猝死伴心肌缺血症状和新发的缺血性心电图改变或左束支阻滞,但无心肌损伤标志物检测结果。

(4)Ⅳ型——经皮冠状动脉介入治疗(PCI)相关的心肌梗死。1)Ⅳa型:为 PCI 相关心肌梗死,术前肌钙蛋白(cTn)正常的患者在 PCI 后 cTn 升高超过正常上限 5 倍,或术前 cTn 增高的患者,PCI 术后 cTn 升高≥20%,然后稳定下降。同时发生下列之一:①心肌缺血症状;②心电图缺血性改变或新发的左束支阻滞;③造影显示冠状动脉主支或分支阻塞或持续性慢血流或无血流恢复或栓塞;④新的存活心肌丧失或节段性室壁运动异常的影像学表现。2)Ⅳb型:支架血栓形成引起的心肌梗死,冠状动脉造影或尸检发现支架植入处血栓性阻塞,患者有心肌缺血症状和(或)至少 1 次心肌损伤标志物高于正常上限。

(5)Ⅴ型——外科冠状动脉旁路移植术(CABG)相关心肌梗死。术前 cTn 正常患者,CABG 后 cTn 升高超过正常上限 10 倍,同时发生下列之一:①新发的病理性 Q 波或左束支阻滞;②血管造影提示新发的桥血管或自身冠状动脉阻塞;③新发的存活心肌丧失或节段性室壁运动异常的影像学证据。

九、定位诊断与病变血管的判断

根据相关导联出现的特征性 T 波改变、ST 段改变、异常 Q 波及传导阻滞类型(房室阻滞、束支阻滞),可进行心肌梗死定位和推测可能是哪一支相关动脉发生病变(请见第三章)。

十、重视 aVR 导联 ST 段改变在判断病变血管部位的价值

AMI 患者如出现 aVR 导联 ST 段抬高或压低,提示存在严重的左冠状动脉主干病变、前降支近段病变或三支病变(图 15-9),预后较差,必须高度重视,尽早干预。

1. aVR 导联 ST 段抬高的诊断价值

(1)预示左冠状动脉主干病变:若 aVR 导联 ST 段抬高(J 点处 ST 段抬高≥0.1mV)及 aVR 导联 ST 段抬高幅度大于 V$_1$ 导联 ST 段抬高,则预示左主干病变(敏感性 81%,特异性 80%,准确性 81%),其 ST 段抬高越明显,病死率越高。其机制为左主干急性闭塞后,左前降支近端血流中断,引起室间隔基底部穿透性缺血,产生指向右上损伤性电流,从而引发 aVR 导联 ST 段抬高。

(2)预示前降支病变:若出现 aVR 导联 ST 段抬高、完全性右束支阻滞、V$_5$ 导联 ST 段压低和V$_1$ 导联 ST 段抬高>0.25mV,则高度预示第 1 间隔支近侧前降支闭塞且无侧支循环建立;若 aVR 导联 ST 段抬高和 V$_5$ 导联 ST 段压低,而 V$_1$ 导联 ST 段无变化者,则有 81%患者冠状动脉存在前降支和右冠状动脉双支病变。

2. aVR 导联 ST 段压低的诊断价值

(1)前侧壁急性心肌梗死时,若出现 aVR 导联 ST 段压低,则预示有大面积的心肌发生梗死和较差的左心室功能。

(2)急性下壁心肌梗死时,若出现 aVR 导联 ST 段压低≥0.1mV,则预示右冠状动脉近段闭塞(敏感性 58%,特异性 90%,准确性 63%)(图 15-10);若 aVR 导联 ST 段压低合并 V$_1$～V$_3$ 导联 ST 段压低,则预示右冠状动脉远端闭塞;若 aVR 导联 ST 段无压低,仅 V$_1$～V$_3$ 导联 ST 段压低,则提示回旋支闭塞。

(3)急性下壁心肌梗死行心肌再灌注治疗后,若 aVR 导联 ST 段出现明显压低(≥0.1mV),是梗死相关动脉成功再通之后心肌再灌注受损的强力指标。

(4)急性前壁心肌梗死时,若出现 aVR 导联 ST 段压低,则表明前降支供血区域的心尖部及下侧壁心肌缺血广泛而严重,预示梗死范围较大。

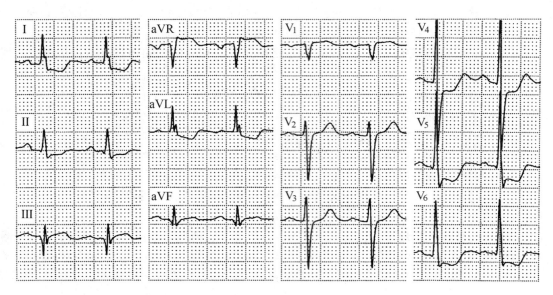

图 15-9　高侧壁、前侧壁非 ST 段抬高型 AMI 伴 aVR 导联 ST 段抬高

　　男性,75 岁,胸痛半天,拟诊 AMI。常规心电图(图 15-9)显示 QRS 波群在 II 导联呈 qRs 型,III、aVF 导联呈 Qrs 型;ST 段在 I、II、aVL、$V_4 \sim V_5$ 导联呈下斜型或水平型压低 $0.10 \sim 0.35$mV,在 aVR 导联呈水平型抬高 0.18mV;V_5、V_6 导联 T 波低平。心电图诊断:①窦性心律;②高侧壁、前侧壁 ST 段显著压低,aVR 导联 ST 段抬高;③下壁可疑异常 Q 波;④侧壁 T 波低平;⑤符合非 ST 段抬高型 AMI 的心电图改变。急诊冠脉造影显示左主干狭窄 60%,前降支近端狭窄 90%,回旋支狭窄 95%,对角支弥漫性病变,右冠脉狭窄 95%。

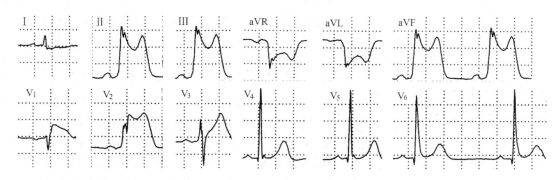

图 15-10　下壁、前间壁 ST 段抬高及 T 波高耸,aVR 导联 ST 段压低

　　男性,64 岁,冠心病。12 导联心电图系动态心电图清晨 5 时胸痛发作时记录(图 15-10),显示 P-P 间期 1.12s,频率 54 次/min;II、III、aVF、V_2 导联 ST 段呈凹面向上型抬高 $0.8 \sim 0.9$mV 伴 T 波高耸,$ST_{III} > ST_{II}$,V_1 导联 ST 段呈下斜型抬高 0.35mV,V_3 导联呈上斜型抬高 0.25mV,aVR、aVL 导联 ST 段呈下斜型压低 $0.35 \sim 0.40$mV。经及时治疗后胸痛缓解,抬高的 ST 段恢复正常。心电图诊断:①窦性心动过缓(54 次/min);②下壁、前间壁 ST 段显著抬高伴 T 波高耸,aVR 导联 ST 段压低,符合变异型心绞痛发作的心电图改变。患者冠状动脉造影显示右冠状动脉近端 90% 阻塞、间隔支 95% 狭窄。

十一、下壁 AMI 时,应关注是否合并"隐蔽性"部位心肌梗死

　　右冠状动脉优势者,若右冠状动脉近端或锐缘支发出前的部位发生阻塞,则下壁、下后壁心肌梗死会有 $40\% \sim 50\%$ 的患者合并右心室梗死。故下壁 AMI 时,一定要关注是否合并正后壁或(和)右心室 AMI。

1.右心室 AMI

(1)概述:单纯性右心室 AMI 是罕见的,往往是下壁或下后壁 AMI 波及右心室而出现。故对下壁、前间壁 AMI 患者,必须加做 V_3R、V_4R、V_5R、(V_6R)及 V_7、V_8、(V_9)导联,以免漏诊后壁、右心室 AMI。

(2)右心室心肌梗死的心电图表现:①V_3R～V_6R 导联 ST 段抬高≥0.1mV,出现较早,且发病后 24h 内大多降至基线,以 V_4R 导联 ST 段抬高敏感性和特异性最高;②QRS 波群在 V_1 导联呈 rS 型,在 V_3R～V_6R 导联呈 QS 型,但不具诊断价值;③V_1～V_3 导联 ST 段呈损伤型抬高,但其抬高程度逐渐减轻且无异常 Q 波出现或 V_1 导联 ST 段抬高,V_2 导联 ST 段压低,极易误诊为前间壁 AMI。

2.下壁 AMI 时,强烈提示合并右心室 AMI 的心电图征象

(1)Ⅲ导联 ST 段抬高＞Ⅱ导联 ST 段抬高,且 $ST_{Ⅱ,Ⅲ}$≥0.1mV,诊断价值仅次于 V_3R～V_6R 导联 ST 段抬高,诊断符合率达 72%～100%(图 15-3)。

(2)V_1～V_3 导联 ST 段抬高,且抬高程度逐渐减轻或 V_1 导联 ST 段抬高≥0.1mV,而 V_2 导联 ST 段压低。

(3)V_2 导联 ST 段压低幅度与 aVF 导联 ST 段抬高幅度的比值≤0.5 者,其敏感性约 80%,特异性 90%。

(4)Ⅰ、aVL 导联 ST 段压低＞0.2mV 者。

(5)出现电轴右偏、左侧导联(Ⅰ、aVL、V_5、V_6)Q 波消失,因室间隔 Q 波消失与右冠状动脉病变引起右心室缺血具有高度相关性。

(6)出现急性右心衰竭或窦性心动过缓、窦性停搏、房性心律失常(可能合并心房梗死)、房室阻滞及右束支阻滞等。

十二、提高对再发性 AMI 的警惕性

原已发生过心肌梗死的患者,若又出现不能缓解的胸痛或不明原因的心力衰竭、心源性休克,有以下心电图改变者,应高度警惕再发性 AMI 的可能:

(1)新出现 q 波或 Q 波伴 ST 段抬高。

(2)QRS 波幅降低、切迹增多、时间增宽伴 ST 段抬高。

(3)原有 Q 波增深、增宽或由 q 波转为 Q 波、QS 波伴 ST 段抬高。

(4)原有 ST-T 改变突然发生变化,甚至出现伪善性"正常"图形。

(5)心电轴改变。

(6)新出现房室阻滞、束支阻滞、室性心律失常或 $PtfV_1$ 绝对值增大。

十三、心电图检查对判断 AMI 病情及预后的价值

常规心电图检查具有便捷、经济、无创及可反复检查等优点,不仅可以确定 AMI 的诊断,还能判断梗死部位,并进行分期。根据心电图演变情况可对患者的病情及预后进行评估,指导临床治疗。有下列心电图改变者,提示 AMI 患者病情重、预后差:

(1)墓碑型 ST 段抬高:是 AMI 近期预后险恶的独立指标。

(2)出现新发的左束支阻滞、心室内阻滞或房室阻滞:预示着病情在进展、梗死面积在扩大。

(3)前壁 AMI 伴新发的右束支阻滞:为大面积心肌梗死的表现,常伴有心力衰竭、三度房室传导阻滞、心室颤动和高死亡率。

(4)前壁 AMI 伴任一导联 ST 段压低:梗死后发生再梗死、心力衰竭、室性心律失常等心脏事件增多,其远期病死率高。

(5)前壁 AMI 伴 ST 段持续抬高、T 波直立。

(6)前侧壁 AMI 伴 aVR 导联 ST 段压低:提示心肌梗死面积较大。

(7)下壁 AMI 伴左胸导联(V₄～V₆)ST 段压低:多伴有前降支病变,且右冠状动脉近端阻塞及合并三支冠状动脉病变发生率高,为冠状动脉病变严重而广泛且侧支循环差的表现。

(8)下壁 AMI 伴 aVR 导联 ST 段压低:表明心肌梗死面积较大。

(9)广泛导联出现既宽又深的异常 Q 波:表明梗死范围广、厚度深呈透壁性梗死,易形成室壁瘤或出现心脏破裂而猝死,如广泛前壁心肌梗死(图 15-7)。

(10)出现持续性或进行性 ST 段抬高:早期见于梗死灶延伸、毗邻梗死区再梗死或再灌注性损伤,提示病情进展或进行性加重;若持续抬高 2 周以上,则提示室壁瘤形成,容易导致心功能不全、恶性室性心律失常、血栓形成等多种并发症,严重威胁患者的生命。

(11)AMI 半年后 T 波仍持续倒置:预示透壁性坏死,左心室功能恢复差,远期预后差。

(12)再灌注治疗后出现 ST 段再次持续性抬高:是心肌再次损伤的标志,见于冠状动脉再闭塞、梗死面积扩大、再灌注损伤及侧支循环较差等情况。

(13)再发性 AMI。

(14)AMI 伴 T 波电交替:发生致命性室性心律失常的危险性增加 14 倍。

(15)AMI 伴发复杂性室性早搏(多源性、多形性、特宽型、特矮型及 Ron-T 的室性早搏)、严重的快速性心律失常或(和)缓慢性心律失常。

十四、鉴别诊断

1.由心脏危急重症引发 ST 段抬高

(1)变异型心绞痛:患者有胸痛、硝酸甘油不能缓解,ST 段抬高伴 T 波高耸,酷似 AMI,但变异型心绞痛用 Ca^{2+} 拮抗剂治疗有效,随着症状缓解,ST-T 逐渐恢复正常,心肌损伤标志物在正常范围。若经过治疗,20min 内不能缓解者,则应高度疑及 AMI。

(2)急性重症心肌炎(暴发型心肌炎):少数重症心肌炎患者起病急骤,病情凶险,出现异常 Q 波、ST 段呈损伤型抬高、心肌损伤标志物增高酷似 AMI。一般地说,年轻患者,发病前有感染史,既往无心脏病史,以暴发型心肌炎可能性为大,冠状动脉造影有助两者的鉴别。

(3)急性心包炎:急性心包炎患者有胸痛、ST 段抬高、T 波倒置,需与 AMI 相鉴别。但前者多有发热症状,广泛导联 ST 段呈凹面向上型抬高,一般<0.5mV,以Ⅱ、V₅、V₆ 导联为明显;PR 段抬高或压低,与 ST 段偏移方向相反,发生在急性心包炎早期,具有早期特异性诊断价值;T 波低平或浅倒置(<0.5mV)。

(4)急性肺栓塞:急性肺栓塞临床上可出现胸痛、呼吸困难,心电图出现 $S_I Q_{III} T_{III}$ 型及 V₁～V₃ 导联 ST 段抬高、T 波倒置,应与急性下壁、前间壁心肌梗死相鉴别。但前者常出现窦性心动过速、P 波高尖、电轴右偏、顺钟向转位及一过性右束支阻滞,且 ST 段抬高程度较轻,心肌损伤标志物正常或轻度升高,而后者 ST 段明显抬高,心肌损伤标志物明显升高。

(5)急性心脏外伤:电击伤、外伤等。

2.由普通心脏因素引发 ST 段改变

(1)应激性心肌病:请见第十七章各类心肌病的心电图改变(十一、应激性心肌病)。

(2)肥厚型心肌病:部分患者出现异常 Q 波、显著 ST 段压低及 T 波倒置,类似冠状 T 波,酷似急性心内膜下心肌梗死,但前者异常 Q 波多表现为深而窄的 Q 波,心肌损伤标志物正常,心脏超声波检查可资鉴别。少数患者可出现持续性 ST 段抬高、T 波倒置酷似 AMI(图 15-11),但心肌损伤标志物正常,心脏超声波检查可资鉴别。

(3)心脏肿瘤:较大的心脏肿瘤其所对应的导联可出现异常 Q 波、ST 段抬高,酷似 AMI,心肌损伤标志物检测、心脏超声及核磁共振检查可资鉴别(图 15-12)。

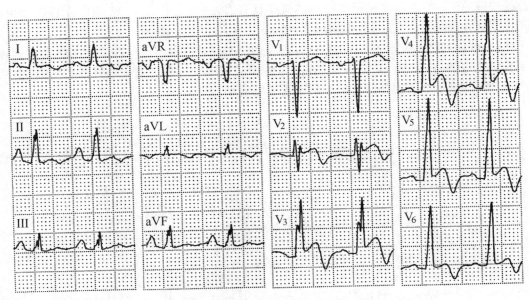

图 15-11　心尖肥厚型心肌病引发胸前导联 ST 段抬高、T 波倒置

男性,77 岁,慢性阻塞性肺气肿、心尖肥厚型心肌病、胸闷待查。常规心电图(图 15-11)显示 P-P 间期 0.60s,频率 100 次/min;Ⅱ、aVF 导联 P 波高尖,振幅 0.25～0.28mV;V_2～V_6 导联 ST 段呈上斜型抬高 0.05～ 0.20mV,T 波倒置或正负双相以负相为主。Ⅰ、Ⅱ、aVL 导联 T 波倒置;Q-T 间期 0.37s(正常最高值 0.34s)。心电图诊断:①窦性心律;②P 波高尖,提示右心房肥大;③前间壁、前壁 ST 段抬高伴广泛导联 T 波倒置,请做心肌损伤标志物检测(经检测正常)及心脏超声检查诊除室壁瘤形成。

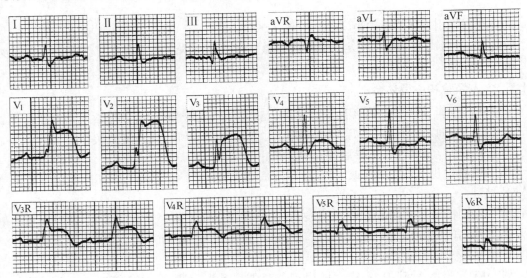

图 15-12　右心室肿瘤引发胸前导联 ST 段抬高

女性,70 岁,子宫颈癌,术前心脏超声诊断右心室肿瘤。16 导联心电图(图 15-12)显示 P-R 间期 0.22s, QRS 波群时间 0.11s,在 V_1 导联呈 R 型,其他导联终末波宽钝;V_3R～V_6R、V_1～V_4 导联 ST 段呈弓背向上型 抬高0.05～1.10mV,以 V_1～V_3、V_3R 导联最为明显,V_5、V_6 导联 ST 段呈水平型压低 0.1mV。心电图诊断: ①窦性心律;②一度房室阻滞;③不完全性右束支阻滞;④前间壁、前壁及右胸前导联 ST 段抬高,请做心肌损伤 标志物检测诊除 AMI(经检测正常);⑤侧壁 ST 段呈水平型压低。

(4)心肌梗死后室壁瘤形成:根据病史、心脏超声检查及心肌损伤标志物检测不难鉴别。

(5)心室早复极:患者有 ST 段抬高伴 T 波高耸,若伴有其他原因引起的胸痛,有时易误诊为变异型心绞痛或 AMI,但前者多见于年轻身体素质良好者,平时心率较慢,活动后或心率加快后 ST 段抬高程度减轻或恢复正常,心肌损伤标志物检测正常。

(6)Brugada 综合征或 Brugada 波:$V_1 \sim V_3$ 导联 ST 段呈穹隆型或马鞍型抬高伴 T 波倒置或正负双相酷似前间壁 AMI(图 15-13),但 Brugada 综合征或 Brugada 波有家族性遗传特点,多见于年轻人,一般情况尚好,心肌损伤标志物检测正常可资鉴别。

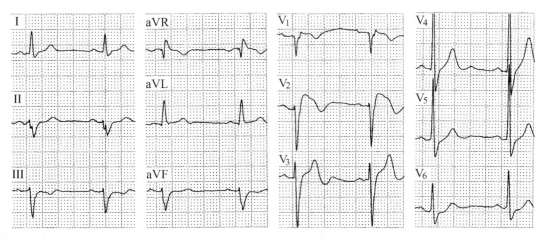

图 15-13　Ⅰ型 Brugada 波酷似前间壁 AMI 波形

男性,28 岁,生育咨询体检。常规心电图(图 15-13)显示电轴$-40°$,QRS 时间 0.11s;V_1、V_2 导联 ST 段呈下斜型抬高 0.10~0.45mV,T 波倒置。心电图诊断:①窦性心律;②电轴左偏$-40°$;③前间壁 ST 段抬高伴 T 波倒置,提示Ⅰ型 Brugada 波。

3. 由心外因素引发 ST 段抬高

高钾血症、颅内出血、颅脑损伤、急腹症(如急性重症胰腺炎等)、气胸、主动脉夹层破裂及膈肌过度上抬等均可引发 ST 段抬高。

十五、个人经验和心得体会

(1)对胸痛、腹痛、肩颈痛、莫名其妙的牙疼、左上肢痛、气急等患者,应行常规心电图检查。

(2)下壁 AMI 时,若Ⅲ导联 ST 段抬高幅度大于 aVF、Ⅱ导联,则一定要关注有无并发右心室、后壁 AMI(图 15-3),应加做右胸导联、后壁导联。

(3)胸痛患者出现 ST 段抬高或压低,经治疗后在 20min 内不能缓解者,高度提示发生了 AMI,应按 AMI 处理。

(4)对心电图检查正常而临床症状明显者,应留院观察而不能轻易放其回家,及时复查心电图。

(5)临床疑 AMI 患者,为避免"隐蔽性"部位(后壁、右心室)心肌梗死的漏诊,一定要做 18 导联心电图,并每隔 1~2h 复查心电图。

(6)遇心电图符合 AMI 改变,需立即启动危急重症上报程序,联系主管医生或首诊医生,同时安抚患者和家属,用轮椅或推床将患者交给主管医生或护送至急诊科或病房,切勿让患者走动。

(7)无论是 AMI 还是陈旧性心肌梗死,均为临床医生诊断用词。心电图医生只能进行"描述性"诊断加"符合性"或"提示性"诊断,而不能直接诊断为 AMI,如:①前壁 ST 段上斜型抬高伴 T 波高耸,符合超急性期心肌梗死的心电图改变或提示超急性期心肌梗死所致,请结合临床。②前侧壁 ST 段显著压低,提示非 ST 段抬高型 AMI 所致,请做心肌损伤标志物检测。

(8)有关心肌梗死的分期,笔者还是主张采用传统的心肌梗死分期为好。一方面,通俗易懂;另一方面,笔者工作 35 年,尚未遇单纯的 T 波高耸而无 ST 段抬高的病例。

第十六章

心室除极异常合并急性心肌梗死

心室除极异常是指室上性节律(窦性、房性或房室交接性)合并右束支或左束支阻滞、窦性或房性节律合并心室预激、室性异位心律(室性逸搏心律、加速的室性逸搏心律或室性心动过速)及心室起搏心律。当心室除极异常合并急性心肌梗死(AMI)时,除了右束支阻滞不掩盖 AMI 的坏死型异常 Q 波、损伤型 ST 段抬高及缺血型 T 波改变外,其余均会不同程度地掩盖 AMI 的典型图形,给诊断带来困难。然而,AMI 是心电学和临床危急重症之一,及时诊断和及早干预对于挽救濒死心肌、改善患者预后甚至对拯救生命至关重要。现将相关内容阐述如下:

一、右束支阻滞合并 AMI

右束支阻滞时,其心室初始除极向量与正常一致(室间隔除极从左侧中下 1/3 向右上方进行),仅右心室除极延迟且缓慢,表现为终末 S 波或 R 波宽钝挫折;而心肌梗死则主要影响初始向量,表现为宽而深的 Q 波。故右束支阻滞合并 AMI 两者图形能同时显现(图 16-1)。但前间壁 AMI 时,右束支阻滞的继发性 ST 段压低将会影响 AMI 的 ST 段抬高的程度,使其抬高程度减轻或回到基线形成伪善性改变,T 波振幅也会受到不同程度的影响。

不论是前壁还是下壁 AMI,若出现新发右束支阻滞,则其心力衰竭发生率和院内死亡率均显著增高,系引发 AMI 的病变血管发生了完全性阻塞,是大面积心肌梗死的表现,需引起高度重视并及时进行 PCI 或溶栓治疗。

二、左束支阻滞合并 AMI

左束支阻滞时,心室初始除极向量就已发生改变(室间隔除极从右下方向左上方进行),左心室除极延迟并缓慢,而心肌梗死也是影响 QRS 初始向量。故两者并存时,相应导联不会出现异常 Q 波;左束支阻滞出现的继发性 ST-T 改变会掩盖或降低 AMI 原发性损伤型 ST 段抬高程度,给 AMI 的诊断带来困难,但这又是一个对治疗、预后都非常重要的问题。此时,心电图主要依据 ST 段改变及其动态演变进行 AMI 的诊断,ST 段改变的导联即是梗死的相应部位。

(一)依据 ST 段由继发性改变转为原发性改变诊断合并 AMI

1. Sgarbossa 标准

1996 年,Sgarbossa 等通过对 131 例 AMI(依据 CK-MB 升高)合并左束支阻滞患者的研究,提出了以 ST 段改变为切入点的 3 条高特异性心电图诊断标准:

(1)ST 段同向性(与 QRS 主波方向一致)抬高≥0.1mV(5 分)。

(2)V_1~V_3 导联中任何一个导联出现 ST 段压低≥0.1mV(3 分)。

(3)ST 段异向性(与 QRS 主波方向相反)抬高≥0.5mV(2 分)。

若评分≥3 分,则诊断合并 AMI 的特异性高达 90%(图 16-2);若仅有第 3 条(2 分),则需进一步检查(动态观察 12 导联或 18 导联心电图、心肌损伤标志物、超声心动图及冠状动脉造影)加以明确。Sgarbossa 标准虽然特异性很高(90%),但敏感性较低(30%~42%)。

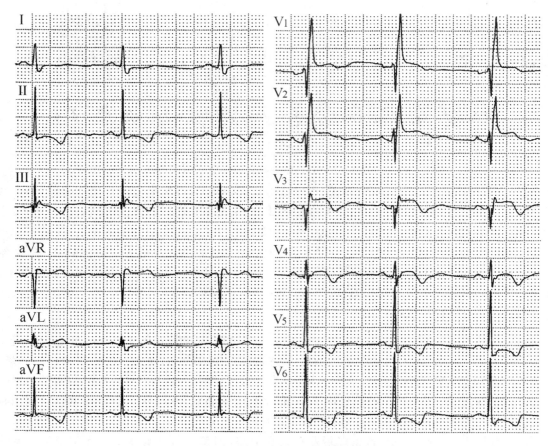

图 16-1　完全性右束支阻滞合并前间壁、前壁 AMI

女性,54 岁,高血压性心脏病、冠心病、胸痛 1d。常规心电图(图 16-1)显示窦性 P-P 间期 0.98～1.08s,频率 56～61 次/min;QRS 波群在 V_1、V_2 导联呈 rSR′型,时间 0.15s,V_3 导联呈 rSr′型,但 V_3 导联 r 波振幅<V_2 导联 r 波振幅,V_4 导联呈 qRs 型;ST 段在 V_1～V_4 导联呈水平型或弓背向上型抬高 0.1～0.3mV,尤以 V_2、V_3 导联最为明显,V_5、V_6 导联呈弓背向上型压低 0.05～0.10mV;T 波在 V_1、V_2 导联低平或直立,V_3 导联呈正负双相以负相为主或倒置,V_4～V_6 及 Ⅱ、Ⅲ、aVF 导联倒置。心电图诊断:①窦性心动过缓(平均 58 次/min);②前壁等位性 Q 波及前间壁、前壁 ST-T 改变,提示 AMI 所致,请结合临床;③完全性右束支阻滞;④前侧壁 ST-T 改变及下壁 T 波改变。检测 CK 值 1902U/L,CK-MB 值 512U/L,肌钙蛋白 3.84μg/L。冠状动脉造影显示前降支近端狭窄达 99%,遂植入支架 1 枚。

2. Smith 标准

Smith 等基于冠状动脉造影研究资料提出了左束支阻滞合并 AMI(前降支闭塞)的诊断标准: V_1～V_4 导联中任何一个导联出现 ST 段抬高幅度≥同导联 S 波深度的 1/4,即 ST/S≥0.25。 Smith 标准诊断左束支阻滞合并 AMI 的特异性 97%,敏感性 92%。

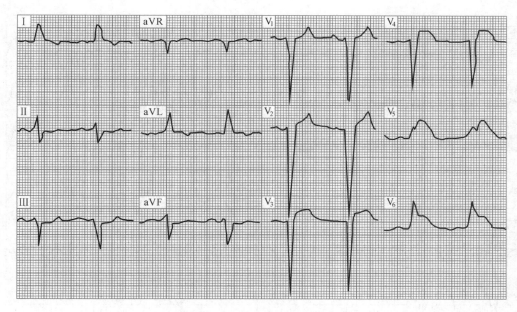

图 16-2　完全性左束支阻滞合并前侧壁 AMI

男性,85 岁,冠心病、Ⅱ型糖尿病。12 导联心电图(图 16-2)显示窦性 P-P 间期 0.86s,频率 70 次/min,P-R 间期 0.22s;QRS 波群在 Ⅰ、aVL、V_5、V_6 导联呈 R 型,V_1~V_4 导联呈 rS 型或 QS 型,时间 0.15s;ST 段在 Ⅰ 导联呈弓背向上型抬高 0.05mV,V_4~V_6 导联呈弓背向上型抬高 0.40~0.45mV。心电图诊断:①窦性心律;②前侧壁 ST 段呈损伤型抬高,提示 AMI 所致,请结合临床;③完全性左束支阻滞;④一度房室阻滞,提示发生在右束支内。检测 CK 值 2632U/L,CK-MB 值 657U/L,肌钙蛋白 5.29μg/L。冠状动脉造影显示前降支近端狭窄达 99%,遂植入支架 1 枚。

（二）依据室性异位搏动出现损伤型 ST 段抬高和缺血型 T 波倒置诊断合并 AMI

少数 AMI 患者,在室性异位搏动(室性早搏或逸搏)QRS 波群中却呈 QR、QRs、qR 型,ST 段呈损伤型抬高伴 T 波高尖或倒置,显现 AMI 的图形特征(图 16-3)。

（三）依据新发的左束支阻滞酌情诊断 AMI

对于有基础心脏病的老年患者,若突然出现低血压、心力衰竭、气急等病症,心电图检查显示新发的左束支阻滞,则应高度怀疑患者发生 AMI 的可能,需及时检测心肌损伤标志物或进行急诊冠状动脉造影,切勿漏诊。

（四）AMI 合并新发左束支阻滞的临床意义

若 AMI 出现新发的左束支阻滞,则意味着左心室前壁和前降支受累、梗死还在发展和面积在扩大,患者的预后严重不良。其死亡率可增加 40%~60%,心源性休克的发生率高达 70% 以上,需引起高度重视。

三、心室预激合并 AMI

心室预激影响 QRS 初始向量,正相 δ 波将掩盖心肌梗死的 Q 波,而负相 δ 波则酷似心肌梗死的 Q 波。以下三点可提示或疑有心室预激合并 AMI:

(1)以 R 波为主导联出现 ST 段抬高≥0.1mV。

(2)以 S 波为主导联出现倒置或深尖的 T 波。

(3)ST-T 有动态演变。

急性损伤型 ST-T 动态演变(具有定位意义)、结合临床症状、心肌损伤标志物检测是确诊心室预激合并 AMI 的主要依据(图 16-4)。

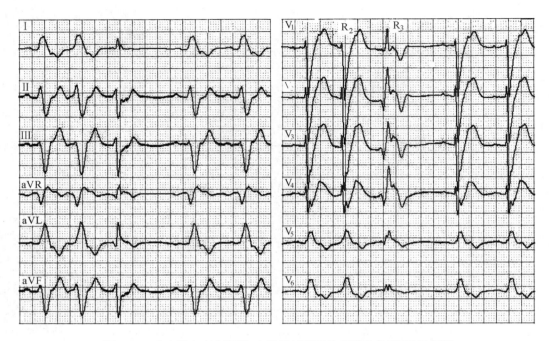

图 16-3　完全性左束支阻滞、室性早搏揭示前间壁和前壁 AMI 图形

男性,45 岁,腹痛 2h。常规心电图(图 16-3)系患者突发意识丧失,心电图显示心室颤动,予以 5 次电击除颤复律后记录,显示完全性左束支阻滞(V₅ 导联 ST 段抬高 0.05~0.10mV)、房性早搏(R₂)、室性早搏(R₃),其中室性早搏 QRS 波形相对变窄,于 V₁~V₅ 导联 ST 段呈损伤型抬高 0.1~0.5mV,T 波倒置,尤其是 V₂~V₄ 导联最为明显。心电图诊断:①电击除颤后转为窦性心律;②房性早搏;③室性早搏揭示前间壁、前壁 AMI 波形特征。正在做经皮冠状动脉介入治疗术(PCI)的准备工作,患者再次发作心室颤动,又予以反复电击除颤,最终未能挽救患者的生命。临床诊断:提示前间壁和前壁 AMI、心室颤动、心源性猝死。

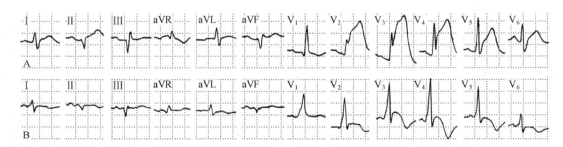

图 16-4　图 A 显示完全性右束支阻滞、前间壁和前壁 ST 段抬高伴 T 波高耸;

图 B 显示 A 型心室预激并存右束支阻滞、前间壁和前壁 ST 段抬高伴 T 波倒置

男性,65 岁,胸痛 1h,AMI。图 A 系患者急诊时所记录的 12 导联心电图(图 16-4A),显示窦性心律,P-R 间期 0.20s,QRS 波群在 Ⅱ 导联呈 rs 型,Ⅲ、aVF 导联呈 Qr 型,电轴－54°;V₁ 导联呈 rsR′型,时间 0.11s;V₂~V₅ 导联 ST 段呈上斜型抬高 0.5~1.6mV,T 波高耸。心电图诊断:①窦性心律;②前间壁、前壁 ST 段抬高伴 T 波高耸,符合超急性期心肌梗死的心电图改变;③下壁异常 Q 波;④电轴左偏－54°;⑤不完全性右束支阻滞。图 B 系入院后第 2 天记录,显示窦性心律,P-R 间期 0.11s,QRS 波群增宽,时间 0.14s,P-J 间期 0.28s,起始部有 δ 波,V₁~V₆ 导联 δ 波,QRS 主波均向上;V₂~V₄ 导联 ST 段呈弓背向上型抬高 0.15~0.30mV,T 波倒置;V₅、V₆ 导联 ST 段压低 0.1mV,T 波倒置。心电图诊断:①窦性心律;②前间壁、前壁 ST 段抬高伴 T 波倒置,符合急性期心肌梗死的心电图改变;③A 型心室预激并存右束支阻滞。

四、室性异位心律合并 AMI

主要依据室性异位搏动(室性早搏或逸搏)出现损伤型 ST 段抬高和缺血型 T 波倒置来诊断合并 AMI(图 16-5)。

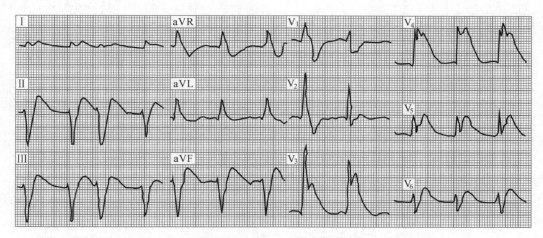

图 16-5　加速的室性逸搏心律揭示 AMI 图形

男性,72 岁,突发胸痛 6h,AMI。常规心电图(图 16-5)系急诊时记录,未见明显 P 波,V₂ 导联似有 f 波;QRS 波群宽大畸形,在 Ⅰ、Ⅱ、Ⅲ 导联可见 1 次提早出现 QRS-T 波群,呈等周期代偿,考虑为室性早搏;在 V₁～V₃ 导联呈两种形态,其 R′-R′间期 0.68s,频率 88 次/min,为双源性加速的室性逸搏;值得关注的是 V₃～V₅ 导联 ST 段抬高 0.35～1.20mV,尤以 V₃、V₄ 导联最为明显。心电图诊断:①心房颤动? ②提示室性早搏;③由双源性加速的室性逸搏组成的异位心律(88 次/min)伴前壁 ST 段显著抬高,提示超急性期心肌梗死所致,请结合临床。检测 CK 值 1589U/L,CK-MB 值 296U/L,肌钙蛋白 2.91μg/L。遂行急诊冠状动脉造影术,显示左前降支近端完全闭塞,左回旋支近端狭窄 50%左右。即行左前降支近端植入药物支架 1 枚。

五、心室起搏心律合并 AMI

无论是心室单腔起搏器还是双腔起搏器,心室电极大多植入在右室心尖部,少数植入在右室流出道,其起搏 QRS′波形均呈类似左束支阻滞图形,故 Sgarbossa 等拟定的左束支阻滞合并 AMI 心电图诊断标准也适用于心室起搏心律合并 AMI。心室起搏心律时,若出现以下心电图改变,尤其是 ST-T 改变呈动态改变,诊断 AMI 价值更大(图 16-6):

(1)以 R 波为主导联出现 ST 段抬高≥0.1mV 或伴 T 波高耸。

(2)以 S 波为主导联出现 ST 段抬高≥0.5mV 伴 T 波高耸,敏感性 53%,特异性 88%。

(3)以 S 波为主导联 ST 段压低≥0.1mV 或伴 T 波倒置,敏感性 29%,特异性 82%。

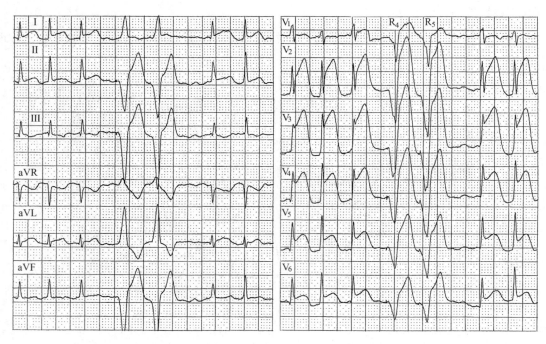

图 16-6 广泛前壁 AMI 时，心室起搏显示 ST 段显著抬高（贾邢倩主任供图）

  女性，75 岁，病窦综合征、植入起搏器 5 年、胸痛 1h。起搏器设置的基础起搏周期 1100ms，频率 55 次/min。12 导联心电图系同步记录（图 16-6），显示基本节律为心房颤动，平均心室率 120 次/min；基本 QRS 波形正常，但 Ⅰ、Ⅱ、aVL 导联 ST 段呈上斜型抬高 0.05～0.10mV，V_2～V_6 导联呈上斜型抬高 0.3～1.2mV，T 波高耸；R_4、R_5 搏动为心室起搏，频率 93～130 次/min，可能与起搏器开启心室率稳定程序有关，其 ST 段在 Ⅰ 导联呈上斜型抬高 0.05～0.10mV，V_2～V_6 导联呈上斜型抬高 0.5～1.7mV，T 波高耸。心电图诊断：①心房颤动伴快速心室率（平均 120 次/min）；②广泛前壁 ST 段抬高伴 T 波高耸，提示超急性期心肌梗死所致，请结合临床；③成对的心室起搏搏动，提示起搏器开启心室率稳定程序；④起搏器功能未见异常。

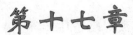

第十七章

各类心肌病的心电图改变

视频资源

一、概述

1. 基本概念

1996 年,世界卫生组织(WHO)和国际心脏病学会(FSH)将心肌病定义为心肌病变伴心功能障碍的一类疾病。

2. 病理与临床特征

(1)病理特征:弥漫性心肌退行性病变及纤维化,心室壁肥厚、心腔扩大。

(2)临床特征:进行性心脏扩大、心功能减退及各种心律失常和传导障碍。

(3)临床上以扩张型心肌病最为常见,其次是肥厚型心肌病;而心电图改变则以肥厚型心肌病最具特征性,其次为致心律失常性右室心肌病。

二、分类

2006 年,美国心脏病协会对心肌病进行了新的定义和分类,将离子通道疾病如长 Q-T 间期综合征、短 Q-T 间期综合征、Brugada 综合征、特发性异常 J 波及儿茶酚胺介导的多形性室性心动过速等原发性心电活动异常疾病归入心肌病范畴;把由其他心血管疾病所致的心肌病理改变不包括在心肌病范畴,如心脏瓣膜病、高血压性心脏病、先天性心脏病、冠心病等所致心肌病变,建议不再使用"缺血性心肌病"这一命名。心肌病分为原发性心肌病和继发性心肌病两大类。

1. 原发性心肌病

原发性心肌病是指病变仅局限在心肌,根据发病机制可分为遗传性、混合性及获得性 3 种。

(1)遗传性心肌病:包括肥厚型心肌病、致心律失常性右室心肌病、左心室致密化不全心肌病、线粒体心肌病和离子通道心肌病等。

(2)混合性心肌病:包括扩张型心肌病和限制型心肌病。

(3)获得性心肌病:包括炎症性心肌病、应激性心肌病、围生期心肌病、心动过速性心肌病、酒精性心肌病等。

2. 继发性心肌病

继发性心肌病是指心肌的病变为全身多器官病变的一部分,心脏受累的程度变化很大,包括淀粉样变性心肌病、糖尿病性心肌病、糖原蓄积所致的心肌病、脚气病性心肌病等。

三、扩张型心肌病

1. 基本概念

扩张型心肌病是指由原发性或混合性心肌疾病导致一侧或双侧心腔扩大,继以心室收缩功能减退的原因不明的心肌病,约 30%～50%患者具有家族遗传特点,常伴有骨骼肌和神经肌肉病变。

2. 病理、生理改变

心肌细胞肥大、纤维组织增生,并出现非特异性退行性改变及间质纤维化;病变弥漫,波及全心,但以左心室扩大为主,心室壁肥厚相对不明显甚至变薄;心脏收缩功能减退,心排血量减少引起心力衰竭。当病变累及传导组织时,可引起各种心律失常和传导阻滞。附壁血栓脱落可引起心、脑、肾等重要器官栓塞。

　　3.心电图改变

　　心电图异常改变发生率高,具有复杂性、易变性及缺乏特异性。以 QRS 波群改变"三联症"最为典型,以异位搏动和异位心律最为常见,其次为传导阻滞和 ST-T 改变。

　　(1)QRS 波群改变"三联症"。①左胸前导联高电压:$R_{V_5}+S_{V_1}$ 或(和)$R_{V_6}\geqslant3.5mV$,V_5 或 V_6 导联中最高 R 波幅与肢体导联中最高 R 波幅的比值$\geqslant3$ 或 V_6 导联 QRS 波群总电压$(R+S)>V_5$ 导联总电压;②肢体导联低电压;③胸前导联 R 波振幅递增不足或逆递增(图 17-1、图 17-2)。

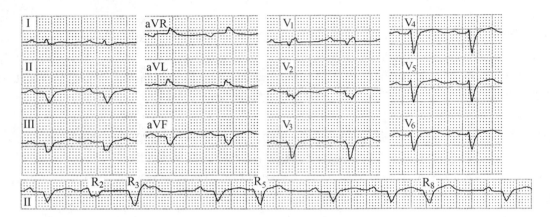

图 17-1　扩张型心肌病患者的心电图改变(出现异常 Q 波、低电压、传导阻滞、室性早搏)

　　女性,51 岁,扩张型心肌病。常规心电图显示(图 17-1)P-R 间期 0.26s,肢体和胸前导联 QRS 波群振幅分别<0.5、1.0mV,时间 0.17s,Ⅱ、Ⅲ、aVF 导联呈 QS 型,电轴－80°,aVR 导联呈 R 型,V_1 导联呈 Qr 型,$V_2\sim V_6$ 导联呈 rs、rS 型,r/S<1。长Ⅱ导联显示 R_2、R_3、R_5、R_8 为室性早搏,呈两种形态和两种偶联间期。心电图诊断:①窦性心律;②一度房室阻滞;③下壁异常 Q 波伴电轴左偏－80°;④全导联 QRS 波群低电压;⑤非特异性心室内阻滞;⑥胸前导联 r 波振幅递增不良;⑦顺钟向转位,右心室肥大待排;⑧频发双源性室性早搏,时呈成对出现。

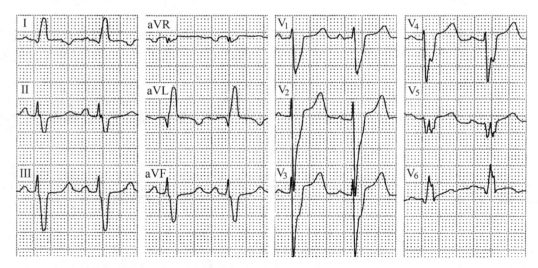

图 17-2　扩张型心肌病患者的心电图改变(出现异常 Q 波、心室内阻滞)

　　女性,60 岁,扩张型心肌病。心电图(图 17-2)显示 QRS 时间 0.16s,在Ⅰ、aVL 导联呈 qR 型,$R_{aVL}>R_Ⅰ$,Ⅱ、Ⅲ、aVF 导联呈 rS 型,$S_Ⅲ>S_Ⅱ$,电轴－35°;$V_2\sim V_4$ 导联呈 R(r)S 型,R(r)波振幅逐渐递减,V_5 导联呈 rS 型或 Qrs 型,V_6 导联呈 QRs 型;Ⅰ、aVL 导联 T 波倒置。心电图诊断:①窦性心律;②高侧壁、侧壁异常 Q 波;③前壁 R 波振幅逆递增,属等位性 Q 波;④完全性左束支阻滞伴电轴左偏或左前分支阻滞,非特异性心室内阻滞。

（2）异位搏动和异位心律：90％患者有复杂的室性心律失常，如多源性和（或）多形性室性早搏、成对室性早搏、短阵性室性心动过速等（图17-1）；10％～20％患者出现房性心律失常，如房性早搏、短阵性房性心动过速及心房颤动等。有时，一些顽固性、难治性心律失常可能是扩张性心肌病早期诊断的重要线索。

（3）传导阻滞：最常见的是房室阻滞，以二度、三度阻滞多见，阻滞部位多在希氏束分叉以下，其次为非特异性心室内阻滞、束支阻滞、双分支或三分支阻滞。传导阻滞的出现与病变累及传导组织及继发于心脏扩大，导致希浦系统广泛受损有关。

（4）异常 Q 波：约占 11％～20％，常见于左胸前导联及肢体导联，与心肌细胞片状坏死、瘢痕形成（纤维化）有关。出现异常 Q 波，意味着心肌有较严重的病理学改变（图17-2、图17-3）。

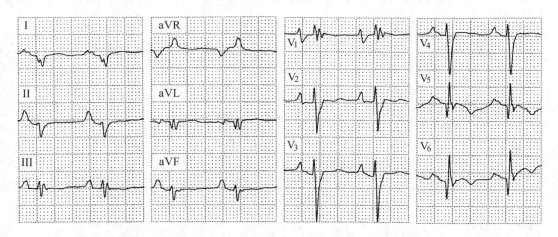

图 17-3　扩张型心肌病患者的心电图改变（出现双心房肥大、异常 Q 波、右心室肥大）

男性，30 岁，扩张型心肌病。常规心电图（图17-3）显示 P 波在 Ⅰ、V₄～V₆ 导联增宽，时间 0.12～0.13s，两峰距 0.05s，Ⅱ 导联高尖，振幅 0.28～0.30mV，V₂、V₃ 导联高尖，振幅 0.25mV，PtfV₁ 值 −0.14mm·s；QRS 时间 0.12s，在 Ⅰ 导联呈 rS 型或 QS 型，aVL 导联呈 Qrs 型，Ⅲ 导联呈 rsr′ 型，电轴＋210°，aVR 导联呈 R 型，V₁ 导联呈 rsr′s′ 型，V₄ 导联 r 波振幅＜V₃ 导联 r 波振幅，V₅、V₆ 导联呈 QRs 型伴 T 波浅倒置。心电图诊断：①窦性心律；②P 波增宽伴切迹、高尖及 PtfV₁ 绝对值增大，提示双心房肥大所致；③高侧壁、前侧壁异常 Q 波或 r 波振幅逆递增；④非特异性心室内阻滞；⑤提示右心室肥大；⑥侧壁 T 波改变。

（5）QRS 波碎裂（f-QRS）：系不同部位心肌纤维化导致瘢痕形成和冲动传导异常，尤其是病变部位中存活的心肌除极形成 f-QRS。

（6）非特异性 ST-T 改变：约占 40％～50％，以 R 波为主导联 ST 段呈水平型或下斜型压低，T 波低平、负正双相或倒置。

（7）Q-T 间期延长：约占 20％，与心室除极、复极时间延长有关。

（8）P 波增宽：约占 20％，与左心房负荷过重、扩大及左心房传导延缓有关。

四、肥厚型心肌病

1. 基本概念

肥厚型心肌病是指原因不明的左室心肌不对称、不均匀性进行性肥厚，心室腔进行性缩小，以左心室血液充盈受阻及舒张期顺应性降低为基本病变的心肌病。该病是青年人猝死最常见的原因之一，约 50％患者具有家族遗传特点，为常染色体显性遗传的家族遗传性疾病，由基因突变导致肌节功能异常所致。

2. 病理、生理改变

心室肌纤维肥大，排列紊乱，病变主要累及室间隔和左心室，导致室间隔呈显著不对称性肥厚、左心室游离壁部分或全部非对称性或弥漫性肥厚,前者出现左心室流出道狭窄而成为梗阻性心肌病。心肌细胞间质纤维化、结缔组织增生,心室僵硬度增高,左心室舒张功能受损导致舒张期顺应性明显降低。因心室腔缩小、舒张期顺应性降低及左心室充盈受阻,故心排出量下降,可引发心肌缺血或心绞痛。若病变累及传导组织,则可引起各种心律失常和传导阻滞,严重者可导致猝死。

3.分型

根据病理解剖所见,可分为 4 型:室间隔肥厚型、心尖部肥厚型、室间隔后部肥厚型及左心室侧壁肥厚型。

4.心电图特征

以左心室高电压或左心室肥厚伴持续性 ST-T 改变最为常见和典型(图 17-4)。

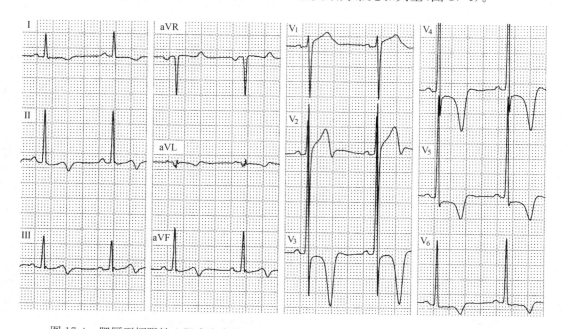

图 17-4　肥厚型梗阻性心肌病患者的心电图改变(出现左心室肥大、ST 段压低、T 波巨倒)

男性,59 岁,肥厚型梗阻性心肌病。常规心电图(图 17-4)显示 $R_{V_3}=5.0mV$,$R_{V_5}=3.4mV$,$R_{V_5}+S_{V_1}=5.1mV$;$V_3\sim V_6$ 导联 ST 段呈水平型压低 $0.08\sim 0.20mV$;T 波在 I、$V_3\sim V_6$ 导联倒置或巨倒,II、III、aVF、V_2 导联呈正负双相。心电图诊断:①窦性心律;②左心室高电压,提示左心室肥大;③前壁、侧壁 ST 段改变及广泛导联 T 波改变;④符合肥厚型心肌病的心电图改变。

(1)持续性 ST-T 改变:最常见且最具特征性。ST 段呈水平型或下斜型压低 $0.1\sim 0.3mV$,T 波常呈对称性倒置,深度≥1.0mV,酷似冠状 T 波,以胸前导联尤其是 V_3、V_4 导联最为明显,多见于心尖部肥厚型心肌病。

(2)左心室高电压或左心室肥厚:R_{V_5} 及 $R_{V_5}+S_{V_1}$ 电压均明显增高,有时 V_1 导联 QRS 波群呈 Rs 型,R 波振幅>1.0mV,这不是右心室肥大的表现,而是异常增厚的室间隔左侧面除极时所产生的向右前向量增大所致。

(3)窄而深的异常 Q 波:具有特征性改变,约占 20%～50%。常见于 II、III、aVF 导联或 V_5、V_6 导联,同时这些导联 R 波振幅增高,T 波常直立而有别于心肌梗死的异常 Q 波,多见于室间隔肥厚型心肌病。

(4)心电轴左偏。

(5)P 波增宽:P 波时间≥0.11s,与左心房肥大、左心房内传导延缓或阻滞有关,因左心室顺应性降低,左心室舒张期末压增高,导致左心房负荷过重,久之将引起左心房肥大和左心房内传导阻滞。

（6）心律失常：可见各种房性心律失常（房性早搏、房性心动过速、心房颤动）、传导阻滞（房室阻滞、束支阻滞）及室性心律失常（多源性或多形性室性早搏、短阵性室性心动过速），以室性心律失常多见且易引发恶性心律失常而猝死。

（7）部分患者可出现心室预激的图形。

5.诊断线索

（1）年轻男性患者，无高血压病史，出现左胸前导联 R 波振幅增高伴 ST 段压低、胸前导联 T 波倒置，应高度怀疑心尖部肥厚型心肌病。

（2）年轻男性患者，无高血压病史，出现左胸前导联窄而深的异常 Q 波伴 R 波振幅增高，T 波直立，应高度怀疑室间隔肥厚型心肌病。

五、致心律失常性右室心肌病

1.基本概念

致心律失常性右室心肌病是指右室心肌被脂肪浸润及纤维组织所替代，导致右心室弥漫性扩张、心室壁变薄变形、心肌萎缩、收缩运动进行性减弱，出现以右心室力衰竭、右室源性心律失常及发作性晕厥为特征的原因不明的心肌病。主要见于青少年，约 30％有家族史，为常染色体显性遗传，是年轻人猝死的常见原因之一。

2.病理、生理改变

右室心肌被脂肪浸润及纤维组织所替代，导致右心室扩张、收缩性减弱及右室心力衰竭，出现右心房负荷过重、扩大；病变累及传导组织，出现右心室内传导障碍及室性心律失常。

3.心电图特征

（1）P 波高尖：系右心房负荷过重、肥大或扩张所致。

（2）局限性 QRS 波群增宽：右室部分心肌除极延迟，导致局限性 $V_1 \sim V_3$ 导联 QRS 时间 $\geqslant 0.11s$，其特异性为 100％，敏感性为 55％；如 $(V_1 + V_2 + V_3)$ QRS 时间 $/(V_4 + V_5 + V_6)$ QRS 时间 $\geqslant 1.2$，则特异性为 100％，敏感性为 93％，反映了右室部分心肌除极延迟，同时 $V_1 \sim V_3$ 导联的 Q-T 间期相应延长。

（3）右束支阻滞图形：约 33％患者出现不同程度右束支阻滞图形，但阻滞并非发生在右束支主干，而是发生在右心室壁内。如在右束支阻滞基础上，$V_1 \sim V_3$ 导联 QRS 时间比 V_6 导联延长 0.05s 以上，极具诊断意义。

（4）Epsilon 波：V_1、V_2 导联 QRS 波群终末部或 ST 段起始处，出现向上小棘波，偶呈凹缺状，约持续 0.02s，有时出现在右胸前 V_3R、V_4R 导联。放大定准电压（20mm/mV），加快纸速（50mm/s），可提高检出率，或者用双极胸前导联（将右上肢导联用吸球吸在胸骨柄处作为阴极，左上肢导联用吸球吸在剑突处作为阳极，左下肢导联用吸球吸在 V_4 导联位置作为阳极，选择在 I、II、III 导联进行记录），检出率可提高 2～3 倍。Epsilon 波是致心律失常性右室心肌病一个特异性较强的心电图指标，具有诊断价值，是右心室被脂肪组织包绕的岛样有活性心肌细胞延迟除极所致（图 17-5）。

（5）心律失常：主要表现为起源于右心室的室性早搏和室性心动过速，其 QRS 波群呈类似左束支阻滞图形，其次为房性心律失常，如房性早搏、房性心动过速、心房扑动及颤动等。

（6）胸前导联 T 波倒置：为该心肌病的特征性表现之一，绝大多数发生在 $V_1 \sim V_3$ 导联，偶尔发生在 $V_1 \sim V_6$ 导联。

（7）心室晚电位阳性。

4.心电图诊断标准

Fisher 提出致心律失常性右室心肌病的心电图诊断标准为：①$V_1 \sim V_3$ 导联 T 波倒置；②出现在 $V_1 \sim V_3$ 导联局限性 QRS 时间 $\geqslant 0.11s$；③Epsilon 波；④频发类似左束支阻滞型的室性早搏

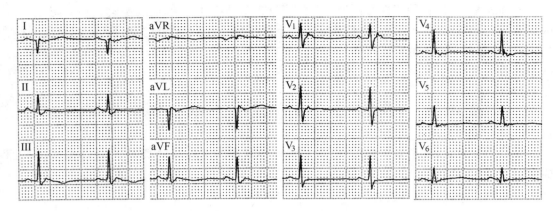

图 17-5　致心律失常性右室心肌病患者的心电图改变（出现 Epsilon 波）

　　女性,27 岁,致心律失常性右室心肌病,频发左束支阻滞型室性心动过速。常规心电图（图 17-5）显示 QRS 波群在 Ⅰ、aVL 导联呈 Qrs 型,V₁ 导联呈 Rsr′型,时间 0.18s,V₁、V₂ 导联 QRS 波群终末部出现 Epsilon 波,V₅、V₆ 导联 QRS 波幅＜1.0mV;T 波在下壁导联平坦或浅倒,在胸前导联均平坦。心电图诊断:①窦性心律;②高侧壁异常 Q 波;③右胸前导联出现 Epsilon 波,符合致心律失常性右室心肌病的心电图特征;④非特异性心室内阻滞;⑤左胸前导联 QRS 波幅低电压;⑥广泛导联轻度 T 波改变。

（＞1000 次/24h）;⑤反复出现类似左束支阻滞型的室性心动过速;⑥心室晚电位阳性。

六、离子通道心肌病

（一）先天性长 Q-T 间期综合征

1. 基本概念

先天性长 Q-T 间期综合征又称为遗传性或特发性长 Q-T 间期综合征（LQTS）,是指心肌离子通道蛋白的基因编码发生突变,导致心肌细胞离子通道和动作电位异常而引发心电图异常改变及发作性晕厥、心源性猝死等临床症候群。

2. 基因类型

目前已发现了 13 种先天性长 Q-T 间期综合征基因类型,分别由 K^+、Na^+、Ca^{2+} 通道及膜连接蛋白编码基因变异所致。常见的类型包括 LQT1 型（KCNQ1）、LQT2 型（KCNH2）、LQT3 型（SCN5A）、LQT4 型、LQT5 型,其中前 3 种类型占所有 LQTS 的 92% 以上。

3. 心电图特征

Q-T 间期延长或 Q-Tc 延长（男性≥0.47s,女性≥0.48s）是 LQTS 的最重要特征,但部分患者 Q-T 间期或 Q-Tc 正常或在临界范围（0.45～0.46s）;T 波形态改变与基因类型有关,U 波振幅多增高;部分患者可出现尖端扭转型室性心动过速。若出现 Q-T 间期长短交替或 T 波、U 波电交替现象,则有诊断意义（图 14-7）。

（1）LQT1 型:Q-Tc 平均值为 0.49s,T 波宽大（图 17-6A）,系 I_{ks}（缓慢激活的延迟整流钾离子流）外流缓慢所致。

（2）LQT2 型:Q-Tc 平均值为 0.48s,T 波低平或双峰切迹（图 17-6B）,系 I_{kr}（快速激活的延迟整流钾离子流）外流缓慢所致。

（3）LQT3 型:Q-Tc 平均值为 0.52s,ST 段水平延长,T 波高尖（图 17-6C）,系 I_{Na} 持久缓慢外流所致。

4. 临床特征

具有肾上腺素能依赖性临床特征,常于运动、激动、惊恐等交感神经张力增高时诱发尖端扭转型室性心动过速。尖端扭转型室性心动过速是引发晕厥和心源性猝死最常见的诱因,晕厥一般持

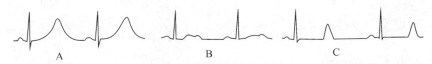

图 17-6　LQT1 型(图 A)、LQT2 型(图 B)、LQT3 型(图 C)的心电图特征

续 1～2min；也有发生在睡眠或休息时。

LQT1 型、LQT5 型约 90％患者于运动、激动、惊恐时出现晕厥或猝死，LQT2 型患者于运动、激动、惊恐、熟睡和唤醒之间出现晕厥或猝死，LQT3 型约 90％患者在睡眠或休息时出现晕厥或猝死。

5. LQTS 3 种亚型的心电图和临床特征

(1)常染色体显性遗传性 LQTS(Romano-Ward 综合征)：包括 LQT1 型至 LQT6 型、LQT9 型至 LQT13 型，特征是孤立性 Q-T 间期延长。

(2)常染色体显性遗传性 LQTS 伴有心外表现。①LQT7 型(Andersen-Tawil 综合征)：表现为 Q-T 间期延长伴 U 波增高、多形性或双向性室性心动过速、面部先天性畸形及低钾型周期性瘫痪；②LQT8 型(Timothy 综合征)：表现为 Q-T 间期延长、并指畸形、心脏畸形等先天畸形。

(3)常染色体隐性遗传性 LQTS(Jervell and Lange-Nielsen 综合征)：表现为 Q-T 间期延长及先天性耳聋。

6. 心电图诊断标准

在排除继发性情况下，多次记录的 12 导联心电图显示 Q-Tc≥0.48s，即可作为独立的诊断标准；或者原因不明的晕厥患者 Q-Tc 为 0.46～0.48s，亦应考虑 LQTS。同时结合 T 波形态改变、U 波增高或 T 波、U 波电交替现象及尖端扭转型室性心动过速，可提高诊断的准确性和可靠性。

(二)特发性短 Q-T 间期综合征

1. 基本概念

特发性短 Q-T 间期综合征(SQTS)是由单基因突变引发心肌离子通道功能异常而导致的一种常染色体显性遗传性疾病，是近年来发现的又一种可诱发严重心律失常而猝死的原发性心电异常疾病。

2. 基因类型

目前已发现 6 种特发性短 Q-T 间期综合征单基因病变，由 K^+、Ca^{2+} 通道基因变异所致。

(1)SQT1 型：由 KCNH2 基因突变引发 I_{kr} 外流加速，导致动作电位第 2、3 相时程明显缩短。

(2)SQT2 型：由 KCNQ1 基因突变引发 I_{ks} 外流加速，导致心房肌和心室肌动作电位 2 相时程明显缩短。

(3)SQT3 型：由 KCNJ2 基因突变引发 I_{k1}(内向整流钾离子流)外流加速，导致心室肌动作电位后期复极(3 相末)明显缩短。

(4)SQT4 型、SQT5 型、SQT6 型：分别由 CACNA1C、CACNB2B、CACNA2D1 基因突变引发 L 型 Ca^{2+} 通道功能丧失，导致动作电位时程明显缩短。

上述类型均可引起动作电位时程和不应期不均一性缩短，导致 Q-T 间期缩短、心室易颤期延长及 M 细胞与其他心肌细胞的复极离散度增加，促使致命性心律失常的发生。

3. 心电图表现类型

(1)A 型：ST 段、T 波时间均缩短，同时伴有 T 波高尖，易发生房性和室性心律失常。

(2)B 型：以 T 波高尖和时间缩短为主，ST 段改变不明显，以房性心律失常为主。

(3)C 型：以 ST 段缩短为主，T 波时间缩短不明显，以室性心律失常为主。

4. 心电图特征

(1)持续出现短 Q-T 间期,大多为 216～290ms,为 Q-T 间期预测值的 52%～78%,Q-Tc 为 248～302ms。

(2)多数表现为非频率依赖性持续性短 Q-T 间期,少数表现为慢频率依赖性短 Q-T 间期矛盾性缩短,即心室率较慢时,其 Q-T 间期缩短,而心室率较快时,其 Q-T 间期反而恢复正常或延长。

(3)ST 段明显缩短(<50ms)或消失,T 波高尖,近似于对称,尤以胸前导联为明显(图 17-7)。

(4)可出现心房或心室颤动、一过性心动过缓或二度至三度房室阻滞。

(5)电生理检查时,其心房、心室有效不应期均缩短(<170ms),易诱发心房颤动、室性心动过速、心室颤动。

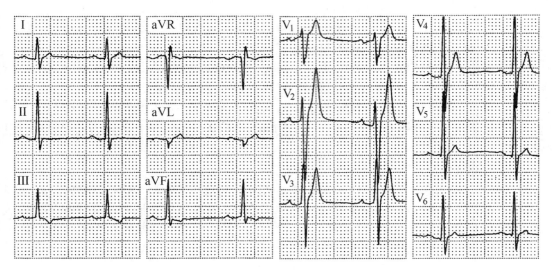

图 17-7　特发性短 Q-T 间期综合征患者的心电图改变

男性,53 岁,特发性短 Q-T 间期综合征。常规导联心电图(图 17-7)显示 ST 段近乎消失,T 波明显变窄,其中 V_1～V_4 导联两支对称、尖耸,Ⅱ导联平坦,Ⅲ、aVF 导联浅倒,V_6 导联低平,Q-T 间期 0.25s。心电图诊断:①窦性心律;②ST 段近乎消失、T 波改变及 Q-T 间期缩短,符合短 Q-T 间期综合征的心电图改变。

5. 临床特征

(1)具有家族遗传性,多数病例有心悸、头晕等症状,且有晕厥、心脏骤停、猝死或猝死家族史。

(2)无心脏结构异常和其他器质性心脏病。

(3)年轻人出现孤立性心房颤动应高度警惕 SQTS。

6. 心电图诊断标准

在排除继发性情况下,多次记录的 12 导联心电图显示 Q-Tc≤0.33s 即可诊断为 SQT;或者 Q-Tc介于 0.34～0.36s 合并下列之一者应考虑 SQTS:①具有 SQT 家族史;②<40 岁猝死家族史;③无心脏病史,曾出现不明原因晕厥或记录到室性心动过速或心室颤动(图 17-8)。

(三)Brugada 综合征

1. 概述

Brugada 综合征是属于原发性心电离子通道缺陷的显性遗传疾病,与 SCN5A、CACN1Ac 基因突变有关,可造成 Na^+ 通道功能改变或功能丧失,导致心外膜心肌动作电位出现圆顶状波形,产生 Brugada 波,同时使右室心外膜与心内膜复极离散度明显增大,易产生 2 相折返引起室性早搏、室性心动过速或心室颤动。男性患病率是女性的 8～10 倍,与男性瞬间外向 K^+ 流(I_{to})较强及雄性激素水平较高有关。

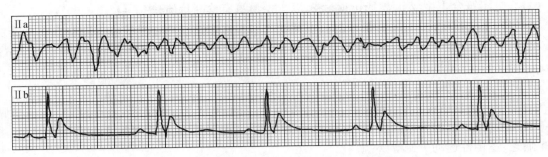

图 17-8 特发性短 Q-T 间期综合征的心电图改变

男性,43 岁,反复晕厥半年。Ⅱa 导联(图 17-8)系患者晕厥时记录,显示心室颤动。Ⅱb 系电击复律后记录,显示 P-P 间期 1.25～1.30s,频率 46～48 次/min;P-R 间期 0.21～0.24s,QRS 时间 0.12s,未见明显的 ST 段,T 波上升支陡直,Q-T 间期 0.28s。心电图诊断:①特发性心室颤动;②电击除颤复律后出现窦性心动过缓(46～48 次/min);③一度房室阻滞;④非特异性心室内阻滞;⑤ST 段消失、T 波形态改变及 Q-T 间期缩短;⑥符合特发性短 Q-T 间期综合征的心电图改变。

2. 心电图和临床特征

Brugada 综合征心电图表现为 V_1、V_2 导联(常规位置、上一肋或上二肋位置)ST 段呈穹隆型或马鞍型抬高(≥0.1mV)酷似右束支阻滞图形;易反复发作多形性室性心动过速,且常以极短偶联间期的室性早搏起始,QRS 波形多变,频率极快(≥260 次/min)。心脏结构无明显异常,有家族性遗传特点,因反复发作极速型多形性室性心动过速、心室颤动而引发晕厥或猝死,通常在夜间睡眠或休息时发生。

3. 诱发因素

发热、过度饮酒或饱餐是触发心电图显现Ⅰ型 Brugada 波并诱发室性心动过速或心室颤动的常见因素。

4. 心电图改变类型

(1)Ⅰ型:以突出的穹隆型 ST 段抬高为特征,表现为 J 波或抬高的 ST 段顶点≥0.2mV,其 ST 段随即向下倾斜伴 T 波倒置(图 17-9)。

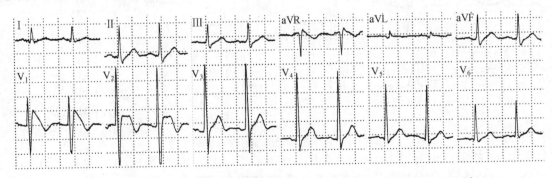

图 17-9 男性,34 岁,体检发现窦性心动过速(109 次/min)、Ⅰ型 Brugada 波

(2)Ⅱ型:形成马鞍型 ST 段抬高,表现为 J 波抬高(≥0.2mV),ST 段呈下斜型抬高(在基线上方仍然≥0.1mV),紧随正相或双相 T 波(图 11-9)。

(3)Ⅲ型:呈马鞍型或穹隆型或两者兼有,ST 段抬高<0.1mV。

5. 诊断条件

上述 3 种 Brugada 波形在同一患者中可呈动态改变。若仅有心电图表现,则称为 Brugada 波。当符合下列条件时,可诊断为 Brugada 综合征:

（1）心电图符合Ⅰ型或Ⅱ型Brugada波，以Ⅰ型最具有诊断价值。

（2）伴有下列情况之一：①有记录的心室颤动或多形性室性心动过速或电生理检查中可诱发室性心动过速或心室颤动；②有SCD的家族史（＜45岁）；③家系成员中有穹隆型ST段抬高者；④患者反复出现心源性晕厥。

（3）心脏结构无明显异常改变。

（4）需排除下列情况：前间壁AMI、右束支阻滞、左心室肥大、室壁瘤、右心室梗死、主动脉夹层、急性肺栓塞、中枢神经系统疾患、电解质紊乱（高钙、高钾血症）、致心律失常性右室心肌病、维生素 B_1 缺乏、遗传性运动失调等疾病。

（四）特发性异常J波

1. 基本概念

（1）异常J波：是指心电图J点从基线明显偏移后，形成一定的幅度（≥0.1mV）和持续一定的时间（≥20ms），并呈圆顶状或驼峰状特殊形态，也称为Osborn波。该波属心室提早发生的复极波，是由于心室肌除极和复极过程同时减慢，但以除极速率减慢明显，使更多心肌除极尚未结束就已复极，导致心室除极和复极的重叠区增宽，从而形成了J波（Osborn波）。有特发性、继发性、缺血性及功能性J波之分。

（2）特发性异常J波：是指无引起异常J波的其他病因存在，常伴有反复发作的原因不明的室性心动过速、心室颤动甚至猝死，平素常有迷走神经张力增高表现，具有慢频率依赖性心室内阻滞等特征。

2. 心电图特征

（1）J波常起始于QRS波群的R波降支部分，尖峰状R波与其特有的圆顶状或驼峰状波形构成了尖峰-圆顶状特殊波形。

（2）J波形态可呈多样化，以下壁和左胸前导联最为明显。若J波在 V_1 导联明显直立呈类似右束支阻滞的R′波，则易误诊为右束支阻滞（图17-10）。

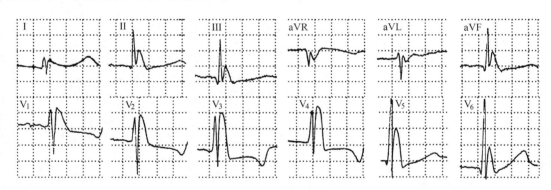

图17-10　脑外伤患者出现继发性异常J波

男性，48岁，车祸致颅底骨折、颅内血肿。常规心电图（图17-10）显示P-R间期0.29s，各导联均可见明显的J波酷似QRS波群增宽，V_1 导联酷似右束支阻滞图形；Ⅱ、Ⅲ、aVF、V_5 导联ST段呈上斜型压低0.1mV，$V_1 \sim V_4$ 导联呈下斜型或近水平型压低0.1～0.2mV伴T波倒置，Q-T间期0.68s。心电图诊断：①窦性心律；②一度房室阻滞；③继发性异常J波；④前间壁、前壁ST-T改变；⑤Q-T间期延长。

（3）J波形态和振幅呈频率依赖性改变，即心率减慢时J波明显，心率增快时J波可消失。

（4）J波尚受体温、血液pH值及电解质等因素影响，如体温越低、血液pH值越低、血钙浓度越高，则J波越明显；反之，则J波变低或消失。

（5）J波与恶性室性心律失常有密切关系。

（五）早复极综合征

1. 基本概念

（1）心室早复极：是指 12 导联心电图 QRS 时间正常时（≤0.11s）出现≥2 个相邻的以 R 波为主的导联（除 V_1～V_3 导联外），其 R 波降支的终末部模糊、切迹或粗钝或 J 点和 ST 段抬高 ≥0.1mV，如下壁导联（Ⅱ、Ⅲ、aVF）和（或）侧壁导联（Ⅰ、aVL、V_5、V_6），又称为心室早复极波。多见于运动员、年轻体力劳动者等健壮男性，绝大部分属正常变异（>95%）。系迷走神经张力过高引发心室肌不同步提早复极所致，也与低体温、低钙血症密切相关。一小部分早复极患者（≤5%），若出现明显 J 波，可能属于特发性 J 波的范畴，预示有发生恶性室性心律失常的倾向。

（2）早复极综合征（ERS）：具有心室早复极心电图特征及出现不明原因多形性室性心动过速、心室颤动或心源性猝死。

2. 早复极心电图特征

（1）以 R 波为主的 2 个或 2 个以上相邻导联 R 波降支的终末部模糊、切迹或粗钝或 J 点抬高 ≥0.1mV，ST 段呈凹面向上型抬高≥0.1mV 或正常，T 波直立高耸（图 17-11）。

（2）运动后抬高的 J 点、ST 段恢复正常或减轻。

（3）QRS 时间≤0.11s（在没有切迹或粗钝的导联进行测量）。

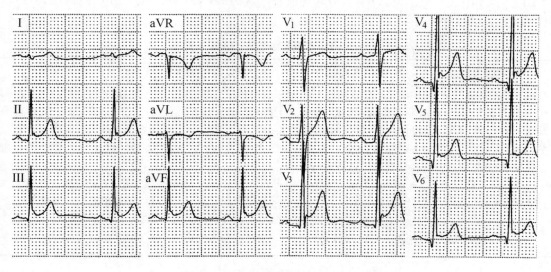

图 17-11 心室早复极的心电图改变

男性，29 岁，健康体检。常规心电图（图 17-11）显示Ⅱ、Ⅲ、aVF、V_3～V_6 导联 R 波降支粗钝、切迹，J 点抬高，ST 段呈凹面向上型抬高 0.10～0.25mV，T 波直立。心电图诊断：①窦性心律；②下壁、前壁、侧壁 J 点和 ST 段抬高，提示心室早复极所致。

3. 基因类型

已有报告指出家族性早复极综合征具有不完全外显率的常染色体显性遗传，系 KCNJ8、KCND3 基因突变及 L 型 Ca^{2+} 通道基因突变所致，其中 CACNA1C、CACNB2B、CACNA2D1、SCN5A 基因突变与特发性心室颤动、早复极综合征相关。

4. 分型

有学者将早复极综合征分为 3 型或 4 型，其中Ⅰ型最常见，约占 90% 以上，>95% 属良性。其他类型则多属恶性，请见表 17-1。

表 17-1 早复极综合征分型

特征	Ⅰ型	Ⅱ型	Ⅲ型	Ⅳ型
①J 波出现部位	左心室前侧壁	左心室下壁	左、右心室	左室或(和)右室
②J 波出现导联	Ⅰ、$V_4 \sim V_6$	Ⅱ、Ⅲ、aVF	左、右心室导联	左室或(和)右室导联
③J 波振幅	多<0.2mV	可≥0.2mV	≥0.2mV	≥0.2mV
④猝死家族史	多无	可有	可有	可有
⑤室性心动过速、心室颤动	边缘性	高危	高危	高危
⑥基因突变	有	有	有	最多,且可重叠
⑦伴遗传性心律失常	极少	无	无	有

5. 诊断标准

(1)符合心室早复极心电图特征,不明原因多形性室性心动过速、心室颤动生还者。

(2)心源性猝死患者,尸体解剖心脏结构、大小等无异常发现,且无既往药物服用史,生前心电图符合心室早复极特征。

2016 年,Antzelevitch 等提出早复极综合征诊断计分表(表 17-2):≥5 分可以诊断,3~4.5 分为可疑,<3 分可排除。

表 17-2 早复极综合征诊断计分表

A. 临床病史	B. 12 导联心电图	C. 动态心电图	D. 家族史
①不明原因心脏骤停,有肯定的心室颤动或多形性室性心动过速(3 分) ②心律失常性晕厥(2 分) ③不明原因晕厥(1 分)	①≥2 个下壁或侧壁导联 R 波降支粗钝、切迹,振幅≥0.2mV,ST 段呈水平型或下斜型改变(2 分) ②≥2 个下壁或侧壁导联 J 点抬高≥0.1mV,伴动态改变(1.5 分) ③≥2 个下壁或侧壁导联 J 点抬高≥0.1mV(1 分)	有短偶联间期室性早搏,呈 Ron-T 现象(2 分)	①有亲属确诊为 ESR(2 分) ②≥2 个一级亲属具有 B-①心电图改变(2 分) ③一级亲属具有 B-①心电图改变(1 分) ④<45 岁一级或二级亲属发生不明原因 SCD(0.5 分)

(六)儿茶酚胺介导的多形性或双向性室性心动过速

1. 概述

儿茶酚胺介导的多形性或双向性室性心动过速(CPVT)是一种较少见而严重的原发性遗传性心律失常,常因交感神经兴奋而诱发多形性或双向性室性心动过速。

2. 基因类型

目前认为有 5 种基因(RyR2、CASQ2、TRDN、CALM1、KCNjz)突变可诱发 CPVT。60%的患者有 RyR2 基因突变,1%~2%的患者有 CASQ2 基因突变。

3. 心电图特征

(1)平时心电图无异常表现,包括 Q-Tc,少数患者可有窦性心动过缓。

(2)运动或静脉滴注异丙肾上腺素试验时,将出现下列改变:①随着窦性心率增快,将出现室性早搏,并逐渐增多,呈二、三联律。②当窦性心率增快到一定程度时,将出现多形性或双向性室性心动过速。③若继续试验,则将发展为心室颤动而猝死;若停止试验,则室性心律失常减少,最后常自行终止。④部分成年患者可出现房性心律失常,如心房颤动。

4.临床特征

典型表现为运动或情绪激动时诱发晕厥或猝死,多发生在20岁以前,常因晕厥时出现抽搐、大小便失禁而易被误诊为"癫痫"。

5.诊断标准

(1)心电图正常的无器质性心脏病者,运动或使用儿茶酚胺类药物而诱发多形性室性心动过速或双向性室性心动过速(图17-12)。

(2)先证者的家系成员无器质性心脏病,运动后诱发室性早搏、多形性或双向性室性心动过速。

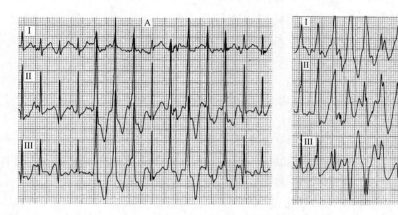

图 17-12　儿茶酚胺介导的多形性室性心动过速

男性,14岁,常于跑步时晕厥2年入院。入院后心脏超声、AEEG、Holter、冠脉 CT、心脏 MRI 等检查均未见异常。平板运动试验至6分10秒(图17-12A),心率达195次/min时,出现短阵性室性心动过速;运动至6分20秒(图17-12B),心率达200次/min时,出现多形性室性心动过速,患者发生晕厥先兆,立即终止运动,室性心动过速自行终止。

七、心动过速性心肌病

1.基本概念

各种长期反复发作的心动过速引起心脏进行性扩大、心功能减退,经积极治疗控制心动过速后,扩大的心脏会逐渐缩小,心功能部分或完全恢复正常,这种继发于心动过速的心肌疾病,就称为心动过速性心肌病。

2.病因

心动过速是引起心肌病的直接原因。心动过速可分为阵发性室上性心动过速、心房扑动或颤动、室性心动过速、起搏器介导性心动过速及不恰当性窦性心动过速等。心动过速持续时间越长,频率越快,则心肌受损越严重,病变越广泛。心动过速性心肌病的形成需要数年或更长时间。

3.分型

(1)单纯型:心动过速是导致心脏扩大、心功能异常的唯一因素,心脏无其他异常改变。

(2)混合型:除了心动过速外,尚合并其他导致心功能异常的病因。

4.病理、生理改变

持续性心动过速或心动过速每天发作总时间超过10%～15%,将会导致心脏扩大,尤其是心室腔扩大,心室壁变薄,心脏收缩功能、舒张功能均减退,出现心力衰竭;若病变累及传导系统,还可出现各种心律失常和传导阻滞。

5.心电图改变

在原有心动过速基础上,可出现其他心律失常,如早搏、传导阻滞及非特异性 ST-T 改变等。

6. 诊断

病史和临床表现是目前诊断心动过速性心肌病唯一可靠的手段,有心脏扩大或心力衰竭和持续性心动过速或反复发作心动过速的患者应高度怀疑此病。其诊断要点为:①心动过速发作前心功能正常;②在频繁发作或持续性心动过速后出现心功能进行性损害,并能排除其他因素影响;③心动过速治愈或控制后,扩大的心脏缩小,心功能改善或恢复正常。

八、室性早搏性心肌病

1. 基本概念

原本心脏结构、大小和功能均正常的患者因持续出现频发室性早搏后,引发了心脏进行性扩大、心功能减退,经积极治疗控制室性早搏后,扩大的心脏逐渐缩小,心功能部分或完全恢复正常,这种继发于室性早搏的心肌疾病,就称为室性早搏性心肌病。

2. 发生机制

(1)室性早搏负荷:是指室性早搏数占总心率的百分比。当其负荷>15%时,就有可能发生室性早搏性心肌病,负荷>25%时,其概率明显增高。

(2)室性早搏的偶联间期:偶联间期愈短者,愈容易发生室性早搏性心肌病。

(3)代偿间歇所引发的缓慢性心律失常:短偶联间期室性早搏属于无排出量的心搏,较长的代偿间歇将导致心脏舒张期充盈过度,从而引发心脏代偿性扩大、心功能降低。

(4)室性早搏引发心室内、心室间及房室 3 个部位收缩不同步现象。

3. 高危因素

下列情况是引发室性早搏性心肌病的高危因素,其中前 4 条是较重要的危险因素:

(1)室性早搏负荷>15%。

(2)频发室性早搏病史 5 年。

(3)室性早搏 QRS 时间>0.15s,呈类似左束支阻滞型伴电轴右偏。

(4)呈二、三联律及短偶联间期,早搏提前度(R-R′间期/R-R 间期)≤0.60。

(5)多形性、间位型及伴室房逆传的室性早搏。

(6)起源于左、右心室流出道或心外膜下室性早搏。

(7)年轻男性,体重指数增加者。

4. 诊断标准

(1)室性早搏发生前心脏结构、大小及功能均正常。

(2)持续发生频发室性早搏后出现心功能进行性损害,并能排除其他因素影响。

(3)室性早搏治愈或控制后,扩大的心脏逐渐缩小,心功能部分或完全恢复正常。

九、左束支阻滞性心肌病

1. 概述

由于左束支的主干较短粗、不应期较短及双重血管供血等因素,通常不会发生传导阻滞,但一旦出现,则意味着心脏受损范围较广、病变较重。绝大多数左束支阻滞由器质性心脏病引起,冠心病、高血压性心脏病是其最常见的原因,其次为心肌病、主动脉瓣疾病等。仅 10%患者因无明显的器质性心脏病而诊断为特发性左束支阻滞。

2. 基本概念

左束支阻滞性心肌病是指特发性左束支阻滞引发患者左心室扩大、收缩功能减退,进而发展为心肌病。

3. 发生机制

左束支阻滞患者存在明显的心脏电活动和机械活动异常,在心室水平出现三个不同步现象,引发左心室扩大,尤其是延迟激动区域心室质量增加。

(1)左、右心室不同步:原本几乎同步除极的左、右心室,变为右心室领先除极 0.05～0.10s,出现左、右心室电与机械活动的不同步,导致室间隔运动异常。

(2)左室游离壁与室间隔不同步:室间隔与右室游离壁同步除极与收缩,而左室游离壁除极与收缩较室间隔显著延迟,引发收缩期室间隔呈矛盾性运动或者不运动,导致左室收缩功能明显下降。

(3)左室游离壁各部位的不同步:左心室各节段的电-机械同步耦联效应丧失,导致左室收缩功能降低及二尖瓣后叶脱垂,向左心房反流的血液增加。

4.高危因素

(1)年龄>50 岁。

(2)左束支阻滞病程>3 年。

(3)QRS 时间≥0.15s。

(4)合并心房颤动。

5.诊断标准

(1)确诊为特发性左束支阻滞:最初诊断为左束支阻滞时,患者无任何器质性心脏病依据,心功能正常。

(2)逐渐发生心肌病:诊断左束支阻滞数年后,出现不明原因心功能减退、左心室扩大及心力衰竭。

(3)纠正左束支阻滞后能逆转心肌病:经 CRT 治疗后患者能获得超好反应,LVEF 值提高>15%或 LVEF 绝对值>45%。

十、围生期心肌病

1.基本概念

围生期心肌病是指在妊娠过程中,特别是在妊娠末 3 个月至产后 6 个月内首次发生的以累及心肌为主的一种与妊娠有密切关系的心肌病。多发生在产后,以急性心力衰竭起病。

2.病理、生理改变

与扩张型心肌病病理、生理改变类似,4 个心腔均有不同程度的扩大,但以左心室扩大最为显著。若病变累及传导系统,可出现各种心律失常和传导阻滞。

3.心电图改变

与扩张型心肌病心电图改变类似,主要表现为室性和房性心律失常、传导阻滞、非特异性 ST-T 改变及心房、心室扩大的心电图改变。

4.诊断

在确定围生期心肌病诊断之前,必须明确心力衰竭的原因,排除其他心脏病。Silber 提出 3 条诊断标准:①既往无任何心脏病证据;②妊娠末 3 个月至产后 6 个月内出现心脏病及心力衰竭;③心脏病和心力衰竭不能用其他病因来解释。

十一、应激性心肌病

1.基本概念

应激性心肌病是指由精神刺激所引发的左心室功能不全、影像学与心电图呈一过性改变的一组症候群。表现为发病初期患者出现胸痛,左心室造影及心脏超声心动图均有左心室心尖和前壁下段运动减弱或消失,基底部心肌运动代偿性增强;左心室平均射血分数降低;冠状动脉造影正常。

2.发病机制

由于体内过高的儿茶酚胺对心肌细胞有直接的毒性作用,从而引发心肌顿抑现象,导致应激性心肌病的发生。

3. 心电图改变

(1)类似急性心肌梗死,一般出现在发病后 4～24h。

(2)发病急性期,绝大多数患者胸前导联出现 ST 段抬高 0.2～0.6mV。

(3)半数患者在急性期和亚急性期(2～18d)T 波逐渐转为倒置,当 T 波出现深倒置时,是患者处于恢复期的心电图特征性表现。

(4)约 1/3 患者出现病理性 Q 波,常见于 V_1～V_4 导联。

(5)Q-T 间期延长出现在发病后 48h 内,但很快恢复正常。

(6)可出现各种心律失常。

4. 诊断依据

(1)发病年龄与性别:多发生于老年绝经期后的女性,女性发病率是男性的 7 倍。

(2)病史:发病前有强烈的心理或躯体应激状态。

(3)症状:绝大多数患者出现类似急性心肌梗死的胸痛和呼吸困难。

(4)辅助检查:①心电图异常;②左心室造影及心脏超声心动图均提示一过性心室壁运动异常,左心室心尖和前壁下段运动减弱或消失,基底部心肌运动代偿性增强;③左心室平均射血分数降低;④冠状动脉造影正常;⑤心肌损伤标志物正常或轻度增高。

(5)转归:心功能常在短时间内恢复正常,预后一般良好。

第十八章
其他心脏病具有提示性诊断价值的心电图改变

一、房室肥大

由于心房壁较薄,当其心腔内血容量增加或压力增高时,多表现为心房腔的容积增大而呈现心房扩大,较少表现为心房壁肥厚。当心室收缩期负荷过重时,表现为心室壁厚度增加而出现心室肥厚;当心室舒张期负荷过重时,表现为心室腔的容积增大而呈现心室扩大,可伴有轻度心室壁增厚。故文献上有心房扩大或肥大,心室肥厚、扩大或肥大等诊断名词。鉴于无论是收缩期负荷过重,还是舒张期负荷过重,病程较久的病例往往存在着不同程度的心室壁增厚和心腔容积增大,故笔者建议使用心房肥大、心室肥大作为诊断用词。

(一)右心房肥大

(1)P波高尖:Ⅱ、Ⅲ、aVF导联P波振幅≥0.25mV,可同时伴胸前导联P波振幅≥0.2mV。

(2)低电压时,P波振幅≥同导联R波振幅的1/2。

(3)P波时间多正常。

(二)左心房肥大

(1)P波增宽伴切迹:P波时间≥0.11s,呈双峰切迹,两峰距≥0.04s,多出现在Ⅱ、aVF、V_3～V_6等导联;若伴有P电轴左偏,则出现在Ⅰ、aVL、V_5等导联。

(2)$PtfV_1$绝对值增大,多见于风心病二尖瓣狭窄。

(3)P波振幅正常。

(三)双心房肥大

巨大型(高大型)P波是指P波既宽又高。部分导联P波增宽伴切迹(P波时间≥0.11s,两峰距≥0.04s),可伴有$PtfV_1$绝对值增大;部分肢体导联P波振幅≥0.25mV或(和)胸前导联P波振幅≥0.2mV(图18-1)。

(四)右心室肥大

在正常情况下,左心室壁较右心室壁约厚3倍。轻度右心室肥大所增加的向右前向量往往被左心室除极向量所抵消,其肥大的图形被掩盖。只有右心室显著肥大,且其心室壁厚度大于左心室时,才表现出右心室肥大的心电图特征。

1.心电图特征

(1)电轴右偏>+110°,$R_Ⅲ$>$R_{Ⅱ、aVF}$。

(2)aVR导联呈QR型,Q/R<1,R波振幅>0.5mV。

(3)V_1导联呈qR、qRs、R、Rs、rsR'(R'波不宽钝)型,R波振幅>1.0mV;若呈RS型,则R/S>1;多伴有ST段压低,T波倒置。

(4)V_5、V_6导联呈RS型,R/S<1。

(5)R_{V_1}+S_{V_5}>1.2mV。

(6)出现肺型P波及V_1～V_6导联均呈rS型,多见于肺心病。

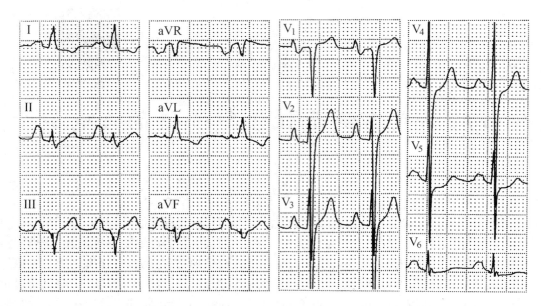

图 18-1 双心房肥大患者的心电图改变（出现高大型 P 波、PtfV$_1$ 绝对值增大）

女性,23 岁,风心病、二尖瓣狭窄。常规心电图(图 18-1)显示 I、V$_4$～V$_6$ 导联 P 波增宽,时间 0.12s,两峰距 0.07s,II、III、aVF 导联 P 波高大,振幅 0.25～0.35mV,PtfV$_1$ 值－0.105mm·s,V$_1$～V$_3$ 导联 P 波高尖,振幅 0.18～0.35mV；I、aVL、V$_5$、V$_6$ 导联 ST 段呈水平型压低 0.08～0.15mV,I、aVL、V$_6$ 导联 T 波倒置、低平。心电图诊断:①窦性心律；②高大型 P 波及 PtfV$_1$ 绝对值增大,符合双心房肥大的心电图改变；③高侧壁、侧壁 ST-T 改变。

2.分型

(1)轻度肥大:电轴轻度右偏、V$_1$ 导联呈 rsR′型,V$_1$～V$_6$ 导联均呈 rS 型。多见于房间隔缺损、慢性肺源性心脏病等。

(2)中度肥大:电轴中度右偏、V$_1$ 导联呈 Rs 或 RS 型、V$_5$、V$_6$ 呈 RS 或 rS 型,多见于室间隔缺损、风心病二尖瓣狭窄等。

(3)重度肥大:电轴重度右偏、V$_1$ 导联呈 qR、qRs、R 型、V$_5$、V$_6$ 导联呈 rS 型(图 18-2)。多见于法洛四联症、肺动脉瓣狭窄等。

(五)左心室肥大

1.心电图特征

(1)有左心室高电压的心电图表现:①R$_I$＋S$_{III}$＞2.5mV,R$_{aVL}$＞1.2mV,见于横位型心脏、肥胖者；②R$_{II,III,aVF}$＞2.0mV,见于悬位型心脏、瘦长型者；③男性 R$_{V_5}$＋S$_{V_1}$＞4.0mV,女性 R$_{V_5}$＋S$_{V_1}$＞3.5mV；④R$_{V_5,V_6}$＞2.5mV。

(2)QRS 波群轻度增宽:时间 0.11～0.12s。

(3)电轴轻、中度左偏(＋30°～－30°)。

(4)以 R 波为主导联出现轻度 ST 段压低(＜0.1mV)、T 波低平,系继发性 ST-T 改变所致。

2.诊断条件

(1)符合上述心电图特征。

(2)有引起左心室肥大的临床依据。

(六)双心室肥大

1.心电图表现形式

(1)心电图正常或大致正常。

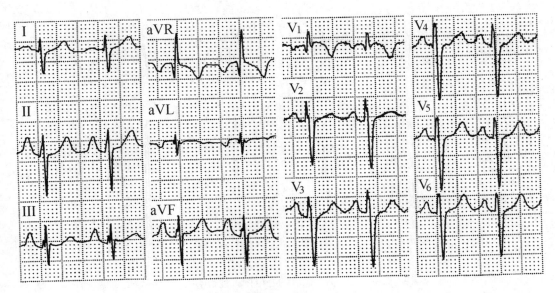

图 18-2　法洛四联症患者的心电图改变(出现右心房、右心室肥大)

男性,23 岁,先心病、法洛四联症。常规心电图(图 18-2)显示 P-P 间期 0.56～0.64s,P 波在 Ⅱ、Ⅲ、aVF 导联高尖,振幅 0.30～0.38mV,$V_3～V_6$ 导联振幅 0.20～0.25mV。QRS 时间 0.10s,在 Ⅰ 导联呈 qrS 型,Ⅲ 导联呈 RS 型,电轴+210°;aVR 导联呈 QR 型,Q/R<1,R 波振幅 0.8mV;V_1 导联呈 Qrs 型,V_5、V_6 导联呈 RS 型,R/S<1。心电图诊断:①窦性心律;②右心房、右心室肥大;③符合法洛四联症的心电图改变。

(2)仅有 QRS 波群轻度增宽及轻度 ST-T 改变。

(3)仅显示左心室肥大的心电图改变,此时右心室呈轻、中度肥大。

(4)仅显示右心室肥大的心电图改变,此时右心室显著肥大。

(5)同时显示双心室肥大的心电图改变,左、右胸前导联 R 波幅均增高(图 18-3)。

2. 符合左心室肥大的心电图特征,伴有下列一项或几项改变者,应提示双心室肥大

(1)电轴右偏(>+110°)。

(2)aVR 导联 Q/R<1,R 波振幅>0.5mV。

(3)V_1 导联呈 Rs 型,R/s>1 或呈 R 型。

(4)显著的顺钟向转位,V_5、V_6 导联有深的 S 波。

(5)出现肺型 P 波,系右心房肥大所致。

3. 符合右心室肥大的心电图特征,伴有下列一项或几项改变者,应提示双心室肥大

(1)电轴左偏。

(2)V_5、V_6 导联 R 波振幅>2.5mV 伴 ST-T 改变。

(3)V_3 导联 R+S>6.0mV,R/S≈1。

(4)男性 $R_{aVL}+S_{V_3}$>2.8mV、女性 $R_{aVL}+S_{V_3}$>2.0mV。

(5)$R_I+S_Ⅲ$>2.5mV,R_{aVL}>1.2mV。

二、镜像右位心

1. 基本概念

镜像右位心是指心脏位于右侧胸腔内,左右心房、心室的关系发生反位,宛如正常心脏的镜中像,可伴有其他内脏的反位。心电图检查对镜像右位心的诊断具有确诊价值,但需排除左、右手导联线反接。

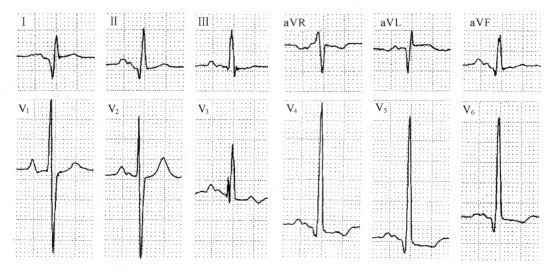

图18-3　二尖瓣狭窄伴关闭不全患者的心电图改变（出现双心房、双心室肥大）

女性,38岁,风心病、二尖瓣狭窄伴关闭不全。常规心电图(图18-3)显示各个导联P波增宽伴切迹,时间0.14s,两峰距0.09s,V_1导联P波正相波高尖,振幅0.25mV;Ⅰ、aVL导联QRS波群呈QR、Qr型,V_1导联呈RS型,R波振幅1.8mV,V_5、V_6导联R波振幅分别为3.1、2.6mV;V_4~V_6导联ST段呈下斜型压低0.05~0.10mV,T波浅倒。心电图诊断:①窦性心律;②P波增宽伴切迹,V_1导联P波高尖,提示双心房肥大;③高侧壁异常Q波;④左胸前和右胸前导联高电压,提示双心室肥大所致;⑤前侧壁ST-T改变。

2.心电图特征

(1)Ⅰ导联P、QRS、T波均倒置,为正常Ⅰ导联图形的倒镜像改变。

(2)Ⅱ导联与Ⅲ导联、aVR导联与aVL导联的图形互换,而aVF导联图形不变。

(3)胸前导联V_1~V_6的R波振幅逐渐减低(图18-4A)。

(4)加做右胸前导联V_3R、V_4R、V_5R、V_6R,其R波振幅逐渐增高或者以V_4R、V_5R导联R波振幅最高。

(5)将左、右手的导联线反接,用V_2、V_1、V_3R、V_4R、V_5R、V_6R导联分别代表V_1、V_2、V_3、V_4、V_5、V_6导联,即可得到一幅和正常人记录相同的心电图波形(图18-4B)。

三、右心室收缩期负荷过重

右心室收缩期负荷过重是指右心室射血时阻力增加,心肌发生代偿性肥厚。多见于法洛四联症、肺动脉瓣狭窄、慢性肺源性心脏病、急性肺栓塞及二尖瓣狭窄等。

(一)法洛四联症

1.病理、生理改变

法洛四联症包括肺动脉口狭窄、室间隔缺损、主动脉骑跨及右心室肥大,其中以前者最为重要。其血流动力学改变主要是由肺动脉口狭窄引起右心室收缩期负荷过重,导致右心室肥厚(主要表现为右心室壁增厚、肺动脉圆锥显著膨隆、室上嵴增厚及右心室内乳头肌和肉柱显著增粗)和右心房肥大,晚期可伴有右心室腔扩大。肥厚的右心室可将左心室推向左后方,右心暴露面增多,占据心尖部。通常以肺动脉瓣下2.0cm处右心室前壁肌层厚度>0.5cm(正常约0.3~0.4cm)作为右心室肥厚的诊断标准。

2.心电图特征

(1)P波高尖:Ⅱ、Ⅲ、aVF导联P波振幅≥0.25mV或(和)胸前导联P波振幅≥0.2mV。

(2)电轴中、重度右偏。

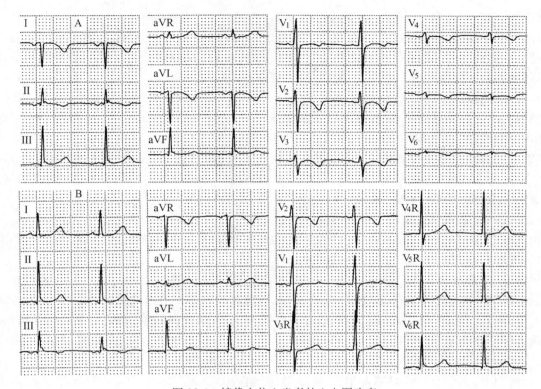

图 18-4　镜像右位心患者的心电图改变

心电图诊断：①窦性心律伴 P 电轴左偏；②镜像右位心；③心电图正常范围。

（3）aVR 导联 QRS 波群呈 qR 或 QR 型，q(Q)/R＜1，R 波振幅＞0.5mV。

（4）V_1 导联 QRS 波形可呈 qR 型、R 型、Rs 型，R 波振幅显著增高（＞1.0mV），伴有 ST 段压低、T 波倒置。

（5）V_5、V_6 导联 QRS 波群可呈 RS 型，R/S＜1（图 18-5）。

（6）R_{V_1}＋S_{V_5}＞1.2mV。

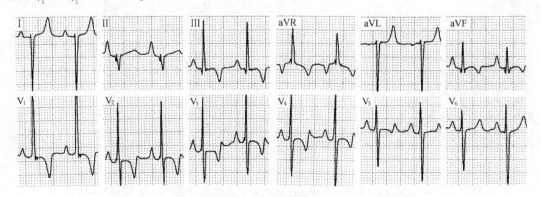

图 18-5　法洛四联症的心电图改变（右心房、右心室肥大）

男性，12 岁，先心病、法洛四联症。心电图（图 18-5）显示 P 波高尖，在 Ⅱ、Ⅲ、aVF 导联振幅 0.25～0.47mV，胸前导联振幅 0.25～0.35mV。QRS 波群在 Ⅰ 导联呈 rS 型，Ⅲ 导联呈 qR 型，电轴＋158°；aVR 导联呈 rsR′型，R′波振幅 1.3mV；V_1 导联呈 Rs 型，R 波振幅 2.3mV，R/s＞1；V_5、V_6 导联呈 RS 型，R/S＜1，R_{V_1}＋S_{V_5}＝4.1mV。Ⅲ、aVF、V_1～V_4 导联 T 波倒置。心电图诊断：①窦性心律；②右心房、右心室肥大；③下壁、前间壁及前壁 T 波改变；④符合法洛四联症的心电图改变。

（二）肺动脉瓣狭窄

1. 病理、生理改变

肺动脉瓣狭窄的部位多在瓣膜或右心室漏斗部，其血流动力学改变主要是右心室收缩期负荷过重，导致右心室肥厚和右心房肥大，晚期可伴有右心室腔扩大。

2. 心电图特征

（1）轻、中度肺动脉瓣狭窄：心电图可正常，电轴轻、中度右偏（$+90°\sim+120°$），V_1 导联 QRS 波群呈 Rs 型，R 波振幅增高（$0.5\sim1.0mV$）；$R_{V_1}+S_{V_5}>1.2mV$。

（2）重度肺动脉瓣狭窄：表现为右心房、右心室肥大，如 P 波高尖，电轴显著右偏（$+120°\sim+180°$），V_1 导联 QRS 波群呈 qR、R 型，R 波振幅增高（$>1.0mV$）伴 ST 段压低、T 波倒置，V_5 导联呈 RS 型，R/S<1；$R_{V_1}+S_{V_5}>1.2mV$。

（三）慢性肺源性心脏病

由支气管、肺部慢性疾病引起肺循环阻力增加、肺动脉压力升高，导致右心室肥大、右心房扩大，最后发生右心充血性心力衰竭的一组疾病。

1. 病理、生理改变

长期肺动脉高压引起右心室收缩期负荷过重，首先出现右心室流出道肥厚，继之出现右心室游离壁肥厚，随着病情的发展，出现右心室和右心房扩大、心脏顺钟向转位；当病变累及传导组织时，可出现各种心律失常及传导阻滞。

2. 心电图特征

（1）肺型 P 波：①Ⅱ、Ⅲ、aVF 导联 P 波高尖，振幅$\geqslant0.25mV$；②Ⅱ、Ⅲ、aVF 导联 P 波呈尖峰状，振幅在 $0.20\sim0.24mV$，P 电轴$>+80°$；③当 QRS 波群低电压时，P 波呈尖峰状，其振幅$>1/2R$ 波振幅，P 电轴$>+80°$。符合以上 P 波改变之一者，均可诊断为肺型 P 波。

（2）V_1 导联 P 波呈正负双相型或直立尖角型：呈正负双相型时，正相波振幅乘以时间，代表右心房除极向量面积，主要反映右心房结构和功能。当该面积$\geqslant+0.03mm\cdot s$ 时，肺心病诊断的敏感性约 57%，特异性 90%；少数患者负相波表现为深而窄，$PtfV_1$ 绝对值增大（图 18-6）。

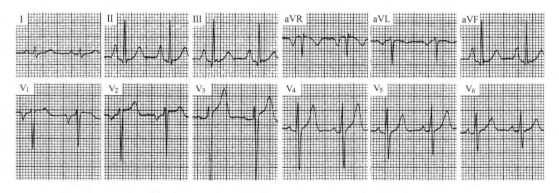

图 18-6　慢性肺源性心脏病患者的心电图改变（出现右心房肥大、$PtfV_1$ 绝对值增大）

男性，65 岁，慢性肺源性心脏病。常规心电图（图 18-6）显示下壁导联 P 波高尖，振幅 $0.35\sim0.42mV$，V_1 导联以负相波为主，Ptf 值$-0.16mm\cdot s$，V_5、V_6 导联呈 RS 型，R/S<1。心电图诊断：①窦性心律；②P 波高尖，提示右心房肥大；③$PtfV_1$ 绝对值增大，请结合临床；④顺钟向转位，提示右心室肥大。

（3）电轴右偏$\geqslant+90°$或出现 $S_I S_{II} S_{III}$ 综合征。

（4）aVR 导联 QRS 波群的 Q/R<1。

（5）胸前导联出现重度顺钟向转位：$V_1\sim V_6$ 导联 QRS 波群均呈 rS 型，r/S<1，或 V_5、V_6 导联呈 RS 型，R/S<1。

（6）右胸导联出现异常 Q 波：有时 $V_1 \sim V_3$ 导联 QRS 波群呈 QS、Qr、qr 或 qR 型，约占 12%。

（7）V_1 导联 R/S>1，R 波振幅>1.0mV 或呈 qR 型。

（8）$R_{V_1} + S_{V_5}$>1.2mV：V_1 导联 R 波振幅增高反映了右心室游离壁肥厚引起的向右前向量增大，而 V_5 导联 S 波增深，则反映了右心室流出道肥厚引起的向右后向量增大。这一诊断指标，敏感性约为 27%，而特异性高达 100%。

（9）QRS 波群低电压：每个肢体导联 QRS 波群 R＋S 电压<0.5mV 或每个胸前导联 R＋S 电压<1.0mV。

（10）心律失常：以窦性心动过速、多源性房性早搏、短阵性房性心动过速及室性早搏等为多见。

（11）右束支阻滞：以完全性右束支阻滞多见。

（12）非特异性 ST-T 改变：多见于下壁导联与右胸前导联。

3. 判断预后的心电图指标

（1）心率、Ⅱ 导联及 aVF 导联 P 波振幅：若这三项指标的数值越大，则预后越差。

（2）V_1 导联 QRS 波群呈 qR 型，是严重肺心病的特征性改变，提示预后不良。

（四）急性肺栓塞（急性肺源性心脏病）

急性肺栓塞是指肺动脉某支血管内突然发生血源性阻塞，引起肺动脉反射性痉挛，导致右心室急剧扩大和急性右心衰竭，严重者可发生休克或猝死，又称为急性肺源性心脏病。具有误诊率高、漏诊率高和病死率高三大临床特点。临床上约 50% 的患者出现具有诊断意义的心电图特征，但应密切结合临床。故心电图检查对肺栓塞的诊断、鉴别诊断、病情严重程度和进展的评估及疗效观察均具有重要价值。

1. 病理、生理改变

肺动脉突然栓塞及同时出现的神经体液异常，导致肺动脉压力骤然升高，引起急性右心室收缩期负荷增加，右心室和右心房扩大，心脏顺钟向转位，出现右心室劳损和右心房扩大图形。此外，右心室壁张力增高可引起局部心肌缺血，出现 ST-T 改变。急性肺栓塞严重程度与心电图系列变化呈明显的正相关。

2. 心电图特征

（1）窦性心动过速：为最常见的心律失常，心率多在 101～125 次/min，临床上若心率>90 次/min，即对诊断有帮助。

（2）P 波高尖、PR 段压低：Ⅱ 导联 P 波振幅≥0.25mV，可能与右心房负荷过重、右心房扩大及心动过速有关。约 1/3 患者出现 PR 段压低。

（3）$S_I Q_{III} T_{III}$ 型或 $S_I Q_{III}$ 型：即 Ⅰ 导联出现较明显的 S 波（>0.15mV），Ⅲ 导联出现较明显的 Q 波（多呈 QR 型、qR 型，其时间多<0.04s，深度<1/4R 波振幅）伴 T 波倒置，为常见而重要的心电图特征（图 18-7、图 18-8），反映了急性右心室扩大和（或）一过性左后分支阻滞。

（4）电轴右偏：多在＋90°～＋100°或较发病前右偏 20°以上。

（5）重度顺钟向转位：移行区左移至 V_5 导联或 $V_1 \sim V_6$ 导联均呈 rS 型。

（6）新发的右束支阻滞：呈不完全性或完全性右束支阻滞图形。

（7）aVR 导联 R 波振幅增高伴 ST 段抬高：aVR 导联 R 波振幅的高低能较准确地反映肺动脉压力的高低，ST 段抬高的阳性率更高，且持续时间较长。系右心室收缩期负荷增加，冠状动脉灌注下降导致心肌缺血所致。

（8）非特异性 ST-T 改变：Ⅰ、Ⅱ、V_5、V_6 导联 ST 段轻度压低，Ⅲ、aVR、$V_1 \sim V_3$ 导联 ST 段呈弓背向上型轻度抬高；$V_1 \sim V_3$ 导联 T 波倒置，多呈对称性倒置，见于大块肺栓塞的早期（24h 内）。

（9）可出现各种房性心律失常：以心房颤动、扑动多见，常为一过性。

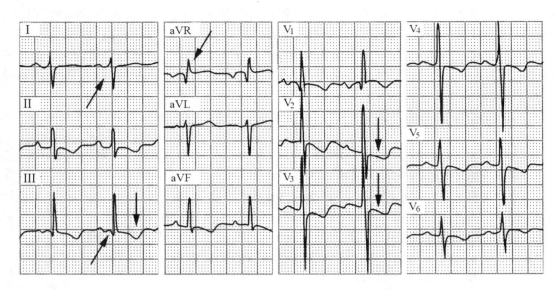

图 18-7　急性肺栓塞患者的心电图改变($S_I Q_{III} T_{III}$、右束支阻滞、顺钟向转位及胸前导联 T 波倒置)

　　急性肺栓塞患者(引自文献)。常规心电图(图 18-7)显示 P-P 间期 0.78s,频率 77 次/min,P-R 间期 0.22s。QRS 时间 0.10s,在 I 导联呈 rS 型,III 导联呈 qR 型,电轴+129°;aVR 导联呈 QR 型,Q/R<1;V₁ 导联呈 qRs 型,V_5、V_6 导联呈 RS 型,R/S<1。ST 段在 II、III、aVF 及 $V_2 \sim V_6$ 导联呈下斜型压低 0.05~0.10mV,T 波在上述导联均倒置。心电图诊断:①窦性心律;②一度房室阻滞;③出现 $S_I Q_{III} T_{III}$、不完全性右束支阻滞、顺钟向转位;④下壁及胸前导联 ST-T 改变;⑤符合急性肺栓塞的心电图改变。

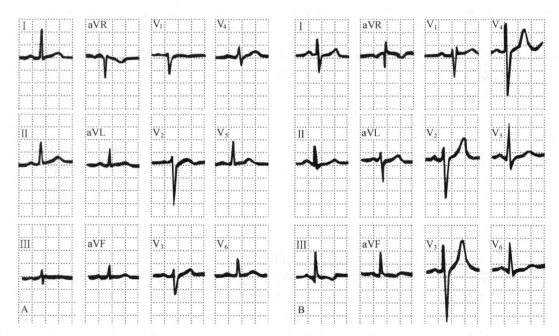

图 18-8　急性肺栓塞患者的心电图改变($S_I Q_{III} T_{III}$、右束支阻滞)

　　男性,68 岁,直肠癌术后 6d,患者突发胸痛、气急、呼吸困难,拟诊为急性肺栓塞。术前常规心电图(图 18-8A)显示正常,术后第 6 天患者突发胸痛、气急、呼吸困难,急诊心电图(图 18-8B)显示 $S_I Q_{III} T_{III}$、不完全性右束支阻滞(QRS 时间 0.10s),符合急性肺栓塞的心电图改变。

3. 心电图在急性肺栓塞诊断中价值

Daniel 等建立了一个简易的心电图评分标准,评价其与大面积急性肺栓塞的关联性(表 18-1)。分数≥10 分提示存在严重的肺动脉高压,分数≥5 分提示将有血流动力学影响。

表 18-1　Daniel 对急性肺栓塞的心电图评分标准

心电图表现		评分标准/分
①窦性心动过速(>100 次/min)		2
②右束支阻滞	完全性	3
	不完全性	2
③Ⅲ导联	出现 Q 波	1
	出现 T 波倒置	1
	出现 $S_1 Q_Ⅲ T_Ⅲ$	2
④$V_1 \sim V_4$ 导联 T 波倒置	V_1 导联倒置 $0.1 \sim 0.2mV$	1
	V_1 导联倒置 $>0.2mV$	2
	V_2 导联倒置 $<0.1mV$	1
	V_2 导联倒置 $0.1 \sim 0.2mV$	2
	V_2 导联倒置 $>0.2mV$	3
	V_3 导联倒置 $<0.1mV$	1
	V_3 导联倒置 $0.1 \sim 0.2mV$	2
	V_3 导联倒置 $>0.2mV$	3
	$V_1 \sim V_4$ 导联全部倒置	4

4. 鉴别诊断

因急性肺栓塞临床上可出现胸痛、呼吸困难,心电图出现 $S_1 Q_Ⅲ T_Ⅲ$ 型及 $V_1 \sim V_3$ 导联 ST 段抬高、T 波倒置,应与下壁、前间壁急性心肌梗死相鉴别。

(五)二尖瓣狭窄

1. 病理、生理改变

正常成人二尖瓣口直径为 $3 \sim 3.5cm$,面积为 $4 \sim 6cm^2$。当二尖瓣口狭窄到一定程度时(约 1/2),可引起左心房压力增高、代偿性扩大,继之出现肺静脉、肺毛细血管压力升高导致肺淤血和肺动脉压力增高,从而引起右心室肥大。

2. 心电图表现

(1)P 波增宽伴切迹及 $PtfV_1$ 绝对值增大:与左心房负荷过重、扩大及心房内传导延缓有关。

(2)右心室肥大的心电图特征。

(3)可出现 P 波高尖:与右心房负荷过重、扩大有关。

(4)心律失常。①房性心律失常:早期以多源性房性早搏、短阵性房性心动过速多见,晚期几乎均有心房扑动、颤动发作,且以颤动多见;②室性心律失常:以多源性、多形性室性早搏多见,可见短阵性室性心动过速,多与洋地黄毒性作用、低钾血症等因素有关。

(5)传导阻滞:以房室阻滞、束支阻滞多见。

四、右心室舒张期负荷过重

右心室舒张期负荷过重是指右心室回心血量增多,使右心室舒张期负荷增加而扩大。多见于房间隔缺损、三尖瓣下移畸形(Ebstein 畸形)等。V_1 导联 QRS 波群常呈 rsR' 型。

房间隔缺损为最常见的右心室舒张期负荷过重的先天性心脏病,包括原发孔缺损型、继发孔缺损型及高位缺损型 3 种。因右心室同时接受上、下腔静脉和左心房流入右心房的血流,导致右心室舒张期负荷过重,出现右心房、右心室肥大。

（一）原发孔型房间隔缺损

原发孔型房间隔缺损，大多有形成部分或完全性房室通道，左束支明显向后下移位，导致左前分支相对发育不良，易出现一度房室阻滞及电轴左偏；若伴有二尖瓣关闭不全，则可出现左心室肥大。故有以下心电图表现：

（1）右心房肥大：Ⅱ、Ⅲ、aVF 导联 P 波振幅≥0.25mV 或（和）胸前导联 P 波振幅≥0.2mV。

（2）电轴左偏：类似左前分支阻滞图形，而有别于继发孔型房间隔缺损的心电图改变。

（3）一度房室阻滞：P-R 间期≥0.21s。

（4）不完全性或完全性右束支阻滞图形：V_1 导联 QRS 波群呈 rsR' 型或 rsr' 型，时间多≤0.12s，与右心室流出道、室上嵴及圆锥部肥厚有关，有一定的诊断意义（图 18-9）。

（5）右心室肥大或合并左心室肥大。

（6）房性心律失常。

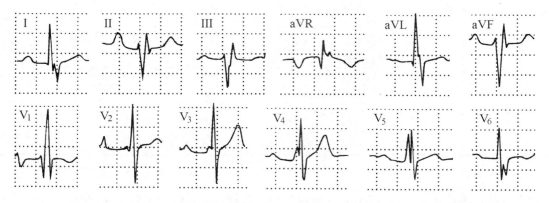

图 18-9　原发孔型房间隔缺损患者的心电图改变（出现右心房、右心室肥大及电轴左偏、传导阻滞）

男性，17 岁，先心病、原发孔型房间隔缺损伴二尖瓣瓣裂。Ⅲ、V_3～V_5 导联定准电压 5mm/mV，常规心电图（图 18-9）显示Ⅱ、V_2 导联 P 波高尖，振幅均为 0.3mV，时间 0.10s，$PtfV_1$ 值-0.12mm·s；P-R 间期 0.25s；QRS 时间 0.12s，Ⅰ 导联呈 qRS 型，Ⅲ 导联呈 rSR' 型，电轴-33°，aVR 导联呈 qR 型，q/R<1，V_1 导联呈 $rsR's'$ 型，R'/s'>1，V_5 导联呈 Rs 型，$R_{V_1}+S_{V_5}=2.1$mV；V_6 导联 T 波浅倒。心电图诊断：①窦性心律；②P 波高尖，提示右心房肥大；③$PtfV_1$ 绝对值增大，提示左心房负荷过重；④一度房室阻滞；⑤电轴-33°；⑥右心室肥大；⑦提示完全性右束支阻滞或非特异性心室内阻滞；⑧侧壁 T 波改变。

（二）继发孔型房间隔缺损

继发孔型房间隔缺损有以下心电图表现：

（1）右心房肥大。

（2）电轴右偏：一般为轻、中度右偏。右偏越严重，表明右心室肥大越明显。

（3）不完全性或完全性右束支阻滞图形。

（4）右心室肥大。

（5）出现钩形 R 波：Ⅱ、Ⅲ、aVF 导联 QRS 波群起始后 80ms 内，即 R 波升支或顶峰部位出现切迹呈钩形（图 18-10、图 18-11）。

（6）可出现一度房室阻滞及各种房性心律失常。

（三）三尖瓣下移畸形（Ebstein 畸形）

1. 病理、生理改变

三尖瓣下移畸形又称为 Ebstein 畸形，是指部分或整个有效的三尖瓣环向下移位，使右心房增大，右心室缩小，出现右心室一部分心房化，存在三尖瓣反流，常伴有房间隔缺损。

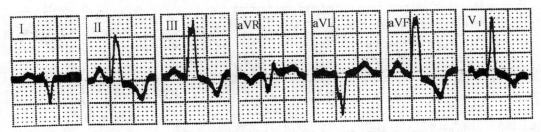

图 18-10　继发孔型房间隔缺损患者的心电图改变(出现右束支阻滞、钩形 R 波及右心房、右心室肥大)

女性,44 岁,先心病、继发孔型房间隔缺损(引自陈琪)。心电图(图 18-10)显示 Ⅱ 导联 P 波高尖,振幅约 0.3mV;QRS 时间 0.11s,电轴＋112°,Ⅱ、Ⅲ、aVF 导联呈钩形 R 波,V₁ 导联呈 R 型,R 波振幅 1.2mV。心电图诊断:①窦性心律;②P 波高尖,提示右心房肥大;③不完全性右束支阻滞;④电轴右偏、Rv₁ 电压增高,提示合并右心室肥大;⑤出现钩型 R 波,符合继发孔型房间隔缺损的心电图改变。

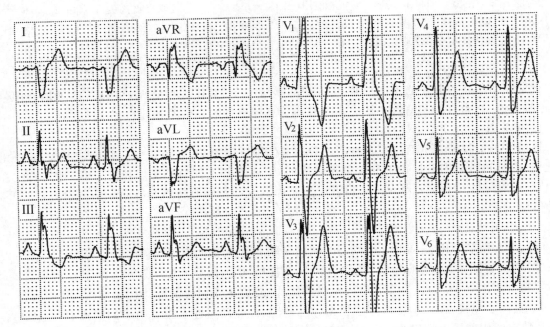

图 18-11　继发孔型房间隔缺损患者的心电图改变(出现右心房、右心室肥大及右束支阻滞)

男性,22 岁,先心病、继发孔型房间隔缺损、三尖瓣成形术后。常规心电图(图 18-11)显示 Ⅱ、Ⅲ、aVF 导联 P 波高尖,振幅 0.25~0.30mV,V₁ 导联 P 波振幅 0.18mV;QRS 时间 0.13s,电轴＋123°,aVR 导联呈 QR 型,Q/R≤1,V₁ 导联呈 qR 型,R 波振幅约 2.0mV。心电图诊断:①窦性心律;②P 波高尖,提示右心房肥大;③完全性右束支阻滞;④提示右心室肥大。

2. 心电图特征

(1)右心房扩大:Ⅱ、Ⅲ、aVF 导联和胸前导联 P 波高尖。

(2)右束支阻滞和 V₁、V₂ 导联 r(R)波和 s 波低小,为本病特征性的心电图改变。

(3)约 25% 患者存在 B 型心室预激,出现与右束支阻滞图形并存的现象(图 18-12)。

(4)常出现房室折返性心动过速等心律失常。

五、左心室收缩期负荷过重

左心室收缩期负荷过重系左心室射血时阻力增加,心肌发生代偿性向心性肥厚。左胸前导联 R 波振幅增高伴 ST 段压低、T 波倒置。多见于高血压病、主动脉瓣狭窄及肥厚型梗阻性心肌病等。

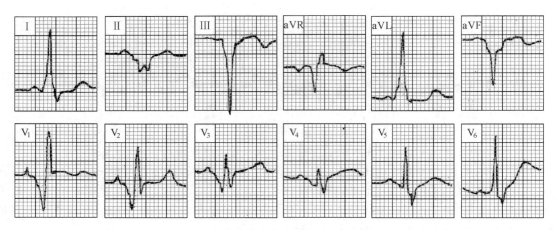

图 18-12　　Ebstein 畸形患者的心电图改变(B 型预激合并右束支阻滞)

　　女性,61 岁,先心病、Ebstein 畸形。常规心电图(图 18-12)显示 V$_1$、V$_2$ 导联 P 波高尖,振幅 0.2mV;P-R 间期 0.11s,有 δ 波,QRS 波群于 V$_1$ 导联呈 QR 型,V$_5$、V$_6$ 导联呈 Rs 型,QRS 终末波宽钝挫折,时间 0.17s。心电图诊断:①窦性心律;②提示右心房肥大;③B 型心室预激合并完全性右束支阻滞。

　　(一)高血压病
　　长期高血压将引起左心室收缩期负荷过重,导致左心室代偿性肥厚,可显著地增加心源性猝死、心肌缺血、心力衰竭和室性心律失常等心血管意外事件的发生率和死亡率。
　　1.病理、生理改变
　　长期左心室收缩期负荷过重及神经内分泌等体液因素影响,导致左室心肌细胞增大、肌纤维增粗延长、心肌间质重构引起心肌重量和硬度增加,形成左心室代偿性肥厚,包括向心性对称性左心室肥厚、不对称性左心室肥厚及离心性左心室肥厚。左心室肥厚将引起心肌缺血、室性心律失常及各种传导阻滞。
　　2.心电图特征
　　(1)左心室高电压:左胸前导联或(和)肢体导联 R 波振幅明显增高。
　　(2)左心室肥厚:左胸前导联、肢体导联 R 波振幅明显增高,QRS 波群轻度增宽,同时伴有 ST 段呈下斜型或水平型压低、T 波负正双相或倒置、U 波负正双相或倒置(图 18-13)。
　　(3)室性心律失常:以多源性室性早搏、短阵性室性心动过速多见。与下列因素有关:①左心室肥厚多伴有心内膜下心肌缺血,可强烈地刺激室性异位起搏点发放冲动;②心室肌不规则肥厚和局部纤维化妨碍冲动均一地传至整个心肌而引起折返活动;③肥大心肌细胞的电生理与正常细胞的电生理不同,更易引发心律失常;④交感神经系统和神经体液内分泌因子活性加强,导致心律失常的发生。
　　(4)传导阻滞:以左束支阻滞、左前分支阻滞及右束支阻滞多见。与左心室肥大牵拉左束支、左前分支使之受损有关,而右束支阻滞则与心室收缩时,室间隔向右侧膨出牵拉右束支使之受损有关。
　　(二)主动脉瓣狭窄
　　正常主动脉瓣口面积约 3cm^2。当瓣口面积<1cm^2 时,左心室射血受阻,收缩期负荷过重,心排出量减少,收缩期末左心室残余血量增加,舒张期血液充盈量增加,出现代偿性肥厚,最后发生左心衰竭。心电图上可出现左心室肥厚伴 ST-T 改变及室性心律失常、左前分支阻滞或左束支阻滞(可掩盖左心室肥厚图形)。
　　(三)肥厚型梗阻性心肌病
　　肥厚型梗阻性心肌病的心电图改变以左心室高电压或左心室肥厚伴持续性 ST 段压低、T 波巨

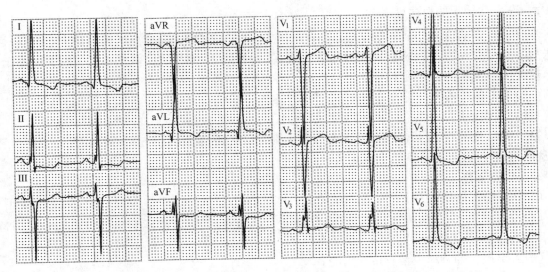

图 18-13　高血压病患者的心电图改变（出现左心室肥大、T 波倒置及 U 波浅倒）

男性，67 岁，高血压病。常规心电图（图 18-13）显示电轴－10°，$R_I + S_{III} = 4.1mV$，$R_{aVL} = 3.3mV$，$R_{V_5} + S_{V_1} = 6.6mV$，$R_{V_5} = 3.8mV$，$R_{V_6} = 3.0mV$；I、aVL、$V_5$、$V_6$ 导联 T 波倒置或负正双相；V_5、V_6 导联 U 波浅倒。心电图诊断：①窦性心律；②左心室高电压，提示左心室肥大；③T 波、U 波改变。

大倒置（简称巨倒）最具特征性、最为常见和典型（图 18-14）。具体内容详见第十七章各类心肌病的心电图改变（四、肥厚型心肌病）。

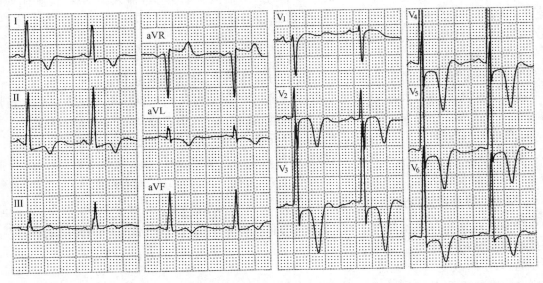

图 18-14　肥厚型梗阻性心肌病患者的心电图改变（出现左心室肥大、ST 段压低、T 波巨倒）

男性，65 岁，肥厚型梗阻性心肌病。常规心电图（图 18-14）显示 $R_{V_3} = 2.7mV$，$R_{V_5} = 4.0mV$，$R_{V_6} = 3.0mV$；I、II、$V_3 \sim V_6$ 导联 ST 段呈上斜型压低 0.10～0.35mV；T 波在 I、aVL、$V_2 \sim V_6$ 导联 T 波倒置或巨倒，II、aVF 导联呈正负双相。心电图诊断：①窦性心律；②左心室高电压，提示左心室肥大；③前壁、侧壁 ST 段改变及广泛导联 T 波改变；④符合肥厚型心肌病的心电图改变。

六、左心室舒张期负荷过重

左心室舒张期负荷过重系左心室回心血量增多,使左心室舒张期负荷增加而扩大,为离心性或扩张型心室肥大。左胸前导联 R 波振幅增高伴 ST 段抬高、T 波高耸。多见于二尖瓣关闭不全、主动脉瓣关闭不全及动脉导管未闭等。

（一）二尖瓣关闭不全

1. 病理、生理改变

当二尖瓣关闭不全时,部分血液在左心室收缩时反流到左心房,引起左心房和左心室的容量增大,从而导致左心房、左心室肥大或扩大。

2. 心电图表现

（1）P 波增宽伴切迹及 $PtfV_1$ 绝对值增大。

（2）左心室肥大:左胸前导联 R 波振幅增高,T 波高耸,表现为舒张期负荷过重的心电图特征（图 12-4）。

（3）可出现各种心律失常及传导阻滞。

（二）主动脉瓣关闭不全

当主动脉瓣关闭不全时,左心室舒张期同时接受来自左心房流入的血液和从主动脉反流回来的血液,故左心室舒张期容量负荷明显增加,导致左心室肥大或扩大。心电图表现为左心室肥大、电轴左偏、T 波高耸,呈现舒张期负荷过重的特征。

（三）动脉导管未闭

1. 病理、生理改变

未闭的动脉导管位于主动脉峡部和左肺动脉根部,血液从主动脉分流入肺动脉,使肺循环血流量增多,回流至左心房和左心室血液增加,导致左心室舒张期负荷过重,出现左心房、左心室肥大;当发生肺动脉压力增高时,分流量反而减少,出现右心室肥大。

2. 心电图特征

（1）心电图正常:见于细小的动脉导管未闭,分流量不大,肺动脉压力不高。

（2）左心房、左心室肥大:P 波增宽呈双峰切迹,$PtfV_1$ 绝对值增大;QRS 波群呈左心室舒张期负荷过重图形。见于中等大小的动脉导管未闭,肺动脉压力轻、中度增高者（>60mmHg）。

（3）双心房、双心室肥大:见于粗大的动脉导管未闭,肺动脉压力重度增高者（>90mmHg）。

（4）右心室肥大掩盖左心室肥大:当肺动脉压力长期重度增高时,右心室肥大更为明显,可掩盖左心室肥大的心电图改变。

七、双心室舒张期负荷过重

双心室舒张期负荷过重是指左、右心室同时存在舒张期负荷过重,常见于室间隔缺损,包括膜部缺损和肌部缺损两种。

1. 病理、生理改变

当室间隔缺损较小时,左向右分流量也较少,血流动力学变化不明显,心电图可正常;当室间隔缺损较大时,左向右分流量也较大,导致左、右心室舒张期负荷过重,出现左、右心室肥大或以左心室肥大为主;当左向右分流量很大时,出现轻、中度肺动脉高压,产生双心室肥大;当出现重度肺动脉高压时,右心室收缩期负荷过重,导致右心室显著肥大和右心房负荷过重及肥大,此时分流量反而减少,甚至出现逆向分流。

2. 心电图特征

（1）心电图正常。

（2）P 波高大:呈现左、右心房负荷过重或肥大图形。

（3）单纯左心室肥大：呈左心室舒张期负荷过重图形，表现为 V_5、V_6 导联 R 波振幅增高，ST 段轻度抬高，T 波高耸。

（4）右心室肥大。

（5）双心室肥大（图 18-15）。

（6）可出现各种心律失常和传导阻滞。

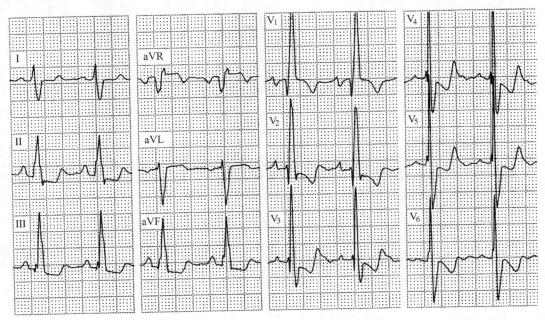

图 18-15　室间隔缺损患者的心电图改变（出现右心房肥大、$PftV_1$ 绝对值增大、双心室肥大及右束支阻滞）

女性，33 岁，先心病、室间隔缺损。心电图（图 18-15）显示 Ⅱ、aVF 导联 P 波略高尖，振幅 0.25mV，V_2 导联振幅 0.2mV，$PftV_1$ 值－0.06mm·s；QRS 时间 0.14s，电轴＋97°，V_1 导联呈 qR 型，R 波振幅约 2.3mV，V_5 导联 R 波振幅 2.8mV；Ⅱ、Ⅲ、aVF、$V_2 \sim V_6$ 导联 ST 段呈下斜型压低 0.1～0.2mV，V_2、V_6 导联 T 波倒置，$V_3 \sim V_5$ 导联 T 波负正双相；$V_2 \sim V_6$ 导联 U 波浅倒或负正双相。心电图诊断：①窦性心律；②P 波略高尖，提示右心房肥大；③$PftV_1$ 绝对值增大，提示左心房负荷过重所致，请结合临床；④完全性右束支阻滞；⑤提示双心室肥大；⑥ST 段、T 波及 U 波改变。

八、心室混合性负荷过重

心室混合性负荷过重是指左心室或（和）右心室既有收缩期负荷过重，又有舒张期负荷过重，常见于二尖瓣狭窄伴关闭不全。表现为左心房和左心室的舒张期容量负荷增加及右心室的收缩期负荷过重，严重者可出现双心房肥大、$PftV_1$ 绝对值增大、双心室肥大的心电图特征（图 18-3、图 18-16）。

九、心绞痛型冠心病

由体力劳动、运动等其他增加心肌耗氧量情况下所诱发的短暂性胸痛发作，经休息或含服硝酸甘油后，疼痛迅速缓解者，称为劳累性心绞痛；若胸痛发作与心肌耗氧量增加无明显关系者，则称为自发性心绞痛，这种胸痛一般持续时间较长，程度较重，不易被硝酸甘油所缓解，但心肌损伤标志物检测正常。一般分为稳定型心绞痛、不稳定型心绞痛、变异型心绞痛及混合型心绞痛 4 种类型。

（一）稳定型心绞痛

1. 基本概念

稳定型心绞痛又称为典型心绞痛，在 3 个月内，心绞痛发作的诱因、次数、疼痛性质和程度及持续时间均无明显变化者。

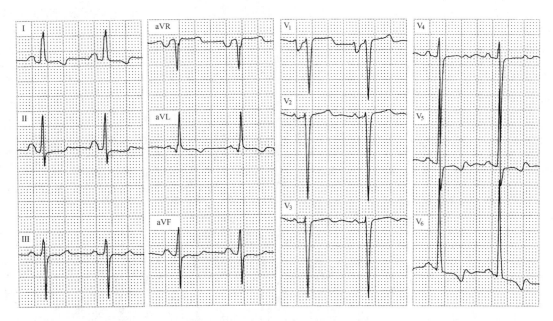

图 18-16　二尖瓣狭窄伴关闭不全患者的心电图改变（出现 $PtfV_1$ 绝对值增大、左心室高电压）

男性,49 岁,风心病、二尖瓣狭窄伴关闭不全。常规心电图（图 18-16）显示 Ⅱ 导联 P 波时间 0.11s,振幅 0.25mV,$PtfV_1$ 值－0.20mm·s;$R_{V_5}+S_{V_1}=4.6$mV,$R_{V_6}=3.2$mV;V_6 导联 ST 段呈下斜型压低 0.1mV;Ⅰ、aVL、V_5、V_6 导联 T 波倒置或负正双相。心电图诊断:①窦性心律;②P 波改变、$PtfV_1$ 绝对值增大,提示双心房肥大;③左心室高电压,提示左心室肥大;④ST-T 改变。

2. 心电图特征

心绞痛发作时,立即出现下列一项或数项改变,症状缓解后,马上恢复原状:

（1）ST 段呈水平型、下斜型压低:缺血部位所对应的导联 ST 段呈水平型、下斜型压低≥0.1mV（图 18-17）;若原有 ST 段压低,则在原有基础上再下降≥0.1mV;若原有 ST 段抬高,则 ST 段可回复到正常或程度减轻,出现"伪善性"改变而易被误诊或漏诊。

（2）T 波改变:有 ST 段压低的导联会出现一过性 T 波低平、双相或倒置,甚至出现冠状 T 波。

（3）一过性 Q-T 间期延长。

（4）U 波改变:左胸前导联 U 波倒置,偶见 U 波振幅增高。

（5）一过性心律失常,以室性早搏多见。

（二）不稳定型心绞痛

1. 基本概念

不稳定型心绞痛是指近 3 个月内心绞痛发作的诱因有明显变化（活动耐量减少）、发作次数增加、疼痛性质改变和持续时间延长者,是介于稳定型心绞痛与急性心肌梗死之间的过渡类型。

2. 类型

（1）进行性心绞痛:是指同等程度劳累所诱发心绞痛发作次数、程度及持续时间进行性加重,又称为恶化型劳累性心绞痛。

（2）新发的心绞痛:是指近 3 个月内出现的心绞痛。

（3）中间型心绞痛:是指近 1 个月内病情恶化,疼痛剧烈,反复发作,硝酸甘油不能缓解,但心肌损伤标志物正常。

（4）心肌梗死后心绞痛:是指急性心肌梗死后 1 个月内发生的心绞痛。

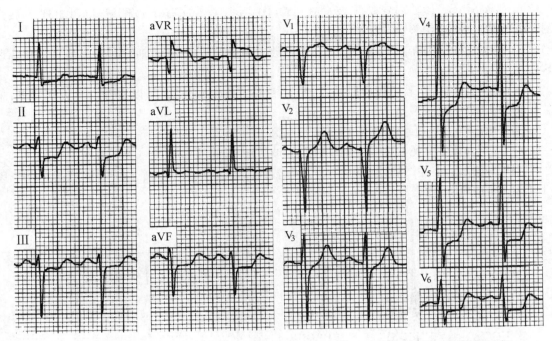

图 18-17　心绞痛发作时的心电图改变(下壁、前侧壁 ST 段呈水平型压低及 aVR 导联抬高)

男性,69 岁,上楼时出现左侧肩部、左上肢痛麻数分钟。常规心电图(图 18-17)显示窦性 P-P 间期 0.56s,频率 107 次/min。QRS 波群在 I、aVL 导联呈 qRs、qR 型,$R_{aVL} > R_I$;II、III、aVF 呈 rS 型,$S_{III} > S_{II}$,电轴−47°;V_1、V_2 导联呈 rS 型,其 r 波振幅递增量<0.1mV,V_3、V_4 导联呈 qRS 型。ST 段在 I、II、III、aVF、$V_4 \sim V_6$ 导联呈水平型压低 0.1~0.4mV,在 aVR 导联抬高 0.2mV。心电图诊断:①窦性心动过速(107 次/min);②下壁及前侧壁 ST 段显著压低及 aVR 导联抬高,需排除非 ST 段抬高型 AMI;③左前分支阻滞;④局限性前间壁 r 波振幅递增不良。患者经治疗后胸痛缓解,心肌损伤标志物正常,符合心绞痛的心电图改变。冠状动脉造影显示右冠状动脉近乎全部阻塞、左前降支 95％狭窄。

3.心电图特征

(1)R 波振幅可突然降低或增高,与以前图形不相符合。

(2)ST-T 改变:ST 段呈水平型、下斜型压低,T 波倒置;亦可出现 ST 段呈损伤型抬高、T 波高耸。

(3)一过性心律失常,以室性早搏多见。

(4)左胸前导联 U 波倒置。

(5)如病情进一步发展而发生急性心肌梗死,其梗死部位与原不稳定型心绞痛发作时 ST-T 改变的导联所反映的部位相一致。

(三)变异型心绞痛

1.基本概念

变异型心绞痛是指心绞痛发作与心肌耗氧量增加无明显关系,主要由冠状动脉一过性痉挛引起急性心肌缺血、透壁性损伤,出现损伤型 ST 段抬高和 T 波高耸。该心绞痛发作往往无明确诱因,有定时发作倾向,以夜间、凌晨多见,发作时疼痛程度较重、持续时间较长,含服硝酸甘油不能缓解,而用钙离子拮抗剂防治效果好。

2.心电图特征

(1)ST 段呈损伤型抬高:面对缺血区导联 ST 段抬高≥0.2mV,而对应导联 ST 段压低;若原有 ST 段压低,则可出现"伪善性"改变而易误诊或漏诊。

（2）T波高耸：ST段抬高导联T波直立高耸（图18-18）；若原有T波倒置，则可出现T波直立或倒置程度减轻而呈"伪善性"改变。

（3）出现急性损伤阻滞图形：其特征是QRS波群轻度增宽、室壁激动时间延长及R波振幅增高和S波变浅。

（4）一过性心律失常：若急性心肌缺血、透壁性损伤发生在前壁，则以室性心律失常多见；若发生在下壁，则以房室阻滞多见。

（5）左胸前导联U波倒置，偶见U波振幅增高。

（6）一部分患者可出现QRS波幅、ST段、T波等波、段电交替现象。

（7）疼痛缓解后，上述图形改变可恢复原状；若进一步发展为心肌梗死，则梗死部位与ST段抬高、T波高耸的导联相吻合。

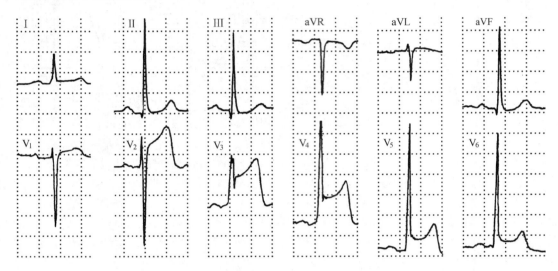

图18-18　变异型心绞痛发作时的心电图改变（出现ST段抬高伴T波高耸）

男性，69岁，高血压病、冠心病。常规心电图（图18-18）系患者胸痛发作时记录，显示 $R_{II}=2.5mV$，$R_{V_5}=3.2mV$，$R_{V_6}=2.75mV$，$R_{V_5}+S_{V_1}=5.0mV$；$V_2\sim V_6$ 导联ST段呈上斜型、水平型抬高 $0.15\sim0.75mV$ 伴T波高耸。心电图诊断：①窦性心律；②广泛前壁ST段抬高伴前间壁、前壁T波高耸，需排除超急性期心肌梗死（患者经治疗后胸痛缓解，心肌损伤标志物检测正常，符合变异型心绞痛的心电图改变）；③左心室高电压，提示左心室肥大，请结合临床。

（四）混合型心绞痛

混合型心绞痛是指患者同时存在劳累型和自发型或变异型心绞痛，即心绞痛发作时，同时存在心肌耗氧量增加和冠状动脉供血减少这两种因素参与者。

（1）劳累型合并变异型心绞痛：早已确诊为劳累型心绞痛，但近来胸痛多在夜间、凌晨发作，含服硝酸甘油不能缓解。

（2）劳累型合并自发型心绞痛：劳累后或休息时均有心绞痛发作，心电图显示缺血部位相同，白天以劳累型为主，夜间为自发型发作。

十、心肌炎

1.概述

心肌炎是由感染性（病毒、细菌、支原体等微生物感染）、过敏或变态反应、化学、物理或药物等因素引起心肌内局部性或弥漫性炎症性病变。以病毒性心肌炎多见，临床上诊断比较困难，需要心肌活检才能确诊。心电图检查对心肌炎的诊断具有一定的价值，并能指导制订治疗方案和预后判断。

2.分型

临床上最常见的病毒性心肌炎可分为 3 型。

(1)急性心肌炎:以心肌炎症、损伤为主,无或仅有轻微纤维化;临床上短时间内发生心力衰竭和各种心律失常、传导阻滞,多在 6 个月内死亡或痊愈。

(2)亚急性心肌炎:有少量心肌损害灶,出现广泛的心肌纤维化和愈合性心肌损害灶;临床上可交替出现心功能代偿和心力衰竭,多伴心律失常及传导阻滞,病程 6 个月至数年。

(3)慢性心肌炎:病程缓慢,达 3～5 年以上,临床上表现为心脏肥大或扩大,可遗留程度不等的心力衰竭症状及各种心律失常、传导阻滞。

3.心电图表现

(1)窦性心律失常:以窦性心动过速多见,若炎症累及窦房结,则可出现显著的窦性心动过缓、窦房阻滞、窦性停搏,表现为病窦综合征。

(2)传导阻滞:以一度、二度房室阻滞及心室内阻滞多见,大多数是可逆性的,约有 30% 患者迅速发展为三度房室阻滞。

(3)心律失常:以房性、室性早搏及短阵性房性、室性心动过速多见。

(4)QRS 波幅低电压:约占 12%。

(5)Q-T 间期延长:约占 30%。

(6)非特异性 ST-T 改变。

(7)少数重症心肌炎患者可出现异常 Q 波、ST 段呈损伤型抬高酷似 AMI 图形,预示心肌损害较严重(图 18-19)。

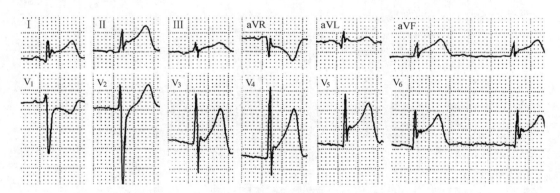

图 18-19　急性心包炎、心肌炎的心电图改变(出现 ST 段抬高伴 T 波高耸)

男性,17 岁,临床诊断:急性心包炎、心肌炎。常规心电图(图 18-19)显示窦性 P-P 间期 1.03s,频率58 次/min;Ⅰ、Ⅱ、Ⅲ、aVL、aVF、V3～V6 导联 ST 段呈上斜型抬高 0.1～0.4mV,T 波直立,部分导联高耸。心电图诊断:①窦性心动过缓(58 次/min);②广泛导联出现 ST 段抬高伴 T 波高耸,符合急性心包炎、心肌炎的心电图改变。

4.急性病毒性心肌炎心电图诊断标准

急性上呼吸道、消化道感染后 1～3 周内新出现下列心电图改变:

(1)房室或窦房阻滞、束支阻滞。

(2)两个以上导联 ST 段呈水平型或下斜型压低>0.1mV 或多个导联 ST 段异常抬高或有异常 Q 波。

(3)频发多形性、多源性、成对早搏或并行性早搏,短阵性房性、室性心动过速等。

(4)两个以上以 R 波为主的导联 T 波低平或倒置。

(5)频发房性早搏或室性早搏。

具有(1)～(3)任何一项,即可考虑诊断急性病毒性性心肌炎;具有(4)或(5)项,无明显病毒感染史者,需补充左心室收缩功能减弱、病程早期有心肌损伤标志物增高这两个条件。

十一、急性心包炎

急性心包炎除了心包脏层和壁层间的渗出性炎症外,心包下的心外膜心肌也可发生弥漫性炎症反应,出现损伤性和缺血性改变;若心包内有积液,则心肌产生的电流会发生短路现象。

1. 心电图特征

(1)窦性心动过速。

(2)广泛导联 ST 段呈凹面向上型抬高:发病早期,即胸痛发生后数小时,Ⅰ、Ⅱ、aVF、$V_2 \sim V_6$ 导联 ST 段呈凹面向上型抬高,一般<0.5mV,以Ⅱ、V_5、V_6 导联最为明显,aVR、V_1 导联 ST 段压低,持续数小时至数天后,便回到等电位线。与炎症累及心外膜下浅层心肌产生损伤性电流有关(图 18-20)。

(3)T 波改变:以 R 波为主的导联 T 波低平或倒置(<0.5mV),多发生在 ST 段回到等电位线后。与心外膜下心肌缺血有关。

(4)PR 段偏移:PR 段偏移方向与 ST 段偏移方向相反,即 ST 段抬高导联,其 PR 段多呈水平型压低 0.05～0.15mV。PR 段偏移发生在急性心包炎早期,可早于 ST 段抬高,甚至是唯一表现,具有早期特异性诊断价值。与心房肌较薄,较易损伤引起心房复极异常有关。

(5)QRS 波幅低电压:与心包积液有关。

(6)偶见 QRS 波群、ST 段、T 波等波、段电交替现象。

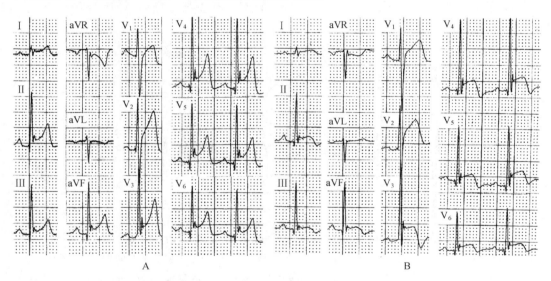

图 18-20　急性心包炎患者的心电图改变(出现 ST 段呈凹面向上型抬高)

男性,19 岁,发热、胸痛,拟诊急性心包炎。图 A(图 18-20)系初诊时记录,显示窦性 P-P 间期 0.55s,频率 109 次/min,Ⅱ、Ⅲ、aVF 及 $V_3 \sim V_6$ 导联 ST 段呈凹面向上型抬高 0.1～0.3mV,T 波高耸。图 B 系入院 2d 后记录,显示下壁导联 ST 段抬高程度减轻(0.05～0.10mV),而 $V_3 \sim V_5$ 导联呈单向曲线型抬高程度加重(0.3～0.4mV)伴 T 波正负双相。心电图诊断:①窦性心动过速(109 次/min);②下壁、前壁及侧壁 ST 段抬高伴 T 波高耸,并出现动态改变,符合急性心包炎的心电图改变。

2. 分期

急性心包炎典型的心电图改变,可分为 4 期(表 18-2)。其中,Ⅰ期的 PR 段压低和 ST 段抬高为急性心包炎特征性改变,具有诊断价值。

表 18-2　急性心包炎心电图改变

分期	持续时间	心电图改变
Ⅰ期	数小时至数天	Ⅰ、Ⅱ、Ⅲ、aVF、$V_2 \sim V_6$ 导联 PR 段多呈水平型压低，ST 段呈凹面向上型抬高，aVR、V_1 导联 PR 段呈水平型抬高，ST 段压低
Ⅱ期	1 周至 3 周	抬高的 ST 段逐渐恢复正常，T 波振幅逐渐降低
Ⅲ期	3 周至数周	T 波倒置
Ⅳ期	数周至数月	倒置的 T 波逐渐恢复正常、低平或持续倒置

3. 鉴别诊断

急性心包炎患者早期有胸痛、ST 段呈凹面向上型抬高，需与 AMI、心室早复极相鉴别（表 18-3）。

表 18-3　急性心包炎与 AMI、心室早复极的心电图鉴别

鉴别要点	急性心包炎	AMI(急性心肌梗死)	心室早复极
①ST 段形态	凹面向上型抬高	单向曲线型、弓背向上型	凹面向上型抬高
②PR 段偏移	有	无	无
③异常 Q 波	无	有	无
④T 波倒置	于 ST 段恢复后出现倒置	T 波倒置可伴随 ST 段抬高	无(T 波呈直立高耸)
⑤导联分布	广泛	梗死部位相应导联	以 R 波为主导联（左胸前导联、下壁导联）
⑥ST/T 振幅比值	>0.25	不适用	<0.25
⑦心率	窦性心动过速多见	不一定	窦性心动过缓多见
⑧演变时间	数天至数周	数小时至数天	可持续数年不变，活动后 ST 段抬高程度减轻或恢复正常

十二、心包积液

大量心包积液时，心电图上可出现窦性心动过速、低电压、广泛导联 T 波低平或浅倒及 P-QRS-T 波群各波、段电交替现象。在肯定有心包积液情况下，出现电交替现象往往提示存在大量心包积液或心包填塞。

第十九章
药物、电解质异常的心电图改变

一、洋地黄类药物

(一)洋地黄对心脏的影响

(1)增强心肌收缩力、降低交感神经张力、间接兴奋迷走神经:洋地黄有抑制心肌细胞膜 Na^+-K^+ 泵 ATP 酶系统作用,促使肌浆网释放 Ca^{2+},增强心肌收缩力,改善心功能。

(2)降低窦房结自律性:与洋地黄降低窦房结 4 相去极化速率和间接兴奋迷走神经作用有关,可出现窦性心动过缓、窦性停搏。

(3)延缓窦房交接区、房室交接区的有效不应期并降低其传导速度:可出现窦房阻滞、房室阻滞,降低心房扑动、颤动时的心室率。

(4)缩短房室旁道的有效不应期并加快其传导速度:当预激合并心房颤动、逆向型房室折返性心动过速时,严禁使用洋地黄类药物。

(5)缩短心房肌的有效不应期并加快其传导速度:与洋地黄直接对心房肌作用和间接兴奋迷走神经作用有关。低浓度时,间接兴奋迷走神经作用占优势,降低心房内异位起搏点的自律性;高浓度时,洋地黄直接作用占优势,心房内异位起搏点的自律性增高。

(6)增强心室内异位起搏点的自律性及折返性心律失常:洋地黄能使浦肯野纤维 4 相去极化加速、膜电位负值减少更接近阈电位,导致其自律性增高,出现室性心律失常。膜电位负值减少后,膜反应性和传导速度减慢,易形成折返性心律失常。

(7)缩短心室肌的 2 相动作电位,使 Q-T 间期缩短。

(8)增强触发活动而引发心律失常:洋地黄过量时,细胞膜上 Na^+-K^+ 泵受到抑制,使细胞内 Na^+ 增加,通过 Na^+-Ca^{2+} 交换,大量 Ca^{2+} 内流,细胞内 Ca^{2+} 超负荷,引起延迟后除极而诱发心律失常。

(二)洋地黄治疗量时心电图表现

(1)鱼钩样 ST-T 改变:以 R 波为主导联 ST 段呈下斜型压低、T 波负正双相或倒置,其前支与 ST 段融合形成鱼钩样改变。

(2)Q-T 间期缩短。

(3)U 波增高。

(三)洋地黄中毒时的心电图特征

当洋地黄中毒时,主要表现为由兴奋性增高引起的各种心律失常及由抑制作用引起的缓慢性心律失常和传导阻滞,或两者联合作用引起的心律失常。最能预示洋地黄中毒的心电图表现有频发多形性或多源性室性早搏二联律、室性心动过速、双向性心动过速、高度或三度房室阻滞、非阵发性房室交接性或室性心动过速、心房扑动或颤动等。

1. 快速性心律失常

(1)频发室性早搏:可呈单源性、多源性或多形性及二、三联律,是洋地黄中毒最常见、最早出现的心律失常,尤其是在心房颤动基础上出现。

（2）各种心动过速。①短阵性或持续性室性心动过速:常为洋地黄中毒的晚期表现,死亡率高达68%～100%;②双向性心动过速:为重度中毒表现,常在心房颤动基础上发生（图19-1）,死亡率很高;③短阵性或持续性房性或房室交接性心动过速;④心房扑动或颤动。

（3）各种非阵发性心动过速或加速的逸搏心律:短阵性或持续性非阵发性房性、房室交接性及室性心动过速或加速的房性、房室交接性及室性逸搏心律。

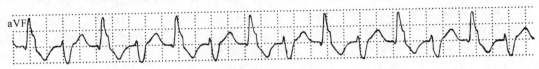

图19-1　洋地黄中毒引发双向性室性心动过速

男性,75岁,心房颤动、长期服用地高辛。aVF导联（图19-1）未见窦性P波或f波,QRS波群宽大畸形,其主波方向呈交替改变,R-R间期0.45s,频率133次/min。心电图诊断:①心房颤动（细颤）;②双向性室性心动过速（133次/min）;③完全性房室分离;④提示洋地黄中毒。

2.缓慢性心律失常

（1）出现显著的窦性心动过缓（<45次/min）、窦性停搏或窦房阻滞。

（2）出现各种房室阻滞:一度、二度、高度、三度房室阻滞,其中一度、二度为洋地黄中毒早期表现。

3.快速性合并缓慢性心律失常

此类心律失常较常见,是洋地黄中毒较为特征性的心电图改变,有以下几种类型:

（1）房性或房室交接性心动过速合并房室阻滞。

（2）非阵发性房性、房室交接性或室性心动过速合并房室阻滞。

（3）室性早搏二、三联律合并房室阻滞（图19-2、图19-3）。

（4）原有心房颤动,经洋地黄治疗后,出现加速的房室交接性或室性逸搏心律合并房室分离,诊断洋地黄中毒具有很高的特异性,且发生率较高（图19-4）。

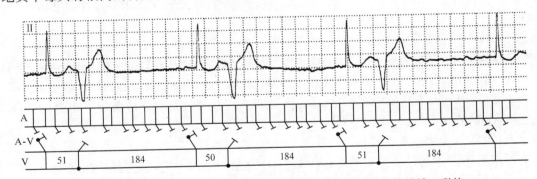

图19-2　洋地黄中毒引发三度房室阻滞、房室交接性逸搏-室性早搏二联律

女性,58岁,风心病、二尖瓣狭窄伴关闭不全、长期服用地高辛。Ⅱ导联（图19-2）显示基本节律为心房颤动,平均心室率50次/min;提早出现宽大畸形QRS-T波群形态和偶联间期均一致;延迟出现QRS波形正常,其逸搏周期1.84s,频率33次/min;ST段呈下斜型压低0.1mV。心电图诊断:①心房颤动（细颤型）;②三度房室阻滞引发缓慢心室率（平均50次/min）;③频发室性早搏,呈二联律;④频发缓慢的房室交接性逸搏（33次/min）;⑤ST段改变;⑥提示洋地黄中毒。

（四）非洋地黄中毒性心律失常

有些心律失常尽管在使用洋地黄患者中出现,但它们与洋地黄中毒并无关系,有学者称为"非洋地黄中毒性心律失常",包括:①并行心律型室性早搏、室性心动过速;②阵发性房室交接性心动

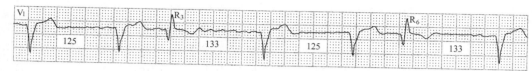

图 19-3　洋地黄中毒引发三度房室阻滞、成对的房室交接性逸搏-室性早搏三联律

　　男性,78 岁,冠心病、心房颤动、长期服用地高辛。V_1 导联(图 19-3)定准电压 5mm/mV,显示基本节律为心房颤动,平均心室率 55 次/min;R_3、R_6 搏动系提早出现宽大畸形 QRS-T 波群,为室性早搏;延迟出现 QRS 波群呈左束支阻滞图形,其逸搏周期 1.25～1.33s,频率 45～48 次/min。心电图诊断:①心房颤动(细颤型);②三度房室阻滞引发缓慢心室率(平均 55 次/min);③频发室性早搏,呈三联律;④频发成对的房室交接性逸搏伴完全性左束支阻滞或成对的加速的室性逸搏(45～48 次/min);⑤提示洋地黄中毒。

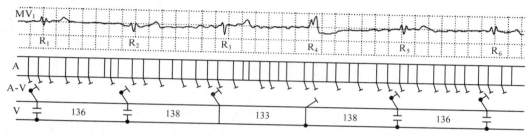

图 19-4　洋地黄中毒引发三度房室阻滞、双重性逸搏心律

　　男性,65 岁,冠心病、心房颤动、长期服用地高辛。MV_1 导联(图 19-4)定准电压 5mm/mV,显示基本节律为心房颤动,R-R 间期慢而规则,QRS 形态有 3 种:①R_3 形态正常,逸搏周期 1.38s,频率 43 次/min,为房室交接性逸搏;②R_4 呈右束支阻滞图形,逸搏周期 1.33s,频率 45 次/min,为加速的室性逸搏;③其余 QRS 波群(R_1、R_2、R_5、R_6)呈 rsr′型,介于上述两者之间,为室性融合波,逸搏周期 1.36～1.38s。心电图诊断:①心房颤动(细颤型);②三度房室阻滞引发缓慢心室率(43～45 次/min);③房室交接性逸搏心律;④加速的室性逸搏心律(43～45 次/min);⑤频发室性融合波;⑥提示洋地黄中毒。

过速;③由结下阻滞引起的二度Ⅱ型房室阻滞;④由结下阻滞引起的三度房室阻滞伴加速的室性逸搏心律或室性逸搏心律;⑤各种的心室内阻滞,如束支阻滞、分支阻滞及非特异性心室内阻滞;⑥窦性心动过速。

　　(五)识别洋地黄中毒心电图特征的临床意义

　　洋地黄类药物是治疗充血性心力衰竭、快速型心房颤动的常用药物之一,其治疗量约为中毒剂量的 60%。故临床上约有 20% 患者发生中毒现象,表现为心律失常或(和)房室阻滞。在中毒病例中约 3%～21% 因心脏毒性反应而死亡。因此,早期识别并及时处理洋地黄中毒引起的心律失常,具有极为重要的临床意义。

　　(六)诊断洋地黄中毒应注意的问题

　　(1)洋地黄中毒和药量多少无绝对比例关系,小剂量洋地黄中毒,多与肾功能减退、心肌严重受损、电解质紊乱或应用利尿剂等因素有关。

　　(2)洋地黄中毒可毫无自觉症状,需观察对比用药前后症状及心电图改变,如心率、传导情况等。

　　(3)在洋地黄治疗过程中,临床上遇以下 4 种情况,应高度怀疑洋地黄中毒,及时做心电图检查:①正常心率或快速心率转为心动过缓;②正常心率时突然出现心动过速;③不规则的心律转为规则的心律;④呈现有规律的不规则心律。

　　(4)洋地黄中毒的有些表现可能不为人们所注意,如窦性心动过速及(或)心力衰竭恶化,易误认为洋地黄用量不足而进一步加大剂量,加重中毒程度。凡是在洋地黄加量后心率反而加快及(或)心力衰竭恶化者,应考虑中毒可能。

　　(5)原有心力衰竭在使用洋地黄后曾一度好转而又突然或进行性加重,并发展为难治性心力衰竭者,应警惕洋地黄中毒。

(6)快速型心房颤动伴心力衰竭时经洋地黄治疗后,心室率仍较快且伴有室性早搏出现,该早搏出现不一定是洋地黄中毒的表现,可能是洋地黄用量不足、心力衰竭尚未纠正所致,可采用毛花苷丙(西地兰)耐量试验观察判断。

(7)正确对待血清地高辛浓度的测定,需密切结合临床加以评估与判断。

二、胺碘酮(可达龙)

1.作用机制及适应证

胺碘酮为Ⅲ类药物,主要作用于动作电位 2、3 相,抑制 K^+ 外流,使动作电位和有效不应期延长,尚有抑制 Ca^{2+} 内流及 Na^+ 内流,并兼有抗心绞痛、β 受体阻滞剂作用。适用于各种早搏、心动过速、阵发性心房颤动及扑动。

2.心电图表现

(1)减慢心率:可使基础心率降低 10%～15%,当心率较快时,减慢心率作用更为明显。

(2)T 波增宽,呈双峰切迹、振幅降低。

(3)Q-T 间期延长:以 T 波时间延长为主,若延长超过正常最高值 25%,应减量或停药。

(4)可出现 U 波振幅增高(图 19-5)。

(5)剂量过大时,可引起扭转型室性心动过速、心室颤动、窦性停搏或高度房室阻滞等。

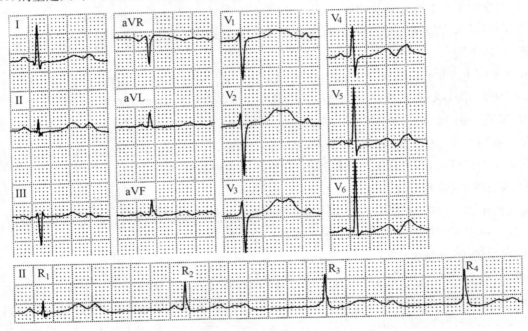

图 19-5　服用胺碘酮后心电图改变(出现二度房室阻滞、T 波增宽及 U 波增高)

女性,61 岁,心房颤动射频消融术后服用胺碘酮。常规心电图及长Ⅱ导联(图 19-5)显示 P-P 间期 0.67～0.83s,频率 72～90 次/min,夹有 QRS 波群的 P-P 间期较短(0.68～0.72s);房室呈 2∶1 传导,R-R 间期 1.46s,心室率 41 次/min;QRS 波形有 3 种:①R₁ 为窦性搏动,其 P-R 间期 0.17s;②R₃、R₄ 延迟出现,其逸搏周期 1.46s,QRS 波幅较高,时间正常,为高位室性逸搏;③R₂ 形态介于上述两者之间,其前有相关窦性 P 波,P-R 间期 0.14s,为室性融合波。各导联 T 波增宽,U 波振幅增高>T 波振幅并与 T 波融合,Q-T 间期 0.47s(正常最高值 0.55s)。心电图诊断:①室相性窦性心律不齐;②二度房室阻滞引发缓慢心室率(41 次/min),房室 2∶1 阻滞伴逸搏干扰酷似高度房室阻滞;③高位室性逸搏心律伴室性融合波;④T 波增宽、U 波增高;⑤提示服用胺碘酮过量,请结合临床。

三、普罗帕酮(心律平)

1. 作用机制及适应证

普罗帕酮为 I c 类药物,有抑制动作电位 0 相的快 Na^+ 通道开放、延长有效不应期及阻滞 β 受体的效能。对异位起搏点兴奋性增高或折返机制所致的心律失常有显著效果。

2. 心电图表现

(1)降低窦房结自律性,可引起窦性心动过缓。

(2)抑制传导组织,可出现 P-R 间期延长及 QRS 波群增宽。

(3)抑制动作电位时程,可出现 T 波增宽切迹、Q-T 间期延长。

(4)剂量过大或毒性作用时,可出现窦性停搏、高度窦房或房室阻滞、多形性或尖端扭转型室性心动过速及心室颤动等。

四、美西律(慢心律)

1. 作用机制及适应证

美西律为 I b 类药物,除抑制 Na^+ 内流外,突出的作用是加速复极期 K^+ 外流,缩短不应期。改善心室内传导,尚能抑制浦肯野纤维 4 相除极化速率,降低心室内异位起搏点的自律性。适用于室性心律失常的治疗。

2. 心电图表现

(1)对窦房结功能正常者无明显影响,对其功能不全者,可引起窦性心动过缓、窦性停搏等。

(2)剂量过大或静脉注射过快时,可出现房室阻滞、心室颤动、心室停搏等。

五、利多卡因

利多卡因为 I b 类药物,作用机制与美西律相似,对室性心律失常是安全有效的。常于给药的开始 2d 内出现窦性心动过缓、窦性停搏、窦房阻滞、房室阻滞或心室内阻滞等。

六、苯妥英钠

苯妥英钠为 I b 类药物,作用机制与美西律相似,仅用于洋地黄中毒引起的室性心律失常。剂量过大或给药过快时,可出现窦性心动过缓、房室阻滞或心脏骤停等。

七、美托洛尔(倍他乐克)

美托洛尔为 β 受体阻滞剂,兼有弱的细胞膜抑制作用,用于窦性心动过速、早搏及心绞痛、高血压的治疗。可引起窦性心动过缓、窦房或房室阻滞等。

八、维拉帕米(异搏定)

维拉帕米为 Ca^{2+} 拮抗剂,能抑制心脏及房室传导,减慢心率。对阵发性室上性心动过速、分支型室性心动过速及短偶联间期尖端扭转型室性心动过速有效。剂量过大或静脉注射过快时,可出现心动过缓、窦性停搏、房室阻滞或室性心律失常,甚至出现心脏、呼吸骤停等;能加速或改变房室旁道为顺向传导,增加心室率,可使预激合并室上性心动过速、心房颤动者发生心室颤动而死亡。

九、阿托品

阿托品为胆碱能 M 受体拮抗剂,对窦房结具有双重作用。小剂量($<0.4mg$)将引起迷走神经张力增高,降低窦性频率,诱发房室交接性逸搏及其心律;大剂量($>0.5mg$)可解除迷走神经对心脏的抑制作用,使窦性频率加快,可诱发窦性心动过速、多源性室性早搏、室性心动过速等。

十、药物致心律失常作用的概念、机制及诊断标准

1. 基本概念

由抗心律失常药物引起新的心律失常或使原有的心律失常加重现象,称为致心律失常作用。

绝大多数抗心律失常药物均有致心律失常作用,尤其是有心肌损害时,但出现传导异常不属于致心律失常作用的范畴。胺碘酮致心律失常作用最小。

2.药物致心律失常作用的机制

(1)机体的特异质反应。

(2)药物本身的毒性作用。

(3)与心肌复极、不应期不一致有关:正常和异常心肌组织的传导性、不应期及复极过程等电生理特性均有明显差异,局部心肌血流差异还可影响药物在组织中的分布和结合,从而影响电生理参数;若合并电解质紊乱、酸碱平衡失调,则可增强心脏对药物的敏感性;延长 Q-T 间期的药物,在心动过缓或长短周期后,易诱发尖端扭转型室性心动过速。

3.药物致心律失常作用的诊断标准

(1)抗心律失常药物治疗过程中,出现新的快速性室性心律失常而无其他诱因。

(2)室性早搏加重:对照期为 1～50 次/h 者,次数增加 10 倍;对照期为 51～100 次/h 者,增加 5 倍;对照期为 101～300 次/h 者,增加 4 倍;对照期为>300 次/h 者,则增加 3 倍。

(3)室性心动过速发作时频率显著增快者。

(4)室性心律失常发生变异:由短阵性室性心动过速发展为持续性室性心动过速、由单源性室性心动过速发展为扭转性、多形性、多源性室性心动过速或心室颤动。

(5)终止快速型室性心律失常的难度增大。

十一、如何预防和减少药物致心律失常作用

(1)使用抗心律失常药物时,应对患者作出全面正确的评估,去除诱因,治疗病因,注意药物个体化及关注药物致心律失常作用,是减少致心律失常作用的关键。

(2)严格掌握药物的应用指征。

(3)尽量先用一种药物并从小剂量开始,治疗前、后应予 24h 动态心电图监测。

(4)多种抗心律失常药物联合治疗仅适用于单一药物最大耐受量治疗无效或致命性心律失常的患者需要额外保护时,需注意协同和拮抗作用。

(5)使用抗心律失常药物前、后应测定并及时纠正电解质紊乱、酸碱平衡失调。

(6)注意抗心律失常药物和其他药物相互不良作用及配伍禁忌。

(7)静脉给药时,应进行心电监护。

(8)长期服药者,最好能做血液药物浓度监测。

十二、抗心律失常药物疗效的评价

评价抗心律失常药物治疗室性心律失常的疗效可采用 ESVEM 标准,即患者治疗前、后 24h 动态心电图检查达到下列标准,才能判定抗心律失常药物治疗有效:

(1)室性早搏减少≥70%。

(2)成对室性早搏减少≥80%。

(3)短阵性室性心动过速减少≥90%,连续出现 15 个搏动以上的室性心动过速及运动时连续出现 5 个搏动以上的室性心动过速完全消失。

十三、低钾血症

1.基本概念

低钾血症是指血清钾浓度<3.5mmol/L 的一种病理状态。可因钾摄入不足、排出过多或因稀释及转移到细胞内而导致血清钾浓度降低。

2.低钾血症对心肌细胞电生理的影响

(1)低钾血症早期,心肌细胞膜静息电位负值增大,与阈电位之间的距离增大,导致心肌细胞自

律性和兴奋性降低。

（2）当缺钾进一步加重时，细胞膜对 K^+ 的通透性降低，静息电位负值轻度减小。一方面使 0 相除极化速率和幅度下降，引发传导速度减慢甚至阻滞；另一方面使心肌细胞自律性和兴奋性增高。

（3）3 相复极时 K^+ 逸出减慢，复极时间延长，使 Q-T 间期延长、T 波低平及 U 波增高，易引发室性心律失常。

3. 心电图特征

（1）U 波增高，T-U 波融合：U 波振幅＞0.2mV 或 U 波振幅＞T 波振幅，血钾浓度越低，U 波改变越明显，甚至出现巨大 U 波（图 19-6）。

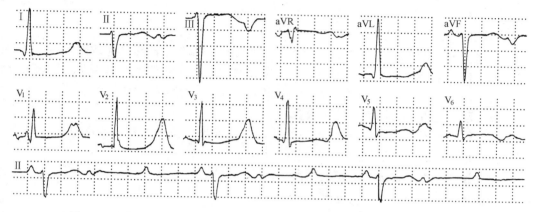

图 19-6　低钾血症的心电图改变（出现三分支阻滞、Q-T 间期延长、U 波增高）

男性，52 岁，周期性瘫痪、低钾血症（血钾浓度 2.6mmol/L）。常规心电图（图 19-6）显示 P-P 间期 0.66～0.69s，频率 87～91 次/min，P-R 间期 0.17s，房室呈 3:1 传导，心室率 30 次/min；电轴−49°，呈左前分支阻滞图形，$R_I + S_{III} = 3.4mV$，$R_{aVL} = 1.7mV$；V_1 导联 QRS 波群呈 rsR′ 型，时间 0.13s；多数导联 ST 段呈水平型延长达0.32s，T 波平坦或低平，U 波振幅明显增高，Q-U 间期 0.73s。心电图诊断：①窦性心律；②高度房室阻滞引发极缓慢心室率（30 次/min），房室呈 3:1 传导；③完全性右束支阻滞、左前分支阻滞，提示三分支阻滞，即左后分支呈3:1 传导；④左心室高电压（肢体导联）；⑤ST 段呈水平型延长，请进一步做血钙检测诊除低钙血症；⑥T 波低平、U 波明显增高及 Q-U 间期延长，符合低钾血症的心电图改变；⑦下级起搏点功能低下，必要时请植入双腔起搏器。

（2）T 波增宽伴切迹，振幅降低（图 19-7）。

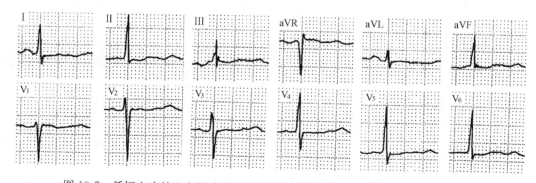

图 19-7　低钾血症的心电图改变（出现 T 波低平切迹、Q-T 间期延长、U 波增高）

男性，23 岁，周期性瘫痪、低钾血症（血钾浓度 3.1mmol/L）。常规心电图（图 19-7）显示 P 波在I、aVL 导联直立，II导联平坦，III、aVF 导联浅倒；各导联 T 波低平切迹，U 波增高，Q-T 间期 0.47s（心率 70 次/min 时，正常最高值0.40s）。心电图诊断：①窦性心律伴 P 电轴左偏；②T 波、U 波改变及 Q-T 间期延长，符合低钾血症的心电图改变。

（3）ST 段多呈下斜型压低。

（4）Q-T 间期或 Q-U 间期延长。

（5）心律失常：以多源性、多形性室性早搏及短阵性室性心动过速多见,有时出现尖端扭转型室性心动过速等恶性室性心律失常。

（6）传导阻滞：可出现心房内阻滞、房室阻滞、束支阻滞等。

十四、高钾血症

1. 基本概念

高钾血症是指血清钾浓度＞5.5mmol/L的一种病理状态。多见于急性或慢性肾功能衰竭、溶血性疾病、挤压综合征、大面积烧伤等。一旦出现高钾血症,预后严重,如不及时处理,常危及生命。

2. 高钾血症对心肌细胞的影响

（1）心肌细胞兴奋性先增高后降低：血钾浓度轻度增高,细胞膜静息电位负值减小,与阈电位的距离缩短,心肌细胞兴奋性增高；但随着血钾浓度进一步增高,膜电位负值减小到一定程度时,Na^+通道失活,阈电位水平上移,导致心肌细胞兴奋性降低。

（2）传导速度减慢：细胞膜静息电位负值减小,Na^+通道失活增多,0相除极化上升速率和幅度均下降,导致传导性降低而出现各种传导阻滞。

（3）快反应细胞自律性降低：因细胞膜对K^+通透性增加,使K^+外流速度加快,导致4相自动除极化速率减慢,各级起搏点频率降低。

（4）动作电位时程缩短：因细胞膜对K^+通透性增加,使3相复极化速率加快,时间缩短,出现T波高耸、Q-T间期缩短。

（5）对心肌细胞收缩性的影响：血钾浓度增高,抑制心肌的收缩性。当血钾浓度＞8mmol/L时,心房肌处于麻痹状态,出现窦室传导；当血钾浓度＞10mmol/L时,将出现心脏停搏。

3. 心电图特征

（1）帐篷状T波及Q-T间期缩短：当血钾浓度＞5.5mmol/L时,以R波为主的导联便出现T波高尖、两支对称、基底部狭窄呈帐篷状,同时伴Q-T间期缩短,为高钾血症最早期的特征性改变（图19-8）。

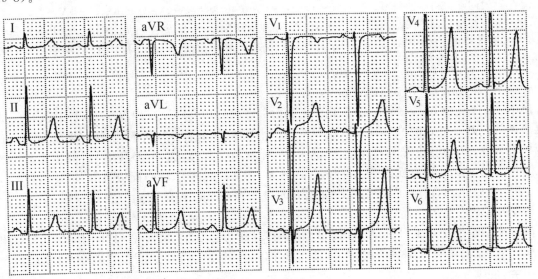

图 19-8　高钾血症的心电图改变（呈现帐篷状T波）

女性,46岁,慢性肾炎、尿毒症。常规心电图（图19-8）显示P-P间期0.64s,频率94次/min；V_3导联的r波振幅＜V_2导联的r波振幅,$Rv_5+Sv_1=3.15+2.2=4.35mV$；Ⅱ、Ⅲ、aVF、$V_2\sim V_6$导联T波高尖,基底部变窄,两支基本对称,Q-T间期0.36s（正常最低值0.31s）。心电图诊断：①窦性心律；②局限性前壁r波振幅逆递增；③左心室高电压；④T波高尖,请进一步做血钾检测诊除高钾血症（经检测血钾浓度6.9mmol/L）。

（2）各种传导阻滞：当血钾浓度＞6.5mmol/L 时，可出现窦房阻滞、心房内阻滞、房室阻滞、束支阻滞及非特异性心室内阻滞（图 19-9）等。

（3）P 波振幅渐低、时间渐宽，直至消失，出现窦室传导：当血钾浓度＞8.0mmol/L 时，因心房肌对血 K^+ 敏感最先受到抑制直至麻痹，但窦性冲动仍可通过结间束、房间束传至房室交接区直至心室，形成窦室传导。

（4）QRS-T 波群融合形成正弦波：当血钾浓度＞10mmol/L 时，QRS 波群振幅明显降低、时间更宽，T 波振幅反趋降低而圆钝，两者融合形成正弦波；频率缓慢而不规则，Q-T 间期延长，直至出现心脏停搏或心室扑动、颤动而死亡。

（5）偶尔可使心房颤动暂时转为窦性节律及出现异常 Q 波、ST 段抬高和 J 波酷似急性心肌梗死或 Brugada 波等（图 19-10）。

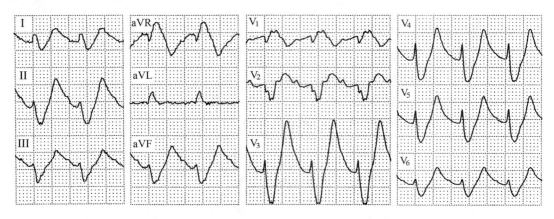

图 19-9　窦性心动过速伴非特异性心室内阻滞（QRS 时间 0.18s）

　　女性，58 岁，胰腺癌晚期、肝肾功能衰竭、高钾血症（血钾浓度 7.89mmol/L）。常规心电图（图 19-9）$V_4 \sim V_6$ 导联定准电压 5mm/mV。窦性 P 波落在 T 波降支上，其 P-P 间期 0.52s，频率 115 次/min，P-R 间期 0.17s，QRS 波群宽大畸形，时间 0.18s，电轴—90°，V_1 导联呈 Qr 型，V_2 导联呈 QS 型，V_5、V_6 导联 RS、rS 型，$V_3 \sim V_6$ 导联 T 波高耸，但基底部较宽，Q-T 间期 0.37s（正常最高值 0.32s）。心电图诊断：①窦性心动过速（115 次/min）；②电轴左偏—90°；③非特异性心室内阻滞；④局限性前间壁异常 Q 波；⑤T 波改变；⑥Q-T 间期延长；⑦符合高钾血症的心电图改变。

　　4. 血 K^+ 浓度异常与心电图改变的关系

　　血 K^+ 浓度高低并不一定与心电图改变平行一致。因心电图改变取决于心肌细胞内 K^+ 含量，而血清钾测定并不能及时真实地反映心肌细胞内 K^+ 含量，如急性失钾时，血钾已降低，但心电图检查无异常改变；又如慢性失钾时，由于细胞内 K^+ 释放到细胞外，血钾测定结果可处于正常范围，但心电图检查已显示低钾血症改变。此外，Na^+、Ca^{2+} 等电解质及酸碱平衡失调亦可改变钾对心肌的影响，如低钠血症、低钙血症、酸中毒可加重高钾血症异常的心电图改变。

　　5. 鉴别诊断

　　高钾血症早期出现的 T 波高耸、Q-T 间期缩短，需与心室早复极、短 Q-T 间期综合征、超急性期心肌梗死、左心室舒张期负荷过重、脑血管意外、变异型心绞痛等引起 T 波高耸相鉴别。

十五、低钙血症

　　当血清钙浓度＜1.75mmol/L 时，便称为低钙血症。常见于慢性肾功能衰竭、甲状旁腺功能减退等。低钙血症主要引起动作电位平台期 Ca^{2+} 内流减慢使 2 相时间延长。心电图表现为 ST 段呈水平型延长（≥0.16s）、Q-T 间期延长（图 19-11）。需注意与心内膜下心肌缺血相鉴别。

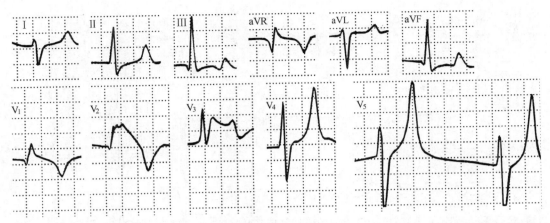

图 19-10　高钾血症的心电图改变（出现窦室传导、非特异性心室内阻滞、ST 段抬高、T 波高尖）

男性，68 岁，尿毒症、高钾血症（血钾浓度 8.6mmol/L）。常规心电图（图 19-10）未见窦性 P 波，R-R 间期 1.50s，频率 40 次/min，QRS 时间 0.17s，电轴由原来＋58°增至＋107°，V_1、V_2 导联呈 qR 型，V_5 导联呈 RS 型，R/S ＜1；V_1～V_3 导联 ST 段呈下斜型抬高 0.1～0.7mV，T 波倒置，负正双相；Ⅱ、V_4、V_5 导联 T 波高尖呈帐篷状，Q-T 间期 0.66s（正常最高值 0.52s）。心电图诊断：①提示显著的窦性心动过缓（40 次/min）伴窦室传导；②局限性前间壁异常 Q 波伴前间壁 ST 段抬高及 T 波倒置，AMI 待排，请做心肌损伤标志物检测；③提示高钾血症诱发 Ⅰ 型 Brugada 波；④左后分支阻滞；⑤非特异性心室内阻滞；⑥T 波高耸；⑦Q-T 间期延长；⑧需排除室性逸搏心律；⑨符合高钾血症的心电图改变。经治疗后随着血钾浓度恢复正常，心电图亦恢复正常。

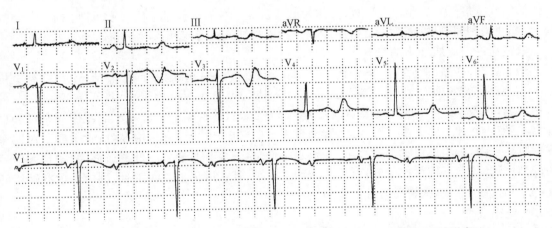

图 19-11　低钙、低钾血症的心电图改变（出现 ST 段呈水平型延长、U 波增高）

女性，65 岁，慢性肾功能不全、低钙血症（血钙浓度 1.4mmol/L）及低钾血症（血钾浓度 2.4mmol/L）。常规心电图及长 V_1 导联（图 19-11）显示 P-P 间期 0.65s，频率 92 次/min；$PtfV_1$ 值－0.05mm·s；房室呈 2∶1 传导，R-R 间期 1.30s，心室率 46 次/min；Ⅱ、aVF、V_5、V_6 导联 ST 段呈水平型延长达 0.46s；V_2～V_4 导联 T 波倒置，其他导联 T 波低平；Ⅱ、aVF、V_3～V_6 导联 U 波增高。心电图诊断：①窦性心律；②$PtfV_1$ 绝对值略增大，请结合临床；③二度房室阻滞引发缓慢心室率（46 次/min），房室呈 2∶1 传导；④ST 段呈水平型延长、T 波改变及 U 波增高，符合低钙、低钾血症的心电图改变。

十六、高钙血症

当血清钙浓度＞3.0mmol/L 时，便称为高钙血症。常见于甲状旁腺功能亢进、多发性骨髓瘤、骨转移癌等。高钙血症主要引起动作电位 2 相时间缩短。心电图表现为 ST 段缩短或消失，Q-T 间期缩短（图 19-12）；严重高钙血症时，可出现各种传导阻滞、室性心律失常等。需与短 Q-T 间期综合征相鉴别。

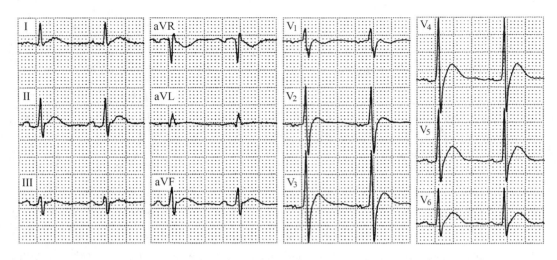

图 19-12　高钙血症的心电图改变(出现 ST 段几乎消失、Q-T 间期缩短)

　　男性,50 岁,恶心、呕吐 11d,急性肾功能不全、高钙血症(4.6mmol/L)原因待查。常规心电图(图19-12)显示 P-P 间期 0.71～0.74s,频率 81～85 次/min;各导联 ST 段几乎消失,T 波上升支较陡直,Q-T 间期 0.29s(正常值 0.34s)。心电图诊断:①窦性心律;②ST 段几乎消失、Q-T 间期缩短,符合高钙血症的心电图改变。

十七、低镁血症

　　1. 基本概念

　　当血清镁浓度<0.75mmol/L 时,便称为低镁血症。常见于长期禁食、厌食、严重腹泻、急性胰腺炎、长期使用利尿剂、糖尿病酮症酸中毒及甲状腺功能亢进等疾病。

　　2. 低镁血症对心肌细胞的影响

　　低镁血症时,心肌细胞膜上 Na^+-K^+-ATP 酶活性降低,引起细胞内 K^+ 外流减少,静息电位负值减小,兴奋性增高;因 Mg^{2+} 有阻断浦肯野纤维等快反应细胞 Na^+ 内流作用,低镁血症时,这种阻断作用减弱,以致 Na^+ 内流增快、增多,4 相除极化加速,自律性增高。随着心肌细胞兴奋性和自律性增高,易发生心律失常。低镁血症时,因血管平滑肌细胞内 Ca^{2+} 含量增高,血管平滑肌对缩血管物质反应性增强,可引起冠状动脉痉挛,导致心肌缺血,甚至心肌梗死。低镁血症时,常合并低钾血症和低钙血症,故在低钾血症或低钙血症时,如经补钾、补钙后仍不能纠正者,则应考虑有缺镁的可能性,需同时进行补镁,电解质紊乱方能纠正。

　　3. 心电图改变

　　(1)类似低钾血症时的 ST-T 改变,有时出现 T 波电交替现象(图 19-13)。

　　(2)可出现各种心律失常及传导阻滞。

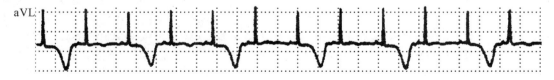

图 19-13　低镁血症(血镁浓度 0.61mmol/L)患者出现窦性心动过速(143 次/min)、T 波电交替现象(引自郭继鸿)

第二十章

心律失常的分类、发生机制及诊断原则

视频资源

一、心律失常的分类

1.基本概念

激动的起源或频率、传导速度或径路任何环节发生异常而引发心率过快、过慢或不规则统称为心律失常。

2.分类

(1)激动起源异常
- 窦性心律失常:过速、过缓、不齐及停搏等
- 异位性心律失常
  - 主动
    - 早搏(房性、房室交接性及室性等)
    - 心动过速(房性、房室交接性及室性等)
    - 扑动与颤动(心房、心室)
  - 被动:逸搏及逸搏心律(房性、房室交接性及室性等)

(2)激动传导异常
- 生理性传导阻滞:干扰与分离(心脏各个传导部位)
- 病理性传导阻滞
  - 窦房阻滞(二度、二度I型、二度II型及高度阻滞)
  - 房内阻滞(右心房、房间隔、左心房内阻滞)
  - 房室阻滞(一度、二度、二度I型、二度II型、高度及三度阻滞)
  - 室内阻滞(右束支、左束支及其分支、非特异性心室内阻滞)
  - 意外性传导(韦金斯基现象、超常传导及空隙现象等)
- 传导径路异常
  - 旁道(James束、Kent束及Mahaim纤维)
  - 房室结多径路(双径路、三径路)

(3)激动起源合并传导异常:并行心律、反复搏动及折返引发的各种心动过速、异位心律伴传出阻滞等。

二、心律失常的发生机制

心律失常的发生机制有折返学说、起搏点自律性增高或降低、并行心律及触发活动4种。

(一)折返学说

1.形成折返的基本条件

(1)至少存在两条传导径路:即在结构或功能上至少存在两条传导径路,能形成一个有效的折返环路。

(2)存在单向阻滞:这两条径路不应期不一致,其中一条径路存在单向阻滞。

(3)要有足够长的折返时间:另一条径路出现充分的传导延缓,以利产生足够长的折返时间,使原来激动过的传导组织和心肌脱离不应期(图20-1)。

2.折返环路的类型

(1)微折返:该折返环路多发生在浦肯野纤维与心室肌连接处,因浦肯野纤维的Y形分叉与心室肌所构成的立体三角形是形成微折返的解剖基础。亦可发生在窦房结、窦房交接区、结间束、心

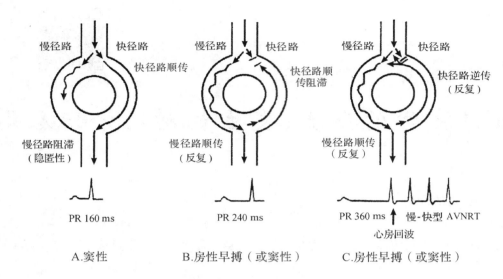

图 20-1　形成折返三要素(两条传导径路、单向阻滞、足够长的折返时间)

图 A:快、慢径路同时下传,难以形成折返。图 B:虽然快径路存在单向阻滞,但折返时间过短,遇不应期,仍无法形成折返。图 C:满足了折返三要素,折返得以形成(慢快型房室结折返性心动过速)。

房肌、房室交接区、束支、分支及心室肌等部位。微折返是产生早搏或心动过速的主要电生理机制(图 20-2A~C)。

(2)巨折返:该折返激动所经过的折返环较大,多发生在较大范围的心房、心室内或双束支、希氏束或房室旁道所构成的折返环(图 20-2D)。

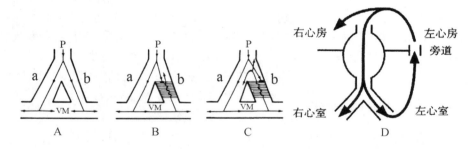

图 20-2　浦肯野纤维末梢内折返示意图(A、B、C)、房室折返示意图(D)

P 为浦肯野纤维,a、b 为浦肯野纤维主支分出的两分支与心室肌相连构成微折返环,VM 为心室肌纤维。b 支中的阴暗区为单向阻滞区,横短线表示激动传导受阻。图 A:a、b 两分支同时下传,难以形成折返。图 B:虽然 b 支存在单向阻滞,但折返时间过短,遇不应期,仍无法形成折返。图 C:满足了折返三要素,折返得以形成,出现早搏或心动过速。图 D:旁道参与的顺向型房室折返(心房→房室结通道顺传→心室→旁道逆传→心房)。

3.折返环路的折返模式

(1)解剖决定性折返:激动围绕正常或异常解剖结构而形成的环行通道,如房室旁道、束支等。

(2)功能决定性折返:该折返环路由心肌细胞电生理特征的差异性所决定,折返环细小,无固定长度,有 5 种模式。①主导环折返;②各向异性折返:是指心肌组织的各向异性结构和电功能的各向异性而引起的折返,右心房下部结构的各向异性最为明显,故右心房下部依赖性房性心律失常发生率高于其他部位;③激动传导的反折:是指激动在紧紧相邻的两条心肌纤维中一条前向传导,并经另一条折回,多见于浦肯野纤维、梗死区周围的心肌组织;④螺旋波折返;⑤8 字形折返:发生在缺血心肌中,包括了解剖决定性和功能决定性两种折返模式。

4.折返性心律失常的基本特征

(1)大多数折返系同一折返环路等速单次折返,所形成早搏的偶联间期相等、波形一致;少数可表现为折返径路内递减性传导而呈现文氏现象(图20-3)或双径路折返(图20-4)或多径路折返形成多形性早搏(图7-16)。若连续出现3次或3次以上折返,则形成折返性心动过速。

(2)刺激迷走神经可使阵发性室上性心动过速终止。

(3)折返性心动过速常可被适时的早搏或调搏所诱发或终止。

(4)折返性心动过速的R-R间期大多规则,少数可因文氏现象而出现R-R逐搏延长或缩短(图20-5)。

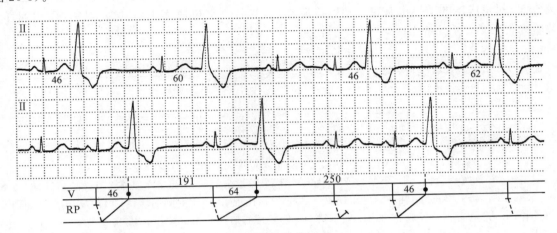

图20-3 室性早搏伴心室折返径路内3∶2文氏现象

男性,28岁,心肌炎后遗症。上、下两行Ⅱ导联(图20-3)连续记录,显示室性早搏的形态一致,而偶联间期由0.46s→0.60~0.64s→室性早搏消失,连续出现2次窦性搏动,周而复始,两异位搏动之间无最大公约数。心电图诊断:①窦性心律;②频发室性早搏;③心室折返径路内3∶2文氏现象。

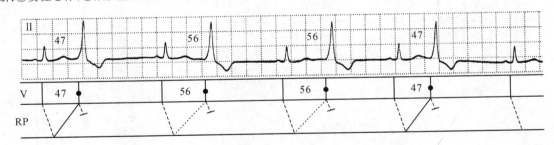

图20-4 室性早搏伴心室折返径路内双径路传导

男性,59岁,冠心病。Ⅱ导联(图20-4)显示室性早搏的形态一致,偶联间期呈0.47、0.56s短长两种,两异位搏动之间无最大公约数。心电图诊断:①窦性心律;②频发室性早搏,呈二联律;③心室折返径路内双径路传导。

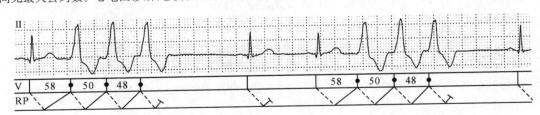

图20-5 短阵性室性心动过速伴心室折返径路内4∶3反向文氏现象

女性,16岁,病毒性心肌炎。Ⅱ导联(图20-5)显示连续提早出现3次宽大畸形QRS-T波群,第1个搏动的偶联间期固定为0.58s,其后的R'-R'间期由0.50s→0.48s→异位搏动消失,周而复始。心电图诊断:①窦性心律;②频发短阵性室性心动过速;③心室折返径路内4∶3反向文氏现象。

（二）起搏点自律性增高或降低

1. 各起搏点节律的相互关系

心脏最高起搏点窦房结对下级潜在起搏点的控制主要是通过"抢先占领"和"超速抑制"来实现的。

（1）抢先占领：窦房结起搏点自律性最高，抢先发放激动下传心房、心室，沿途所经过的各级潜在起搏点均被窦性激动所重整。

（2）超速抑制：窦房结发放快频率的冲动对下级潜在起搏点起直接超速抑制作用，频率差别愈大，对低位起搏点抑制的程度愈严重；反之，当下级潜在起搏点自律性明显增高所形成的快速性心律失常时，对窦房结的节律也有直接超速抑制作用，当其心动过速终止后，窦房结需要较长时间才能恢复窦性节律（图20-6、图20-7）。

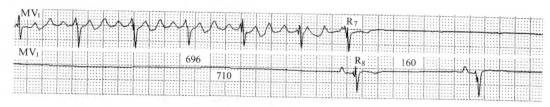

图20-6　阵发性心房扑动终止后引发短暂性全心停搏（慢快综合征）

男性，67岁，病窦综合征。上、下两行 MV₁ 导联（图20-6）连续记录，上行显示基本节律为心房扑动，房室呈3∶1～4∶1传导，当其终止后于6.96s才出现窦性P波，其后出现1.60s P-P间期，频率38次/min；R-R间期长达7.10s，期间未见下级起搏点发放冲动。心电图诊断：①阵发性心房扑动伴正常心室率，房室呈3∶1～4∶1传导；②显著的窦性心动过缓（38次/min）；③心房扑动终止后引发短暂性全心停搏（7.10s）；④下级起搏点功能低下，符合慢快综合征及双结病的心电图改变；⑤建议植入双腔起搏器。

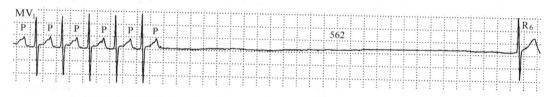

图20-7　阵发性室上性心动过速终止后引发短暂性全心停搏（快慢综合征）

男性，37岁，晕厥原因待查。MV₁ 导联（图20-7）显示 T 波顶峰上有 P′波重叠，其 P′-P′间期0.40s，频率150次/min；当其终止后于5.62s后才出现房室交接性逸搏（R₆搏动），期间未见窦性 P 波出现。心电图诊断：①阵发性室上性心动过速（150次/min），房性心动过速首先考虑；②心动过速终止后引发短暂性全心停搏（5.62s）；③过缓的房室交接性逸搏；④下级起搏点功能低下，提示快慢综合征，请结合临床。

2. 起搏点自律性增高

（1）自律性高低与心电图表现的关联性：心脏不同部位潜在的异位起搏点，当其自律性轻度增高时，便呈现加速的房性、房室交接性、室性逸搏或逸搏心律；若自律性中度增高，则呈现房性、房室交接性、室性早搏或心动过速；若自律性重度或极重度增高，则呈现心房、心室扑动或颤动。

（2）单源性异位起搏点自律性增高型早搏的心电图特征：①P′或 QRS′波形态一致；②偶联间期不等；③两异位搏动之间无倍数关系；④可有房性或室性融合波出现（图20-8）。

3. 自律性增高引发心律失常的基本特征

（1）异位起搏点周围无传入阻滞保护，易被主导节律所重整。

（2）若起搏点单个发放激动，则其偶联间期不等，两异位搏动之间无倍数关系。

（3）若异位起搏点连续发放激动，则可有起步现象（又称为温醒现象），终止时可有冷却现象。

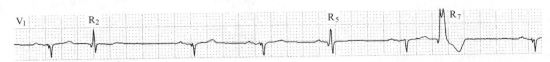

图 20-8　自律性增高型高位室性早搏伴室性融合波(R₅)及心室内差异性传导(R₇)

男性,70 岁,冠心病。V₁ 导联(图 20-8)显示提早出现 QRS-T 波群呈 3 种形态:①呈 qRs 型,如 R₂ 搏动;②呈 qR 型,R 波宽钝挫折,如 R₇ 搏动,发生在长短周期之后,考虑发生了心室内差异性传导;③R₅ 搏动介于 R₂ 搏动和窦性 QRS 波形之间,其前有窦性 P 波,为室性融合波。这 3 个搏动偶联间期不等,两异位搏动之间无最大公约数。心电图诊断:①窦性心律;②频发自律性增高型高位室性早搏伴室性融合波及心室内差异性传导。

（三）并行心律

心脏内有两个起搏点,其中一个起搏点周围有传入阻滞圈保护,使其免遭主导节律对其节律的影响,按照自己固有的频率发放冲动,这个被保护的起搏点就称为并行节律点。其心电图特征:①偶联间期不等;②两异位搏动之间相等或有一最大公约数;③常有房性或室性融合波出现(图 20-9)。

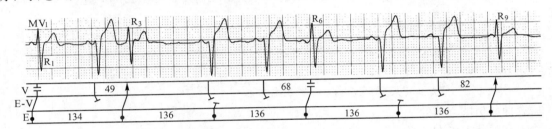

图 20-9　并行心律型高位室性早搏

男性,29 岁,心肌炎待排。MV₁ 导联(图 20-9)显示 R₆ 搏动为提早出现 P'-QRS-T 波群,代偿间歇完全,其 QRS 波形及 R₁ 波形均介于 R₃ 与窦性之间,为室性融合波;R₃、R₉ 搏动为提前出现 QRS-T 波群,其中 R₃ 搏动后有逆行 P⁻ 波跟随,QRS 波形与窦性略异,偶联间期不等(0.49~0.82s),两异位搏动之间能以 1.34~1.36s 测得倍数关系。心电图诊断:①窦性心律;②房性早搏伴室性融合波;③频发并行心律型高位室性早搏,时伴逆传心房,呈三联律。

（四）触发活动

在某些病理情况下,心肌动作电位在 3 相附近可出现较大的振荡性电位变化。当该电位达到阈电位水平时,便能形成 1 次早搏。该早搏的形成必须由前一动作电位所触发,故称为触发活动。它包括早期后除极和晚期后除极。前者是指发生在动作电位 2 相平台期或 3 相早期的振荡性电位变化,出现 Ron-T 室性早搏,极易诱发室性心动过速(图 20-10);而后者是指发生在 3 相的振荡性电位变化,产生舒张中、晚期早搏(图 20-11)。

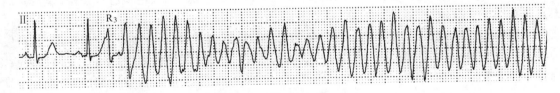

图 20-10　Ron-T 室性早搏诱发多形性极速型室性心动过速

女性,54 岁,反复晕厥。II 导联(图 20-10)显示窦性 P-P 间期 0.75s,频率 80 次/min,Q-T 间期正常(0.36s);R₃ 搏动为室性早搏,落在 T 波顶峰上并诱发了多形性室性心动过速,其 R'-R' 间期 0.16~0.25s,频率 240~375 次/min。心电图诊断:①窦性心律;②Ron-T 室性早搏诱发多形性极速型室性心动过速(240~375 次/min)。(该患者后来转为心室颤动,可能由心室早期后除极所致,最终植入体内自动除颤器)

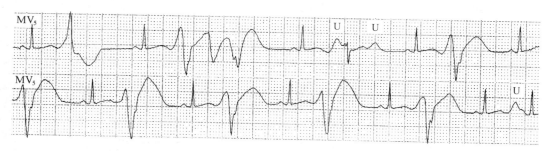

图 20-11　可能由心室延迟后除极诱发多源性室性早搏、短阵性室性心动过速

男性，76 岁，冠心病、低钾血症（血钾浓度 3.1mmol/L）。上、下两行 MV₅ 导联（图 20-11）连续记录，定准电压 5mm/mV。显示每隔 1 个窦性搏动出现 1 次室性早搏，其偶联间期呈 0.49、0.58s 短长两种，形态均不一致，有时连续出现 3 次；值得关注的是室性早搏均出现在 U 波顶峰上；窦性搏动的 T 波浅倒或正负双相，U 波增高；心电图诊断：①窦性心律；②频发多源性室性早搏，呈二联律；③短阵性室性心动过速；④T 波、U 波改变，符合低钾血症的心电图改变；⑤提示室性心律失常可能由心室延迟后除极所致（由高大 U 波触发引起）。

三、心律失常诊断三部曲

破解心律失常诊断的基本步骤：①寻找 P 波并找出其规律性；②确定 P 波和 QRS 波群之间的关系；③找出 QRS 波群的规律性。

（一）寻找 P 波并找出其规律性，借以确定基本节律

1. 选择分析的导联

检出和寻找 P 波是正确分析心律失常最关键的一步。首选 Ⅱ 导联或 V₁ 导联或两者同步记录，因其能清晰地显示 P 波、F 波及 f 波，能确定 QRS 波形是呈左束支阻滞型还是呈右束支阻滞型，有助于判断是心室内差异性传导还是室性早搏及其起源部位。

2. 关注 T 波形态

初看一份心电图时，若未见明显 P 波，要特别关注 T 波形态，确认有无 P 波重叠在 T 波顶峰上。一旦判明 P 波存在与否，心律失常诊断与鉴别诊断的范围就大为缩小。

3. 若有明确 P 波，则根据其形态、频率、节律及与 QRS 波群的关系判定其起源部位

（1）若肯定为窦性 P 波，则根据其频率、节律，确定有无不齐、过缓、过速，有无窦房阻滞及窦性停搏等；根据 P 波形态确定有无游走、P 电轴左偏、心房肥大、心房内阻滞、房性融合波、心房内差异性传导等。

（2）若 Ⅱ、Ⅲ、aVF 导联 P 波呈负正双相，aVR 导联呈正负双相，则可判定为心房内异位节律，根据其频率、节律，确定是阵发性房性心动过速、加速的房性逸搏心律，还是房性逸搏心律等。

（3）若为逆行 P⁻ 波，则根据 P⁻-R 间期长短，判定是心房下部节律，还是房室交接区节律，而后再根据其频率、节律，确定心律失常的基本性质。

（4）若在同一导联上还存在其他多种 P 波时，则需观察他们是提早出现，还是延迟出现，借以确定是早搏，还是逸搏。如为早搏，则需观察其偶联间期是否一致，两异位搏动之间有无倍数关系，借以确定心律失常的发生机制，是折返型、异位兴奋增高型还是并行心律型，是单源性、多源性还是多形性。

（5）若确认未见 P 波或 F 波，R-R 间期规则，则为阵发性室上性心动过速。

（6）若 P 波消失，代之以快速而规律的无等电位线锯齿状波，则为心房扑动。有时心房扑动呈 2：1 下传时，若 F 波重叠在 QRS 波群或 T 波上，则极易误诊为窦性心动过速、房性心动过速或房室交接性心动过速等（图 20-12）。若 F 波频率慢至 180 次/min 左右，则易误诊为房性心动过速。

（7）若 P 波消失，代之以频率、波幅、间距、形态均不等的无等电位线的杂乱无章 f 波，则为心房

颤动。有时 f 波细小到难以辨认,仅根据 R-R 间期绝对不规则来诊断心房颤动(图 20-13)。

(8)若确认无 P 波、F 波、f 波,则应注意有无高钾血症引起的窦室传导、窦性停搏、三度窦房阻滞及心房静止等较少见的心律失常。有条件的话,最好记录食管导联,以排除 P 波或 P′波是否隐没在 QRS 波群之中。

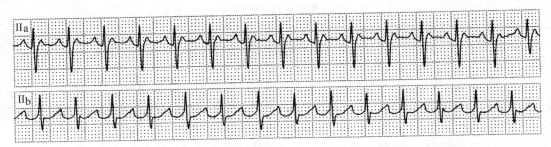

图 20-12　F 波重叠在 QRS 波群上,酷似房性心动过速(Ⅱb 导联)

男性,56 岁,心房颤动射频消融术后。Ⅱa 导联(图 20-12)系射频消融术 2 个月后记录,显示心房扑动,其中有 1 个 F 波重叠在 ST 段上,其 F-F 间期 0.20s,频率 300 次/min,房室呈 2:1 传导,心室率 150 次/min。Ⅱb 导联系 3 个月后记录,显示 R 波振幅增高而 s 波变浅,P′波或 F 波重叠在 T 波上,P′-P′间期 0.41s,频率 146 次/min;让患者起卧活动后,心室率仍维持在 146 次/min,结合既往心电图、临床病史及 Bix 法则,考虑有 1 个 F 波重叠在 QRS 波群中并使其形态发生改变。心电图诊断:心房扑动伴快速心室率(146~150 次/min),房室呈 2:1 传导。

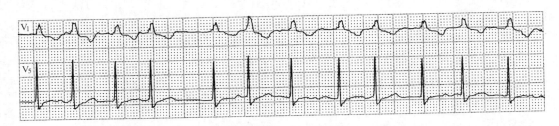

图 20-13　仅根据 R-R 间期绝对不规则诊断心房颤动

男性,82 岁,冠心病、股骨颈骨折术前。V_1、V_5 导联(图 20-13)同步记录,未见明显的 P 波、F 波或 f 波,但 R-R 间期绝对不规则,平均心室率 108 次/min,V_1 导联 QRS 波群呈 R 型,时间 0.11s;V_5 导联 T 波有时低平。心电图诊断:①心房颤动(细颤)伴快速心室率(平均 108 次/min);②不完全性右束支阻滞;③间歇性轻度 T 波改变。

(二)确定 P 波与 QRS 波群之间的关系

在找出 P 波之后,根据 P-R 间期或 R-P⁻ 间期固定与否,确定 P 波与 QRS 波群之间有无关系,也是分析心律失常至关重要的一步。

1.P 波与 QRS 波群有关

(1)若 P 波在 QRS 波群之前,则根据 P-R 间期长短确定有无短 P-R 间期、心室预激、一度房室阻滞、房室结双径路传导等。

(2)若 P-R 间期逐搏延长直至 P 波下传受阻,QRS 波群脱漏,则为文氏型房室阻滞;若 P-R 间期固定,有 QRS 波群脱漏,则为二度Ⅱ型或高度房室阻滞,应注意 P 波下传受阻后有无房室交接性逸搏、室性逸搏出现。

(3)若 P⁻ 波在 QRS 波群之前,P⁻-R 间期<0.12s,P⁻ 波在 QRS 波群之后,R-P⁻ 间期<0.16s,QRS 波形正常,则为房室交接性心律,应注意有无存在反复搏动。

2.P 波与 QRS 波群部分无关

二度至高度房室阻滞伴下级起搏点被动发放、不完全干扰性房室分离时,可出现 P 波与 QRS 波群之间部分无关现象,此时的 P-R 间期较正常 P-R 间期短 0.05~0.06s 以上。

3.P 波与 QRS 波群完全无关

三度房室阻滞、完全性干扰性房室分离时,将出现 P-R 间期长短不一,而 R-R 间期却规则的现象。根据 P 波及 QRS 波群频率的快、慢来区分该房室分离是阻滞性还是干扰性或混合性所致。

(三)寻找 QRS 波群的规律性

(1)若 QRS 波群均由 P 波下传,且其形态正常,应注意有无电轴偏移、异常 Q 波、心室肥大及 ST 段、T 波、U 波改变等情况。

(2)若 P 波下传的 QRS 波群宽大畸形,则要确定是束支阻滞、非特异性心室内阻滞、心室内差异性传导,还是心室预激或预激合并束支阻滞所致。

(3)若形态正常 QRS 波群与其前 P 波无关,则应注意该 QRS 波群是提早出现,还是延迟出现,是连续 3 次以上,还是单个出现。若为提早出现,则应关注其偶联间期是否相等,两异位搏动之间有无倍数关系;若为延迟出现,则应关注是什么原因引发的。

(4)若宽大畸形 QRS 波群与其前 P 波无关,则要确定该 QRS 波群是起源于房室交接区伴束支阻滞,还是起源于心室;是提早出现,还是延迟出现,若为延迟出现,是什么原因引发的,如早搏后代偿间歇、窦性停搏、二度至高度窦房阻滞或房室阻滞。

(5)心房扑动、颤动时出现宽大畸形 QRS 波群,要确定该 QRS 波群是室性早搏还是心室内差异性传导、间歇性束支阻滞或心室预激。若连续出现 3 次或 3 次以上宽大畸形 QRS 波群,则要确定是室性心动过速、心室内差异性传导还是束支阻滞或心室预激。

(6)若出现窄 QRS、宽 QRS 心动过速,则应按第三十三章至第三十六章有关方法进行诊断和鉴别诊断。

(7)若遇长 R-R 间期,则要注意 T 波上有无 P′波重叠而呈未下传房性早搏。注意有无窦性停搏、窦房阻滞、房室阻滞及节律重整、隐匿性传导等各种心电现象。

四、诊断心律失常的基本原则

(1)诊断心律失常时,必须明确起搏点的解剖位置(如窦房结、心房、房室交接区、心室、房室旁道等)、起搏点发放冲动的频率强度(如正常、加速、过速、过缓、早搏、逸搏、停搏等)、冲动在各个部位的传导情况(如正常、传导阻滞、超常传导、多径路传导、隐匿性传导、差异性传导及空隙现象等)、伴随现象(如早搏诱发反复搏动及反复性心动过速、房性早搏诱发快速性房性心律失常、室性早搏诱发快速性室性心律失常及隐匿性传导、节律重整等)。

(2)诊断心律失常时,应尽量用最常见的心律失常发生机制来解释,少用罕见的心律失常发生机制来解释。

(3)诊断心律失常时,尽量用“一元论”来解释。若能用一种心律失常来解释,则不必用多种心律失常来解释;实在难以圆满解释时,可用多种心律失常及其机制来解释。

(4)诊断心律失常时,整幅心电图所见的各种现象,都能得到圆满地解释。

(5)诊断心律失常时,要符合目前公认的各种理论及心电现象,各个诊断之间不能自相矛盾。

(6)诊断心律失常时,必须密切结合临床及电生理检查及既往心电图改变(图 20-12)。

(7)诊断心律失常时,诊断顺序可按起搏点的解剖顺序(如房性早搏、室性早搏等)、传导组织先后顺序书写(如二度Ⅱ型窦房阻滞、一度房室阻滞、右束支阻滞等)或先写原发性心律失常后写继发性心律失常(如三度房室阻滞、房室交接性逸搏心律等)或先写严重心律失常后写次要心律失常。

第二十一章
梯形图绘制规范与临床应用

视频资源

一、概述

梯形图于 1934 年由 Lewis 首先倡导使用 A、A-V、V 三行线条图来分析和表达心房、房室交接区、心室各种心律失常的发生机制和心电现象。随着复杂心律失常的不断出现和对其认识的增多，现增加了 S、S-A、E、E-A(V)、BB、RP 等行数，由原来的三行演变为二行、四行、五行等线条图。

梯形图能简明而精确地表达复杂心律失常的发生机制，解释某些特殊的心电现象，如隐匿性传导、折返现象、反复搏动、蝉联现象及空隙现象等，使其一目了然。借助梯形图可判断、证实对某一复杂心律失常的分析、诊断是否正确，同时又能启迪和加深对心律失常的理解。故梯形图是分析、诊断复杂心律失常的"利器"，是每个心电学工作者必须掌握的基本技能。

二、绘制梯形图的基本原则

(1)绘制梯形图之前必须对该心律失常的发生机制有初步的了解，否则，将无法绘制。

(2)梯形图由横线、垂直线及斜线绘制而成。在能说明问题的情况下，愈简单愈好，即横线条、符号和缩写字母愈少，愈简洁明了。通常选用三行图、五行图。

(3)A 行内的垂直线代表心房激动，对准 P 波的起始处；V 行内的垂直线代表心室激动，对准 QRS 波群的起始处。若有 S 行，则 S 行内垂直线画在 A 行垂直线前 0.10s 处，代表窦性激动。

(4)通常 A-V 行中斜虚线条代表房室结慢径路、房室旁道或双腔起搏器房室通道。

(5)各行宽度视需要而定。一般而言，S 行、A 行、V 行及 E 行的宽度基本一致且较窄，约 0.5cm；S-A 行、E-V 行略宽，约 0.6cm；A-V 行较宽，约 0.7cm。若房室交接区存在双层或三层阻滞，则需将 A-V 行分为上、下两行或上、中、下三行，其间用虚线条进行分隔，每行宽度约 0.5cm；RP 行最宽，可达 1.2~1.5cm。图中所标时间的单位为 cs(1cs＝0.01s)。

(6)如遇窦性或异位节律重整现象，必要时在梯形图上另加符号，说明原来及重整后节律周期的长度。如窦性周期用 SC、异位周期用 EC，并行心律的最大公约数用数字 X 倍数来表明，以帮助阅读和理解。

(7)制作横线条时应兼顾宽、窄有度，版面美观，通常遵循"窄、宽、窄"原则。

(8)高位起搏点顺传(前传)心室时从右上方往左下方绘制，而低位起搏点逆传时则从右下方往左上方绘制。

三、绘制梯形图常用的缩写字母、符号及意义

S 代表窦房结　　　　　　　　　　　L 代表左束支

S-A 代表窦房交接区　　　　　　　　a 代表左前分支

A 代表心房　　　　　　　　　　　　p 代表左后分支

A-V 代表房室交接区　　　　　　　　E 代表心房或心室内异位起搏点

V 代表心室　　　　　　　　　　　　E-V 代表异-室交接区

BB 代表束支　　　　　　　　　　　RP 代表心房或心室内折返径路

R 代表右束支　　　　　　　　　　　FB 代表房性或室性融合波

● 代表正位或异位起搏点　　　　○ 代表正位或异位预期起搏点

⌝ 代表激动顺传受阻　　　　　　⌐ 代表激动逆传受阻

⌝ 代表激动顺向隐匿性传导　　　⌐ 代表激动逆向隐匿性传导

⋋ 代表两个不同方向的激动相互干扰　　╪ 代表房性或室性融合波群

⌇ 代表心房或心室内差异性传导　　R⌐|⌐L 代表激动通过右束支及左束支

R⌐|⌐L 代表激动通过右束支、左束支及左前分支、左后分支
　p a

▨▨ 代表激动顺向传导使传导组织产生的绝对不应期（斜线区）和相对不应期（虚点区）

▨▨ 代表激动逆向传导使传导组织产生的绝对不应期（斜线区）和相对不应期（虚点区）

窦性或房性反复搏动　　　　房室交接性反复搏动　　　　室性反复搏动

房室交接区快径路顺传、慢径路受阻　　　　房室交接区慢径路顺传、快径路受阻

部分性预激　　　　　　　　　　完全性预激

四、梯形图常用的绘制模式

以常用的五行线条图为例，对窦性、房性、房室交接性及室性激动传导的顺向、逆向传导情况进行简单的绘制（图 21-1），供参考。

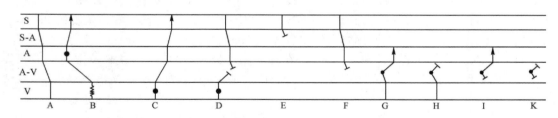

图 21-1　梯形图常用的绘制模式

A：窦性激动顺传心室　B：房性早搏逆传窦房结使其节律重整，顺传心室时出现房室传导延缓和心室内差异性传导　C：室性异位搏动逆传窦房结使其节律重整　D：室性异位搏动逆传时与窦性激动在房室交接区发生干扰　E：窦性激动在窦房交接区出现顺传阻滞　F：窦性激动在房室交接区出现顺传阻滞　G：房室交接区异位激动呈双相传导　H：房室交接区异位激动逆传阻滞　I：房室交接区异位激动顺传阻滞　K：房室交接区异位激动出现双向阻滞

五、绘制梯形图常用的格式

（1）反映窦房结和窦房交接区起搏点、传导或（和）折返、心房异位起搏点情况：选用 S、S-A、A 三行图（图 21-2、图 21-3）。

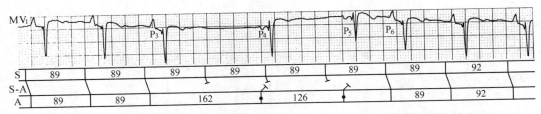

图 21-2　高度窦房阻滞、成对的房性逸搏并揭示窦性并行心律

　　男性,65 岁,冠心病、前间壁陈旧性心肌梗死。MV_1 导联(图 21-2)显示窦性 P 波高尖,振幅 0.20～0.32mV,P-P间期 0.89～0.92s;P_4、P_5 呈正负双相以负相为主,延迟出现,其逸搏周期 1.26～1.62s,频率 37～48 次/min,为房性逸搏;夹有房性逸搏的前后两个窦性长 P-P 间期(P_3-P_6)3.55s,为窦性基本 P-P 期的 4 倍,表明房性逸搏激动未能侵入窦房结使其节律重整;QRS 波呈 qrS 型。心电图诊断:①窦性心律;②高度窦房阻滞;③P 波高尖,请结合常规心电图;④过缓的房性逸搏伴不齐或起步现象(37～48 次/min);⑤提示窦性并行心律;⑥异常 Q 波,符合前间壁陈旧性心肌梗死的心电图改变。

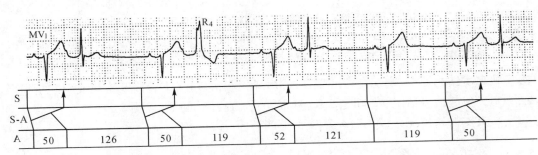

图 21-3　窦房交接区折返性早搏伴心室内差异性传导(呈左中隔分支阻滞型及右束支阻滞型)

　　男性,73 岁,冠心病、病窦综合征待排。MV_1 导联(图 21-3)显示窦性 P-P 间期 1.19s,频率 50 次/min;每隔 1 个窦性搏动提早出现 1 次 P'-QRS-T 波群,P'波重叠在 T 波降支上,其形态与窦性 P 波基本一致,偶联间期 0.50～0.52s,下传 QRS 波形呈 Rs 型(R/s＞2)、R 型(时间 0.12s),呈等周期或不完全性代偿间歇。心电图诊断:①过缓的窦性搏动(呈单个及成对出现,50 次/min);②频发窦房交接区折返性早搏伴心室内差异性传导(呈左中隔分支阻滞型及右束支阻滞型),时呈二联律。

　　(2)反映窦房结或心房起搏点、房室交接区传导或(和)折返及异位起搏点、心室异位起搏点情况:选用 A、A-V、V 三行图(图 21-4、图 21-5)。

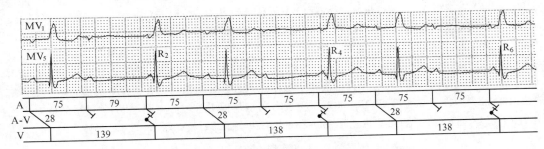

图 21-4　二度房室阻滞、完全性右束支阻滞、房室交接性逸搏

　　男性,39 岁,心肌炎后遗症。MV_1、MV_5 导联同步记录(图 21-4),其中 MV_1 定准电压 5mm/mV。显示窦性 P-P间期 0.75～0.79s,P-R 间期 0.28s,房室呈 3∶1 传导,平均心室率 50 次/min;QRS 波形呈右束支阻滞型(时间 0.13s);值得关注的是 R_2、R_4、R_6 搏动延迟出现,其前虽有窦性 P 波,但 P-R 间期只有 0.10～0.12s,表明该 P 波与 QRS 波群无关,为房室交接性逸搏,逸搏周期 1.38～1.39s,频率 43 次/min。心电图诊断:①窦性心律;②频发长 P-R 间期型二度房室阻滞引发缓慢心室率(平均 50 次/min),房室呈 3∶1 传导;③完全性右束支阻滞;④频发房室交接性逸搏。

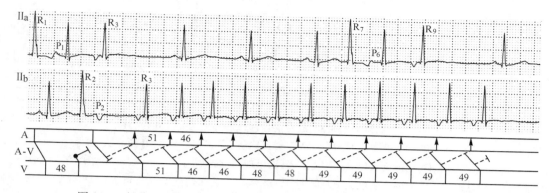

图 21-5　间位型高位室性早搏引发快慢型窦性反复搏动及其反复性心动过速

男性,19 岁,反复发作心动过速 1 年。Ⅱa、Ⅱb 导联(图 21-5)连续记录,Ⅱa 导联 R₁、R₇ 为提早出现 QRS-T 波群,其形态与窦性 QRS-T 波群略异,介于两个窦性搏动之间,为间位型高位室性早搏;P₁、P₆ 在下传心室时引发了长 R-P⁻ 间期型(0.44s)反复搏动(R₃、R₉)。Ⅱb 导联 R₂ 搏动为高位室性早搏,P₂ 经房室结快径路下传但未走完全程(隐匿性传导),在房室结下端循着慢径路折回心房并引发了连续出现 11 个搏动的心动过速,其 R-R 间期(P⁻-P⁻ 间期)0.46～0.51s,频率 118～130 次/min。心电图诊断:①窦性心律;②频发间位型高位室性早搏引发快慢型窦性反复搏动及快慢型房室结折返性心动过速;③房室结双径路传导。

(3)反映窦房结起搏点、窦房交接区传导、心房异位起搏点、房室交接区传导或(和)折返及异位起搏点、心室异位起搏点情况:选用 S、S-A、A、A-V、V 五行图(图 21-6、图 21-7)。

(4)反映束支传导情况:选用 A、A-V、BB、V 四行图(图 21-8)。

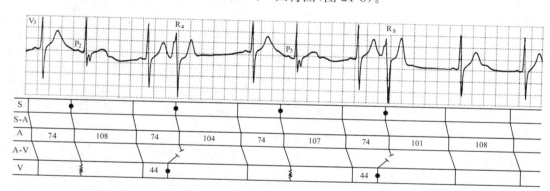

图 21-6　窦性早搏伴心室内差异性传导(3 相右束支阻滞)、室性早搏

男性,41 岁,心肌炎后遗症。V₃ 导联(图 21-6)显示窦性 P-P 间期 1.08s,频率 56 次/min,P₂、P₅ 提早出现,其形态与窦性 P 波一致,偶联间期 0.74s,下传 QRS 波群呈右束支阻滞型(时间 0.14s),呈等周期或次等周期代偿,考虑为窦性早搏;R₄、R₈ 为提早出现宽大畸形 QRS-T 波群,偶联间期 0.44s,其前、后未见 P' 波或 P⁻ 波,为室性早搏,但呈不完全性代偿间歇,夹有室性早搏前后两个窦性搏动的 R-R 间期与夹有窦性早搏前后两个窦性搏动的 R-R 间期相等,故强烈提示室性早搏 QRS' 波群中重叠着窦性早搏 P 波。心电图诊断:①过缓的成对窦性搏动(56 次/min);②频发窦性早搏伴心室内差异性传导(3 相右束支阻滞),呈二联律;③室性早搏。

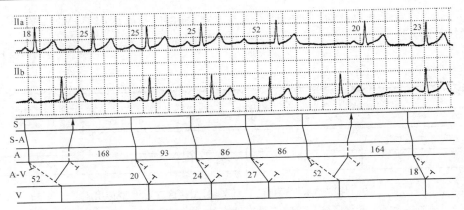

图 21-7　房室结双径路传导伴快径路隐匿性结窦逆传引发长 P-P 间期

男性,32 岁,健康体验。Ⅱa、Ⅱb 连续记录(图 21-7),显示 P-P 间期 0.82~0.93s,P-R 间期分别由 0.18s→连续 3 个 0.25s→突然延长至 0.52s 或由 0.20s→0.23s→突然延长至 0.52s,其后出现长达 1.68、1.64s 的长 P-P 间期,是邻近的短 P-P 间期 2 倍或无倍数关系。心电图诊断:①窦性心律;②房室结双径路传导,其中快径路呈 3:2~5:4 传导的不典型文氏现象,慢径路高度阻滞呈 3:1~5:1 传导;③提示房室结快径路隐匿性结窦逆传致假性窦房阻滞或窦性停搏,不能排除逆行 P⁻ 波重叠在 QRS 波群中。

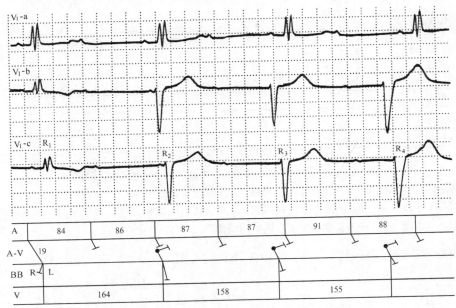

图 21-8　双束支阻滞、房室交接性逸搏心律合并左束支内文氏现象

男性,81 岁,冠心病。V₁-a 导联(图 21-8)显示 P-P 间期 0.81~0.89s,频率 67~74 次/min;P-R 间期 0.19s,房室呈 2:1 传导,QRS 波群呈完全性右束支阻滞(时间 0.14s),心室率 34~37 次/min。V₁-b、V₁-c 导联连续记录(定准电压 5mm/mV),P-P 间期 0.84~0.91s。以 V₁-c 导联为例,R₁ 搏动呈右束支阻滞图形,P-R 间期 0.19s;R₂~R₄ 搏动均呈 rS 型,其 P-R 间期均不固定,表明 P 波与 QRS 波群无关,R-R 间期 1.55~1.64s,频率 37~39 次/min,QRS 波群逐渐增宽,时间由 0.11s→0.13s→0.17s,呈现左束支内文氏现象。本例 V₁-b、V₁-c 导联初看酷似高度房室阻滞,结合 V₁-a 导联,实为 2:1 房室阻滞伴逸搏干扰所致。从梯形图中可知,R₁ 为窦性激动经左束支下传,R₂、R₃ 为不完全性左束支阻滞型,系房室交接性逸搏由右束支下传心室,其左、右束支传导时间互差 25~40ms,R₄ 呈完全性左束支阻滞型,为房室交接性逸搏经右束支下传,其左、右束支传导时间互差>40ms,表明左束支阻滞程度逐搏加重,提示房室交接性逸搏心律合并左束支内 4:3 文氏现象。心电图诊断:①窦性心律;②二度房室阻滞引发缓慢心室率(34~37 次/min),房室呈 2:1 传导;③完全性右束支阻滞;④过缓的房室交接性逸搏心律(37~39 次/min)合并左束支内 4:3 文氏现象,不能排除双源性室性逸搏及其形成的室性融合波;⑤建议植入双腔起搏器。

（5）反映心房或心室异位起搏点、异-肌交接区传导及折返情况：选用 A（V）、E-A（V）、E 三行图（图 21-9、图 21-10）。

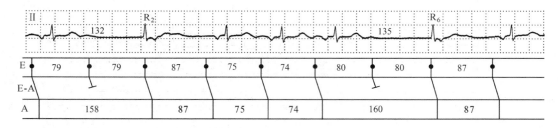

图 21-9　加速的房性逸搏心律伴异-肌交接区二度Ⅱ型传出阻滞

女性，68 岁，病窦综合征。Ⅱ导联（图 21-9）未见窦性 P 波，逆行 P⁻波的基本 P⁻-P⁻ 间期 0.74～0.87s，频率 69～81 次/min，两次长 P⁻-P⁻ 间期 1.58～1.60s 为短 P⁻-P⁻ 间期的 2 倍，P⁻-R 间期 0.17s；R_2、R_6 搏动延迟出现，其形态与其他 QRS 波形略异，逸搏周期 1.32～1.35s，频率 44～45 次/min。心电图诊断：①提示窦性停搏；②加速的房性逸搏心律（69～81 次/min）伴异-肌交接区二度Ⅱ型传出阻滞；③房室交接性逸搏伴非时相性心室内差异性传导。

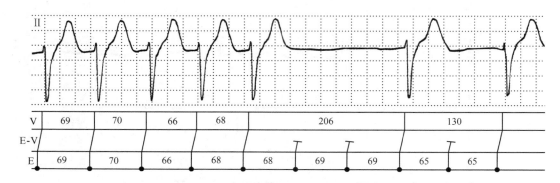

图 21-10　加速的室性逸搏心律伴异-肌交接区二度Ⅱ型至高度传出阻滞

临床资料不详。Ⅱ导联（图 21-10）未见窦性 P 波，QRS 波群宽大畸形，短 R-R 间期 0.66～0.70s，频率 86～91 次/min，长 R-R 间期 1.30、2.06s，分别为短 R-R 间期 2、3 倍。心电图诊断：①提示窦性停搏；②加速的室性逸搏心律（86～91 次/min）伴异-肌交接区二度Ⅱ型至高度传出阻滞。

（6）反映心室折返径路内传导情况：选用 V、RP 两行图（图 21-11、图 21-12、图 21-13）。

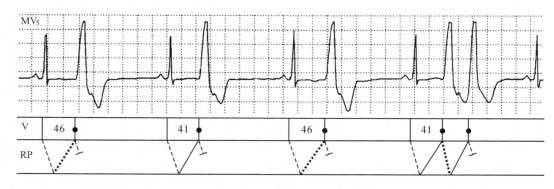

图 21-11　室性早搏二联律伴心室折返径路内双径路传导

女性，49 岁，冠心病。MV_5 导联（图 21-11）显示每隔 1 个窦性搏动出现 1 次室性早搏，其后有逆行 P⁻波跟随，偶呈成对出现，其 QRS′波形一致，而偶联间期呈 0.46、0.41s 长短交替；窦性搏动的 T 波低平。心电图诊断：①窦性搏动；②频发室性早搏伴逆传心房，偶呈成对出现，时呈二联律；③提示心室折返径路内双径路传导；④T 波低平。

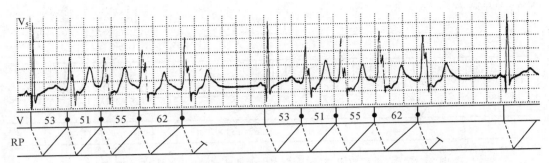

图 21-12　短阵性室性心动过速伴心室折返径路内 5：4 文氏现象及逆传心房

男性,49 岁,高血压病、冠心病。V₅ 导联(图 21-12)显示每隔 1 个窦性搏动连续出现 4 次宽大畸形 QRS-T 波群(振幅略有高低),ST 段上有逆行 P⁻ 波重叠,R′-P⁻ 间期 0.17～0.19s,第 1 个搏动的偶联间期固定(0.53s),其后 R′-R′ 间期由 0.51s→0.55s→0.62s→室性心动过速终止,周而复始;V₅ 导联 R 波振幅 2.7mV,T 波切迹。心电图诊断:①窦性搏动;②频发短阵性室性心动过速(97～118 次/min)伴 1：1 逆传心房;③心室折返径路内 5：4 文氏现象;④左心室高电压;⑤T 波形态改变。

(7)反映房室交接区双层阻滞:选用 A、A-V、V 三行图,其中 A-V 行宽达 1.0cm,并用虚线条将其一分为二(图 21-13、图 21-14、图 21-15)。

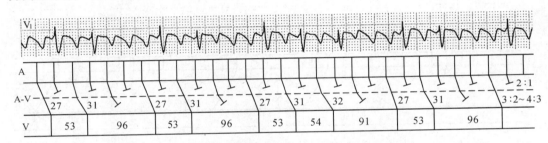

图 21-13　心房扑动伴房室交接区 A 型交替性文氏周期

女性,32 岁,风心病、二尖瓣狭窄、心房扑动。V₁ 导联(图 21-13)显示基本节律为心房扑动,房室呈 2：1～4：1 传导,平均心室率 90 次/min;F 波在 2：1 阻滞基础上,其 F-R 间期由 0.27s→0.31s→连续出现 3 个 F 波下传受阻或由 0.27s→0.31s→0.32s→连续出现 3 个 F 波下传受阻,相应的 R-R 间期由 0.53s→0.96s 或 0.53s→0.54s→0.91s 逐搏延长。心电图诊断:①心房扑动伴正常心室率(平均 90 次/min),房室呈 2：1～4：1 传导;②房室交接区 A 型交替性文氏周期(上层 2：1 阻滞,下层 3：2～4：3 文氏现象)。

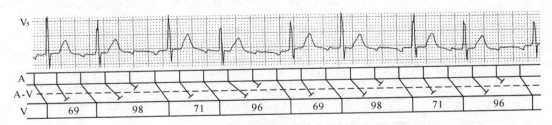

图 21-14　房性心动过速或缓慢型心房扑动伴房室交接区 B 型交替性文氏周期

女性,65 岁,心房颤动射频消融术后。V₅ 导联(图 21-14)显示基本节律为房性心动过速或缓慢型心房扑动,其 P′-P′ 间期 0.33s,频率 182 次/min,房室呈 2：1～3：1 传导,平均心室率 80 次/min;P′-R 间期由 0.18s→0.21s→连续出现 2 个 P′ 波下传受阻,相应的 R-R 间期由 0.69s→0.98s 或 0.71s→0.96s 短长交替。心电图诊断:①房性心动过速或缓慢型心房扑动伴正常心室率(平均 80 次/min),房室呈 2：1～3：1 传导;②房室交接区 B 型交替性文氏周期(上层 5：4 文氏现象,下层 2：1 阻滞)。

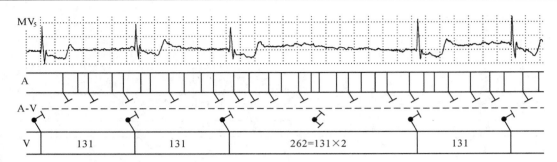

图 21-15　三度房室阻滞、房室交接性逸搏心律伴结室二度Ⅱ型阻滞

男性,70 岁,冠心病、长期服用洋地黄。MV_5 导联(图 21-15)显示基本节律为心房颤动,短 R-R 间期 1.31s,频率 46 次/min,长 R-R 间期 2.62s 为短 R-R 间期的 2 倍,平均心室率 40 次/min;ST 段呈下斜型压低约 0.2mV。心电图诊断:①心房颤动伴缓慢心室率(平均 40 次/min);②房室交接区双层阻滞(上层三度阻滞、下层或结室二度Ⅱ型阻滞);③房室交接性逸搏心律(46 次/min)伴结室二度Ⅱ型阻滞;④心室起搏点功能低下;⑤提示洋地黄中毒;⑥ST 段改变。

(8)反映房室交接区三层阻滞:选用 A、A-V、V 三行图,其中 A-V 行宽达 1.2cm,并用虚线条将其一分为三(图 21-16、图 21-17)。

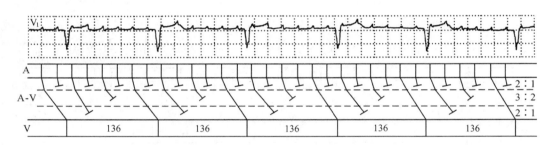

图 21-16　心房扑动伴房室交接区三层阻滞(AB 型)

男性,80 岁,冠心病。V_1 导联(图 21-16)显示基本节律为心房扑动,房室呈 6∶1 传导,F-R 间期 0.15s,R-R 间期 1.36s,频率 44 次/min。心电图诊断:①心房扑动伴缓慢心室率(44 次/min),房室呈 6∶1 传导;②房室交接区 AB 型三层阻滞(上层 2∶1 阻滞,中层 3∶2 文氏现象,下层 2∶1 阻滞)。

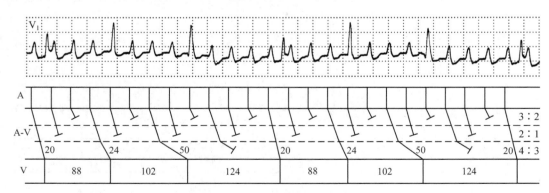

图 21-17　心房扑动伴房室交接区三层阻滞(BA 型)

男性,14 岁,先心病、法洛四联症。V_1 导联(图 21-17)显示基本节律为心房扑动,房室呈 3∶1～5∶1 传导,平均心室率 60 次/min;F-R 间期由 0.20s→0.24s→0.50s 逐搏延长,相应的 R-R 间期由 0.88s→1.02s→1.24s 逐搏延长,QRS 波群呈 R 型或 qR 型。心电图诊断:①心房扑动伴正常心室率(平均 60 次/min),房室呈 3∶1～5∶1 传导;②房室交接区 BA 型三层阻滞(上层 3∶2 文氏现象,中层 2∶1 阻滞,下层 4∶3 文氏现象);③提示右心室肥大。

第二十二章

窦性心律失常

窦房结位于上腔静脉与右心房交接处界沟附近的心外膜下,是心脏的最高起搏点,它通过"抢先占领"和"超速抑制"来实现对下级潜在起搏点的控制。正常时,窦房结发放频率为60～100次/min,P-P间期互差<0.16s。

一、窦性心动过缓

1. 心电图特征

(1)窦性P波频率<60次/min,一般为45～59次/min。当窦性P波频率<45次/min时,属显著的窦性心动过缓,有可能是病窦综合征的最早期表现。当白天窦性P波频率<40次/min,夜间<30次/min时,要关注是否存在持续性2∶1窦房阻滞。

(2)可伴有窦性心律不齐、房室交接性逸搏出现(图22-1)。

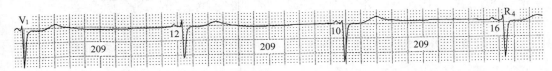

图22-1 显著的窦性心动过缓、过缓的房室交接性逸搏心律

男性,68岁,病窦综合征。V₁导联(图22-1)显示窦性P-P间期2.06～2.13s,频率28～29次/min;P-R间期长短不一,而R-R间期固定2.09s,频率29次/min,表明P波与QRS波群无关,QRS波形正常。心电图诊断:①显著的窦性心动过缓(28～29次/min),不能排除2∶1窦房阻滞所致;②过缓的房室交接性逸搏心律(29次/min);③完全性干扰性房室分离;④提示双结病,建议植入双腔起搏器。

2. 鉴别诊断

(1)2∶1窦房阻滞:当白天窦性P波频率<40次/min时,应疑存在2∶1窦房阻滞(图22-2),嘱患者起卧活动或静脉注射阿托品1.0～2.0mg后,其心率可成倍增加。

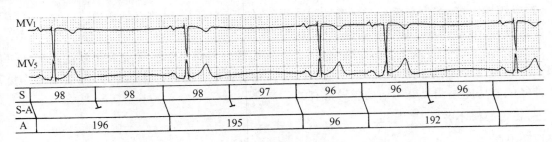

图22-2 2∶1窦房阻滞引发缓慢心室率

男性,66岁,病窦综合征。MV₁、MV₅导联(图22-2)同步记录,显示窦性P-P间期呈0.96、1.92～1.96s短长两种,长P-P间期为短P-P间期的2倍,频率31～62次/min,期间未见各种逸搏出现;P-R间期0.23s,QRS波形正常。心电图诊断:①窦性心律;②频发二度窦房阻滞引发缓慢心室率(31次/min),窦房多呈2∶1传导;③一度房室阻滞;④下级起搏点功能低下,提示双结病;⑤建议植入双腔起搏器。

（2）未下传房性早搏二联律：当房性早搏 P′波重叠在 T 波上而未下传时，若不注意识别，则易误诊为窦性心动过缓，需要特别关注 T 波形态有无变形（图 22-3）。

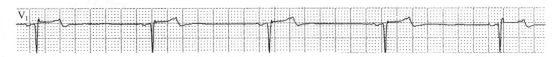

图 22-3　未下传房性早搏二联律引发缓慢心室率（39 次/min）
（T 波顶峰上有 P′波重叠）

3. 常见原因

（1）生理性因素：多见于正常人安静睡眠时、迷走神经张力过高者（运动员、体力劳动者等）。

（2）病理性因素：窦房结功能低下、抗心律失常药物影响、颅内压增高及黄疸患者等。

二、窦性心动过速

1. 心电图特征

（1）窦性 P 波频率＞100 次/min，一般不超过 160 次/min，极量活动时可达 180～200 次/min。

（2）多表现为"P-T 分离"现象（图 22-4），通常 P 波不会重叠在前一搏动 T 波顶峰上。

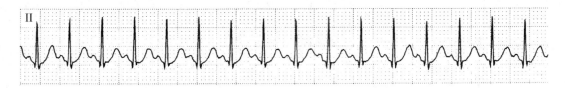

图 22-4　甲状腺功能亢进患者出现窦性心动过速（182 次/min）及"P-T 分离"现象

2. 常见类型

（1）一般性窦性心动过速：频率多在 101～160 次/min，有引起窦性心动过速的原因可查。

（2）不恰当性窦性心动过速：又称为持续性窦性心动过速或特发性窦性心动过速，其心电图和临床特征：①轻微活动便可引起过度的心率增快，常＞140 次/min；②无引起窦性心动过速的原因可查；③病程长达数年，以年轻女性最为常见，约占 90%。

（3）体位性窦性心动过速：①平卧位时心率正常，为 60～100 次/min；②直立位时心率增快，可达 150 次/min；③倾斜试验开始 10min 内心率可较平卧位时增加 40～60 次/min 或＞120 次/min，但无低血压表现；④多发生于无器质性心脏病的年轻女性患者。

3. 常见原因

（1）生理性因素：多由交感神经兴奋性增高所致，如运动、紧张、兴奋及饮酒等。

（2）药物性因素：如使用阿托品、肾上腺素等药物。

（3）病理性因素：①心脏疾病（如心肌炎、心力衰竭等）、发热、感染、休克及甲状腺功能亢进等，病因消除后，心率将恢复正常；②少数不恰当性窦性心动过速病程可长达数年，以年轻女性多见，与自主神经调节功能失调及窦房结功能异常有关。

三、窦性心律不齐

1. 心电图特征

窦性 P-P 间期互差≥0.16s；若互差≥0.40s，则称为显著不齐，反映了窦房结电活动的不稳定。

2. 类型

（1）呼吸性窦性心律不齐：①心率的快慢与呼吸有关，吸气时（交感神经张力增高）心率增快，呼气时（迷走神经张力增高）心率减慢，其 P-P 间期互差≥0.16s；②屏气时 P-P 间期转为规则；③多见于儿童及年轻人,是一种生理性表现。

(2)非呼吸性窦性心律不齐:心率的快慢与呼吸无关,多见于老年人、心脏病患者等。

(3)室相性窦性心律不齐:多见于二度至三度房室阻滞及室性早搏时,表现为夹有 QRS 波群的 P-P 间期与无 QRS 波群的 P-P 间期互差≥0.16s(图 19-5)(文献上互差≥0.02s,极有可能将 0.12s 误为 0.02s,笔者认为亦应≥0.16s),与心室收缩使窦房结供血改善、自律性增高等有关。

(4)房性早搏诱发窦性心律不齐:房性早搏逆传窦房结使其节律重整后,可诱发窦性激动延迟发放(抑制)或提早发放(促进)而出现一过性窦性心律不齐(图 22-5)。

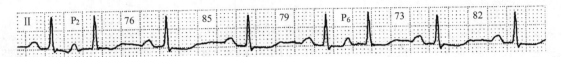

图 22-5　房性早搏促进窦性节律提早发放

男性,24 岁,病毒性心肌炎。Ⅱ导联(图 22-5)显示窦性 P-P 间期 0.79~0.85s,P₂、P₆ 为房性早搏,其后代偿间歇分别为 0.76、0.73s,小于窦性 P-P 间期而呈次等周期代偿间歇;ST 段呈水平型压低≤0.05mV。心电图诊断:①窦性心律;②房性早搏出现次等周期代偿间歇;③提示房性早搏促进窦性节律提早发放。

3.临床意义

多无临床价值,但显著不齐时,有可能是病窦综合征早期表现之一。窦性节律绝对规则,反而属于少见的异常电生理现象,与心脏自主神经功能受损有关。

四、窦房结内游走心律

1.基本概念

窦房结内游走心律是指窦性起搏点在窦房结头部、体部及尾部之间来回发放冲动。头部的自律性高、频率快,Ⅱ导联 P 波振幅高。而尾部自律性低、频率慢,Ⅱ导联 P 波低平。若发自体部,则其自律性、频率、P 波振幅介于头部和尾部之间。

2.心电图特征

(1)P 波极性一致,振幅由高→低或由低→高出现周期性改变。

(2)P-P 间期互差可≥0.16s,P 波振幅较高时,其 P-P 间期较短;随着 P 波振幅的逐渐减低,其 P-P 间期又逐渐延长(图 22-6)。

(3)P 波时间正常。

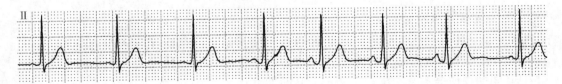

图 22-6　窦房结内游走心律

3.鉴别诊断

主要与非阵发性房性心动过速伴房性融合波相鉴别。后者虽然 P 波形态多变,但其 P-P 间期基本一致。

4.临床意义

与自主神经功能性改变有关,多无临床意义。

五、窦性停搏

1. 基本概念

窦性停搏是指窦房结一过性或永久性丧失了自律性而不能及时地发放冲动。

2. 常见原因

(1)原发性窦性停搏:见于各种器质性心脏病引发的窦房结本身病变,即病窦综合征。

(2)继发性窦性停搏:见于迷走神经张力显著增高、抗心律失常药物影响及高钾血症等,极少数见于快速性心律失常终止后,如快慢综合征。

3. 心电图特征

(1)出现长短不一的长 P-P 间期,且与短 P-P 间期不呈倍数关系。

(2)长 P-P 间期>1.8~2.0s(白天>1.8s,夜间>2.0s。有学者认为>3.0s),或长 P-P 间期>短 P-P 间期的 1.5 倍(有学者认为大于 2 倍)。

(3)可有房性、房室交接性或室性逸搏出现(图 22-7)。

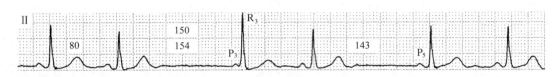

图 22-7 窦性停搏引发房性逸搏、房室交接性逸搏

男性,65 岁,病窦综合征。Ⅱ导联(图 22-7)显示窦性 P-P 间期 0.80s,P_3、P_5 延迟出现,呈两种形态且较低平,逸搏周期分别为 1.54、1.43s,频率 39、42 次/min,提示为过缓的双源性房性逸搏;R_3 搏动也延迟出现,其前虽有 P_3 波,但 P_3-R 间期仅 0.09s,表明两者无关,R_3 波幅增高,逸搏周期 1.50s,频率 40 次/min。心电图诊断:①成对的窦性搏动;②提示窦性停搏;③过缓的双源性房性逸搏(39~42 次/min);④房室交接性逸搏伴非时相性心室内差异性传导。

4. 鉴别诊断

(1)显著的窦性心律不齐:两者较难鉴别。

(2)二度Ⅱ型窦房阻滞:存在窦性心律不齐时,两者也较难鉴别。若前后近邻的两个长短 P-P 间期之和与最长 P-P 间期相等或接近,则优先考虑为二度Ⅱ型窦房阻滞。

(3)未下传房性早搏:对于突然出现长 P-P 间期,要特别关注 T 波形态有无变形,即有无房性早搏 P' 波重叠在 T 波上而未下传;若不注意识别,则易误诊为窦性停搏。

六、二度Ⅰ型窦房阻滞

二度Ⅰ型窦房阻滞又称为窦房文氏现象、文氏型窦房阻滞,有典型和不典型之分。

1. 典型的窦房文氏现象心电图特征

(1)P-P 间期逐搏缩短直至出现 1 个长 P-P 间期。

(2)长 P-P 间期<任何短 P-P 间期的 2 倍。

(3)上述现象至少重复出现 2 个文氏周期。

其 P-P 间期改变可用"渐短突长,周而复始"概括之(图 22-8)。根据一组文氏周期(各脱漏后的第 1 个 P 波之间的距离)的长度可推算出窦性节律的基本周期:文氏周期长度÷文氏周期内 P 波的个数。

2. 不典型的窦房文氏现象心电图特征

(1)P-P 间期逐搏延长直至出现 1 个长 P-P 间期。

(2)长 P-P 间期<任何短 P-P 间期的 2 倍。

(3)上述现象至少重复出现 2 个文氏周期。

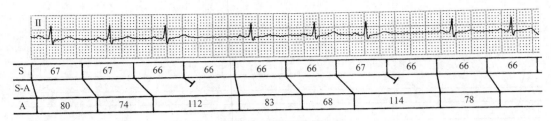

图 22-8　4：3 窦房文氏现象

女性,54 岁,心律不齐待查。Ⅱ导联(图 22-8)显示窦性 P-P 间期由 0.80s→0.74s→1.12s 或由 0.83s→0.68s →1.14s 渐短突长,呈现 4：3 窦房文氏现象,其窦性基本周期为(0.80+0.74+1.12)÷4≈0.67s,频率 90 次/min。心电图诊断:①窦性心律;②4：3 窦房文氏现象。

其 P-P 间期改变可用"渐长突长,周而复始"概括之。部分不典型的窦房文氏现象有时与窦性心律不齐较难鉴别。

3.常见原因

多见于迷走神经张力过高、抗心律失常药物影响、血钾异常及部分病窦综合征患者等。

七、二度Ⅱ型窦房阻滞

长 P-P 间期为短 P-P 间期的 2 倍(图 22-9)。多见于病窦综合征、抗心律失常药物影响、血钾异常等。

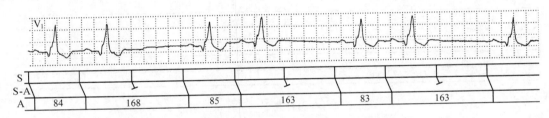

图 22-9　3：2 二度Ⅱ型窦房阻滞

男性,59 岁,冠心病。V₁ 导联(图 22-9)显示 P 波形态一致,其 P-P 间期呈 0.83～0.85、1.63～1.68s 短长交替出现,长 P-P 间期为短 P-P 间期的 2 倍,期间未见各种逸搏出现;QRS 波群呈 qR 型,时间 0.20s,平均心室率 50 次/min。心电图诊断:①窦性心律;②频发二度Ⅱ型窦房阻滞引发缓慢心室率(平均 50 次/min),窦房呈 3：2 传导;③完全性右束支阻滞;④提示下级起搏点功能低下,双结病待排。

八、高度、几乎完全性窦房阻滞

1.心电图特征

(1)高度窦房阻滞是指连续 2 个窦性激动不能下传心房(图 22-10),即长 P-P 间期≥3 倍的短 P-P 间期,常呈 3：1、4：1、5：1 传导。

(2)几乎完全性窦房阻滞是指绝大多数的窦性激动不能下传心房,通常连续出现 5 个或 5 个以上的窦性激动不能下传心房,即长 P-P 间期≥6 倍的短 P-P 间期(图 22-11)。

2.常见原因

多见于病窦综合征、抗心律失常药物影响、血钾异常等。

九、窦性早搏

(1)提早出现的 P′波形态与窦性 P 波一致。

(2)呈等周期代偿间歇(图 22-12)。

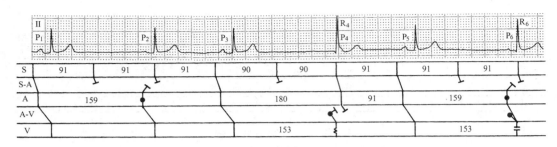

图 22-10　二度Ⅱ型至高度窦房阻滞

男性,72 岁,病窦综合征。Ⅱ导联(图 22-10)显示 P_4-P_5 间期 0.91s 为窦性基本周期,窦性的长 P-P 间期(P_1-P_3 间期 2.73s,P_3-P_4 间期 1.80s)为基本 P-P 间期的 3、2 倍;低平的 P_2、P_6 延迟出现,为房性逸搏,其逸搏周期 1.59s,频率 38 次/min;R_4 搏动延迟出现,其前无 P 波,QRS 波幅增高,为房室交接性逸搏伴非时相性心室内差异性传导,其逸搏周期 1.53s,频率 39 次/min,平均心室率 50 次/min;R_6 搏动前有相关 P′波,但其形态介于窦性与房室交接性逸搏之间,为房性逸搏与房室交接性逸搏所形成的室性融合波。心电图诊断:①窦性心律;②二度Ⅱ型至高度窦房阻滞引发缓慢心室率(平均 50 次/min);③过缓的房性逸搏(38 次/min);④房室交接性逸搏伴非时相性心室内差异性传导;⑤房性逸搏与房室交接性逸搏所形成的室性融合波。

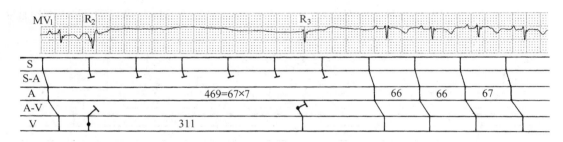

图 22-11　一过性几乎完全性窦房阻滞

男性,62 岁,晕厥待查。MV_1 导联(图 22-11)显示窦性基本 P-P 间期 0.66～0.67s,长 P-P 间期 4.69s,为基本 P-P 间期的 7 倍;R_2 搏动为提早出现宽大畸形 QRS-T 波群;R_3 搏动系延迟出现呈正常形态 QRS-T 波群,其逸搏周期 3.11s,频率 19 次/min。心电图诊断:①窦性心律;②一过性几乎完全性窦房阻滞,窦房呈 7∶1 传导;③室性早搏;④极缓慢的房室交接性逸搏(19 次/min);⑤短暂性全心停搏(3.11s);⑥下级起搏点功能低下,提示双结病;⑦建议植入双腔起搏器。

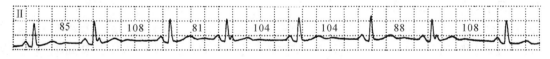

图 22-12　频发窦性早搏

男性,54 岁,高血压病。Ⅱ导联(图 22-12)显示基本的窦性 P-P 间期 1.04s,频率 58 次/min,QRS 波形正常;可见提早出现 P′-QRS-T 波群,P′形态与窦性 P 波一致,偶联间期 0.81～0.88s,其后代偿间歇 1.04～1.08s,与窦性基本周期相等或接近,下传 QRS 波群呈右束支阻滞图形,时间 0.13s。心电图诊断:①窦性心动过缓(58 次/min);②频发窦性早搏伴快频率依赖性完全性右束支阻滞。

十、窦性逸搏

窦性逸搏是指在两阵快速或较快速异位性心动过速终止后间歇期内,延迟出现 1～2 次窦性搏动,其 P 波形态与正常窦性 P 波完全相同。当逸搏周期>1.0s,频率<60 次/min 时,便称为过缓的窦性逸搏(图 22-13)。

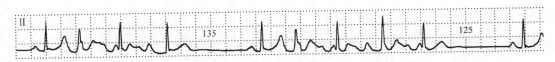

图 22-13　短阵性不纯性心房扑动终止后出现过缓的窦性逸搏

男性,75 岁,病窦综合征。Ⅱ导联(图 22-13)显示落在 T 波顶峰上的房性早搏诱发了短阵性不纯性心房扑动,其终止后出现了过缓的窦性搏动(44～48 次/min)。心电图诊断:①过缓的窦性搏动(窦性逸搏);②房性早搏诱发了短阵性不纯性心房扑动。

十一、窦房交接性早搏

(1)提早出现的 P′波形态与窦性 P 波一致或略异。

(2)可呈次等周期、等周期代偿或不完全性代偿间歇,后两种情况需与窦性早搏、房性早搏相鉴别。

(3)P′波下传的 P′-R 间期正常或伴干扰性 P′-R 间期延长,QRS 波形正常或伴心室内差异性传导。

(4)偶联间期多固定(图 22-14)。

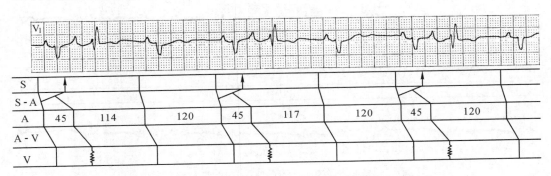

图 22-14　窦房交接性早搏三联律伴房室干扰现象

男性,65 岁,病窦综合征。V₁导联(图 22-14)显示窦性 P-P 间期 1.20s,频率 50 次/min,提早出现的 P′波落在 T 波顶峰上,其形态与窦性 P 波略异,下传的 P′-R 间期 0.31s,QRS 波呈 rsR′型,偶联间期相等,呈次等周期或等周期代偿,呈三联律。心电图诊断:①过缓的成对窦性搏动(50 次/min);②频发窦房交接区折返性早搏三联律伴房室干扰现象(干扰性 P′-R 间期延长、心室内差异性传导)。

十二、窦性二联律的诊断与鉴别诊断

1. 基本概念

窦性二联律是指两个形态一致的窦性 P 波接连出现形成联律,其后伴有一较长的间歇,即 P-P 间期呈短长有规律地交替出现。窦性二联律临床上并不少见,因无窦性基本周期作比较,明确诊断有时较困难。

2. 常见原因

(1)窦性早搏二联律:提早出现的 P′波形态与窦性 P 波一致,P′-P 间期等于窦性 P-P 间期,即呈等周期代偿(图 22-15)。

(2)3：2 窦房文氏现象:P 波形态一致,按照 Schamroth 意见,若窦性二联律消失时所显现的窦性心律的 P-P 间期与二联律时的长 P-P 间期相等,则此二联律为窦性早搏二联律;若小于二联律时的短 P-P 间期,则为 3：2 窦房文氏现象(图 22-16)。

(3)窦房交接区快、慢径路交替传导:P 波形态一致,二联律时长短 P-P 间期之和为二联律消失时所显现的窦性基本 P-P 间期的 2 倍(图 22-17)。

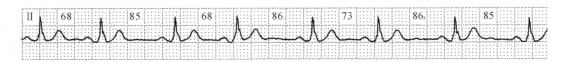

图 22-15　窦性二联律——窦性早搏二联律

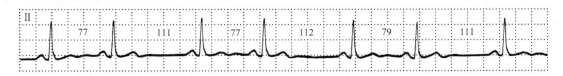

图 22-16　窦性二联律——3：2 窦房文氏现象

男性,20 岁,心律不齐待查。Ⅱ导联(图 22-16)显示 P 波形态一致,其 P-P 间期呈 0.77～0.79、1.11～1.12s 短长交替出现,提示为 3：2 窦房文氏现象所致,窦性基本周期为 0.63s,即(77+112)÷3=63。心电图诊断:窦性二联律,提示 3：2 窦房文氏现象所致。

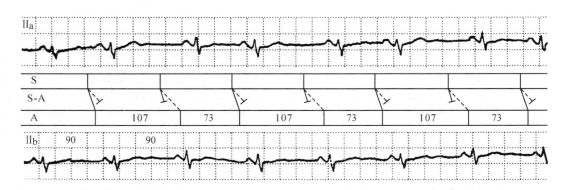

图 22-17　窦性二联律——窦房交接区快、慢径路交替传导

临床资料不详。Ⅱa 导联(图 22-17)显示 P 波形态一致,其 P-P 间期呈 0.73、1.07s 短长交替出现;Ⅱb 导联系患者静卧片刻后记录,显示 P-P 间期 0.90s。Ⅱa 导联短长 P-P 间期之和(0.73+1.07=1.80)刚好为Ⅱb 导联 P-P 间期的 2 倍,提示前者系窦房交接区快、慢径路交替传导所致。即经快径路下传时呈现短 P-P 间期,循慢径路下传时出现长 P-P 间期。心电图诊断:窦性二联律,提示窦房交接区快、慢径路交替传导所致。

十三、病态窦房结综合征

1. 基本概念

病态窦房结综合征(简称为病窦综合征)是指窦房结器质性病变导致激动形成或(和)传导功能异常,从而引发各种心律失常、血流动力学障碍和心脏功能受损的一组症候群,严重者可发生阿-斯综合征,甚至猝死。

2. 心电图特征

(1)显著而持久的窦性心动过缓:该心动过缓不能用其他原因解释,为病窦综合征最早期、最常见的表现(占 60%～80%)。频率多<50 次/min,尤其是<40 次/min,伴有黑蒙、晕厥者,应高度怀疑病窦综合征。

(2)显著的窦性节律不齐:P-P 间期互差≥0.40s,反映了窦房结电活动的不稳定。

(3)频发二度Ⅱ型至高度窦房阻滞(图 22-18):约占 20%,与药物无关。

(4)频发窦性停搏。

(5)心脏复律后窦性节律恢复不良:房性早搏、短阵性房性心动过速、阵发性室上性心动过速、心房颤动或扑动等发作终止后,出现较长的 P-P 间期或 R-R 间期(图 22-19)。

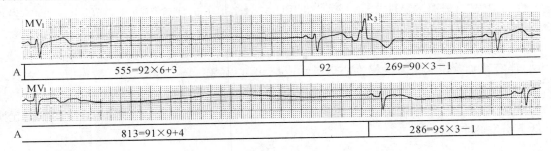

图 22-18　双结病引发短暂性全心停搏

　　男性,80 岁,病窦综合征、晕厥原因待查。上、下两行 MV$_1$(图 22-18)连续记录,显示窦性基本 P-P 间期 0.92s,分别出现 5.55、2.69、8.13、2.86s 长 P-P 间期,为基本 P-P 间期的 6、3、9、3 倍,但期间始终未见各种逸搏出现;R$_3$ 搏动系长短周期后出现呈右束支阻滞图形,为心室内差异性传导所致,平均心室率 24 次/min。心电图诊断:①窦性心律,偶伴心室内差异性传导;②频发高度至几乎完全性窦房阻滞引发缓慢心室率(平均 24 次/min);③频发短暂性全心停搏(8.13s);④下级起搏点功能低下,符合双结病的心电图改变;⑤建议植入双腔起搏器。

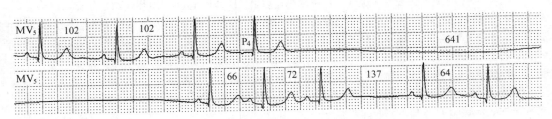

图 22-19　房性早搏引发短暂性全心停搏并揭示双结病

　　女性,66 岁,临床诊断:病窦综合征。上、下两行 MV$_5$ 导联(图 22-19)连续记录,显示窦性 P-P 间期 0.64～1.37s,长 P-P 间期与短 P-P 间期之间无倍数关系;P$_4$ 系提早出现 P'-QRS-T 波群,为房性早搏,其后代偿间歇长达 6.41s,未见下级起搏点发放冲动。心电图诊断:①窦性心律不齐;②窦性停搏;③房性早搏引发短暂性全心停搏(6.41s);④下级起搏点功能低下;⑤符合双结病的心电图表现;⑥建议植入双腔起搏器。

　　3.窦房结功能检测方法

　　有以下表现之一者,可提示窦房结功能低下:

　　(1)24h 动态心电图:最长 R-R 间期或 P-P 间期≥3.0s。

　　(2)阿托品试验:静脉注射 1～2mg 或 0.02mg/kg,若窦性最快频率<90 次/min,则为阳性。

　　(3)窦房结恢复时间(SNRT)>2.0s(正常值<1.4s),校正的窦房结恢复时间(SNRTc)>0.55s(正常值≤0.55s)。

　　4.预后及临床意义

　　病窦综合征系慢性渐进性疾病,有时可呈间歇性发病的特点。永久性或持续性心房颤动可能是病窦综合征发展的最后阶段,是窦房结严重病变及右心房广泛性病变的结果。病窦综合征患者 5 年生存率为 62%～65%;植入起搏器,能缓解头晕、黑蒙或晕厥等症状,提高生活质量。

　　十四、双结病

　　1.基本概念

　　双结病是指在病窦综合征基础上,同时合并房室交接区起搏功能低下或(和)传导功能异常,表现为窦房结和房室结同时受累现象。

　　2.心电图特征

　　(1)符合上述病窦综合征的心电图特征。

（2）出现慢快综合征：又称为心动过缓-过速综合征，是指窦房结及其周围组织器质性病变引起各种缓慢性心律失常（显著的窦性心动过缓、二度Ⅱ型以上窦房阻滞、窦性停搏）的基础上，出现阵发性心房颤动、扑动或房性心动过速等快速性心律失常，两者常呈间歇性或交替性出现（图22-20、图22-21）。

（3）缓慢而不规则的房室交接性逸搏，频率＜35次/min，或出现房室交接性停搏。

（4）伴有特别缓慢心室率的慢性心房颤动或扑动：心室率30～50次/min，与药物治疗无关。表明病变累及房室结引起房室阻滞，是慢快综合征、双结病的特殊类型。

（5）可发生整个传导系统阻滞（如窦房阻滞合并心房内、房室阻滞或心室内阻滞）、下级起搏点功能低下引发的全心停搏。

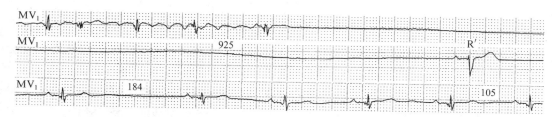

图22-20 阵发性不纯性心房颤动终止后引发短暂性全心停搏（慢快综合征）

男性，72岁，病窦综合征。上、中、下三行MV$_1$导联（图22-20）连续记录，显示阵发性不纯性心房颤动终止后，在长达9.52s才恢复窦性节律；窦性P-P间期1.05～1.84s，频率33～57次/min；P-R间期0.19s，QRS波群呈qrs或Qrs型，时间0.09s；中行R'波的P-R'间期0.19s与窦性一致，但其形态与窦性不一致，时间0.09s，提示为室性融合波。心电图诊断：①阵发性不纯性心房颤动终止后引发短暂性全心停搏（9.52s）；②窦性心动过缓伴显著不齐（33～57次/min）；③窦性停搏；④下级起搏点功能低下；⑤符合慢快综合征及双结病的心电图表现；⑥极缓慢的室性逸搏伴室性融合波；⑦建议植入双腔起搏器。

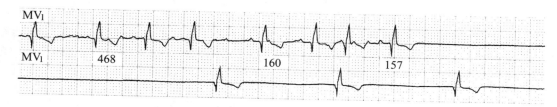

图22-21 慢快综合征引发短暂性全心停搏

男性，57岁，病窦综合征。上、下两行MV$_1$导联（图22-21）连续记录，显示窦性P波消失，代之以f、F波，R-R间期不规则，房室呈2∶1～4∶1传导，QRS波群呈QR型，时间0.11s；当F波终止后，始终未见窦性P波，并出现4.68s长R-R间期，其后出现1.57～1.60s的R-R间期，频率37～38次/min，QRS波形与F波下传一致。心电图诊断：①阵发性不纯性心房扑动终止后引发短暂性全心停搏（4.68s）；②不完全性右束支阻滞；③过缓的房室交接性逸搏心律（37～38次/min）；④符合慢快综合征及双结病的心电图改变；⑤建议植入双腔起搏器。

3.预后及临床意义

双结病会出现明显的血流动力学紊乱，可引起严重的临床症状，如心力衰竭、心绞痛，甚至猝死等，为植入双腔起搏器Ⅰ类指征。

十五、心室停搏、全心停搏

（1）心室停搏：是指长R-R间期≥3.0s，期间有各种心房波（P、P'、F、f波）出现。多见于阵发性三度房室阻滞、心肺复苏时及临终期等。

（2）全心停搏：是指长R-R间期≥3.0s，期间未见各种心房波出现。多见于双结病、慢快综合征、快慢综合征、心肺复苏时及临终期等。

第二十三章

房性心律失常

一、房性心律失常的诊断名词

心房内传导组织(结间束、房间束)的起搏点发放频率为 50～60 次/min。若自律性轻度增高,则呈现加速的房性逸搏或心律;若自律性中度增高,则呈现房性早搏或房性心动过速;若自律性重度或极重度增高,则呈现心房扑动或颤动。根据频率的高低,房性异位心律(连续出现 3 次或 3 次以上 P′波)的诊断名词有所不同:①过缓的房性逸搏心律(＜50 次/min);②房性逸搏心律(50～60 次/min);③加速的房性逸搏心律或非阵发性房性心动过速(61～100 次/min);④房性心动过速(＞100 次/min);⑤心房扑动;⑥心房颤动。

二、房性 P′波形态面面观

起源于不同部位的房性异位搏动或心律,依据 II 导联 P′波形态,可归纳为以下 5 种:

(1)倒置型 P′波(逆行 P⁻波):若 II 导联 P′波倒置,aVR 导联直立,P′-R 间期≥0.12s 或与窦性 P-R 间期基本一致,则异位起搏点位于心房下部(图 23-1)。

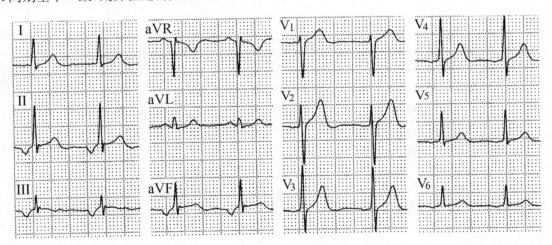

图 23-1　加速的房性逸搏心律(倒置型)

男性,34 岁,健康体检。常规心电图(图 23-1)V_1～V_6 导联定准电压 5mm/mV,显示 P′-P′间期 0.70～0.77s,频率 78～86 次/min;P′波在 I 导联平坦,II、III、aVF、V_2～V_6 导联倒置,aVR、aVL 导联直立,V_1 导联呈负正双相,时间 0.08s。P′-R 间期 0.12s,QRS 时间 0.07s。心电图诊断:加速的房性逸搏心律(78～86 次/min),提示起源于左心房前下壁。

(2)负正双相型 P′波:II 导联 P′波呈负正双相,aVR 导联呈正负双相,I、aVL 导联呈低平、正负双相或直立(图 23-2)。

(3)正负双相型 P′波:II 导联 P′波呈正负双相,aVR 导联呈负正双相,I、aVL 导联呈浅倒、负正双相或低平(图 23-3)而有别于 P 电轴左偏型窦性心律。

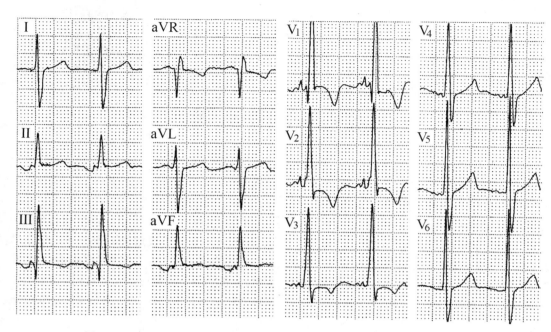

图 23-2　加速的房性逸搏心律(负正双相型,而 V₁、V₂ 导联呈圆顶标枪型)

男性,43 岁,房间隔缺损修补术后。常规心电图(图 23-2)显示 P′-P′间期 0.69s,频率 87 次/min,P′波时间 0.12s,在 Ⅰ、V₆ 导联平坦,Ⅱ、Ⅲ、aVF 导联呈负正双相,aVR、aVL 导联直立,V₁、V₂ 导联呈圆顶标枪型,V₃~V₅ 导联呈双峰切迹;P′-R 间期 0.15s,QRS 时间 0.12s,于 V₁ 导联呈 rsR′型,R′振幅高达 2.5mV,V₅ 导联 R 波振幅 2.8mV。心电图诊断:①加速的房性逸搏心律(87 次/min);②完全性右束支阻滞;③提示右心室肥大;④左心室高电压。

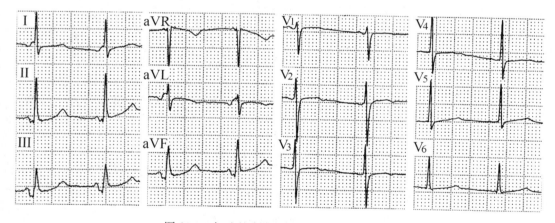

图 23-3　加速的房性逸搏心律(正负双相型)

女性,75 岁,冠心病。常规心电图(图 23-3)显示 P′-P′间期 0.76s,频率 79 次/min,P′波时间 0.07s,在 Ⅰ、aVL 导联倒置,Ⅱ、Ⅲ、aVF 导联呈正负双相以正相为主,aVR 导联负正双相以正相为主,V₁~V₆ 导联直立低平;P′-R 间期 0.09s,QRS 时间 0.08s;V₄、V₅ 导联 T 波低平。心电图诊断:①加速的房性逸搏心律(79 次/min),提示起源于左侧房间隔中部;②P′-R 期间缩短;③前壁轻度 T 波改变。

　　(4)低平型 P′波:Ⅱ导联 P′波低平或平坦,Ⅲ、aVF 导联呈双相(正负双相或负正双相),aVR 导联呈双相(图 23-4)。

　　(5)直立型 P′波:①若 P′波在Ⅱ、Ⅲ、aVF 导联直立,且其振幅为 P′_Ⅲ＞P′_aVF＞P′_Ⅱ,aVR 导联浅倒置,Ⅰ、aVL 导联倒置或负正双相,则异位起搏点位于左心房上部(图 23-5)。此型 P′波极易误诊

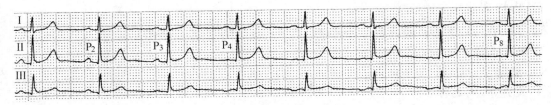

图 23-4　非阵发性房性心动过速(低平型)

　　女性,44 岁,健康体检。标准导联(图 23-4)显示 Ⅱ 导联 P₂ 直立为窦性搏动,其 P-P 间期 0.94s,频率 64 次/min;P₄～P₈ 低平,其 P′-P′ 间期 0.94～0.98s,频率 61～64 次/min,为非阵发性房性心动过速;P₃ 形态介于上述两者之间,为房性融合波;P-R 间期 0.18s,QRS 时间 0.07s。心电图诊断:①窦性心律;②非阵发性房性心动过速(61～64 次/min);③房性融合波。

　　为镜像右位心、左右手导联线反接或 P 电轴左偏型窦性心律。②若起源于右心房上部的房性异位心律,其 P′ 波极性与窦性 P 波一致,则极易误诊为窦性节律,需要结合临床病史和 P′ 波频率高低予以鉴别(图 23-6)。

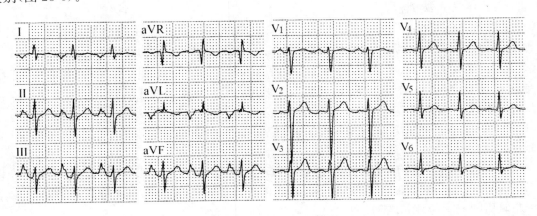

图 23-5　房性心动过速(直立型)

　　男性,39 岁,心房颤动射频消融术后。常规心电图(图 23-5)系射频消融术后 1 个月复查时记录,显示 P′-P′ 间期 0.51s,频率 118 次/min,P′ 波时间 0.10s,在 Ⅰ 、aVL 导联倒置,Ⅱ 、Ⅲ 、aVF 导联直立,且其振幅为 P′ₘ>P′ₐᵥF>P′ₙ,aVR 导联浅倒,V₁～V₆ 导联均直立;P′-R 间期 0.16s,QRS 时间 0.08s,V₅ 、V₆ 导联 QRS 波幅<1.0mV。心电图诊断:①房性心动过速(118 次/min),提示起源于左心房后壁上部;②左胸导联 QRS 波群低电压。

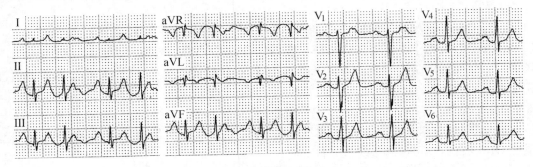

图 23-6　房性心动过速(直立型)

　　男性,39 岁,突发心动过速 1h。常规心电图(图 23-6)显示 P-P 间期 0.34s,频率 176 次/min,Ⅱ 、Ⅲ 、aVF 导联 P 波高尖,振幅 0.28～0.32mV,且 Pₙ>PₐᵥF>Pₘ,时间 0.10s;Ⅰ 、V₁～V₆ 导联均直立,aVR 、aVL 导联倒置。P-R 间期由 0.16s→0.26s→P 波下传受阻,QRS 波群脱漏,房室呈 2:1～3:2 文氏现象;QRS 波形正常。心电图诊断:①阵发性房性心动过速(176 次/min),提示起源于右心房上部(右上肺静脉附近);②干扰性 2:1～3:2 房室文氏现象。

三、房性 P′波的定位诊断

通过对房性 P′波形态的分析可对其起源点进行大致的定位,有助于制订射频消融术方案。

1. 基本原则

(1)依据 V_1、Ⅰ(aVL)导联 P′波极性定左、右:①若 V_1 导联 P′波直立,则起源于左心房;②若Ⅰ导联 P′波直立,则来自右心房。

(2)依据下壁导联(Ⅱ、Ⅲ、aVF)P′波极性定上、下:①若 P′波直立,则来自心房上部;②若 P′波倒置,则起源于心房下部。

(3)依据胸前导联($V_1 \sim V_6$)P′波极性定前、后:①若 P′波直立,则来自心房后壁;②若 P′波倒置,则起源于心房前壁。

2. 简易定位法

(1)起源于右心房上部:P′波极性与窦性 P 波一致,即在Ⅰ、Ⅱ、Ⅲ、aVF、 $V_4 \sim V_6$ 导联 P′波直立,aVR 导联 P′波倒置。

(2)起源于右心房下部:因其心房除极向量指向左上方,故在Ⅰ、aVL、 $V_4 \sim V_6$ 导联 P′波直立,而Ⅱ、Ⅲ、aVF 导联 P′波倒置。

(3)起源于左心房上部:Ⅰ、aVL、 $V_4 \sim V_6$ 导联 P′波倒置,Ⅱ、Ⅲ、aVF 导联 P′波直立。若 V_1 导联 P′波呈圆顶标枪型,系起源于左心房后壁;若 V_1 导联 P′波倒置,则起源于左心房前壁。

(4)起源于左心房下部:P′波为逆行 P⁻波,在Ⅰ、aVL、 $V_4 \sim V_6$ 、Ⅱ、Ⅲ、aVF 导联 P′波倒置,aVR 导联 P′波直立,再根据 V_1 导联 P′波形态区别起源于左心房前壁或后壁。

3. 特殊 P 波定位法

(1)若Ⅱ、Ⅲ、aVF 导联 P′波时间较窦性 P 波窄、低小,则提示起源于右心房前间隔部(Koch 三角顶部)或主动脉根部的无冠窦。

(2)若Ⅱ、Ⅲ、aVF 导联 P′波正负双相,时间较窄,则提示起源于房间隔中部。再根据Ⅰ导联 P′波正相,在排除电轴左偏型窦性 P 波后,可提示起源于右侧房间隔中部;若Ⅰ导联 P′波负相,则提示起源于左侧房间隔中部(图 23-3)。

(3)若Ⅱ、Ⅲ、aVF 导联 P′波振幅较高,且超过窦性 P 波,则提示起源于上肺静脉;再根据Ⅰ导联 P′波正相, V_1 导联 P′波单峰,可提示起源于右上肺静脉;若Ⅰ导联 P′波呈等电位线, V_1 导联 P′波双峰,则提示起源于左上肺静脉。

四、房性早搏

1. 相关名词

(1)偶联间期:又称为联律间期、配对间期,是指提早出现的 P′波与其前 P 波的时距。

(2)代偿间歇:习惯上将夹有房性早搏的前后两个基本心搏的时距,与基本心动周期的 2 倍进行比较来判断代偿间歇是否完全。若两者刚好相等,则代偿间歇完全;若前者小于后者,则代偿间歇不完全。

2. 心电图特征

(1)提早出现的 P′波形态与窦性 P 波不一致,有时 P′波重叠在 T 波上使 T 波变形。不论其后是否跟随 QRS 波群,均可诊断为房性早搏。

(2)多呈不完全性代偿间歇,但舒张晚期的房性早搏可出现完全性代偿间歇。

(3)发生在收缩中期(J 点至 T 波顶峰)、晚期(T 波顶峰至 T 波末尾)及少数舒张早期(T 波末尾至 U 波末尾)的房性早搏,将出现各种房室干扰现象,如呈阻滞型、房室结内隐匿性传导、干扰性 P′-R 间期延长及心室内差异性传导(图 23-7),其中前两者称为房性早搏未下传。

　　(4)若 P′波形态不一致而偶联间期相等,则为双形性或多形性房性早搏(图 23-8);若 P′波形态及偶联间期均不相同,则为双源性或多源性房性早搏(图 23-9)。

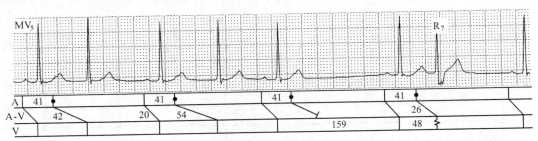

图 23-7　房性早搏伴房室干扰现象(P′波未下传、干扰性 P′-R 间期延长及心室内差异性传导)

　　男性,68 岁,高血压病。MV₅ 导联(图 23-7)显示每隔 1 个窦性搏动提早出现 1 个重叠在 T 波升支上的 P′波,下传的 P′-R 间期 0.26～0.54s,偶尔 P′波未能下传心室,长短周期后 P′波下传的 P′-R 间期明显短缩(0.26s),QRS 波群呈右束支阻滞图形,如 R₇ 搏动,这与其前 R-R 间期较长致房室结不应期缩短、遇及右束支相对不应期有关。心电图诊断:①窦性搏动;②频发房性早搏伴房室干扰现象(P′波未下传、干扰性 P′-R 间期延长及心室内差异性传导),呈二联律;③房性早搏下传的 P′-R 间期长短不一,与其前 R-R 间期长短不一或由房室结慢径路下传有关。

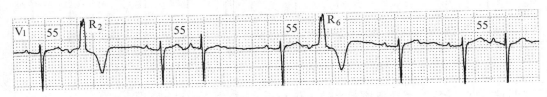

图 23-8　双形性房性早搏,时伴心室内差异性传导

　　女性,21 岁,心肌炎后遗症。V₁ 导联(图 23-8)显示窦性 P-P 间期 0.80s,频率 75 次/min;每隔 1～2 个窦性搏动提早出现 1 个 P′-QRS-T 波群,其偶联间期均为 0.55s,P′波形态呈倒置和直立两种;部分 P′波下传 QRS 波群呈右束支阻滞图形(R₂、R₆)。心电图诊断:①窦性搏动;②频发双形性房性早搏,时呈二联律及心室内差异性传导。

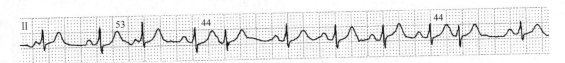

图 23-9　双源性房性早搏

　　女性,57 岁,心悸待查。Ⅱ导联(图 23-9)显示窦性 P-P 间期 0.58～0.62s,频率 97～103 次/min;提早出现 P′-QRS-T波群,其偶联间期不等(0.44、0.53s),P′波形态两种。心电图诊断:①窦性心律;②频发双源性房性早搏。

　　3. 房性早搏三联律的表现形式

　　(1)每 2 个窦性搏动后出现 1 次房性早搏,周而复始(图 23-10)。心电图诊断:①成对的窦性搏动;②频发房性早搏,呈三联律。

　　(2)每 1 个窦性搏动后出现 2 次连发的房性早搏,周而复始(图 23-11)。心电图诊断:①窦性搏动;②频发成对房性早搏,呈三联律。

　　房性早搏呈二、三联律时,不能诊断为窦性心律,这一点要特别注意!只有连续出现 3 个或 3 个以上窦性或异位搏动者,方能诊断为窦性心律或异位心律。

　　4. 房性早搏形成的机制

　　(1)折返。传导组织与心肌细胞所构成的微折返是产生早搏主要的电生理机制。心电图特征为早搏的偶联间期一致,极少数可出现偶联间期呈文氏现象或双径路传导(图 23-12)。

　　(2)异位起搏点自律性增高。单源性心房内异位起搏点自律性增高的心电图特征:①P′波形态

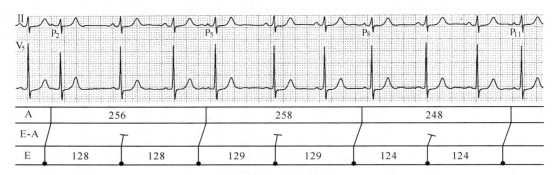

图 23-10　并行心律型房性早搏三联律

男性,17 岁,心肌炎后遗症。Ⅱ、V5 导联(图 23-10)同步记录,显示每隔 2 个窦性搏动提早出现 1 次 P′-QRS-T 波群,如 P2、P5、P8、P11,其形态一致而偶联期不等,两异位搏动之间为 1.24~1.29s 的 2 倍。心电图诊断:①成对的窦性搏动;②频发房性早搏,呈三联律,为房性并行心律。

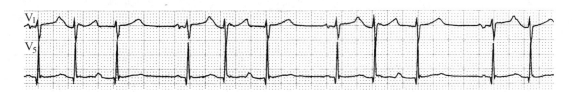

图 23-11　折返型成对房性早搏,呈三联律

一致;②偶联间期不等;③两异位搏动之间无倍数关系;④可有房性融合波出现。

(3)并行心律。单源性心房内并行节律点的心电图特征:①P′波形态一致;②偶联间期不等;③两异位搏动之间相等或有一最大公约数,其均值变异范围≤±5%(图 23-10);④常有房性融合波出现。

(4)触发活动。多源性房性心动过速(紊乱性房性心动过速)经维拉帕米治疗有效者,提示该心动过速与触发活动有关。

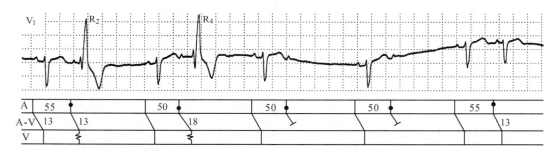

图 23-12　房性早搏二联律伴心房折返径路内双径路传导

女性,31 岁,心悸待查。V1 导联(图 23-12)显示每隔 1 个窦性搏动提早出现 1 个 P′波,其形态一致,而偶联间期呈 0.50、0.55s 短长两种;下传的 P′-R 间期 0.13、0.18s,部分 P′波未下传心室,部分下传 QRS 波群呈右束支阻滞图形(R2、R4)。心电图诊断:①窦性搏动;②频发房性早搏伴房室干扰现象(P′波未下传、干扰性 P′-R 间期延长及心室内差异性传导),呈二联律;③偶联间期呈短长两种,提示心房折返径路内存在双径路传导。

5. 关注房性早搏的危害性

通常认为绝大多数房性早搏不具有严重的危害性,但少数房性早搏可诱发快速型、缓慢型心律失常而引发血流动力学改变,甚至阿-斯综合征发作,如心房扑动或颤动(图 23-13)、室上性心动过速、窦性停搏或全心停搏(图 22-19)及阵发性三度房室阻滞伴心室停搏等(图 23-14)。

心房易颤期通常相当于在 R 波降支和 S 波内(图 23-13),病理情况下可延伸至 T 波内。下列房性早搏易诱发快速型房性心律失常:①落在心房易颤期内;②偶联间期 0.20～0.30s;③偶联指数＜0.50 时(偶联指数计算方法为偶联间期÷紧邻房性早搏前的窦性 P-P 间期)。据笔者所观察到的病例,发现 P′波落在 T 波上升支或顶峰上也易引发阵发性心房扑动或颤动(图 23-15)。

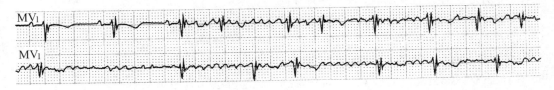

图 23-13 房性早搏诱发不纯性心房颤动

男性,77 岁,冠心病。上、下两行 MV₁ 导联(图 23-13)连续记录,显示前 3 个搏动为窦性搏动,其 P-P 间期 0.91s,频率 66 次/min,P-R 间期 0.16s,QRS 时间 0.10s;第 3 个搏动 QRS 终末部有 P′波重叠,并引发了不纯性心房颤动及出现 1 次 1.90s 长 R-R 间期,平均心室率 75 次/min。心电图诊断:①窦性心律;②房性早搏诱发不纯性心房颤动伴正常心室率(平均 75 次/min);③可见 1 次长 R-R 间期(1.90s)。

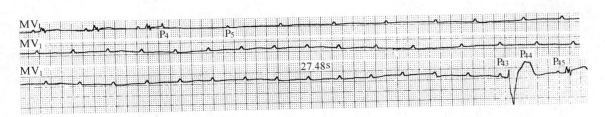

图 23-14 房性早搏诱发阵发性三度房室阻滞伴心室停搏现象

男性,70 岁,冠心病。上、中、下三行 MV₁ 导联(图 23-14)连续记录,显示窦性 P-P 间期 0.50～0.97s,频率 62～120 次/min,P-R 间期 0.17s,QRS 时间 0.10s;P₄ 系提早出现 P′波,落在前一搏动 T 波上,其后连续出现 40 个窦性 P 波下传受阻,在长达 27.48s 后出现 1 次呈束支阻滞型 QRS-T 波群,其 P-R 间期 0.17s,提示该 QRS 波群为窦性下传伴 4 相左束支阻滞或者是室性逸搏。若是室性逸搏,则通过房室交接区的韦金斯基现象恢复了正常的房室传导。心电图诊断:①窦性心律伴显著不齐;②房性早搏未下传引发阵发性三度房室阻滞伴心室停搏(27.48s);③4 相(慢频率依赖性)完全性左束支阻滞或极缓慢室性逸搏诱发房室交接区韦金斯基现象;④下级起搏点功能低下;⑤建议植入双腔起搏器。

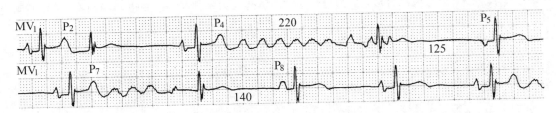

图 23-15 房性早搏诱发短阵性心房扑动、双源性房性逸搏

女性,68 岁,心房颤动射频消融术后。上、下两行 MV₁ 导联(图 23-15)连续记录,窦性 P 波呈正负双相,其正相波振幅 0.2mV,P-P 间期 1.25s,频率 48 次/min,P-R 间期 0.20s;P₂、P₄、P₇ 为提早出现 P′波落在前一搏动的 T 波上,后两者引发了短阵性心房扑动,多数 F 波未能下传心室出现 2.20s 长 R-R 间期;P₅、P₈ 为延迟出现 P′波,其形态不一致,逸搏周期分别为 1.25、1.40s,频率 48、43 次/min。心电图诊断:①过缓的窦性搏动,时呈成对出现;②频发性早搏伴房室干扰现象(未下传、干扰性 P′-R 间期延长),部分引发短阵性心房扑动伴长 R-R 间期(2.20s);③双源性过缓的房性逸搏(43～48 次/min)。

6.常见原因及临床意义

(1)神经功能性因素:由心外因素所致,如自主神经功能失调、过度劳累、情绪激动、吸烟饮酒或饮浓茶咖啡等均可诱发早搏。

(2)器质性心脏病:由各种器质性心脏病所致,如心肌炎及其后遗症、冠心病、心肌病、高血压性心脏病、风湿性心脏病、先天性心脏病、肺源性心脏病及甲亢性心脏病等器质性心脏病均为早搏的常见病因,特别是伴有心力衰竭时,早搏更为常见。

(3)各种药物性过量或中毒:由各种药物过量或毒副作用所致。

(4)电解质紊乱或酸碱平衡失调:低钾血症、高钾血症、低钙血症或低镁血症等电解质紊乱和代谢性酸中毒、碱中毒等均可诱发早搏。

(5)低氧血症:各类休克、呼吸衰竭引起的低氧血症,亦会出现早搏。

(6)心肌的直接机械性刺激:如心脏手术、心导管检查、心脏外伤等均可出现早搏。

五、房性逸搏及其心律

1.心电图特征

(1)延迟出现 1～2 次 P′波或 P′-QRS-T 波群,P′波形态与窦性 P 波不同。若 P′波形态一致,则为单源性房性逸搏;呈两种形态者,为双源性房性逸搏(图 23-15);呈 3 种或 3 种以上形态者,为多源性房性逸搏。

(2)若逸搏周期 1.0～1.20s,频率 50～60 次/min,则称为房性逸搏;若逸搏周期>1.20s,频率<50 次/min,则称为过缓的房性逸搏。

(3)有时可见延迟出现的 P′波与窦性 P 波相融合而成为房性融合波(图 23-16)。

(4)若 P′波连续延迟出现 3 次或 3 次以上,频率 50～60 次/min,则称为房性逸搏心律(图 23-17)。

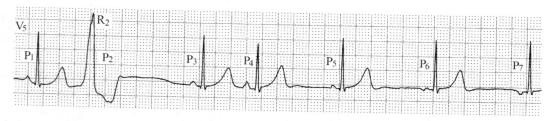

图 23-16　房性早搏后出现房性逸搏心律及房性融合波

男性,72 岁,病窦综合征。V₅ 导联(图 23-16)显示 P₁～P₃ 为窦性 P 波,其 P-P 间期 1.06s,频率 57 次/min;P₄为提早出现 P′-QRS-T 波群,为房性早搏,代偿间歇后 P₅、P₆、P₇ 形态均不一致,其 P′-P′间期 1.12～1.23s,频率 49～54 次/min,P₅、P₆ 为房性融合波,P₇ 为房性逸搏;R₂ 搏动为室性早搏。心电图诊断:①窦性心动过缓(57 次/min);②房性早搏;③室性早搏;④房性逸搏心律(49～54 次/min)伴房性融合波。

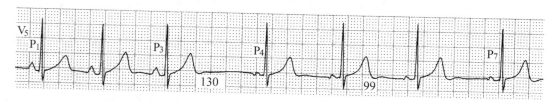

图 23-17　窦性停搏后出现房性逸搏心律

女性,53 岁,病窦综合征。V₅ 导联(图 23-17)显示 P₁～P₃ 为窦性 P 波,其 P-P 间期 0.78～0.85s,频率 71～77次/min;P₄～P₇ 为延迟出现 P′-QRS-T 波群,为房性逸搏心律,其逸搏周期 0.99～1.30s,频率 46～61 次/min。心电图诊断:①窦性心律;②提示窦性停搏;③房性逸搏心律伴不齐(46～61 次/min)。

2.发生机制

当窦房结自律性降低(窦性心动过缓、窦性停搏)、二度以上窦房阻滞或长间歇后(早搏代偿间歇、阵发性心动过速终止后),心房起搏点就有可能被动地发放冲动形成房性逸搏或逸搏心律。

3.临床意义

房性逸搏及其逸搏心律具有代偿意义,是免遭心脏较长时间停搏影响的一种保护性机制。它的出现表明心房传导组织具有潜在的起搏能力,其本身并无重要临床意义,主要取决于原发性心律失常的性质。

六、加速的房性逸搏及其心律

1.心电图特征

(1)略提早出现1~2次P′波或P′-QRS-T波群,其频率61~100次/min,P′波形态与窦性P波不同。

(2)所记录的心电图上始终未见窦性P波,仅出现单一的房性P′波,频率61~100次/min,便称为加速的房性逸搏心律(图23-18)。

2.发生机制

系心房起搏点自律性轻度增高所致。

3.临床意义

出现加速的房性逸搏心律,可见于心肌炎、急性心肌梗死、洋地黄中毒、心脏手术、低钾血症及无器质性心脏病患者。故需要结合临床加以判断。

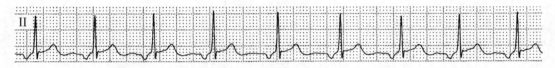

图23-18　加速的房性逸搏心律(P⁻-R间期0.12s,频率77~87次/min)

七、非阵发性房性心动过速

1.心电图特征

房性P′波频率(61~100次/min)与窦性P波频率接近,两者竞争性地控制心房,且连续出现3次或3次以上,可见房性融合波(图23-19)。

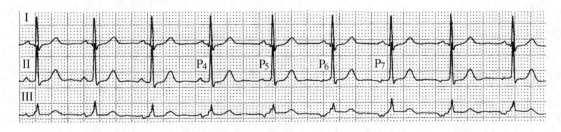

图23-19　非阵发性房性心动过速伴房性融合波

女性,28岁,病毒性心肌炎待排。Ⅱ导联(图23-19)显示P波形态有3种:①P₄直立,为窦性P波,其P-P间期0.73s,频率82次/min;②P₇呈负正双相,为房性异位P′波,其P′-P′间期0.73~0.76s,频率79~82次/min;③P₅、P₆形态介于上述两者之间,为房性融合波。心电图诊断:①窦性心律;②非阵发性房性心动过速(79~82次/min)伴房性融合波。

2.鉴别诊断

当房性P′波直立合并房性融合波时,需与窦房结内游走节律相鉴别。前者P波形态改变时其P-P间期接近,而后者P波形态改变时其P-P间期会有较明显的变化。

3.临床意义

非阵发性房性心动过速多见于心肌炎、急性心肌梗死、洋地黄中毒及心脏手术等。

八、房性心动过速

1.心电图特征

(1)连续出现 3 个或 3 个以上 P′波或 P′-QRS-T 波群,频率>100 次/min。

(2)P′波可呈未下传或下传的 P′-R 间期呈不同程度干扰性延长,QRS 波形可呈心室内差异性传导。

(3)依据其持续时间长短,可呈短阵性、阵发性或持续性发作,各阵心动过速的偶联间期和 P′-P′间期固定或不等。

2.常见类型

(1)折返型房性心动过速:①多为短阵性或阵发性,每次发作的偶联间期固定;②若 P′波重叠在 T 波上,则下传时可出现各种房室干扰现象(图 23-20);③频率 101～150 次/min,少数可达 250 次/min;④等速折返时心动过速的 P′-P′间期规则,若折返径路内发生递减性传导,则 P′-P′间期逐渐延长;⑤心动过速可由适时的房性早搏或调搏所诱发或终止;⑥刺激迷走神经方法可减慢心室率,但不能终止心动过速。

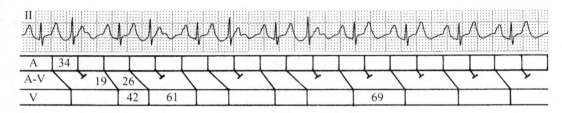

图 23-20　阵发性房性心动过速伴干扰性房室文氏现象

男性,39 岁,突发心动过速 1h。Ⅱ导联(图 23-20)显示 P 波高尖,振幅 0.28～0.32mV,P-P 间期 0.34s,频率 176 次/min;P-R 间期由 0.19s→0.26s→P 波下传受阻,QRS 波群脱漏,房室呈 2:1～3:2 文氏现象。心电图诊断:①阵发性房性心动过速(176 次/min);②干扰性房室文氏现象,房室呈 2:1～3:2 传导。

(2)自律性增高型房性心动过速:①多呈短阵性反复发作;②若 P′波重叠在 T 波上,则下传时可出现各种房室干扰现象;③频率易变,在 101～250 次/min,常在 150 次/min 左右(图 23-21);④心动过速发作时可有起步现象(P′-P′间期逐渐缩短),终止前可有冷却现象(P′-P′间期逐渐延长);⑤刺激迷走神经、早搏、调搏均不能使心动过速终止。

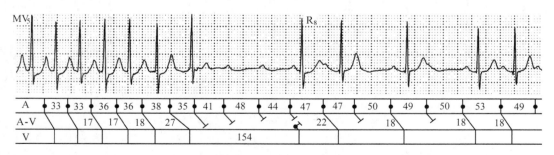

图 23-21　自律性增高型房性心动过速伴干扰性二度Ⅰ型房室阻滞

男性,71 岁,反复发作心动过速 1 周。MV$_5$ 导联(图 23-21)显示 P′-P′间期 0.33～0.50s,频率 120～182 次/min,下传的 P′-R 间期由 0.17s→0.18s→0.27s 连续 4 个 P′波下传受阻或 0.22、0.18s,R$_8$ 搏动之前的 P′-R间期缩短为 0.11s,表明该 P′波未能下传,R$_8$ 搏动为房室交接性逸搏,频率 39 次/min。心电图诊断:①自律性增高型房性心动过速(120～182 次/min);②可见干扰性二度Ⅰ型房室阻滞伴房室结内隐匿性传导;③房室交接性逸搏。

（3）多源性房性心动过速（紊乱性房性心动过速）：①提早出现的 P′波形态有 3 种或 3 种以上（不含房性融合波）；②P′-P′间期长短不一，有等电位线，频率 101～250 次/min；③P′-R 间期长短不一；④心室率快而不规则，常合并不同程度的房室阻滞。

3.临床意义

（1）病理性：常见于器质性心脏病患者（如冠心病、风心病、肺心病等）、洋地黄中毒及低钾血症等。紊乱性房性心动过速则多见于慢性阻塞性肺气肿、肺心病患者，常为心房颤动的前奏。

（2）功能性：也可见于健康人。

九、心房扑动

心房扑动是介于房性心动过速与心房颤动之间的一种快速而规则的房性心律失常。其心房波表现为形态、方向、振幅和间距完全一致类似三角形锯齿波或波浪样的扑动波，波间无等电位线，频率多在 251～350 次/min，有时可慢至 180 次/min 或快至 430 次/min，称为 F 波。

1.发生机制

（1）心房内折返：典型的心房扑动是由右心房内的大折返激动所致，不典型的心房扑动是由心房内多部位的微折返所致。

（2）心房内异位起搏点自律性重度增高：若起搏点单一，则 F 波形态一致，频率多不等（图 23-22）；若起搏点多个，则 F 波形态、频率多变（图 23-23）。

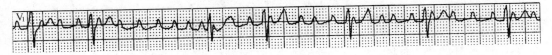

图 23-22 自律性增高型心房扑动（频率 240～402 次/min）、房室呈 3：1～7：1 传导

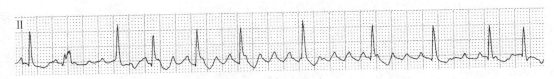

图 23-23 房性早搏（伴心室内差异性传导）诱发心房内多个起搏点自律性增高型心房扑动

2.分型

（1）典型的心房扑动（Ⅰ型）：又称为峡部依赖性心房扑动。根据下壁导联 F 波极性分为：①顺钟向型心房扑动（呈圆钝状正相锯齿波）（图 23-24）；②逆钟向型心房扑动（呈尖端向下负相锯齿波）（图 23-25）。此外，尚有双相型心房扑动（呈负正双相型锯齿波）（图 23-26）。F 波形态、频率一致，多在 251～350 次/min，射频消融术能有效终止心房扑动的发作。

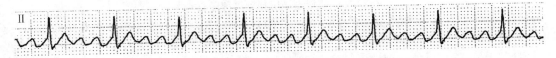

图 23-24 典型的心房扑动（顺钟向型），F 波频率 316 次/min，房室呈 4：1 传导

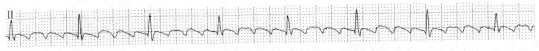

图 23-25 典型的心房扑动（逆钟向型），F 波频率 273 次/min，房室呈 4：1 传导

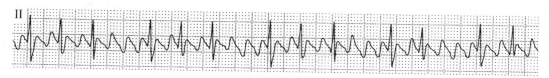

图 23-26　典型的心房扑动（负正双相型），F 波频率 316 次/min，房室呈 2∶1～4∶1 传导

（2）非典型的心房扑动（Ⅱ型）：又称为非峡部依赖性心房扑动，F 波形态多变，频率不等，多在 350～430 次/min，如尖端扭转型心房扑动（F 波尖端方向围绕基线反复扭转）（图 23-27）、不纯性心房扑动（F 波之间夹有少量的 f 波）（图 23-28）等，射频消融术效果不理想。

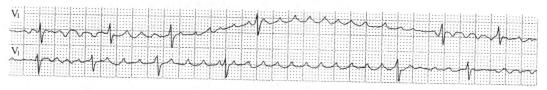

图 23-27　非典型的心房扑动（尖端扭转型）伴长 R-R 间期（2.22、2.36s），房室呈 4∶1～12∶1 传导

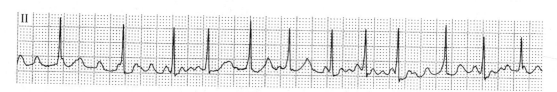

图 23-28　非典型的心房扑动（不纯性心房扑动），房室呈 2∶1～4∶1 传导

3. 心电图特征

（1）P 波消失，代之以一系列形状相同、波幅相等、间期匀齐、波间无等电位线呈三角形的锯齿波或波浪样的 F 波。以Ⅱ、Ⅲ、aVF 导联或 V₁ 导联最为清晰。

（2）F 波频率多为 251～350 次/min，偶尔快至 430 次/min 或慢至 180～200 次/min（图 23-29）。前者称为快速型心房扑动，后者称为缓慢型心房扑动。

（3）F-R 间期大多固定，且常比窦性心律时的 P-R 间期长。

（4）QRS 波形正常，长短周期后可伴有心室内差异性传导。

（5）房室传导比例固定或不等，致 R-R 间期规则或不规则，心室率多在 70～180 次/min。

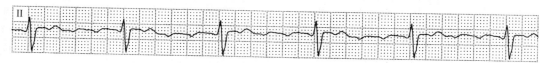

图 23-29　缓慢型心房扑动伴缓慢心室率

男性，86 岁，冠心病、脑血栓形成。Ⅱ导联（图 23-29）显示 P 波消失，代之以 F 波，F-F 间期 0.30s，频率 200 次/min；Ⅱ导联 F-R 间期 0.35s，房室呈 4∶1 传导，心室率 50 次/min；电轴−46°，QRS 时间 0.14s。心电图诊断：①缓慢型心房扑动（200 次/min）伴缓慢心室率（50 次/min），房室呈 4∶1 传导；②提示二度房室阻滞；③左前分支阻滞；④非特异性心室内阻滞。（后两条是依据 12 导联心电图特征诊断的）

4. 鉴别诊断

（1）2∶1 心房扑动与阵发性室上性心动过速的鉴别：①当其中 1 个 F 波埋于 QRS 波群之中时，极易误诊为阵发性房性心动过速；若 1 个 F 波埋于 QRS 波群中，另一个埋于 T 波中，则需与阵发性房室交接性心动过速相鉴别。两者的鉴别主要是采用刺激迷走神经方法借以改变房室传导比例，若心室率突然减少一半或心室率从规则转为不规则，则可清楚地显示出 F 波而明确诊断；若心

动过速突然终止恢复窦性节律,则为阵发性室上性心动过速。

(2)慢频率心房扑动与窦性或房性心动过速的鉴别:心房扑动经抗心律失常药物治疗后,其频率可明显地减慢,甚至慢到 180 次/min 左右。此时需与窦性或房性心动过速相鉴别。一般说来,心房扑动的心房波呈锯齿状或波浪样,波间无等电位线,房室传导比例不等,多呈 2∶1～4∶1 传导;而后两者肯定有等电位线,房室多呈 1∶1 传导,偶尔呈 2∶1 传导,且引起窦性心动过速者有因可查。

(3)心房扑动伴连续的心室内差异性传导与阵发性室性心动过速的鉴别:前者 QRS 波形多呈右束支阻滞型,刺激迷走神经后,可使心室率减慢而显示出 F 波或 QRS 波群变窄而确诊。后者常有房室分离、心室夺获或室性融合波,若出现其中之一,则可明确诊断。若宽大畸形 QRS 波群既不符合右束支阻滞图形,也不符合左束支阻滞图形或预激图形,则考虑为阵发性室性心动过速。

5.临床意义

心房扑动多见于器质性心脏病患者,尤以风湿性心脏病二尖瓣狭窄最为多见,其次为冠心病、高血压性心脏病、心肌病、病窦综合征及预激综合征等,偶见于健康人。

十、心房颤动

心房颤动是一种极速型房性心律失常,为最常见的心律失常之一。其心房波表现为形态不一、波幅不等、时距不等、方向各异、波间无等电位线,频率达 350～600 次/min,称为 f 波。心房颤动是慢性心律失常中最具有严重危害性的异位心律,主要表现为快速而不规则的心室率造成血流动力学障碍、增加发生血栓栓塞的机会及心房肌的电重构。

1.发生机制

(1)病理生理学基础:各种病因所致的心房内传导组织和(或)心房肌缺血、炎症或心房肥大、压力增高等是产生心房颤动的病理生理学基础。

(2)心房电生理异常:①心房内传导延缓或不完全性心房内阻滞,易产生多环路微折返形成心房颤动;②心房肌不应期缩短,有利于快速冲动的形成;③单向阻滞及各异向性传导,有利于多环路微折返的形成;④心房或肺静脉内异位起搏点自律性极度增高;⑤心房肌的颤动阈值下降。

(3)产生心房颤动的 4 种学说:心房颤动的发生机制尚未明了,有心房重构现象、环形运动学说、多发性折返学说、单源快速激动学说及多源快速激动学说等。其中心房重构现象是目前公认的发生心房颤动的主要机制。

(4)心房重构现象:根据心房颤动病理生理特征,可以将其分为电重构、收缩功能重构及结构重构 3 种形式。①心房电重构:是指心房颤动时心房有效不应期进行性缩短、心房不同区域内不应期的离散度增加及其正常生理性频率适应性缺失,增强了心房对功能性折返激动的易感性,形成心房颤动的连缀现象,即心房颤动引起心房颤动现象。故心房电重构是心房颤动发生和维持的重要环节,其基本病理生理机制是细胞内 Ca^{2+} 超载所致。②心房收缩功能重构:心房颤动复律后,心房压力曲线 A 波消失,表明存在心房肌收缩功能不全,提示 L 型 Ca^{2+} 内流下降是心房收缩功能重构的主要机制,其次是心房颤动时心房肌细胞溶解。③心房结构重构:是指心房肌细胞的超微结构改变,以心肌细胞纤维化、脂肪变性、细胞体积增大及肌原纤维溶解为主。

(5)心房颤动的诱发和维持的相关因素:心房颤动的诱发和维持与心房大小、心房不应期的长短、传导速度的快慢、折返波的长度(波长)及子波数量的多少等因素有关。波长(cm)等于有效不应期(s)与折返速度(cm/s)的乘积。较短的波长(<8cm)、较多的子波数量(≥4 个)及心房结构异常者,有利于心房颤动的诱发和维持。

2.心电图特征

(1)P 波消失,代之以 f 波,在 V_1 导联波幅最高、最清晰,有时 f 波纤细到难以辨认。

（2）R-R 间期绝对不规则，未经治疗时，其平均心室率＞100 次/min。

（3）QRS 波形正常，长短周期后可伴有心室内差异性传导或（和）蝉联现象（图 23-30），需与室性早搏或短阵性室性心动过速相鉴别（图 23-31）。

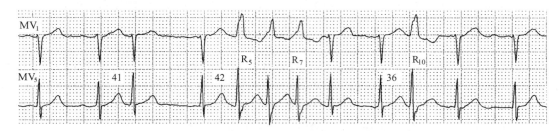

图 23-30　心房颤动伴心室内差异性传导及右束支内蝉联现象

男性，78 岁，冠心病。MV₁、MV₅ 导联（图 23-30）同步记录，显示 P 波消失，代之 f 波，R-R 间期绝对不规则，平均心室率 120 次/min，长短周期后出现 1～3 个呈不同程度右束支阻滞型 QRS-T 波群（R_5～R_7、R_{10}），偶联间期不等，其后无类代偿间歇。心电图诊断：①心房颤动（细颤型）伴快速心室率（平均 120 次/min）；②心室内差异性传导，时呈右束支内蝉联现象。

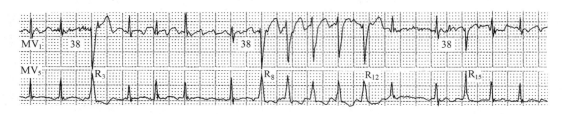

图 23-31　心房颤动合并室性早搏、短阵性室性心动过速

女性，59 岁，冠心病。MV₁、MV₅ 导联（图 23-31）同步记录，显示 P 波消失，代之 f 波，R-R 间期绝对不规则，平均心室率 170 次/min；可见提早出现 1～5 个类似左束支阻滞型 QRS-T 波群（R_3、R_8～R_{12}、R_{15}），R′-R′间期 0.34s，频率 176 次/min，但 MV₅ 导联 R′波峰尖锐，而非宽钝切迹，R_{15} 形态介于 R_3 搏动与 f 波下传 QRS 波群之间，偶联间期相等；MV₅ 导联 T 波低平。心电图诊断：①心房颤动（细颤型）伴快速心室率（平均 170 次/min）；②室性早搏、室性融合波及短阵性室性心动过速（176 次/min）；③轻度 T 波改变。

3. 分型

心房颤动可根据颤动波的粗细、心室率的快慢和发作持续时间的长短等进行分型，有助于鉴别病因、判断预后和指导治疗。对心房颤动病例应尽可能根据这三方面同时分型。

（1）根据 f 波粗、细分为 2 种类型。①粗波型心房颤动：凡 f 波振幅＞0.1mV 者，称为粗波型心房颤动。见于风湿性心脏病、甲状腺功能亢进、在心房颤动与心房扑动转变过程中或新近发生的心房颤动。②细波型心房颤动：凡 f 波振幅≤0.1mV 者，称为细波型心房颤动。有时 f 波纤细到难以辨认，仅根据 R-R 间期绝对不规则来诊断心房颤动，多见于冠心病及病程较久的慢性心房颤动。

（2）根据心室率的快、慢分为 4 种类型。①心房颤动伴缓慢心室率：又称为缓慢型心房颤动，平均心室率＜60 次/min，需注意有无合并房室阻滞。②心房颤动伴正常心室率：平均心室率 60～100 次/min。③心房颤动伴快速心室率：又称为快速型心房颤动，平均心室率 101～180 次/min，见于新近发生未经治疗的心房颤动。④心房颤动伴极速心室率：又称为极速型心房颤动，平均心室率＞180 次/min，多见于心房颤动合并预激综合征，当最短 R-R 间期≤0.25s 时，易诱发心室颤动。

（3）根据发作持续时间的长短分为 3 种类型。①阵发性心房颤动：是指发作能够自行终止的心房颤动，多数持续数秒钟至数天（＜1 周）。起止多突然，见于持续性心房颤动的前奏、隐匿性旁道诱发的心房颤动或特发性心房颤动等。②持续性心房颤动：是指发作后不能自行终止，但经过药物治疗或电击复律治疗能够恢复窦性心律的心房颤动。一般持续时间＞1周,多见于有器质性心脏病的患者。③永久性心房颤动:是指用各种治疗手段均不能终止发作的心房颤动,又称为慢性心房颤动,部分是病窦综合征终末表现,多见于有器质性心脏病的患者。

(4)根据 f 波、F 波多少分为 3 种类型。①不纯性心房颤动:以 f 波为主的颤动波之间夹有少量的 F 波。②不纯性心房扑动:以 F 波为主的扑动波之间夹有少量的 f 波。③心房颤动-心房扑动:f 波与 F 波持续时间大致相等。

4. 心房颤动伴心室内差异性传导与心房颤动伴室性早搏的鉴别

心房颤动易伴发心室内差异性传导,也常合并室性早搏,有时两者会同时发生(图 23-32)。对两者的鉴别诊断具有重要意义,但有时又较难鉴别。表 23-1 有助于两者的鉴别。

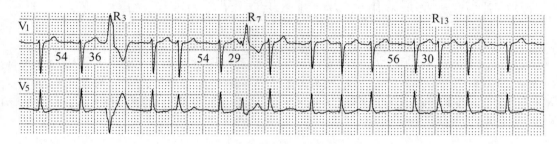

图 23-32　心房颤动伴心室内差异性传导及室性早搏

男性,59 岁,冠心病。V$_1$、V$_5$ 导联(图 23-32)同步记录,显示 P 波消失,代之 f 波,R-R 间期绝对不规则,平均心室率 140 次/min;R$_3$ 搏动提早出现呈左突耳征 QRS-T 波群,其后有类代偿间歇,为室性早搏;R$_7$ 搏动发生在长短周期后呈右束支阻滞图形,其后无类代偿间歇,为心室内差异性传导,V$_5$ 导联 T 波低平。心电图诊断:①心房颤动(细颤型)伴快速心室率(平均 140 次/min)及心室内差异性传导;②室性早搏;③轻度 T 波改变。

表 23-1　心房颤动伴心室内差异性传导与心房颤动伴室性早搏的鉴别

鉴别要点	心房颤动伴心室内差异性传导	心房颤动伴室性早搏
①平均心室率	心室率较快时易发生	心室率大多较慢
②周期顺序	多发生在长短周期后	短长周期后出现异形 QRS 波群者为室性早搏
③偶联间期	短而不固定	较短而固定(但多源性、并行心律型、自律性增高型者不固定)
④联律情况	多不呈联律出现	常呈二、三联律出现
⑤V$_1$ 导联 QRS 波形	多呈三相波 rsR$'$型,时间≤0.12s	多呈单相(R 型、QS 型)、双相波(qR、QR、Rs、RS 型),时间≥0.12s
⑥QRS 波群起始向量及易变性	起始向量多一致,QRS 波形易变	起始向量不一致,QRS 波形多固定,(融合波、多形性、多源性除外)
⑦V$_5$、V$_6$ 导联 QRS 波形	呈 Rs、qRs 型	多呈 R、RS、QR、QS、rS 型
⑧类代偿间期	无	多有
⑨无人区电轴(−90°～±180°)	不可能出现	仅见于室性早搏
⑩长短周期比较法	若经过上述 9 点比较,尚不能明确诊断,还可通过同一份心电图长短周期比较法加以鉴别,即偶联前的长 R-R 间期相等或基本相等时,偶联间期短的 QRS 波群理应出现宽大畸形却反而正常,而偶联间期略长的 QRS 波群理应出现正常形态却反而呈宽大畸形,则该宽大畸形 QRS 波群考虑为室性早搏	

5. 心房颤动伴连续出现快速宽大畸形 QRS-T 波群的鉴别诊断

心房颤动伴束支阻滞、预激(图 23-33)、束支内蝉联现象(图 23-30)及室性心动过速(图 23-31)的鉴别诊断极其重要,因为它们在治疗和预后上均迥然不同。鉴别要点请见第三十四章心房颤动合并宽 QRS 心动过速。

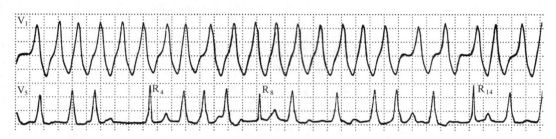

图 23-33　心房颤动合并 A 型预激综合征

男性,38 岁,突发心动过速 1h。V₁、V₅ 导联(图 23-33)系同时非连续记录,显示未见 P 波,f 波也不明显,但 R-R 间期绝对不规则,平均心室率 170 次/min;QRS 波群在 V₁ 导联宽大畸形呈 R 型,在 V₅ 导联呈现 3 种形态:正常(R₈)、不完全性预激(R₄、R₁₄)及完全性预激图形。心电图诊断:①心房颤动(细颤型)伴快速心室率(平均 170 次/min);②提示 A 型预激综合征。

十一、心房内阻滞

1. 概述

(1)基本概念:心房内阻滞是指发生在心房内传导组织(结间束、房间束)或心房肌的传导障碍。前者通常是指不完全性心房内阻滞引起 P 波形态、时间及振幅的改变,而不能用左心房或右心房肥大、负荷过重或房性异位搏动来解释者,是本节着重阐述的内容。

(2)病理生理基础:心房内压力增高、心房肥大、心房内传导组织及心房肌缺血、纤维化、电解质异常等。

(3)电生理基础:心房内传导组织和心房肌不应期延长,传导速度减慢或阻滞。

2. 心电图特征

(1)心房内阻滞:右心房内阻滞表现为 P 波高尖,左心房内阻滞表现为 P 波增宽伴切迹,房间隔完全阻滞表现为 P 波呈正负双相型伴时间≥0.11s。间歇性出现时较易诊断,持续性出现时需与右、左心房肥大相鉴别,有时会在心房肥大基础上合并心房内阻滞(图 23-34、图 23-35)。

(2)心房肌传导障碍:高钾血症时出现心房肌麻痹而引发的窦室传导、心房分离(又称为完全性心房内阻滞)。

3. 临床意义

(1)心房内阻滞的出现意味着心房内传导组织或心房肌有病变,见于器质性心脏病、电解质紊乱(如低钾血症、高钾血症等)或药物影响等。

(2)易并发房性心律失常:如房性早搏、阵发性房性心动过速、心房扑动或颤动等。

(3)易误诊为心房肥大。

(4)易误诊为其他心律失常:如窦房结内游走心律、房性融合波或房性异位搏动等。

4. 右心房内阻滞

其阻滞部位发生在右心房内的传导组织或心房肌内。心电图表现为 P 波高尖,可呈频率依赖性、文氏型、间歇性或持续性形式出现。

(1)频率依赖性右心房内阻滞:①当心率增快时出现 P 波高尖,而当心率减慢时出现正常 P 波,就称为快频率依赖性右心房内阻滞(3 相阻滞);②当心率减慢时出现 P 波高尖,而当心率增快时出

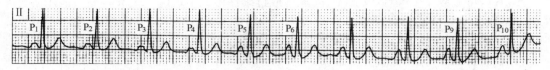

图 23-34 左心房肥大合并间歇性右心房内阻滞

男性,21 岁,风心病、二尖瓣狭窄伴关闭不全。心脏超声、心脏三位片检查及二尖瓣置换术证实为左心房、左心室肥大。Ⅱ 导联(图 23-34)显示窦性 P-P 间期 0.60～0.70s,频率 86～100 次/min;窦性 P 波形态多变:①P₁、P₃ 形态类似,时间 0.11s,振幅 0.12mV;②P₂、P₄ 形态类似,呈宽而切迹,时间 0.11～0.12s,两峰距 0.04s,振幅 0.18mV;③P₆～P₁₀ 高尖,振幅 0.32～0.35mV,时间 0.11s;④P₅ 也高尖,形态介于 P₄、P₆ 之间,振幅 0.28mV,时间 0.11s。P 波形态转变时其 P-P 间期相等,如 P₃-P₄ 间期与 P₄-P₅ 间期均为 0.62s;P₁-P₂ 间期与 P₉-P₁₀ 间期均为 0.69s,P 波却呈宽而切迹和高尖两种形态。心电图诊断:①窦性心律;②P 波增宽伴切迹,符合左心房肥大的心电图改变;③间歇性 P 波高尖,提示间歇性不完全性右心房内阻滞所致;④一过性 P 波电交替现象。

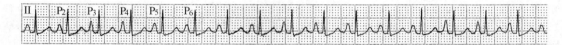

图 23-35 右心房肥大合并间歇性右心房内阻滞

女性,49 岁,肺动脉高压待查。胸片显示心胸比例 0.6,心影增大;心脏超声显示全心扩大、左心室收缩功能减退、二尖瓣和三尖瓣中度反流、重度肺动脉高压。Ⅱ 导联(图 23-35)显示窦性 P-P 间期 0.46～0.47s,频率 128～130 次/min;P 波呈 3 种形态:①P₂、P₆ 高尖,振幅 0.25～0.28mV,时间 0.10s;②P₃、P₄ 更高尖,振幅达 0.40mV,时间 0.10s;③P₅ 也高尖,形态介于 P₄、P₆ 之间,振幅 0.31mV,时间 0.10s。上述 3 种 P 波形态转变时其 P-P 间期固定,且周而复始。心电图诊断:①窦性心动过速(128～130 次/min);②P 波高尖及其间歇性改变,符合右心房肥大合并间歇性不完全性右心房内阻滞(可能存在右心房内反向文氏现象)。

现正常 P 波,就称为慢频率依赖性右心房内阻滞(4 相阻滞)。上述 P 波改变不能用游走节律、房性早搏或房性异位心律来解释者(图 23-36)。

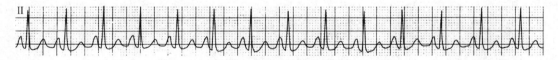

图 23-36 快频率依赖性右心房内阻滞

Ⅱ 导联(图 23-36)与图 23-34 系同一患者同一时间起卧活动数次后记录,显示 P-P 间期 0.53～0.58s,频率 103～113 次/min,P 波高尖,振幅 0.35～0.40mV,时间 0.10～0.11s,与图 23-34 高尖 P 波形态一致,强烈提示为窦性 P 波,存在快频率依赖性右心房内阻滞。心电图诊断:①窦性心动过速(103～113 次/min);②P 波高尖,提示快频率依赖性右心房内阻滞。

(2)文氏型右心房内阻滞:P-P 间期规则或基本规则,P 波由正常逐渐过渡到高尖或由 P 波高尖逐渐过渡到正常(属反向文氏现象),周而复始,而不能用游走心律或房性逸搏心律伴房性融合波来解释者(图 23-37)。

(3)间歇性右心房内阻滞:P-P 间期规则或基本规则,出现两种 P 波形态,即正常 P 波和高尖 P波,两者呈交替性或间歇性出现,而不能用游走心律或房性逸搏及其逸搏心律来解释者(图 23-38)。

(4)持续性右心房内阻滞:P 波形态持续地表现为高尖,而不能用右心房肥大、负荷过重或房性异位心律来解释者。

5.不完全性左心房内或房间隔阻滞

其阻滞部位发生在左心房内的传导组织、房间束(Bachmann 束)或前结间束。心电图表现为 P

波增宽伴切迹,可呈频率依赖性、文氏型、间歇性或持续性形式出现(图23-39),而不能用游走心律、房性融合波或房性异位搏动来解释者。

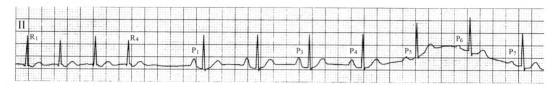

图23-37　药物引发的一过性右心房内反向文氏现象

男性,70岁,突发心动过速1h。Ⅱ导联(图23-37)系患者突发心动过速发作时静脉注射普罗帕酮过程中记录,显示R_1～R_4搏动的基本节律为室上性心动过速,其R-R间期呈0.51、0.55s短长交替出现,频率109～118次/min,QRS波幅呈高低交替改变,ST段上均有逆行P^-波跟随,其R-P^-间期约0.10s,P^--R间期呈0.44、0.48s,符合顺向型房室折返性心动过速的心电图特征。心动过速终止后,连续出现3次高尖P波,如P_1～P_3,其振幅0.3mV;然后逐渐转为直立低平,如P_4～P_7,相应的振幅由0.2mV→0.18mV→0.1mV逐搏降低;P波时间0.08～0.10s,P-P间期0.82～0.84s,频率71～73次/min;P-R间期均为0.19s。心电图诊断:①顺向型房室折返性心动过速(109～118次/min);②静脉注射普罗帕酮后恢复窦性心律;③一过性P波高尖,提示由药物引发的一过性右心房内反向文氏现象。

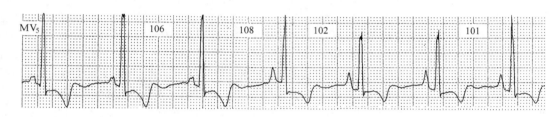

图23-38　间歇性右心房内阻滞

男性,68岁,冠心病、高血压病。MV_5导联(图23-38)显示窦性P-P间期1.01～1.08s,频率56～59次/min,P波时间0.10s,而形态呈正常(0.2mV)和高尖(0.4～0.5mV)两种,形态转换时其P-P间期基本一致;P-R间期0.16s;ST段呈弓背向上型压低0.1～0.3mV,T波倒置。心电图诊断:①窦性心动过缓(56～59次/min);②间歇性出现P波高尖,提示间歇性右心房内阻滞所致;③ST-T改变。

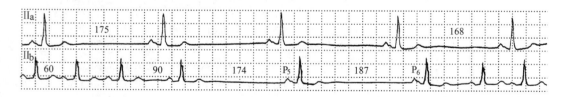

图23-39　慢频率依赖性左心房内阻滞(4相阻滞)

男性,72岁,冠心病、病窦综合征。Ⅱa导联(图23-39)显示P波增宽伴切迹,时间0.13s,两峰距0.05s,P-P间期1.68～1.75s,频率34～36次/min;ST段呈水平型压低0.05mV。Ⅱb导联系静脉注射阿托品2mg后记录,显示P波形态两种:①直立低平,其P-P间期0.60～0.90s,频率67～100次/min;②P波增宽伴切迹(P_5、P_6),延迟出现,其P-P间期1.74～1.87s,频率32～34次/min,接近部分短P-P间期的2倍,强烈提示存在二度窦房阻滞及慢频率依赖性左心房内阻滞,期间未见房室交接性、室性逸搏出现;ST段呈下斜型压低0.05mV。心电图诊断:①显著的窦性心动过缓(34～36次/min),提示2∶1二度窦房阻滞所致;②提示慢频率依赖性左心房内阻滞;③静脉注射阿托品后出现窦性心律不齐、二度Ⅱ型窦房阻滞、慢频率依赖性左心房内阻滞,提示阿托品试验阳性;④下级起搏点功能低下,提示双结病;⑤轻度ST段改变。

6.完全性房间隔阻滞

完全性房间隔阻滞是一种特殊类型的心房内阻滞,表现为窦性冲动在左心房内除极不仅延缓,还从左心房下部向上部除极,形成终末负相 P 波。系上房间束(Bachmann 束)传导完全阻滞所致,形成正负双相型 P 波伴时间增宽(图 8-9)。其心电图有以下表现:①Ⅱ、Ⅲ、aVF 导联 P 波呈正负双相;②P 波增宽,时间≥0.11s;③P 波前半部分与后半部分的 P 环电轴夹角常>90°;④心内电生理检查时,心房除极顺序为高位右心房→低位右心房→低位左心房→高位左心房。

7.左、右心房内阻滞并存

左、右心房内阻滞并存时,其心电图表现为 P 波既宽大又高尖,即 P 波时间≥0.11s,振幅≥0.25mV,而不能用双心房肥大或房性异位心律来解释者(图 23-40)。

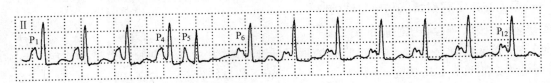

图 23-40　间歇性不完全性右心房合并左心房内阻滞

男性,73 岁,冠心病。心脏超声检查显示左心室舒张功能减退、二尖瓣轻度反流。Ⅱ导联(图 23-40)显示窦性 P-P 间期 0.52~0.54s,频率 111~115 次/min,P-R 间期 0.14s;窦性 P 波基本上呈两种形态:①高尖 P 波,时间 0.12s,振幅 0.4mV,如 P_1~P_4;②宽而切迹 P 波,时间 0.12~0.13s,两峰距 0.06s,振幅由 0.2mV 逐渐增高至 0.35mV,发生在房性早搏之后,如 P_6~P_{12}。P_5 系提早出现,其形态高尖,振幅达 0.5mV,时间 0.08s,呈不完全性代偿间歇。ST 段呈水平型压低 0.15mV。心电图诊断:①窦性心动过速(111~115 次/min);②间歇性 P 波改变(高尖、宽而切迹),系间歇性不完全性右心房合并左心房内阻滞所致;③房性早搏;④提示房性早搏诱发右心房内韦金斯基现象及文氏现象;⑤ST 段改变。

第二十四章

房室交接性心律失常

一、房室交接区解剖特点和电生理特性

1. 房室交接区所含心肌细胞的类型

房室交接区含有 P 细胞、移行细胞和浦肯野纤维细胞,其中移行细胞起着传导作用,P 细胞和浦肯野纤维细胞具有起搏功能,频率 40～60 次/min。若自律性轻度增高,则呈加速的房室交接性逸搏或心律;若自律性中、重度增高,则呈房室交接性早搏或心动过速。

2. 房室交接区解剖特点和电生理特性

(1)房结区(A-N 区):位于结间束和房室结之间,属快反应细胞,含有起搏细胞,具有传导性和潜在的自律性。

(2)结区(N 区):属慢反应细胞,以移行细胞为主,夹有少量的 P 细胞和浦肯野纤维细胞,这些细胞交织成迷宫状形成迷路样结构,除了使窦性、房性冲动下传心室时出现生理性 0.05～0.10s 传导延搁外,是最容易发生各种复杂心律失常的部位。

(3)结希区(N-H 区):位于房室结和希氏束之间,属快反应细胞,含有起搏细胞,主要是浦肯野纤维细胞,具有传导性和潜在的自律性。

3. 房室交接区不应期与传导的关联性

当室上性激动下传时,若遇房室交接区的绝对不应期(图 24-1a),则出现传导中断;若遇相对不应期(图 24-1d),则出现传导延缓;若遇绝对不应期与相对不应期交接的临界期(图 24-1b、c),则发生不同程度的隐匿性传导,越靠近相对不应期,其隐匿程度越深(图 24-1c)。房室结不应期的长短在一定的范围内与其前的 R-R 间期呈反比关系。

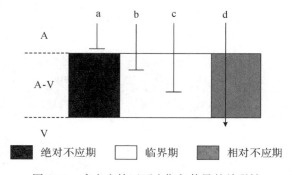

图 24-1　房室交接区不应期与传导的关联性

4. 起源于房室交接区异位冲动的传导特性

房室交接区异位冲动具有双向传导特性,其顺向传导(顺传)产生 QRS 波群,逆向传导(逆传)产生逆行 P^- 波。逆行 P^- 波可位于:①QRS 波群之前,其 P^--R 间期<0.12s 或较窦性 P-R 间期短 0.04～0.05s;②重叠在 QRS 波群中;③落在 QRS 波群之后,其 R-P^- 间期<0.16s。这取决于起搏点位置、顺向和逆向传导功能及其冲动传至心室和心房的时间差。

5. 房室交接区异位冲动出现逆行 P⁻ 波及其所处位置的影响因素

（1）双向传导功能：①若逆向传导受阻而顺向传导正常，则无 P⁻ 波出现，仅有 QRS 波群出现；②若逆向传导正常而顺向传导受阻，则仅有 P⁻ 波出现而无 QRS 波群跟随（图 24-2）；③若逆向、顺向传导均受阻，则形成隐匿性搏动，它所产生的不应期可影响下一个室上性激动的下传，会出现假性一度、二度房室阻滞（图 24-3）；④若逆向、顺向传导均正常，则 P⁻ 波、QRS 波群均会出现。

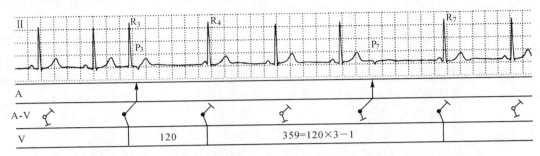

图 24-2　并行心律型房室交接性早搏、逸搏，时伴顺传心室受阻

男性，32 岁，病毒性心肌炎。Ⅱ导联（图 24-2）显示 R₃ 搏动提早出现，其后有逆行 P⁻ 波跟随，R₃-P₃ 间期 0.14s，为房室交接性早搏；R₄、R₇ 搏动延迟出现为房室交接性逸搏；值得关注的是提早出现的 P₇ 波，为逆行 P⁻ 波，其形态与 P₃ 一致，其前、后均无 QRS 波群跟随，系房室交接性早搏顺传心室受阻所致；两异位搏动之间能以 1.20s 测得倍数关系。心电图诊断：①窦性心律；②并行心律型房室交接性早搏、逸搏，时伴顺传心室受阻。

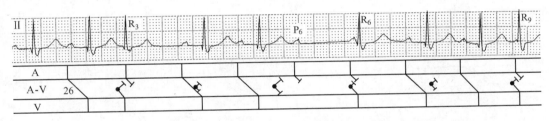

图 24-3　隐匿性房室交接性早搏引发假性二度房室阻滞

男性，75 岁，冠心病。Ⅱ导联（图 24-3）显示 P-R 间期 0.26s，QRS 时间 0.13s，终末 s 波宽钝；R₃、R₉ 搏动提早出现，其形态与窦性 QRS 波群一致，为房室交接性早搏；R₆ 搏动延迟出现，为房室交接性逸搏；两异位搏动之间能以 1.04～1.07s 测得倍数关系；值得关注的是 P₆ 突然出现下传受阻，系 P₆ 在房室交接区内遇隐匿性房室交接性早搏所产生的不应期所致。心电图诊断：①窦性心律；②一度房室阻滞；③并行心律型房室交接性早搏、逸搏；④隐匿性房室交接性早搏引发假性二度房室阻滞；⑤完全性右束支阻滞。

（2）异位起搏点位置：若顺向传导与逆向传导速度一致，则 P⁻ 波出现位置取决于起搏点的位置。若起源于房结区，则呈现 P⁻-QRS-T 序列；若起源于结希区，则呈现 QRS-P⁻-T 序列。

（3）激动顺传至心室与逆传至心房的时间差：若起搏点位置固定，顺向传导速度快，先传至心室，则出现 QRS-P⁻-T 序列；若逆向传导速度快，先传至心房，则出现 P⁻-QRS-T 序列；若顺向传导与逆向传导分别同时到达心室与心房，则 P⁻ 波重叠在 QRS 波群之中而较难识别。

二、房室交接性心律失常的类型

房室交接区是室上性激动传向心室、心室异位激动传向心房的交通要道，同时兼具次级起搏点功能。因此，它会发生各种复杂心律失常。①主动性心律失常：早搏及心动过速；②被动性心律失常：逸搏及逸搏心律；③传导阻滞：一度至三度、双层或多层阻滞；④折返现象：反复搏动及反复性心动过速；⑤纵向分离：双径路或多径路传导；⑥隐匿性传导；⑦意外性传导：韦金斯基现象、超常期传导、空隙现象等。本节着重讲述主动性和被动性心律失常，其余内容将安排在其他章节中讲述。

三、房室交接性早搏

1. 心电图特征

(1)提早出现 P^--QRS-T 波群(P^--R 间期<0.12s)、QRS-T 波群或 QRS-P^--T 波群(R-P^- 间期<0.16s),其 QRS 波形与窦性一致或稍有差异(系非时相性心室内差异性传导所致,与起搏点的位置及下传途径有关)或伴心室内差异性传导(注意与室性早搏相鉴别)(图 24-4)。

(2)提早出现正常 QRS 波群的前、后可有窦性 P 波或房性融合波出现(图 24-5、图 24-6)。

(3)多呈完全性代偿间歇,少数可呈不完全性代偿间歇,这取决于 P^- 波有无逆传侵入窦房结使其节律重整。

(4)若偶联间期相等,则为折返型早搏;若偶联间期不等,两异位搏动之间无最大的公约数,则为自律性增高型早搏(图 24-6);若偶联间期不等,两异位搏动之间有最大的公约数,则为并行心律型早搏(图 24-2、图 24-3)。

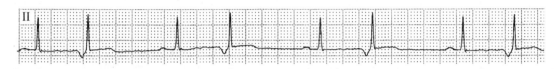

图 24-4　房室交接性早搏二联律

男性,66 岁,冠心病。Ⅱ导联(图 24-4)显示每隔 1 个窦性搏动(P-R 间期 0.18s)提早出现 1 次 P^--QRS-T 波群(P^--R 间期 0.10～0.11s),偶联间期相等(0.67s),T 波低平。心电图诊断:①窦性搏动;②频发房室交接性早搏,呈二联律;③T 波改变。

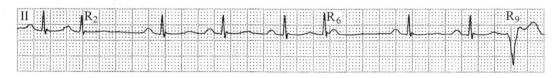

图 24-5　房性早搏、房室交接性早搏及室性早搏并存

男性,78 岁,冠心病。Ⅱ导联(图 24-5)显示 R_2 搏动为提早出现 P'-QRS-T 波群,呈不完全性代偿间歇;R_6 搏动为提早出现 QRS-T 波群,其形态与窦性 QRS 波群一致,呈完全性代偿间歇;R_9 搏动为提早出现宽大畸形 QRS-T波群。心电图诊断:①窦性心律;②房性早搏;③房室交接性早搏;④室性早搏。

2. 隐匿性房室交接性早搏

房室交接性早搏可同时出现逆传与顺传受阻而呈双向性阻滞,但由于它在房室交接区内发生隐匿性传导所产生新的不应期,可影响下一个窦性激动的下传而出现假性一度或二度房室阻滞。此时与真正的间歇性一度房室阻滞或房室结慢径路下传及二度Ⅱ型房室阻滞较难鉴别。诊断隐匿性房室交接性早搏需要同一份心电图中有显性的房室交接性早搏出现方能诊断或借助希氏束电图。多见于房室交接性并行心律(图 24-3、图 24-7)。

3. 鉴别诊断

(1)房室交接性早搏伴非时相性心室内差异性传导与高位室性早搏的鉴别:前者提早出现 QRS-T 波群的形态与窦性略异,时间正常,仅 QRS 波幅略有高低或起始向量不一致,这与起搏点起源部位及下传途径有关,如起源于交接区边缘部分、结希区及激动部分通过 Mahaim 纤维下传心室(图 24-6)。若 QRS 波形差异较大和(或)时间略增宽(≤0.11s),尤其是未见相关的逆行 P^- 波时,诊断高位室性早搏较为妥当。

(2)房室交接性早搏伴心室内差异性传导与室性早搏的鉴别:只有 P^- 波位于 QRS 波群之前且 P^--R 间期<0.12s 或 P^- 波位于 QRS 波群之后且 R-P^- 间期<0.16s,此时宽大畸形 QRS 波群方能

诊断为房室交接性早搏伴心室内差异性传导(图 24-7、图 24-8)。若 P⁻ 波重叠于 QRS 波群之中不能识别或无 P⁻ 波,此时宽大畸形 QRS 波群宜诊断为室性早搏。

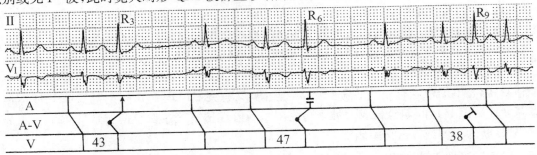

图 24-6　房室交接性早搏伴非时相性心室内差异性传导及房性融合波

女性,54 岁,心律不齐待查。Ⅱ、V₁ 导联(图 24-6)同步记录,显示 R₃、R₆、R₉ 搏动提早出现,其形态与窦性 QRS 波群略异,偶联间期不等,两异位搏动之间无倍数关系,为自律性增高型房室交接性早搏伴非时相性心室内差异性传导,其中 R₃ 搏动 QRS 终末部有逆行 P⁻ 波重叠,R₆ 搏动 QRS 终末部有 P 波重叠,形态介于窦性 P 波与逆行 P⁻ 波之间,为房性融合波,R₉ 搏动介于两个窦性搏动之间。心电图诊断:①窦性心律;②频发自律性增高型房室交接性早搏伴非时相性心室内差异性传导,时呈间位型;③房性融合波。

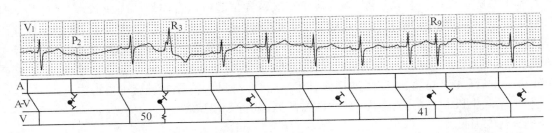

图 24-7　显性、隐匿性房室交接性早搏,时伴心室内差异性传导及假性二度房室阻滞

女性,65 岁,心律不齐待查。V₁ 导联(图 24-7)显示 R₉ 搏动提早出现,其形态与窦性 QRS 波群一致,为房室交接性早搏;R₃ 搏动提早出现呈右束支阻滞图形,发生在长短周期之后,为房室交接性早搏伴心室内差异性传导;早搏的偶联间期不等,两异位搏动能以 1.28s 测得倍数关系;值得关注的是 P₂ 下传受阻,貌似二度房室阻滞,实为 P₂ 在房室交接区内遇隐匿性房室交接性早搏所产生的不应期所致。心电图诊断:①窦性心律;②频发并行心律型房室交接性早搏,时伴心室内差异性传导;③提示隐匿性房室交接性早搏引发假性二度房室阻滞。

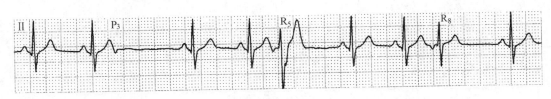

图 24-8　双源性房室交接性早搏三联律,时呈未下传及心室内差异性传导

男性,25 岁,病毒性心肌炎待排。Ⅱ导联(图 24-8)显示窦性 P-R 间期 0.14s,提早出现 P₃ 波为逆行 P⁻ 波,落在前一搏动 T 波终末部而未下传心室;R₅ 搏动为提早出现 P⁻-QRS-T 波群,其 P⁻-R 间期 0.10s,QRS 波群宽大畸形,为房室交接性早搏伴心室内差异性传导;R₈ 搏动为提早出现 P⁻-QRS-T 波群,P⁻-R 间期 0.10s,QRS 波形正常;偶联间期两种(0.44、0.51s),逆行 P⁻ 波形态两种。心电图诊断:①成对的窦性搏动;②频发双源性房室交接性早搏,呈三联律,时呈未下传及心室内差异性传导。

(3)房室交接性早搏伴干扰性 P⁻-R 间期延长(≥0.12s)与心房下部早搏的鉴别:提早出现的 P⁻ 波多发生在收缩晚期或舒张早期,顺向传导遇房室交接区的相对不应期而出现传导延缓,产生干扰性 P⁻-R 间期延长,此时与心房下部早搏难以区别。如同一份心电图上见到 P⁻-R 间期＜

0.12s 的室上性早搏,则有利于房室交接性早搏的诊断。

(4)房室交接性早搏伴顺传受阻与心房下部未下传早搏的鉴别:提早出现的 P⁻ 波多发生在收缩中、晚期,其后未见 QRS-T 波群跟随。系该早搏顺传遇交接区组织的绝对不应期而未能下传,但能逆传心房产生 P⁻ 波。此时与心房下部未下传早搏难以鉴别,如同一份心电图上有下传的心房下部早搏或下传的房室交接性早搏,则有利于两者的区别(图 24-2)。

4.个人心得体会

当同一幅心电图中既有显性的房室交接性早搏,又有突然出现 P-R 间期延长或 P 波下传受阻时,应高度怀疑该 P-R 间期延长或 P 波下传受阻系隐匿性房室交接性早搏所致(图 24-3、图 24-7),不要轻易诊断为一度或二度房室阻滞。

四、房室交接性心动过速

1.基本概念

当房室交接性异位起搏点连续发放 3 次或 3 次以上搏动,频率>100 次/min 时,便称为房室交接性心动过速。系异位起搏点自律性中、重度增高所致。

2.分型

(1)根据持续时间长短:分为短阵性、阵发性及持续性(无休止性房室交接性心动过速)3 种。其中无休止性房室交接性心动过速,多为房室交接区异位起搏点自律性增高所致,它又分为 3 种类型。①儿童型:存在明显的遗传倾向,自幼发病,心动过速的频率高达 230 次/min,多呈无休止性发作,药物治疗效果差,易发生心动过速性心肌病,预后差,病死率高;②成年型:成年发病,心动过速的频率多在 101～150 次/min,药物治疗效果尚可,预后相对良好;③先心病外科手术型:发病于先心病外科手术后(如房间隔、室间隔缺损修补术),常为一过性,持续数天后可自行停止。

(2)根据发生机制:分为折返型、自律性增高型、并行心律型等。

3.心电图特征

(1)连续提早出现 3 次或 3 次以上、频率>100 次/min 的 P⁻-QRS-T 波群(P⁻-R 间期<0.12s)、QRS-T 波群或 QRS-P⁻-T 波群(R-P⁻ 间期<0.16s),QRS 波形与窦性一致或稍有差异,R-R 间期可规则或不规则(图 24-9、图 24-10)

(2)心动过速开始时可有起步现象,终止时可有冷却现象。

(3)刺激迷走神经、各种早搏、调搏均不能使心动过速终止。

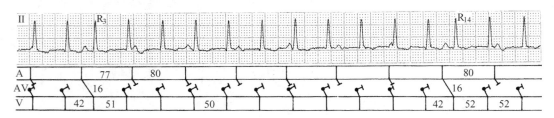

图 24-9 短阵性房室交接性心动过速

女性,41 岁,病毒性心肌炎。Ⅱ导联(图 24-9)显示窦性 P-P 间期 0.77～0.80s,R₃、R₁₄搏动提早出现,其前有相关的窦性 P 波,P-R 间期 0.16s,QRS 波形正常,为窦性夺获心室;其余 QRS 波群的 R-R 间期 0.50～0.52s,频率 115～120 次/min,为房室交接性心动过速;窦性 P 波落在房室交接性 QRS-T 波群不同部位上形成干扰性房室分离;T 波负正双相。心电图诊断:①窦性心律;②短阵性房室交接性心动过速(115～120 次/min);③不完全性干扰性房室分离;④轻度 T 波改变。

4.临床意义

房室交接性心动过速常见于器质性心脏病(如急性心肌梗死、心肌缺血及心肌炎等)、洋地黄过量及低钾血症等患者。频率较快又持续出现者,易引发心动过速性心肌病。

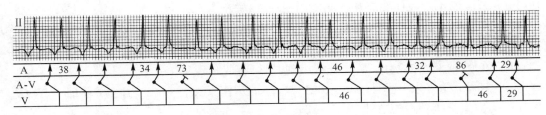

图 24-10　多源性房室交接性心动过速

男性,26 岁,病毒性心肌炎。Ⅱ 导联(图 24-10)显示 P 波倒置,其形态多变,提示多个起搏点发放冲动;P⁻-P⁻间期呈 0.29～0.38、0.73～0.86s 短长两种,长 P⁻-P⁻间期为部分短 P⁻-P⁻间期的 2 倍;P⁻-R 间期 0.11s,QRS 波形正常,R-R 间期 0.29～0.46s,频率 130～207 次/min;T 波低平。心电图诊断:①多源性房室交接性心动过速(130～207 次/min);②间歇性结房逆传二度阻滞;③轻度 T 波改变。

五、加速的房室交接性逸搏及其心律

1.基本概念

房室交接区异位起搏点自律性轻度增高(频率 61～100 次/min)出现 1～2 次搏动时,便称为加速的房室交接性逸搏(图 24-11);若连续出现 3 次或 3 次以上搏动,则称为加速的房室交接性逸搏心律(图 24-12)。

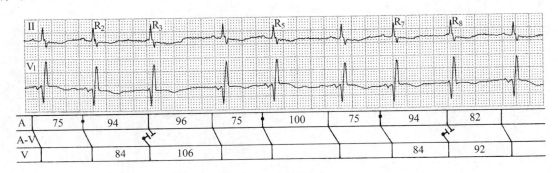

图 24-11　加速的房室交接性逸搏(R_3、R_8)

男性,55 岁,先心病、三尖瓣病变术后。Ⅱ、V_1 导联(图 24-11)同步记录,显示窦性 P-P 间期 0.82～0.96s,P-R 间期 0.14s,R_2、R_5、R_7 为提早出现 P'-QRS-T 波群,其 P'波形态与窦性 P 波基本一致,偶联间期固定(0.75s),代偿间歇不完全;R_3、R_8 搏动略延迟出现,其周期固定 0.84s,频率 71 次/min,QRS 波形与窦性一致;V_1 导联 QRS 波群呈 rSR'型,时间 0.12;Ⅱ 导联 ST 段呈下斜型压低约 0.08mV,T 波呈负正双相或浅倒。心电图诊断:①单个、成对的窦性搏动;②频发房性早搏(提示起源于窦房结附近);③加速的房室交接性逸搏(71 次/min);④完全性右束支阻滞;⑤轻度 ST-T 改变。

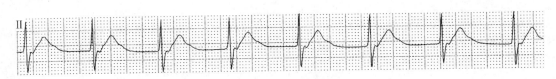

图 24-12　加速的房室交接性逸搏心律

男性,30 岁,低钾血症(血钾浓度 3.1mmol/L)。Ⅱ 导联(图 24-12)未见窦性 P 波,QRS 波形正常,其后均有逆行 P⁻波跟随,R-P⁻间期 0.10s,R-R 间期 0.88～0.92s,频率 65～68 次/min。心电图诊断:加速的房室交接性逸搏心律(65～68 次/min)。

2.心电图特征

(1)略提早出现 P⁻-QRS-T 波群(P⁻-R 间期<0.12s)、QRS-T 波、QRS-P⁻-T 波群(R-P⁻间

<0.16s),QRS波形正常或伴非时相性心室内差异性传导。

(2)异位搏动的周期0.6～1.0s(频率61～100次/min),可相等或不一致,其周期的长短代表异位起搏点自律性的高低。

(3)可呈单个、成对及连续出现,当连续出现时,可有起步现象。

(4)若心电图上始终未见窦性P波,仅出现单一的房室交接性异位节律,频率61～100次/min则称为加速的房室交接性逸搏心律(图24-12)。

3.发生机制

系房室交接性异位起搏点自律性轻度增高,超过窦房结起搏点的频率所致。

4.临床意义

加速的房室交接性逸搏及其心律的出现,若不伴有窦性心律竞争者,则说明窦房结自律性降低,部分见于器质性心脏病,如冠心病、病窦综合征等;部分则见于无器质性心脏病。

5.学术争鸣

加速的房室交接性逸搏一定是略提早出现,频率通常是61～100次/min;而房室交接性逸搏一定是延迟出现,其逸搏周期一定长于主导节律的基本周期。不过,临床上有时可见房室交接性异位搏动的QRS波群略提早出现,但其频率却<61次/min,此时,该异位搏动是诊断为加速的房室交接性逸搏还是诊断为房室交接性逸搏呢? 笔者认为还是诊断为加速的房室交接性逸搏为宜(图24-13)。估计此类患者房室交接性逸搏起搏点的频率相对较慢。

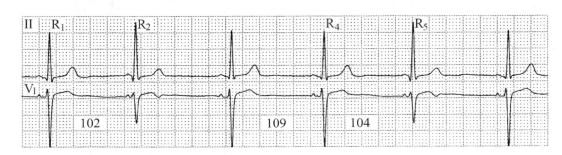

图24-13　加速的房室交接性逸搏伴非时相性心室内差异性传导(R$_2$、R$_5$)

女性,44岁,胆石症术前。Ⅱ、V$_1$导联(图24-13)同步记录,显示窦性P-P间期1.05～1.09s,频率55～57次/min,P-R间期0.12s;R$_2$、R$_5$搏动略提早出现,R$_1$-R$_2$、R$_4$-R$_5$间期分别为1.02、1.04s,频率58～59次/min,其前虽有窦性P波,但P-R间期缩短至0.07～0.08s,QRS波形与窦性略异,表明该P波与其后QRS波群无关。心电图诊断:①窦性心动过缓(55～57次/min);②加速的房室交接性逸搏伴非时相性心室内差异性传导。

六、非阵发性房室交接性心动过速

1.心电图特征

(1)房室交接性异位节律的频率(61～100次/min)轻度增高与窦性频率接近,两者竞争性地控制心室,且异位搏动连续出现3次或3次以上,呈现干扰性房室分离(图24-14)。

(2)若房室交接性异位节律逆传心房,则易与窦性激动在心房内产生房性融合波,两者竞争性地控制心房(图24-14、图24-15)。

2.临床意义

非阵发性房室交接性心动过速多见于心肌炎、急性心肌梗死、洋地黄中毒及心脏手术等。

七、房室交接性逸搏及其心律

1.基本概念

当窦性节律发放频率过慢、停搏或发生窦房、房室阻滞或早搏后出现较长代偿间歇时,房室交

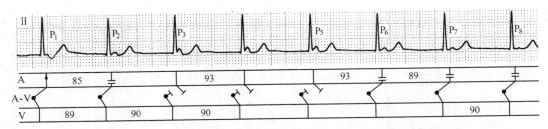

图 24-14　非阵发性房室交接性心动过速伴不同程度的房性融合波

女性,69 岁,冠心病。Ⅱ导联(图 24-14)显示 P 波落在 ST 段上,其形态多变,P-P 间期 0.85～0.93s,其中 P_1 倒置,为房室交接性异位搏动逆传心房;P_3～P_5 直立,为窦性 P 波;P_2、P_6～P_8 形态介于上述两者之间,为不同程度的房性融合波。R-R 间期 0.89～0.90s,频率 67 次/min。心电图诊断:①窦性心律;②非阵发性房室交接性心动过速(67 次/min)伴不同程度的房性融合波;③不完全性干扰性房室分离。

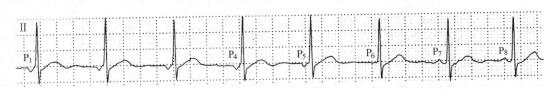

图 24-15　非阵发性房室交接性心动过速伴不同程度的房性融合波

病史不详。Ⅱ导联(图 24-15)显示 P_7、P_8 直立为窦性 P 波(P_7 可能为房性融合波),P-P 间期 0.79s,频率 76 次/min,P-R 间期 0.12s;P_1～P_4 倒置,P^--P^- 间期 0.84s,频率 71 次/min,P^--R 间期 0.09s,为非阵发性房室交接性心动过速;P_5、P_6 形态介于上述两者之间,为不同程度的房性融合波。心电图诊断:①窦性心律;②非阵发性房室交接性心动过速(71 次/min)伴不同程度的房性融合波。

接性逸搏起搏点将被动地发放冲动。若仅延迟出现 1～2 次搏动,则称为逸搏;若连续出现 3 次或 3 次以上搏动,则称为逸搏心律。

　　2.基本特征

　　(1)延迟出现:逸搏必然是延迟出现,且逸搏周期一定大于主导节律的基本周期。

　　(2)逸搏周期固定:凡起源于同一起搏点的逸搏,无论是散在的,还是连续出现的逸搏心律,其逸搏周期大多是固定的。这一特征有助于发现散在的逸搏,特别在复杂的心律失常中,如心房颤动。

　　(3)可有起步现象或温醒现象:逸搏起搏点的节律通常是规则的,有时在开始建立逸搏心律时,起始几个搏动的频率略慢,而后逐搏加快直至固定,这种现象称为起步现象或温醒现象。

　　(4)无传入阻滞保护:逸搏或逸搏心律是由于主导节律的冲动形成或传导异常而引发下级起搏点被动地发放激动,一旦主导节律又能较快地发放冲动或下传时,逸搏或逸搏心律即可消失。

　　(5)房室交接性逸搏 QRS 波形与窦性可一致或略异(系非时相性心室内差异性传导所致),后者有助于识别心房颤动时的房室交接性逸搏(图 24-16)。

　　3.心电图特征

　　(1)延迟出现 1～2 次 QRS-T 波群,其形态与窦性 QRS-T 波群一致或略异,后者为伴有非时相性心室内差异性传导,有时可表现为逸搏-窦性夺获二联律(图 24-17)。

　　(2)其 QRS 波群前、中、后可有逆行 P^- 波,其 P^--R 间期<0.12s,R-P^- 间期<0.16s;或始终无逆行 P^- 波而出现窦性 P 波,但落在 QRS-T 波群不同部位上,表明 P 波被干扰而不能下传(图 24-18)。

　　(3)若逸搏周期 1.0～1.5s,频率 40～60 次/min,则称为房室交接性逸搏或逸搏心律(连续出现 3 次或 3 次以上);若逸搏周期>1.5s,频率<40 次/min,则称为过缓的房室交接性逸搏或逸搏

心律。

（4）心房扑动、颤动时，延迟出现 QRS 波群其周期固定（图 24-16），且前者 F-R 间期不固定。

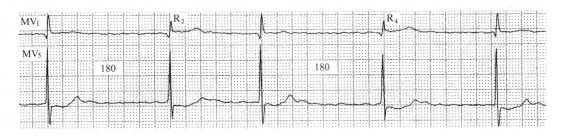

图 24-16   心房颤动、房室交接性逸搏伴非时相性心室内差异性传导（R₂、R₄）

男性，67 岁，风心病、二尖瓣狭窄伴关闭不全、长期服用地高辛片。MV₁、MV₅ 导联（图 24-16）同步记录，显示基本节律为心房颤动，平均心室率约 40 次/min；R₂、R₄ 搏动延迟出现，其逸搏周期 1.80s，频率 33 次/min，QRS 波形略异；MV₅ 导联 ST 段呈下斜型压低 0.1mV。心电图诊断：①心房颤动伴缓慢心室率（平均 40 次/min）；②提示二度房室阻滞；③过缓的房室交接性逸搏（33 次/min）伴非时相性心室内差异性传导；④ST 段改变；⑤提示洋地黄过量。

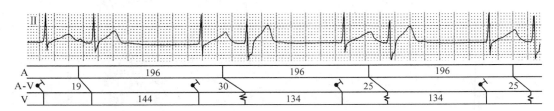

图 24-17   房室交接性逸搏-窦性夺获二联律伴房室干扰现象

男性，58 岁，病窦综合征。Ⅱ 导联（图 24-17）显示窦性 P-P 间期 1.96s，频率 31 次/min；P 波落在前一搏动 T 波终末部或顶峰上，下传的 P-R 间期 0.19～0.30s，QRS 波群呈右束支阻滞图形；延迟出现 QRS 波形正常，为房室交接性逸搏，其逸搏周期 1.34～1.44s，频率 42～45 次/min。心电图诊断：①显著的窦性心动过缓（31 次/min），2∶1 窦房阻滞待排；②房室交接性逸搏-窦性夺获二联律伴房室干扰现象（干扰性 P-R 间期延长及心室内差异性传导）。

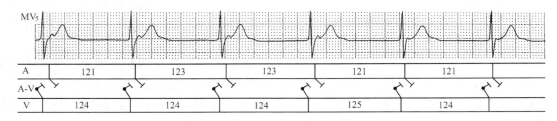

图 24-18   房室交接性逸搏心律

男性，70 岁，病窦综合征。MV₅ 导联（图 24-18），显示窦性 P-P 间期 1.21～1.23s，频率 49～50 次/min，P 波落在 ST 段、J 点上；QRS 波形正常，R-R 间期 1.24～1.25s，频率 48 次/min，表明 P 波与 QRS 波群无关，为房室交接性逸搏心律。心电图诊断：①窦性心动过缓（49～50 次/min）；②房室交接性逸搏心律（48 次/min）；③一过性完全性干扰性房室分离。

4.临床意义

逸搏和逸搏心律与房室超常期传导、韦金斯基现象使机体免遭心脏停搏过久影响的 3 种代偿机制，具有保护性意义。由于逸搏和逸搏心律都是继发性心律失常，故必须寻找发生逸搏和逸搏心律的始发原因，如心动过缓、停搏、传导阻滞等。逸搏的出现常使心电图改变复杂化，影响心律失常的分析和诊断。

正常频率的房室交接性逸搏及其心律本身是一种生理性保护机制,其预后则取决于形成逸搏的原因,如三度房室阻滞时出现的逸搏较窦性心动过缓时出现的逸搏要差;过缓的房室交接性逸搏及其心律,表明房室交接区起搏点受到抑制或自律性降低,可能需要植入起搏器;加速的房室交接性逸搏及其心律,表明房室交接区起搏点自律性增高,见于心肌炎、急性心肌梗死、洋地黄中毒及心脏手术等。

八、房室交接区起搏点功能低下

房室交接区为次级起搏点,正常情况下其发放频率为 40～60 次/min。当其功能低下时,可表现为过缓的房室交接性逸搏、不齐及停搏等。

1.过缓的房室交接性逸搏及不齐

当房室交接性逸搏频率＜40 次/min 时,便称为过缓的房室交接性逸搏(图 24-16);若其 R-R 间期互差≥0.16s,则称为房室交接性逸搏心律伴不齐(图 24-19)。

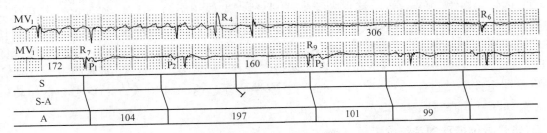

图 24-19 过缓的房室交接性逸搏伴不齐

男性,74 岁,病窦综合征。上、下两行 MV₁ 导联(图 24-19)连续记录,显示尖端扭转型心房扑动,房室呈 2：1～7：1 传导,R₄ 搏动发生在长短周期之后,呈右束支阻滞图形,为心室内差异性传导;心房扑动终止后先出现 2 次房室交接性逸搏(R_6、R_7),其逸搏周期 3.06、1.72s,频率 20、35 次/min,R_9 搏动延迟出现,其前无 P 波,为房室交接性逸搏(逸搏周期 1.60s);而后在 4.86s 后出现窦性 P 波,其 P-P 间期 0.99～1.04s,P_2-P_3 间期 1.97s 为部分短 P-P 间期的 2 倍;P-R 间期 0.19s。心电图诊断:①尖端扭转型心房扑动,房室呈 2：1～7：1 传导,时伴心室内差异性传导;②窦性心动过缓(平均 59 次/min)、窦性停搏、二度Ⅱ型窦房阻滞;③过缓的房室交接性逸搏伴不齐及停搏(20～35 次/min);④短暂性全心停搏(3.06s),符合双结病的心电图改变;⑤建议植入双腔起搏器。

2.房室交接性起搏点停搏

当窦房结功能不良(窦性停搏)、二度Ⅱ型以上窦房阻滞、二度Ⅱ型至三度房室阻滞、快速性心律失常突然终止时,房室交接性起搏点不能按时发放激动而引发较长时间的全心停搏或心室停搏(图 24-20)。

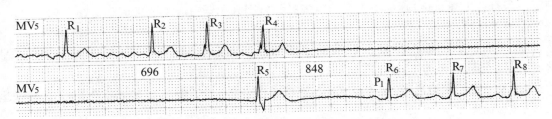

图 24-20 心房颤动终止后出现短暂性全心停搏

男性,74 岁,冠心病、Mahaim 纤维预激综合征、晕厥待查。常规 12 导联心电图显示 Mahaim 纤维心室预激。上、下两行 MV₅ 导联(图 24-20)连续记录,定准电压 5mm/mV。R_1～R_4 搏动为 f 波下传,当心房颤动终止后,出现了 6.96s(R_4-R_5 间期)全心停搏,而窦性停搏时间达 8.48s(R_4-P_1 间期),R_5 搏动延迟出现呈右束支阻滞型,为极缓慢的室性逸搏(9 次/min);R_6～R_8 搏动为窦性搏动,其 P-P 间期 0.82s,频率 73 次/min,R_6 搏动的 P-R 间期 0.23s;值得关注的是 R_3、R_4、R_7、R_8 搏动,其起始部有 δ 波,QRS 波群畸形程度不等,R_7、R_8 搏动的 P-R 间期 0.22s,为 Mahaim 纤维心室预激。心电图诊断:①阵发性心房颤动终止后引发短暂性全心停搏(6.96s);②窦性心律;③一度房室阻滞;④间歇性 Mahaim 纤维心室预激;⑤心电图改变符合快慢综合征或慢快综合征,必要时请进一步检测窦房结功能。

第二十五章

室性心律失常

一、室性心律失常的诊断名词

心室内传导组织(束支、分支、浦肯野纤维)的起搏点发放频率为 20～40 次/min。若自律性轻度增高,则为加速的室性逸搏或心律;若自律性中度增高,则为室性早搏或室性心动过速;若自律性重度或极重度增高,则属心室扑动或颤动。根据频率的高低,室性异位心律(连续出现 3 次或 3 次以上搏动)的诊断名词有所不同:①室性逸搏心律(20～40 次/min);②加速的室性逸搏心律或非阵发性室性心动过速(41～100 次/min);③室性心动过速(>100 次/min);④心室扑动(180～250 次/min);⑤心室颤动(250～500 次/min)。

二、室性异位搏动的定位诊断

通过对室性 QRS′ 波形的分析可对其起源点进行初步的定位,有助于临床医生对室性早搏或室性心动过速消融术的难易程度进行预判及制订手术方案。

1. 基本原则

(1)依据 V_1 导联 QRS′ 主波方向定左、右:①若主波向上呈类似右束支阻滞图形,则起源于左心室;②若主波向下呈类似左束支阻滞图形,则起源于右心室。

(2)依据下壁导联(Ⅱ、Ⅲ、aVF)QRS′ 主波方向定上、下:①若主波向上,则来自流出道;②若主波向下,则来是心尖部。

(3)依据 V_1～V_6 导联 QRS′ 主波方向定前、后:①若主波均向下,则来自心室前壁;②若主波均向上,则来自心室后壁。

(4)对来自心室流出道者,依据 V_1 导联 R 波时间指数(R 波时间/QRS 时间)≥50%、R 波振幅指数(R 波振幅/S 波振幅)≥30% 及胸前导联移行区(QRS′ 的 R 波振幅/s 波振幅>1)在 V_2 导联进行判定。若符合上述条件,则起源于主动脉窦;反之,则起源于右心室流出道。

2. 简易定位法

(1)起源于右心室流出道:较多见,QRS′ 波群在 V_1 导联呈类似左束支阻滞图形,下壁导联呈单相 R 波,aVL 导联负相为主,胸前导联移行区在 V_3 导联之后(图 25-1)。

(2)起源于左心室流出道:较少见,QRS′ 波群在 V_1 导联呈类似右束支阻滞图形,下壁导联呈单相 R 波(图 25-2)。

(3)起源于右束支近端或右室心肌壁:前者 QRS′ 波群呈典型的左束支阻滞图形,而后者 QRS′ 波群呈类似左束支阻滞图形且特别宽大畸形(图 25-3)。

(4)起源于左束支近端或左室壁的心肌中:前者 QRS′ 波群呈典型的右束支阻滞图形,而后者 QRS′ 波群形呈类似右束支阻滞图形且特别宽大畸形。

(5)起源于左前分支近端:QRS′ 波群呈右束支阻滞图形伴电轴右偏。

(6)起源于左后分支近端:QRS′ 波形呈右束支阻滞图形伴电轴左偏。

(7)起源于心尖部:QRS′ 波群在 Ⅱ、Ⅲ、aVF 导联主波向下。

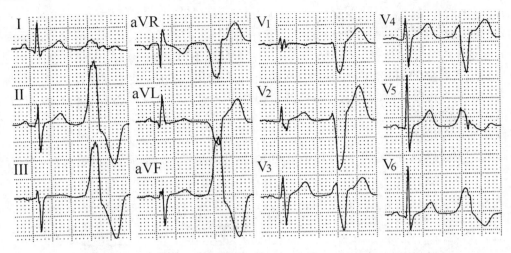

图 25-1　起源于右心室流出道室性早搏（$V_1 \sim V_6$ 导联定准电压 5mm/mV）

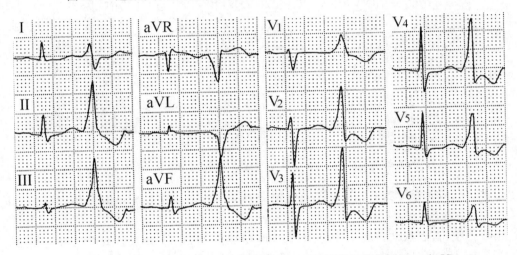

图 25-2　起源于左心室流出道室性早搏（$V_1 \sim V_6$ 导联定准电压 5mm/mV）

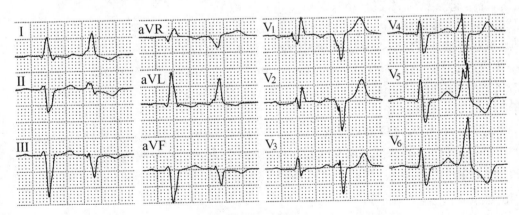

图 25-3　起源于右束支近端或右室心肌壁的室性早搏

男性,74 岁,冠心病。常规心电图(图 25-3)$V_1 \sim V_6$ 导联定准电压 5mm/mV,窦性 P-R 间期 0.26s,QRS 时间 0.16s,在 Ⅰ、aVL 导联呈 qRs 型,$R_{aVL} > R_I$,Ⅱ、Ⅲ、aVF 导联呈 rS 型,$S_Ⅲ > S_Ⅱ$,电轴 -67°,V_1 导联呈 rsR' 型;室性早搏 QRS' 波形呈类似左束支阻滞图形,时间 0.16s。心电图诊断:①窦性心律;②提示三分支阻滞(完全性右束支阻滞、左前分支阻滞、左后分支一度阻滞);③提示起源于右束支近端或右室心肌壁的室性早搏。

(8)起源于前壁部：$V_1 \sim V_6$ 导联 QRS′主波均向下。

(9)起源于后壁部：$V_1 \sim V_6$ 导联 QRS′主波均向上。

(10)起源于左心室侧壁部：$V_1 \sim V_3$ 导联 QRS′主波向上，V_5、V_6 导联 QRS′主波向下。

(11)高位室间隔部：起源于室间隔上部，希氏束分叉附近，QRS′波形与窦性略异。该异位搏动是诊断为高位室性还是诊断为房室交接性异位搏动伴非时相性心室内差异性传导很纠结，可根据各地习惯进行酌情取舍。

3.特殊部位定位法

(1)起源于左冠状动脉窦：下壁导联呈单相 R 波，I 导联呈 rs 型，胸前导联移行区在 V_1 或 V_1、V_2 导联之间(图 25-4)。

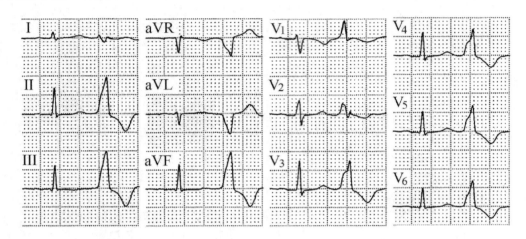

图 25-4　起源于左冠状动脉窦的室性早搏(定准电压 5mm/mV)

(2)起源于右冠状动脉窦：下壁导联呈单相 R 波，I 导联多呈 R 型，胸前导联移行区在 V_2 或 V_3 导联。

(3)起源于左、右冠状动脉窦交接处：下壁导联呈单相 R 波，I 导联呈 R 型或 Rs 型，胸前导联移行区在 V_1 或 V_1、V_2 导联之间，$V_1 \sim V_3$ 导联至少有一个导联呈 qrS 型，呈现左、右冠状动脉窦起源矛盾时，提示起源于左、右冠状动脉窦交接处。

4.起源于左心室外膜

起源于左心室外膜的室性异位搏动，其 QRS′波形具有以下特征：

(1)体表心电图的假性 δ 波时间＞34ms。

(2)R 波波峰时间＞85ms。

(3)R-S 间期＞120ms。

(4)II、III、aVF 导联的 Q 波更多见于起源于下壁心外膜部位的室性异位搏动。

(5)I 导联室性 QRS′波群出现 Q(q)波时，高度提示起源于心外膜。

三、室性早搏

1.相关名词

(1)室性早搏负荷：24h 动态心电图中室性早搏的次数占总记录心搏的百分比。

(2)心室易颤期：相当于在 T 波顶峰前 $0.03 \sim 0.04$s 处，历时 $0.06 \sim 0.08$s，出现在易颤期的室性早搏，极易引发严重的室性心律失常。

(3)狭义的 Ron-T 现象：是指室性早搏 QRS′波群落在前一搏动的 T 波上并引发严重的室性心律失常。

（4）广义的 Ron-T 现象：是仅指室性早搏 QRS'波群落在前一搏动的 T 波上，但未引发严重的室性心律失常。

2. 心电图特征

（1）提早出现宽大畸形 QRS-T 波群，时间≥0.12s，T 波方向与 QRS 主波方向相反。

（2）其前无相关的 P 波，其后偶有 P⁻ 波，R-P⁻ 间期<0.20s。

（3）多呈完全性代偿间歇，若有 P⁻ 波出现可呈不完全性代偿间歇（图 25-5），少数无代偿间歇而呈间位型。

（4）极少数发生在收缩中、晚期的室性早搏可发生心室内差异性传导，系遇浦肯野纤维或心室肌的相对不应期所致，其 QRS'波形较舒张期出现的室性早搏宽大畸形（图 25-6）。

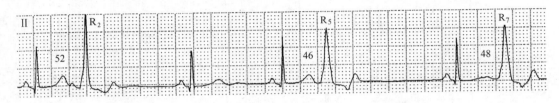

图 25-5　室性早搏伴逆传心房出现不完全性代偿间歇

男性，32 岁，心肌炎后遗症。Ⅱ导联（图 25-5）显示窦性 P-P 间期 1.03s，频率 58 次/min；R₂ 搏动前有提早出现的 P' 波，QRS 波群较 R₅、R₇ 搏动略窄，提示房性早搏与室性早搏共同除极心室所形成的室性融合波；R₅、R₇ 搏动提早出现且宽大畸形，其后有相关的逆行 P⁻ 波跟随，R'-P⁻ 间期 0.23～0.25s，代偿间歇不完全。心电图诊断：①过缓的窦性搏动（58 次/min）；②房性早搏与室性早搏形成的室性融合波；③频发室性早搏伴室房逆传一度阻滞。

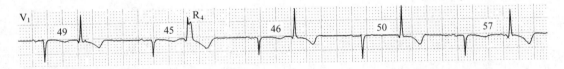

图 25-6　室性早搏伴心室内差异性传导（R₄）

男性，58 岁，冠心病。V₁ 导联（图 25-6）显示每隔 1 个窦性搏动提早出现 1 次呈 qR 型 QRS-T 波群，其偶联间期不等（0.45～0.57s），两异位搏动之间相等（1.40s），为并行心律，值得关注的是偶联间期较短的 R₄ 搏动，其起始向量不变，而终末波宽钝，系长短周期后发生了心室内差异性传导所致。心电图诊断：①窦性心律；②频发并行心律型室性早搏，呈二联律，时伴心室内差异性传导。

3. 发生机制

引发室性早搏的机制有折返（微折返多见）、自律性增高、并行心律及触发活动。

4. 特殊类型的室性早搏

以下特殊类型室性早搏，均为病理性室性早搏：

（1）多源性室性早搏：是指同一导联中室性早搏 QRS'波形至少有 3 种且偶联间期不等（图 25-7）。若 QRS'波群呈两种形态且偶联间期不等，则称为双源性室性早搏。

（2）多形性室性早搏：是指同一导联中室性早搏 QRS'波形至少有 3 种，但偶联间期相等（图 25-8）。若 QRS'波群呈两种形态且偶联间期相等，则称为双形性室性早搏。

（3）特宽型室性早搏：是指室性早搏 QRS'波群时间≥0.16s。多见于严重的器质性心脏病。其 QRS'波群愈宽，预后愈差。

（4）特矮型室性早搏：是指所有导联室性早搏 QRS'波幅均<1.0mV。

（5）平顶型室性早搏：是指室性早搏 QRS'波形类似于左束支阻滞时 V₅、V₆ 导联 QRS 波形的

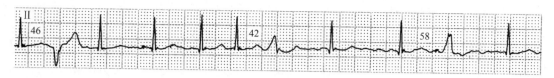

图 25-7 多源性室性早搏

男性,76 岁,冠心病、心房颤动。Ⅱ 导联(图 25-7)显示基本节律为心房颤动,可见 3 次提早出现形态不一致的宽大畸形 QRS-T 波群,其偶联间期不等,有类代偿间歇,平均心室率 100 次/min。心电图诊断:①心房颤动(细颤型)伴正常心室率(100 次/min);②频发多源性室性早搏。

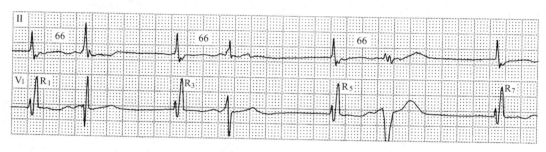

图 25-8 多形性室性早搏

女性,86 岁,冠心病、心力衰竭、右侧股骨颈骨折。Ⅱ、V₁ 导联(图 25-8)同步记录,未见明显的 P 波或 f 波,基本 QRS 波群呈右束支阻滞图形(时间 0.13s),如 R₁、R₃、R₅、R₇ 提早出现 QRS-T 波形不一致,而偶联间期相等(0.66s),其后代偿间歇长短不一,平均心室率 70 次/min;Ⅱ 导联 T 波低平,Q-T 间期 0.58s。心电图诊断:①首先考虑心房颤动(细颤型)伴正常心室率(平均 70 次/min);②频发多形性室性早搏,呈二联律;③完全性右束支阻滞;④轻度 T 波改变;⑤Q-T 间期延长。

特征。

(6)特早型室性早搏:是指室性早搏的偶联间期<0.43s,包括 T 波上室性早搏(Ron-T 现象),可伴有心室内差异性传导。当提早指数(R-R′间期/Q-T 间期)<0.90 时,易诱发严重的室性心律失常。

5.良性室性早搏与病理性室性早搏的鉴别

遇室性早搏时,最好能判断该早搏是良性的还是病理性的。若是病理性的,是器质性心脏病所致,还是体液性异常所致(如药物中毒、电解质紊乱、酸碱平衡失调、低氧血症等),以利于临床医生进一步诊治。良性室性早搏与病理性室性早搏的鉴别见表 25-1。

表 25-1 良性室性早搏与病理性室性早搏的鉴别

鉴别要点		良性室性早搏	病理性室性早搏
(1)临床特征	①病程及健康状况	持续多年,健康状况良好	病程短,伴有其他症状
	②与运动的关系	多消失或无关	增多
	③初发早搏的年龄	青年多见	儿童、中老年多见
	④伴其他疾病或症状	多无,尤其是无器质性心脏病的表现,无冠心病危险因素(高血脂、高血压、肥胖、糖尿病等)	常见,尤其是早搏发生在器质性心脏病、心功能不全时
(2)QRS′波群的特征	①QRS′波群时间	<0.14s	≥0.16s,为特宽型早搏
	②QRS′波幅	很高,常>2.0mV	在各导联上<1.0mV,为特矮型早搏,或低于同一导联其他的 QRS 波幅

	鉴别要点	良性室性早搏	病理性室性早搏
（2）QRS'波群的特征	③QRS'-T波群的外形	QRS'波群光滑、高尖，无切迹及顿挫，多呈R型或QS型，ST-T与QRS'主波方向相反，倒置T波多较圆钝，两支不对称	QRS'波形奇特，有多个切迹及顿挫或呈平顶型早搏或在左胸导联呈QR、QRs、qR型，ST-T与QRS'主波方向相同或T波类似冠状T波
	④早搏起源部位	起源于右心室、单源性多见	起源于左心室、多形性、多源性
	⑤偶联间期的长短	多发生在舒张早、中期	偶联间期<0.43s，为特早型早搏或提早指数<0.90的Ron-T早搏
	⑥联律情况	多无或少	多有，常呈二、三联律或成对发生
（3）合并其他心电图异常		多无或少	可合并其他类型的早搏、传导阻滞、心房颤动、异常Q波、左心室肥大及劳损、原发性ST-T改变或早搏后P波、ST段、T波、U波改变等

6. 室性早搏的分级

Lown等将监护病房心肌梗死患者所出现的室性早搏分为5级（表25-2），认为3～5级具有警报意义，易发生严重的室性心律失常而猝死。

表25-2 室性早搏的Lown分级法

分级	室性早搏出现的次数及性质
0级	无
1A级	偶发性，<30次/h，<1次/min
1B级	偶发性，<30次/h，>1次/min
2级	频发性，>30次/h，>1次/min
3级	多形性
4A级	连续性，呈二、三联律或成对出现
4B级	连续性，呈短阵性室性心动过速
5级	早期室性早搏呈Ron-T现象

7. 关注高风险的室性早搏

发生在下列情况的室性早搏，属高风险的早搏，需引起足够的重视：

（1）上述6种病理性室性早搏及Lown分级法中4B级、5级。

（2）严重的器质性心脏病的室性早搏，如急性心肌梗死、各类心肌病及心力衰竭等。

（3）严重的电解质紊乱时，如低钾血症、高钾血症等。

（4）离子通道心肌病：长、短Q-T间期综合征及J波综合征（Brugada综合征、早复极综合征）。

（5）有T波电交替者。

（6）药物过量或中毒引起的室性早搏，如洋地黄中毒等。

8. 室性早搏的危害性

（1）影响生活质量：发生室性早搏时，若有心悸、胸闷等自觉症状者，则会影响生活质量。

（2）特早型或落在T波上室性早搏，极易引发严重的室性心律失常而危及生命。

（3）特早型（偶联间期<0.43s）、高负荷室性早搏（>25%）引发室性早搏性心肌病概率明显增高。

9.引发室性早搏的常见原因

引发室性早搏的常见原因有神经功能性因素、各种器质性心脏病、各种药物过量或中毒、电解质紊乱或酸碱平衡失调、低氧血症、心肌的直接机械性刺激及原发性心电离子通道疾病等。

10.室性早搏的治疗原则

(1)消除诱因,积极治疗原发病。

(2)酌情选用抗心律失常药物:β受体阻滞剂(美托洛尔)、膜稳定剂(美西律、普罗帕酮)及复极抑制剂(胺碘酮)。

(3)必要时行射频消融术:能根治患者70%~100%室性早搏,尤其对起源于右心室流出道的室性早搏效果更好。

四、室性心动过速

1.基本概念

凡是起源于希氏束分叉部以下、连续出现3次或3次以上、频率>100次/min的心动过速,就称为室性心动过速。

2.心电图特征

(1)绝大部分 QRS′波群宽大畸形,时间≥0.12s;少部分 QRS′波形、时间均正常(如起源于希氏束分叉部附近)或 QRS′波形呈分支阻滞图形,时间≤0.12s(如起源于左前分支、左后分支部位)。

(2)上述 QRS′波群连续出现3次或3次以上。

(3)频率101~250次/min,大多为150~200次/min,其 R′-R′间期规则或稍不规则。

(4)存在干扰性房室分离(图25-9)。

(5)出现窦性夺获或室性融合波,具有诊断意义。

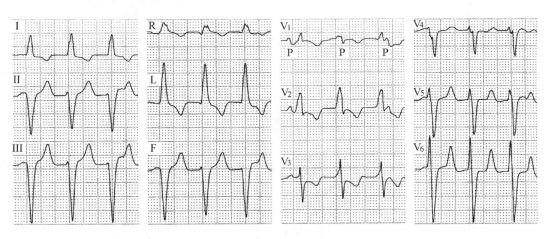

图 25-9　室性心动过速

男性,35岁,突发心动过速2h。常规心电图(图25-9)显示 V$_1$~V$_3$ 导联窦性 P 波落在 QRS-T 波群不同部位上,P-P 间期0.68s,频率88次/min;QRS波群宽大畸形,其 R′-R′间期0.55s,频率109次/min。心电图诊断:①窦性心律;②阵发性室性心动过速(109次/min);③干扰性房室分离。

3.发生机制

引发室性心动过速的机制有折返型、自律性增高型、并行心律型及触发型4种。

4.分类

室性心动过速的分类繁多,通常按照持续时间的长短(短阵性、持续性及无休止性)、发病机制(折返型、自律性增高型、并行心律型及触发型)及 QRS′波形特征等进行分类。现根据 QRS′波形特征对室性心动过速的分类及其特征进行阐述。

（1）单形性或单源性室性心动过速：QRS′波形始终是一致的，且与单个及成对室性早搏 QRS′波形相同（图 25-10）。

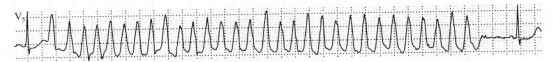

图 25-10　Ron-T 室性早搏诱发极速型单形性室性心动过速（300 次/min）

（2）双形性或双源性室性心动过速：QRS′波形两种，若其 R′-R′间期相等，则提示为双形性；若 R′-R′间期呈短长两种，则提示为双源性（图 25-11）。

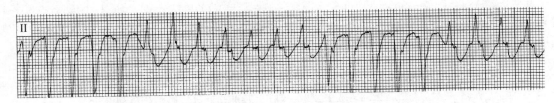

图 25-11　交替出现的双源性室性心动过速

男性，68 岁，冠心病、突发心动过速 1h。Ⅱ导联（图 25-11）未见窦性 P 波，两种宽大畸形 QRS-T 波群呈交替出现，每种形态持续 5、7 个搏动，R′-R′间期 0.30～0.35s，频率 171～200 次/min。心电图诊断：双源性极速型室性心动过速（171～200 次/min）。

（3）多形性室性心动过速：Q-T 间期正常时，其 QRS′波形呈连续性变化，频率多＞250 次/min（图 25-12）。

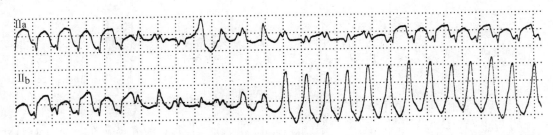

图 25-12　多形性极速型室性心动过速

男性，21 岁，晕厥待查。Ⅱa、Ⅱb 导联（图 25-12）连续记录，未见窦性 P 波，QRS 波群宽大畸形，形态多变，R′-R′间期 0.21～0.24s，频率 250～286 次/min。心电图诊断：多形性极速型室性心动过速（250～286 次/min）。

（4）尖端扭转型室性心动过速：Q-T 间期延长时，其 QRS′主波每隔 3～10 个搏动围绕基线进行扭转，常由 Ron-T 室性早搏所诱发（图 25-13）。

（5）双向性室性心动过速：由两种方向相反的 QRS′波群交替出现而组成（图 25-14）。

（6）多源性室性心动过速：QRS′波形 3 种或 3 种以上，其 R′-R′间期不等。

（7）分支型室性心动过速：QRS′波形呈右束支阻滞合并左前分支阻滞图形（图 25-15）或左后分支阻滞图形（图 25-16），时间≤0.12s；多见于无器质性心脏病的年轻患者，维拉帕米（异搏定）治疗有效。

5.常见病因

约 90%的室性心动过速发生在器质性心脏病、电解质异常或药物中毒中，如急性心肌梗死、各类心肌病、急性心力衰竭、长 Q-T 间期综合征、低钾血症、洋地黄中毒等；约 10%的室性心动过速发生在无明显器质性心脏病中（特发性室性心动过速）。

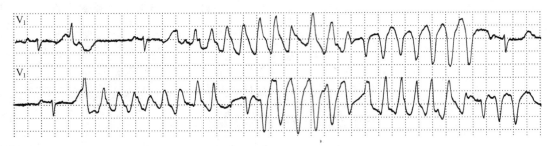

图 25-13　Ron-T 室性早搏诱发尖端扭转型室性心动过速

男性,33 岁,周期性瘫痪、低钾血症(血钾浓度 3.0mmol/L)。上、下两行 V₁ 导联(图 25-13)连续记录,显示窦性 P-P 间期 0.77s,频率 78 次/min;可见 Ron-T 多源性室性早搏并诱发短阵性室性心动过速,其 QRS' 波形多变并围绕基线进行扭转,R'-R' 间期 0.23～0.28s,频率 214～261/min;Q-T 间期 0.50～0.54s。心电图诊断:①窦性心律;②多源性 Ron-T 室性早搏诱发尖端扭转型室性心动过速(214～261 次/min);③Q-T 间期延长。

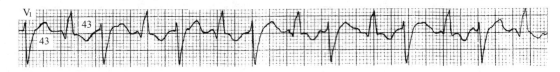

图 25-14　双向性室性心动过速

男性,75 岁,冠心病、心房颤动、长期服用地高辛。V₁ 导联(图 25-14)未见明显的窦性 P 波,似有 f 波,QRS 波群呈交替性类似左束支和右束支阻滞图形,其 R'-R' 间期 0.43s,频率 140 次/min。心电图诊断:①心房颤动(细颤型);②双向性室性心动过速(140 次/min);③完全性房室分离;④提示洋地黄中毒。

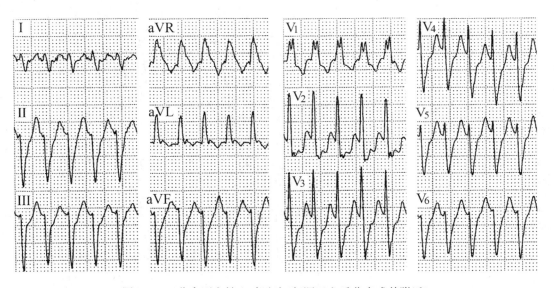

图 25-15　分支型室性心动过速(起源于左后分支或其附近)

女性,19 岁,突发心动过速 2h。常规心电图(图 25-15)显示 QRS 波群宽大畸形(时间 0.12s),R'-R' 间期 0.27s,频率 222 次/min;I、III 导联主波均向下,为无人区电轴,但 S_III>S_II,R_aVL>R_I;aVR 导联呈 qR 型;V₁ 导联呈 R 型,R 波挫折,V₆ 导联呈 rS 型,r/S<1。心电图诊断:分支型室性心动过速(222 次/min),提示起源于左后分支附近。

6.诊断时应注意的问题

(1)鉴别诊断:主要与室上性心动过速合并束支阻滞、心室内差异性传导、心室预激相鉴别,具体鉴别方法与步骤请见第 316 页第三十三章宽 QRS 心动过速诊断室性心动过速简易六步法。

（2）确定起源部位：根据 12 导联 QRS′波形特征，确定起源或折返部位。

（3）确定室性心动过速类型及其发生机制。

（4）尽量判定引发室性心动过速的病因及诱因。

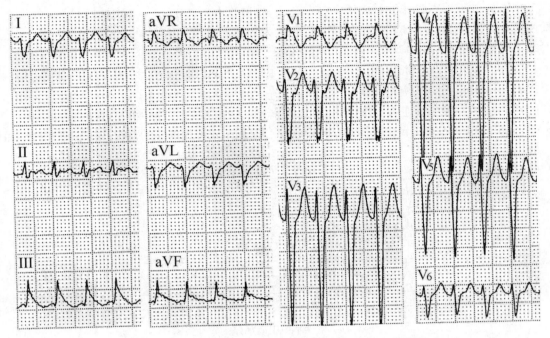

图 25-16 分支型室性心动过速（起源于左前分支或其附近）

男性，77 岁，突发心动过速 3h。常规心电图（图 25-16）显示 QRS 波群宽大畸形（时间 0.12s），类似右束支和左后分支阻滞图形，R′-R′间期 0.31s，频率 194 次/min；aVR 导联呈 Qr 型，Q 波时间 0.04～0.05s；V₁ 导联呈 R 型，V₆ 导联呈 rS 型，r/S＜1；V₁、V₂ 导联 ST 段上似有逆行 P⁻ 波重叠。心电图诊断：分支型室性心动过速（194 次/min）可能伴 1：1 室房逆传，提示起源于左前分支附近。

7. 临床意义

室性心动过速发作时，由于基础心脏病、心功能状态、心动过速频率高低及持续时间长短等不同情况，其临床表现及预后有很大的差异。持续性室性心动过速，尤其是多形性、尖端扭转型及频率较快者（＞150 次/min）是一种严重的心律失常。室性心动过速绝大部分伴发于器质性心脏病患者，易导致血流动力学改变，不仅使心功能恶化，还可引发心电紊乱，出现心室扑动或颤动而猝死。故应进行标本兼治，在积极治疗室性心动过速的同时，也应积极治疗原发病。

8. 持续性室性心动过速的紧急处理

有关持续性室性心动过速的紧急处理，2015 年欧洲心脏病学会（ESC）在指南中提出了如下建议：

（1）若患者出现血流动力学不稳定（心源性休克），则应进行直接电复律。

（2）若患者低血压但尚有意识，则应在电复律前给予快速镇静。

（3）对血流动力学稳定的宽 QRS 心动过速患者，应首选电复律。

（4）对未发生严重的心力衰竭或非急性心肌梗死患者，选用药物治疗时可考虑静脉应用普鲁卡因胺或氟卡尼。

（5）对伴有心力衰竭或疑似心肌缺血患者，选用药物治疗时可考虑静脉应用胺碘酮。

（6）对单形性室性心动过速患者，静脉应用利多卡因效果一般。

（7）对起源于分支附近的室性心动过速（QRS′波形呈右束支阻滞型伴电轴左偏或右偏）患者，

应静脉使用维拉帕米或β受体阻滞剂。

五、加速的室性逸搏及其心律

1. 基本概念

当室性异位起搏点自律性轻度增高(频率41～100次/min)出现1～2次搏动时,便称为加速的室性逸搏;若连续出现3次或3次以上搏动,则称为加速的室性逸搏心律。

2. 心电图特征

(1)宽大畸形QRS'波群的周期0.6～1.5s(频率41～100次/min),可相等或不一致,其周期的长短代表异位起搏点自律性的高低。

(2)可呈单个、成对及连续出现(图25-17、图25-18),当连续出现时,可有起步现象。

(3)仅出现单一的室性异位节律,频率41～100次/min,就称为加速的室性逸搏心律(图25-19)。

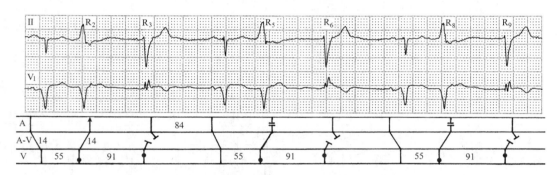

图25-17 室性早搏引发加速的室性逸搏

男性,70岁,冠心病。II、V₁导联(图25-17)同步记录,定准电压5mm/mV。显示窦性P-P间期0.84s,频率71次/min,P-R间期0.14s,电轴−48°;R₂、R₅、R₈搏动为提早出现宽大畸形QRS-T波群,偶联间期相等,其后有逆行P⁻波跟随,R'-P⁻间期0.14s,P⁻波形态不一致,R₅、R₈搏动后P⁻波为房性融合波,R₃、R₆、R₉搏动为延迟出现宽大畸形QRS-T波群,其逸搏周期0.91s,频率66次/min,为加速的室性逸搏。心电图诊断:①窦性心律;②频发室性早搏伴逆传心房,时呈房性融合波;③频发加速的室性逸搏(66次/min);④电轴−48°。

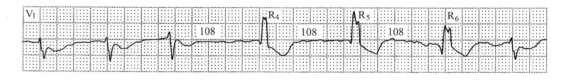

图25-18 短阵性加速的室性逸搏心律伴室性融合波

男性,76岁,心房颤动。V₁导联(图25-18)显示基本节律为心房颤动,平均心室率70次/min;R₄、R₅、R₆搏动为延迟出现宽大畸形QRS-T波群,其逸搏周期1.08s,频率56次/min,形态不一致,考虑R₄、R₅搏动为室性融合波。心电图诊断:①心房颤动(细颤型)伴正常心室率(平均70次/min);②短阵性加速的室性逸搏心律伴室性融合波(56次/min);③不完全性干扰性房室分离;④二度房室阻滞待排。

3. 发生机制

系室性异位起搏点自律性轻度增高超过窦房结、心房、房室交接区起搏点的频率或希氏束远端存在高度至三度阻滞所致(图25-20、图25-21)。

4. 临床意义

(1)加速的室性逸搏及其心律的出现,说明窦房结、心房或房室交接区起搏点自律性降低或希氏束远端存在高度至三度阻滞所致,见于急性心肌梗死、心肌炎、心肌病、低钾血症、洋地黄中毒、心脏手术及心肌再灌注损伤等。

（2）冠状动脉急性闭塞后再开通的瞬间最容易出现加速的室性逸搏心律,此心律失常被认为是冠状动脉再通的标志之一。

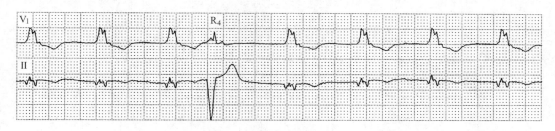

图 25-19 加速的室性逸搏心律

女性,84 岁,冠心病、慢性心房颤动。V_1、Ⅱ 导联(图 25-19)同步记录,定准电压 5mm/mV。未见各种心房波(P、f 波),R_4 搏动为提早出现 QRS 波群宽大畸形,其余 QRS 波群在 V_1 导联呈左突耳征,R'-R' 间期规则 0.90s,频率 67 次/min。心电图诊断:①提示心房颤动(细颤型);②室性早搏;③加速的室性逸搏心律(67 次/min);④完全性房室分离,可能由三度房室阻滞所致,建议动态心电图检查。

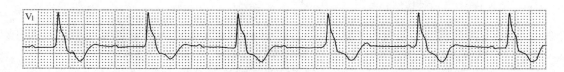

图 25-20 三度房室阻滞、加速的室性逸搏心律

男性,77 岁,冠心病。V_1 导联(图 25-20)定准电压 5mm/mV,显示窦性 P-P 间期 0.54s,频率 111 次/min,P-R 间期长短不一,QRS 波群宽大畸形呈左突耳征,其 R'-R' 间期 1.18s,频率 51 次/min。心电图诊断:①窦性心动过速(111 次/min);②三度房室阻滞;③加速的室性逸搏心律(51 次/min)。

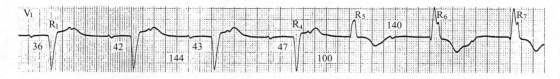

图 25-21 三度房室阻滞、加速的多源性室性逸搏心律

男性,58 岁,冠心病。V_1 导联(图 25-21)定准电压 5mm/mV,显示窦性 P-P 间期 0.70s,频率 86 次/min,P-R 间期长短不一,QRS 波群宽大畸形呈 4 种形态:①呈类似左束支阻滞型,如 R_1 搏动,其 R'-R' 间期 1.44s,频率 42 次/min;②呈类似右束支阻滞型,如 R_5 搏动,其 R'-R' 间期 1.0s,频率 60 次/min;③呈类似右束支阻滞型及左突耳征,如 R_6、R_7 搏动,其 R'-R' 间期 1.40s,频率 43 次/min;④呈类似左束支阻滞型但相对变窄,如 R_4 搏动,为室性融合波。心电图诊断:①窦性心律;②三度房室阻滞;③加速的多源性室性逸搏心律及室性融合波(42~43 次/min)。

六、非阵发性室性心动过速

室性异位心律的频率轻度增高(61~100 次/min)与窦性频率接近,两者竞争性地控制心室,且连续出现 3 次或 3 次以上,呈现干扰性房室分离(图 25-22),可出现室性融合波。

七、室性逸搏及其心律

1. 心电图特征

（1）延迟出现 1~2 次宽大畸形 QRS' 波群,时间≥0.12s,T 波与 QRS' 主波方向相反。若其 QRS' 波形一致,则为单源性室性逸搏;若 QRS' 波形呈两种形态,则为双源性室性逸搏(图 25-23);若 QRS' 波形呈 3 种或 3 种以上形态,则为多源性室性逸搏。

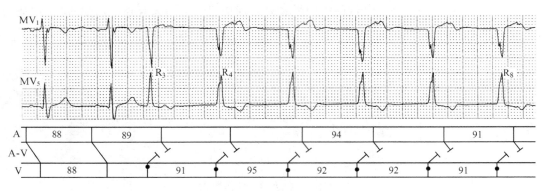

图 25-22　非阵发性室性心动过速(63～66 次/min)

男性,31 岁,病毒性心肌炎。MV_1、MV_5 导联(图 25-22)同步记录,显示窦性 P-P 间期 0.88～0.94s,频率 64～68 次/min,QRS 时间 0.13s;R_3 搏动为提早出现相对正常化 QRS-T 波群,R_4～R_8 搏动为延迟出现类似左束支阻滞型 QRS-T 波群,其 R'-R' 间期 0.91～0.95s,频率 63～66 次/min,窦性 P 波落在 ST 段、T 波不同部位上而呈现干扰性房室分离。心电图诊断:①窦性心律;②非特异性心室内阻滞;③室性早搏;④非阵发性室性心动过速(63～66 次/min);⑤不完全性干扰性房室分离。

(2)其 QRS'波群前、中、后可有窦性 P 波,但 P-R 间期<0.12s,表明 P 波被干扰而不能下传;QRS'波群后面偶有逆行 P⁻波跟随,其 R'-P⁻ 间期<0.20s。

(3)若逸搏周期 1.5～3.0s,频率 20～40 次/min,则称为室性逸搏;若逸搏周期>3.0s,频率<20 次/min,则称为过缓的室性逸搏。

(4)若连续延迟出现 3 次或 3 次以上宽大畸形 QRS'波群,频率 20～40 次/min,则称为室性逸搏心律(图 25-24)。

(5)可出现室性融合波。

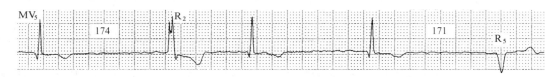

图 25-23　双源性室性逸搏

男性,71 岁,心房颤动、服用洋地黄。MV_5 导联(图 25-23)显示基本节律为心房颤动,平均心室率 45 次/min;R_2、R_5 搏动为延迟出现宽大畸形 QRS-T 波群,逸搏周期分别为 1.74、1.71s,频率 34、35 次/min;T 波浅倒置。心电图诊断:①心房颤动(细颤型)伴缓慢心室率(平均 45 次/min);②提示二度房室阻滞;③双源性室性逸搏(34、35 次/min);④提示洋地黄中毒,请结合临床;⑤T 波改变。

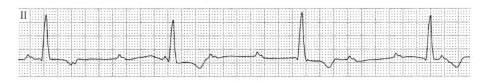

图 25-24　室性逸搏心律

男性,74 岁,冠心病。II 导联(图 25-24)显示窦性 P-P 间期 0.68s,频率 88 次/min,P 波时间 0.13s,呈双峰切迹,两峰距 0.06s;P-R 间期长短不一,QRS 波群宽大畸形(时间 0.14s),R'-R' 间期 1.84～1.88s,频率 32～33 次/min。心电图诊断:①窦性心律;②P 波增宽伴切迹,提示不完全性左心房内阻滞,请结合临床;③三度房室阻滞;④室性逸搏心律(32～33 次/min)。

2.临床意义

(1)出现室性逸搏及其心律,虽然其本身是一种生理性保护机制,但表明窦房结、心房、房室交接区起搏点均受到了抑制或出现希氏束远端高度至三度阻滞,多见于严重心脏病患者。

(2)因室性逸搏起搏点的自律性较低且极不稳定,易发生停搏而出现心室停搏,故属严重心律失常的范畴,应及时植入双腔起搏器。

(3)QRS'波群愈宽大畸形,频率愈慢者,提示其起搏点位置愈低,是心脏停搏的先兆。

八、混合性室性异位心律

混合性室性异位心律是指在一阵室性异位心律中,既有室性早搏,也有加速的室性逸搏及室性逸搏出现,其 QRS'波形多变或一致,R'-R'间期明显不等(图 25-25)。系心室内多个或单个异位起搏点自律性高低改变所致。心电图可诊断为"由室性早搏、加速的室性逸搏及室性逸搏组成的室性异位心律"。

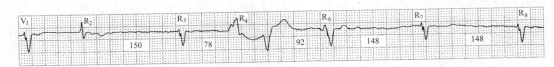

图 25-25　由室性逸搏、加速的室性逸搏及室性早搏组成的多源性混合性室性异位心律

男性,80 岁,冠心病、慢性心房颤动、服用洋地黄。V₁ 导联(图 25-25)定准电压 5mm/mV,显示基本节律为心房颤动,平均心室率 65 次/min;R₂ 形态正常,为 f 波下传心室;R₃、R₇、R₈ 为延迟出现宽大畸形 QRS-T 波群,逸搏周期 1.48~1.50s,频率 40~41 次/min,为室性逸搏;R₄~R₆ 形态不一致,R'-R'间期长短不一,为多源性室性早搏、加速的室性逸搏。心电图诊断:①心房颤动(细颤型)伴正常心室率(平均 65 次/min);②由室性逸搏、加速的室性逸搏及室性早搏组成的多源性混合性室性异位心律;③提示二度房室阻滞;④提示洋地黄中毒,请结合临床。

九、心室扑动

心室扑动是介于室性心动过速与心室颤动之间的一种快速而规则严重的室性心律失常,表现为 QRS 波群和 T 波难以分辨,类似"正弦曲线",频率可快可慢,多在 180~250 次/min(图 25-26)。

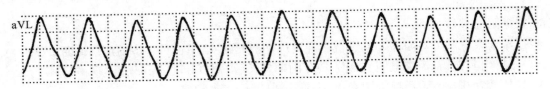

图 25-26　缓慢型心室扑动

糖尿病、酮症酸中毒、高钾血症(血钾浓度 8.6mmol/L)患者出现 QRS 波群和 T 波难以分辨,类似"正弦曲线",频率 109 次/min(图 25-26),为缓慢型心室扑动(引自朱同新)。

十、心室颤动

心室颤动是一种极速型室性心律失常,表现为 QRS-T 波群消失,代之以波形、波幅及时距均不等的小圆钝波,频率 250~500 次/min。根据颤动波振幅的高低可分为粗大型心室颤动(波幅≥0.5mV)和细小型心室颤动(波幅<0.5mV)两种类型,前者除颤成功率高。根据病因不同可分为原发性、继发性及特发性心室颤动三种类型。①原发性心室颤动:是由心室肌存在具体的电生理异常所致,且发作前无严重的血流动力学紊乱,冠心病为最常见的病因;②继发性心室颤动:是继发于心肌严重损害、心力衰竭而引发的心室颤动;③特发性心室颤动:是指经临床详尽检查未能发现心脏有结构异常、原因不明的自发性心室颤动。

第二十六章

房室阻滞

一、概述

P-R间期代表房室传导时间,包括冲动在心房、房室结、希氏束、束支、分支及浦肯野纤维直至心室开始除极所需的时间,正常值为0.12～0.20s。随着心率的改变,其值会有所变化,但互差<0.05s。窦性冲动在上述部位发生传导延缓或阻滞,均会引起P-R间期延长或P波下传受阻,但以房室结最为常见。

为了排除房室交接区生理性不应期的影响,诊断房室阻滞要求窦性P波(偶尔为房性P'波)频率必须≤135次/min且P波落在T波之后。

二、分类

房室阻滞可根据阻滞程度、部位及与频率相关性等进行分类。诊断时除了关注房室阻滞的"度"及房室传导比例外,应尽可能确定阻滞部位,因后者对临床更有价值。

1. 根据阻滞程度分类

(1)一度房室阻滞。

(2)二度房室阻滞:二度Ⅰ型、二度Ⅱ型、2:1或3:1传导(合并逸搏干扰)。

(3)高度房室阻滞。

(4)几乎完全性房室阻滞。

(5)三度房室阻滞。

2. 根据阻滞部位分类

根据希氏束电图可对阻滞部位进行精准定位,但常规心电图也具初步的定位诊断价值。

(1)心房内阻滞:希氏束电图表现为P-A间期延长(正常值25～45ms)。

(2)房室结内阻滞:希氏束电图表现为A-H间期延长(正常值60～130ms)。

(3)希氏束内阻滞:希氏束电图表现为H-V间期延长(正常值35～55ms)。

(4)束支内阻滞:希氏束电图也表现为H-V间期延长,但伴随束支阻滞图形。

3. 根据阻滞与频率相关性分类

(1)快频率依赖性阻滞:又称为3相阻滞,在心率增快时出现。

(2)慢频率依赖性阻滞:又称为4相阻滞,在心率减慢时出现。

(3)间歇性阻滞:房室阻滞的出现与心率快、慢无关。分为:①间歇性一度阻滞(图26-1),需注意是否由房室结慢径路传导、隐匿性房室交接性异位搏动所致;②间歇性二度阻滞,需注意是否由隐匿性房室交接性异位搏动所致;③间歇性三度阻滞,又称为阵发性三度房室阻滞(图26-2)。

三、发生机制

一度房室阻滞系房室交接区相对不应期异常地延长并占据了整个心动周期;二度Ⅰ型房室阻滞以相对不应期延长为主,有效不应期略有延长;二度Ⅱ型房室阻滞系有效不应期显著地延长,而相对不应期明显地缩短;三度房室阻滞则有效不应期占据了整个心动周期(图26-3)。

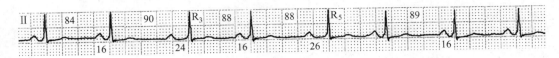

图 26-1　间歇性一度房室阻滞

男性,23 岁,心肌炎后遗症。Ⅱ 导联(图 26-1)显示 P-P 间期 0.84～0.90s,频率 67～71 次/min;P-R 间期有 0.16、0.24～0.26s 短长两种,与 P-P 间期的长短无明显关系。心电图诊断:①窦性心律;②间歇性一度房室阻滞,房室结双径路传导待排。

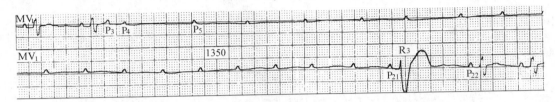

图 26-2　成对未下传房性早搏引发阵发性三度房室阻滞

男性,70 岁,冠心病。上、下两行 MV₁ 导联(图 26-2)连续记录,显示窦性 P-P 间期 0.58～0.93s,频率 65～103 次/min;P-R 间期 0.17s,QRS 时间 0.10s;成对未下传房性早搏(P_3、P_4)后连续出现 18 个窦性 P 波下传受阻,在长达 13.50s 后出现 1 次呈左束支阻滞型 QRS 波群(R_3 搏动),其 P-R 间期 0.17s,提示 R_3 搏动为窦性下传伴 4 相左束支阻滞或室性逸搏,其后才恢复正常的房室传导;夹有 R_3 搏动的长 P-P 间期(P_{21}-P_{22})恰好等于其前两个短 P-P 间期之和。心电图诊断:①窦性心律伴不齐;②二度Ⅱ型窦房阻滞;③成对未下传房性早搏引发阵发性三度房室阻滞伴心室停搏(13.50s);④4 相(慢频率依赖性)完全性左束支阻滞或极缓慢室性逸搏诱发房室交接区韦金斯基现象;⑤下级起搏点功能低下;⑥建议植入双腔起搏器。

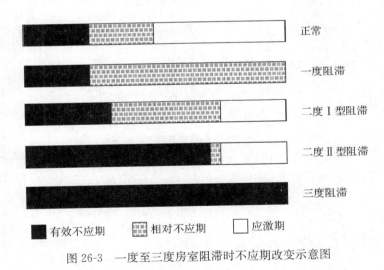

图 26-3　一度至三度房室阻滞时不应期改变示意图

四、一度房室阻滞

1. 心电图特征

(1)窦性 P 波(偶尔为房性 P'波)频率≤135 次/min 及 P 波落在 T 波之后,出现 P-R 间期≥0.21s(儿童≥0.19s)或超过正常最高值,且所有冲动均能下传心室(图 26-4)。

(2)心率相近时,前后两次心电图比较,若出现 P-R 间期互差≥0.04s,即使 P-R 间期仍在正常范围,也可诊断为一度房室阻滞,且更有临床价值。但当 P-R 间期呈成倍延长时,需注意是否由房室结慢径路传导所致。

(3)心率增快时,P-R 间期不缩短,反而较原来延长≥0.04s,也应考虑一度房室阻滞(3 相阻滞)。

2.发生机制

房室交接区的相对不应期异常地延长并占据了整个心动周期,不论窦性频率如何变化,下传时均会遇其相对不应期而出现P-R间期延长(图26-3)。

3.阻滞部位

可发生在心房、房室结、希氏束或束支水平内,但最常见的阻滞部位是房室结,其次为心房,希氏束、束支内虽然较少见,但预后不良。

(1)P-R间期显著延长者(>0.35s),提示阻滞部位在房室结(图26-4)。

(2)P-R间期轻度延长伴P波高尖,提示一度房室阻滞与右心房内传导延缓有关。

(3)P-R间期轻度延长伴P波增宽切迹,提示一度房室阻滞与房间隔或左心房内传导延缓有关(图26-5)。

(4)P-R间期轻度延长伴左束支阻滞,提示阻滞部位在右束支(75%~90%)(图26-6)。

(5)P-R间期轻度延长伴右束支阻滞,提示阻滞部位多数在房室结,少数在左束支。

(6)P-R间期轻度延长伴右束支阻滞、左前分支或左后分支阻滞,提示阻滞部位在束支或分支(图26-7)。

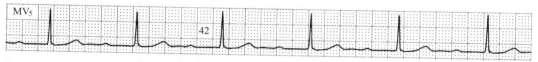

图26-4　一度房室阻滞(P-R间期0.42s)

男性,69岁,冠心病。MV₅导联(图26-4)显示窦性P-P间期1.07~1.10s,频率55~56次/min,P-R间期0.42s。心电图诊断:①窦性心动过缓(55~56次/min);②一度房室阻滞。

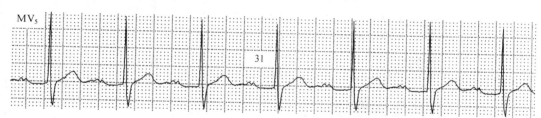

图26-5　不完全性左心房内阻滞、一度房室阻滞

男性,68岁,冠心病。MV₅导联(图26-5)显示窦性P-P间期0.84s,P波增宽(0.13s)伴双峰切迹,两峰距0.05s;P-R间期0.31s。心电图诊断:①窦性心律;②P波增宽伴切迹,提示不完全性左心房内阻滞;③一度房室阻滞。

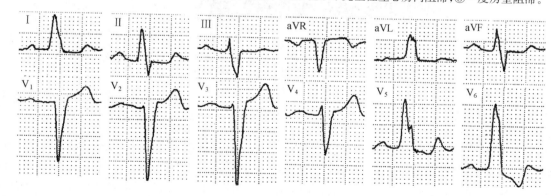

图26-6　双束支阻滞(完全性左束支阻滞合并一度右束支阻滞)

男性,70岁,冠心病。常规心电图(图26-6)显示P-R间期0.24s,QRS波群宽大畸形,时间0.15s,在V₁、V₂导联呈QS、rS型,V₅、V₆导联呈R型,R波挫折。心电图诊断:①窦性心律;②一度房室阻滞,提示发生在右束支内(即右束支存在一度阻滞);③完全性左束支阻滞。

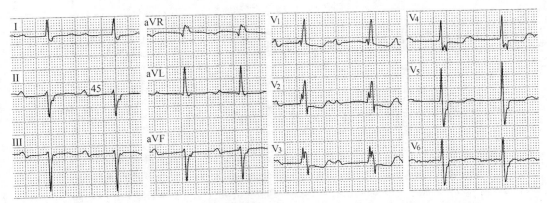

图 26-7　三分支阻滞(完全性右束支阻滞、左前分支阻滞合并一度左后分支阻滞)

女性,69 岁,冠心病。常规心电图(图 26-7)显示窦性 P-P 间期 0.92～0.94s,P-R 间期 0.45s。QRS 波群增宽,时间 0.12s,在 I 导联呈 Rs 型,aVL 导联呈 qRs 型,$R_{aVL}>R_I$,II、III、aVF 导联呈 rS 型,$S_{III}>S_{II}$,电轴−45°;V_1 导联呈 rsR′型。V_5、V_6 导联 T 波振幅低平。心电图诊断:①窦性心律;②一度房室阻滞,提示发生在房室结和左后分支内(即左后分支也存在一度阻滞);③完全性右束支阻滞;④左前分支阻滞;⑤侧壁轻度 T 波改变。

4.鉴别诊断

(1)干扰性 P-R 间期延长:凡是窦性、房性激动提早出现落在前一搏动 T 波上而出现 P(P′)-R 间期延长,且 R-P(P′)间期与 P(P′)-R 间期符合反比关系时,该 P(P′)-R 间期延长应考虑为干扰性 P(P′)-R 间期延长。

(2)房室结双径路传导引起 P-R 间期突然延长:P-P 间期基本规则时,突然出现 P-R 间期呈成倍或跳跃式延长,应考虑房室结双径路传导(图 26-8);有时窦性激动持续地从慢径路下传出现较长 P-R 间期,易误诊为一度房室阻滞。

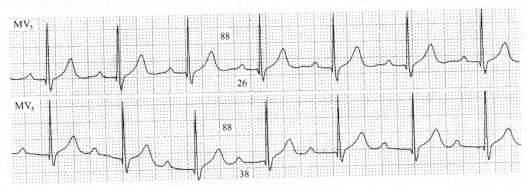

图 26-8　房室结双径路传导引发两种 P-R 间期(0.26、0.38s)

男性,36 岁,反复发作心动过速 1 年余。上、下两行 MV_5 导联(图 26-8)系 DCG 相隔数分钟记录,显示 P-P 间期 0.88s,而 P-R 间期呈 0.26、0.38s 短长两种。心电图诊断:①窦性心律;②一度房室阻滞;③P-R 间期呈短长两种,提示房室结双径路传导所致。

(3)隐匿性房室交接性异位搏动引起干扰性 P-R 间期延长:隐匿性房室交接性异位搏动所产生的不应期可影响窦性激动下传,出现 P-R 间期延长或 P 波下传受阻,酷似间歇性一度房室阻滞、房室结慢径路传导或二度房室阻滞。若同一份心电图中,有显性房室交接性早搏或逸搏出现,突然发生 P-R 间期延长或 P 波下传受阻,则应首先考虑隐匿性房室交接性异位搏动所致。

(4)加速的房室交接性逸搏心律:有时窦性 P 波落在 T 波上,伴较长的 P-R 间期,若不注意仔细辨认 T 波形态,则易误诊为加速的房室交接性逸搏心律(图 26-9)。

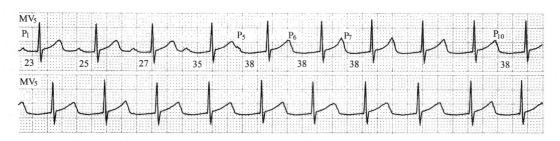

图 26-9　窦性 P 波重叠在 T 波上易误诊为加速的房室交接性逸搏心律

女性,55 岁,健康体检。上、下两行 MV₅ 导联(图 26-9)连续记录,显示窦性 P-P 间期 0.70～0.75s,P-R 间期由 0.23s→0.25s→0.27s→0.35s→0.38s 逐搏延长,直至 P 波重叠在 T 波上,其下传 P-R 间期固定在 0.38s,若无 P₁～P₅ 作佐证,极易误诊为加速的房室交接性逸搏心律。心电图诊断:①窦性心律;②一度Ⅰ型房室阻滞(流产型二度Ⅰ型房室阻滞);③不能排除房室结快、慢径路(P-R 间期 0.35～0.38s)同时存在不典型文氏现象;④窦性 P 波重叠在 T 波上酷似加速的房室交接性逸搏心律。

5. 临床意义

(1)心率相近时,P-R 间期动态变化较持续性 P-R 间期延长更有临床意义和价值。

(2)因一度房室阻滞多发生在房室结内,故预后一般良好。可由迷走神经张力增高、抗心律失常药物、电解质紊乱及器质性心脏病等引起。

(3)若阻滞发生在心房内,则可引发多种房性心律失常,如房性早搏、心房颤动或扑动等。若发生在希氏束、双束支内,则易发展为三度房室阻滞。

(4)若 P-R 间期过度延长(>0.35s),则易出现长 P-R 间期综合征,导致心室有效充盈期显著缩短及二尖瓣反流等而影响心脏功能。此时,应考虑植入双腔起搏器。

五、二度Ⅰ型房室阻滞

二度Ⅰ型房室阻滞又称为房室文氏现象、文氏型房室阻滞、莫氏Ⅰ型房室阻滞。因有 P 波下传受阻,QRS 波群脱漏,故诊断时应写明房室传导比例。其传导比例是指 P 波数目与它下传 QRS 波群数目之比,如 4：3 传导,表示 4 个 P 波中有 3 个下传心室,仅有 1 个 P 波下传受阻。

1. 心电图特征

(1)典型的房室文氏现象:①P-R 间期逐搏延长,直至 P 波下传受阻,QRS 波群脱漏;②P-R 间期延长的增量逐搏减少;③R-R 间期逐搏缩短,直至出现一个长 R-R 间期,最长的 R-R 间期小于最短 R-R 间期的 2 倍;④长 R-R 间期后的第 1 个 R-R 间期大于长 R-R 间期前的任何一个 R-R 间期;⑤长 R-R 间期后第 1 个搏动的 P-R 间期多恢复正常;⑥上述现象至少重复出现 2 个文氏周期。可用"P-R 间期逐搏延长、R-R 间期渐短突长,周而复始"来概括之(图 26-10)。

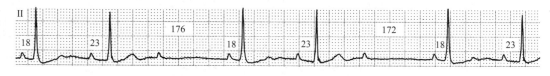

图 26-10　典型的房室文氏现象

男性,37 岁,病毒性心肌炎。Ⅱ导联(图 26-10)显示 P-P 间期 0.90s,频率 67 次/min;P-R 间期由 0.18s→0.23s→P 波下传受阻,QRS 波群脱漏,房室呈 3：2 传导;出现 1.72～1.76s 长 R-R 间期时,未见各种逸搏出现,平均心室率 50 次/min。心电图诊断:①窦性心律;②二度Ⅰ型房室阻滞引发缓慢心室率(平均 50 次/min),房室呈 3：2 传导;③提示下级起搏点功能低下。

（2）不典型的房室文氏现象：P-R 间期总的来说是逐搏延长，直至 P 波下传受阻，QRS 波群脱漏，出现长 R-R 间期；但 P-R 间期延长的增量不是逐搏减少，而是变化不定（图 26-11）：①延长的增量逐搏增大，导致 R-R 间期逐搏延长；②延长的增量长短不一，导致 R-R 间期长短不一；③延长的增量为零，出现等长的 P-R 间期和 R-R 间期；④长 R-R 间期内有隐匿性传导，出现顿挫型文氏现象或使长 R-R 间期后的第 1 个搏动的 P-R 间期长短不一。

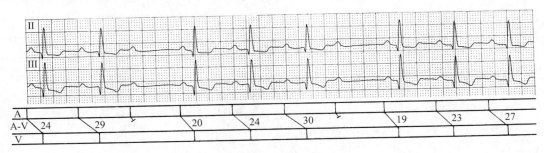

图 26-11　不典型的房室文氏现象

男性，64 岁，冠心病。Ⅱ、Ⅲ导联（图 26-11）同步记录，显示 P-R 间期由 0.20s→0.24s→0.30s 或由 0.19s→0.23s→0.27s 逐搏延长，直至 P 波下传受阻，QRS 波群脱漏，其 P-R 间期延长的增量逐搏增大或相等，房室呈 4∶3 传导，平均心室率 60 次/min；ST 段呈下斜型压低 0.05～0.1mV，T 波负正双相。心电图诊断：①窦性心律；②二度Ⅰ型房室阻滞（不典型的房室文氏现象），房室呈 4∶3 传导；③ST 段、T 波改变。

2. 发生机制

房室交接区的有效不应期略有延长，以相对不应期延长为主，但并未占据整个心动周期，还留有正常的兴奋期或应激期（图 26-3），故文氏周期中，下传的 P-R 间期仍有机会在正常范围内，但会出现递减性传导，直至传导中断而阻滞。

3. 阻滞部位

大多发生在房室结内（约 72%），少数可发生在希氏束（7%）及束支内（21%），但后两者的 P-R 间期逐搏延长的量、递增量和总增量的幅度均很小（图 26-12）。

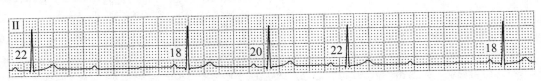

图 26-12　不典型的房室文氏现象

男性，29 岁，病毒性心肌炎。Ⅱ导联（图 26-12）显示 P-P 间期 1.06s，频率 57 次/min；P-R 间期由 0.18s→0.20s→0.22s 逐搏延长，直至 P 波下传受阻，QRS 波群脱漏，其 P-R 间期延长的增量相等，且幅度很小（0.02s），房室呈 4∶3 传导，平均心室率 40 次/min；R-R 间期长达 2.08s 时，未见下级起搏点发放激动。心电图诊断：①窦性心动过缓（57 次/min）；②二度Ⅰ型房室阻滞引发缓慢心室率（平均 40 次/min），房室呈 4∶3 传导，提示阻滞发生在希氏束内；③提示下级起搏点功能低下。

4. 诊断争鸣

对 QRS 波群脱漏后第 1 个搏动的 P-R 间期延长者（≥0.21s），是诊断为"一度合并二度Ⅰ型房室阻滞""二度Ⅰ型房室阻滞"还是诊断为"长 P-R 间期型二度Ⅰ型房室阻滞"，文献上不是很统一。笔者认为，二度Ⅰ型阻滞较一度阻滞严重，诊断时应按严重的心律失常进行诊断。但为了体现 QRS 波群脱漏后第 1 个搏动的 P-R 间期仍延长而有别于正常 P-R 间期，故诊断为"长 P-R 间期型二度Ⅰ型房室阻滞"更为客观（图 26-13）。

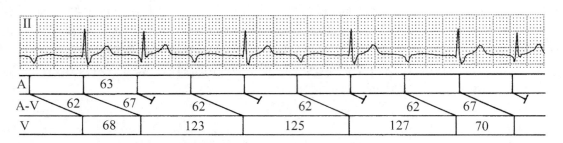

图 26-13　加速的房性逸搏心律、长 P′-R 间期型二度 I 型房室阻滞

女性,71 岁,高血压病。II 导联(图 26-13)显示 P 波倒置,其 P⁻-P⁻ 间期 0.63s,频率 95 次/min;部分 P⁻ 波重叠在 QRS 波群中,P⁻-R 间期由 0.62s→0.67s 逐搏延长或由 0.62s→P⁻ 波下传受阻,QRS 波群脱漏,房室呈 2∶1~3∶2 传导,平均心室率 60 次/min。心电图诊断:①加速的房性逸搏心律(起源于心房下部,95 次/min);②长 P′-R 间期型二度 I 型房室阻滞,房室呈 2∶1~3∶2 传导。

5. 临床意义

因其病变部位多在房室结内,故预后一般良好。可由迷走神经张力增高、抗心律失常药物、电解质紊乱及器质性心脏病等引起。若病变部位在希氏束、束支内,则由器质性心脏病引起,易发展为三度房室阻滞。

六、二度 II 型房室阻滞

二度 II 型房室阻滞又称为莫氏 II 型房室阻滞,诊断时应写明房室传导比例。

1. 心电图特征

发生 QRS 波群脱漏之前和之后所有下传的 P-R 间期均是固定的,可正常或延长(图 26-14)。

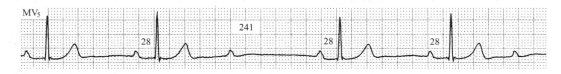

图 26-14　长 P-R 间期型二度 II 型房室阻滞

女性,73 岁,病窦综合征。MV₅ 导联(图 26-14)显示窦性 P-P 间期 1.10~1.46s,频率 41~55 次/min,P-R 间期 0.28s,P 波下传受阻,QRS 波群脱漏前、后的 P-R 间期固定,房室呈 3∶2 传导;可见长达 2.41s 的 R-R 间期,期间未见各种逸搏出现,平均心室率 40 次/min。心电图诊断:①窦性心动过缓伴不齐(41~55 次/min);②长 P-R 间期型二度 II 型房室阻滞引发缓慢心室率(平均 40 次/min),房室呈 3∶2 传导;③下级起搏点功能低下,双结病待排;④建议植入双腔起搏器。

2. 发生机制

房室交接区以有效不应期显著地延长为主,相对不应期明显地缩短(图 26-3)。其传导表现为"全或无"的特点,要么能下传,其 P-R 间期恒定(正常或延长),要么不能下传而呈阻滞状态。

3. 阻滞部位

几乎发生在希氏束或束支内,尤其是 QRS 波群呈左、右束支阻滞型时。

4. 诊断争鸣

对下传的 P-R 间期固定地延长伴 QRS 波群脱漏者,建议诊断为"长 P-R 间期型二度 II 型房室阻滞",而不诊断为"一度合并二度 II 型房室阻滞"。

5. 临床意义

因其病变部位几乎在希氏束或束支内,极易发展为三度房室阻滞,故需植入双腔起搏器。

七、关注 2∶1、3∶1 房室传导的诊断问题

1. 诊断问题

房室呈持续 2∶1、3∶1 传导伴逸搏干扰者,为二度Ⅰ型或Ⅱ型阻滞的变异,两者难以区分,故只能统称为二度房室阻滞。一旦有 3∶2 传导出现,便能明确诊断是二度Ⅰ型还是二度Ⅱ型阻滞(图 26-15、图 26-16)。

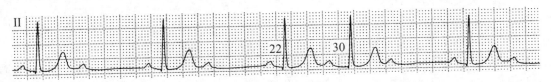

图 26-15　长 P-R 间期型二度Ⅰ型房室阻滞,房室呈 2∶1～3∶2 传导

男性,21 岁,心肌炎后遗症。Ⅱ导联(图 26-15)显示窦性 P-P 间期 0.75～0.82s,基本 P-R 间期 0.22s,房室多呈 2∶1 传导,3∶2 传导时的 P-R 间期由 0.22s→0.30s→P 波下传受阻,QRS 波群脱漏,可见 1.62s 的长 R-R 间期,期间未见各种逸搏出现,平均心室率 50 次/min。心电图诊断:①窦性心律;②长 P-R 间期型二度Ⅰ型房室阻滞引发缓慢心室率(平均 50 次/min),房室呈 2∶1～3∶2 传导;③提示下级起搏点功能低下。

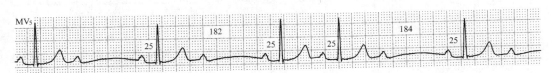

图 26-16　长 P-R 间期型二度Ⅱ型房室阻滞,房室呈 2∶1～3∶2 传导

女性,80 岁,冠心病。MV₅ 导联(图 26-16)显示窦性 P-P 间期 0.85～0.95s,房室呈 2∶1 传导和 3∶2 传导的 P-R 间期均为 0.25s;可见 1.82～1.84s 的长 R-R 间期,期间未见各种逸搏出现,平均心室率 45 次/min。心电图诊断:①窦性心律;②长 P-R 间期型二度Ⅱ型房室阻滞引发缓慢心室率(平均 45 次/min),房室呈 2∶1～3∶2 传导;③提示下级起搏点功能低下。

2. 鉴别技巧

因二度Ⅰ型、二度Ⅱ型阻滞的部位和预后迥然不同,故对其准确判断,非常重要。可通过以下方法对两者进行鉴别:

(1)根据 P-R 间期、QRS 波形的特征:①若 P-R 间期明显延长伴正常 QRS 波群,则考虑二度Ⅰ型阻滞(图 26-17);②若 P-R 间期正常或轻度延长伴 QRS 波群呈束支阻滞型,则考虑为二度Ⅱ型阻滞(图 26-18)。

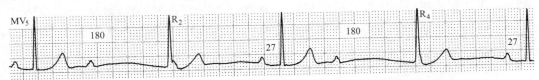

图 26-17　长 P-R 间期型二度房室阻滞,房室呈 3∶1 传导

女性,80 岁,MV₅ 导联(图 26-17)显示窦性 P-P 间期 0.99～1.14s,频率 53～61 次/min;P-R 间期 0.27s,房室呈 3∶1 传导;R₂、R₄ 搏动延迟出现,其形态与窦性 QRS 波形一致,逸搏周期 1.80s,频率 33 次/min,平均心室率 40 次/min。心电图诊断:①窦性心动过缓(53～61 次/min);②长 P-R 间期型二度房室阻滞(提示为二度Ⅰ型)引发缓慢心室率(平均 40 次/min),房室呈 3∶1 传导;③过缓的房室交接性逸搏(33 次/min),提示房室交接性起搏点功能低下。

(2)增加交感神经兴奋性:通过起卧活动或静脉注射阿托品方法增加心率和房室传导比例来观察 P-R 间期和阻滞程度的改变情况,若 P-R 间期逐搏延长或(和)房室阻滞程度减轻,则为二度Ⅰ型阻滞(图26-19);反之,若 P-R 间期恒定或(和)房室阻滞程度加重,则为二度Ⅱ型阻滞。

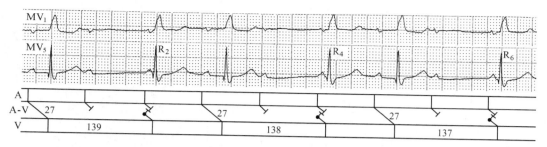

图 26-18　长 P-R 间期型二度房室阻滞,房室呈 3∶1 传导

男性,39 岁,心肌炎后遗症。MV_1、MV_5 导联(图 26-18)同步记录,定准电压 5mm/mV,显示窦性 P-P 间期 0.78s,频率 77 次/min;P-R 间期 0.27s,房室呈 3∶1 传导;R_2、R_4、R_6 搏动延迟出现,其前虽有窦性 P 波,但 P-R 间期明显缩短且不固定,表明该 P 波与 QRS 波群无关,逸搏周期 1.37~1.39s,频率 43~44 次/min,平均心室率 50 次/min。心电图诊断:①窦性心律;②长 P-R 间期型二度房室阻滞(提示为二度Ⅱ型)引发缓慢心室率(平均 50 次/min),房室呈 3∶1 传导;③完全性右束支阻滞;④房室交接性逸搏。

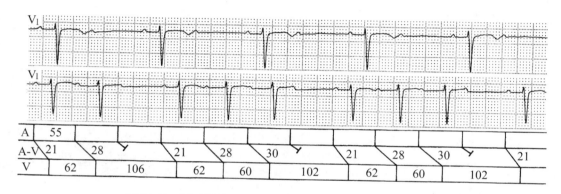

图 26-19　通过起卧活动明确 2∶1 房室阻滞系二度Ⅰ型所致

男性,18 岁,病毒性心肌炎。上行 V_1 导联(图 26-19)显示窦性 P-P 间期 0.67s,频率 90 次/min;P-R 间期 0.21s,房室呈 2∶1 传导,心室率 45 次/min。下行 V_1 导联系患者起卧活动后记录,显示 P-P 间期 0.55s,频率 109 次/min,P-R 间期由 0.21s→0.28s 或由 0.21s→0.28s→0.30s 逐搏延长,直至 P 波下传受阻,QRS 波群脱漏,房室呈 3∶2~4∶3 传导。心电图诊断:①窦性心律;②长 P-R 间期型二度Ⅰ型房室阻滞引发缓慢心室率(45 次/min),房室呈 2∶1 传导,起卧活动后转为 3∶2~4∶3 传导。

(3)增加迷走神经兴奋性:按摩一侧颈动脉窦,若出现 P-R 间期逐搏延长或(和)房室阻滞程度加重,则为二度Ⅰ型阻滞;反之,若 P-R 间期恒定或(和)房室阻滞程度减轻,则为二度Ⅱ型阻滞。

(4)24h 动态心电图检查:观察 P-R 间期变化及心率改变对房室阻滞程度的影响而加以判断。

3.阻滞部位

其阻滞部位可在房室结(约 33%)、希氏束或束支内(约 67%)。可根据窦性和逸搏 QRS 波群的形态加以确认:①若窦性和逸搏 QRS 波形均正常,则阻滞部位在房室结或希氏束以上(图 26-20);②若窦性 QRS 波形正常而逸搏 QRS 波群宽大畸形或窦性 QRS 波群宽大畸形而逸搏 QRS 波形反而正常者,则阻滞部位在束支或分支内。

4.特别关注房室 2∶1 阻滞伴逸搏干扰所引发的"高度房室阻滞"

房室呈 2∶1 阻滞,当逸搏周期<2 个 P-P 间期时,逸搏可干扰窦性 P 波下传形成不完全性房室分离,酷似高度或几乎完全性房室阻滞(图 26-20)。此时,结合此前有 2∶1 房室阻滞及窦性 P 波落在逸搏 QRS 波群之前或其中,多不难识别。或让患者起卧活动,适当提高窦性频率借以观察房室传导情况,若房室传导改善呈 2∶1 传导,则为 2∶1 阻滞伴逸搏干扰;若阻滞程度加重,则为高度房室阻滞。

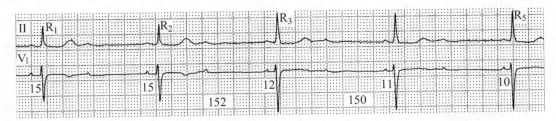

图 26-20　房室 2∶1 阻滞伴逸搏干扰酷似"高度房室阻滞"

男性,72 岁,冠心病。Ⅱ、V₁ 导联(图 26-20)同步记录,显示窦性 P-P 间期 0.76s,频率 79 次/min;R₁、R₂ 搏动为窦性下传,其 P-R 间期 0.15s,房室呈 2∶1 传导;R₃～R₅ 搏动延迟出现且其形态与窦性略异,其前虽有窦性 P 波,但 P-R 间期缩短且不固定,表明该 P 波与 QRS 波群无关,逸搏周期 1.50～1.52s,频率 39～40 次/min。心电图诊断:①窦性心律;②呈 2∶1 传导二度房室阻滞(提示发生在房室结内)伴逸搏干扰酷似"高度房室阻滞";③房室交接性逸搏心律(39～40 次/min)伴非时相性心室内差异性传导。

八、高度房室阻滞

1. 诊断问题

文献上将房室传导≥3∶1 就诊断为高度房室阻滞。但如有房室交接性逸搏或室性逸搏干扰窦性 P 波下传而出现 3∶1 传导(图 26-18),则难以区分是二度Ⅰ型阻滞还是二度Ⅱ型阻滞,此时,宜诊断为二度房室阻滞。若连续出现 2 个窦性 P 波下传受阻且无逸搏干扰或房室传导≥4∶1 伴逸搏出现,则诊断为高度房室阻滞(图 26-21、图 26-22)。

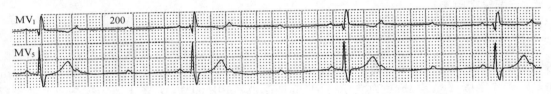

图 26-21　高度房室阻滞(房室呈 3∶1 传导)

男性,67 岁,冠心病。MV₁、MV₅ 导联(图 26-21)同步记录,定准电压 5mm/mV,显示窦性 P-P 间期 0.67s,频率 90 次/min;P-R 间期 0.18s,房室呈 3∶1 传导,心室率 30 次/min;QRS 波群呈右束支阻滞图形,时间 0.12s,R-R 间期 2.0s,期间未见各种逸搏出现。心电图诊断:①窦性心律;②高度房室阻滞引发极缓慢心室率(30 次/min),房室呈 3∶1 传导,提示发生在左束支内;③完全性右束支阻滞;④下级起搏点功能低下,建议植入双腔起搏器。

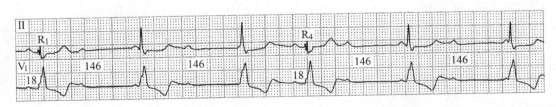

图 26-22　高度房室阻滞(房室呈 5∶1 传导伴有逸搏干扰)

男性,80 岁,晕厥待查。Ⅱ、V₁ 导联(图 26-22)同步记录,V₁ 导联定准电压 5mm/mV,显示窦性 P-P 间期 0.78s,频率 77 次/min;R₁、R₄ 搏动为窦性下传,其 P-R 间期 0.18s,QRS 波群呈右束支阻滞图形,时间 0.12s,房室呈 5∶1 传导;其余 QRS 波群均为延迟出现且形态与窦性略异,其前虽有窦性 P 波,但 P-R 间期明显缩短且不固定,表明该 P 波与 QRS 波群无关,逸搏周期 1.46s,频率 41 次/min,平均心室率 50 次/min。心电图诊断:①窦性心律;②高度房室阻滞引发缓慢心室率(平均 50 次/min),房室呈 5∶1 传导,提示发生在房室结内;③完全性右束支阻滞;④成对的房室交接性逸搏伴非时相性心室内差异性传导;⑤建议植入双腔起搏器。

2. 阻滞部位

其阻滞部位主要根据窦性和逸搏 QRS 波群的形态加以确认。若窦性和逸搏 QRS 波形均正常，则阻滞部位在房室结或希氏束以上；若窦性 QRS 波形正常而逸搏 QRS 波群宽大畸形或窦性 QRS 波群宽大畸形而逸搏 QRS 波形反而正常，则阻滞部位在束支或分支内。

九、几乎完全性房室阻滞

心电图表现与三度房室阻滞类似，仅极少数 P 波在某一适当位置能下传心室，与 P 波落在房室交接区超常期有关（图 26-23）。

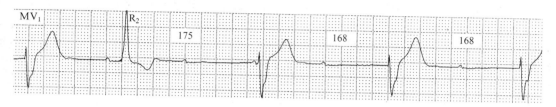

图 26-23　几乎完全性房室阻滞

男性，59 岁，冠心病。MV₁ 导联（图 26-23）显示窦性 P-P 间期 0.90～0.98s，频率 61～67 次/min；仅 R₂ 搏动为窦性下传，P-R 间期 0.19s，QRS 波群呈右束支阻滞图形，时间 0.12s；其余 QRS 波群均延迟出现，呈类似左束支阻滞图形，逸搏周期 1.68～1.75s，频率 34～36 次/min。心电图诊断：①窦性心律；②几乎完全性房室阻滞引发缓慢心室率（平均 40 次/min），提示发生在左束支内，但不能排除房室 2∶1 阻滞伴逸搏干扰所致；③完全性右束支阻滞；④室性逸搏心律（34～36 次/min）；⑤建议植入双腔起搏器。

十、三度房室阻滞

1. 概述

所有窦性或房性冲动到达房室交接区时，理应下传而未能下传者，就称为三度房室阻滞或完全性房室阻滞（图 26-24）。这个理应下传的条件包括心房率≤135 次/min、逸搏频率<45 次/min（笔者在实际工作中以<60 次/min 为准）或 R-R 间期≥2 个 P-P 间期（笔者认为能符合此条件更好）。如心房率>135 次/min，所出现的房室阻滞有可能是窦性或房性冲动遇房室结生理性不应期而引起的干扰性传导障碍；如逸搏的 R-R 间期<2 个 P-P 间期或心室率>45 次/min，则有可能是 2∶1 房室阻滞合并房室干扰（P 波下传时被逸搏冲动所干扰）酷似三度房室阻滞。

2. 心电图特征

（1）P 波频率≤135 次/min，P 波频率快于 QRS 波群频率。

（2）P 波与 QRS 波群无关：即 P-R 间期长短不一，存在完全性房室分离。

（3）逸搏频率<45 次/min（笔者在实际工作中以<60 次/min 为准）或逸搏的 R-R 间期≥2 个 P-P 间期，P 波落在应激期内而未能下传。

（4）QRS 波群由阻滞区以下的房室交接区、室性起搏点（含心室起搏）发放，其形态正常或宽大畸形，R-R 间期多规则（图 26-24）。

3. 发生机制

（1）房室交接区传导组织的绝对不应期异常地延长，并占据了整个心动周期，导致所有室上性冲动均不能下传心室（图 26-3）。

（2）先天性三度房室阻滞，与房室交接区传导组织存在先天性缺陷有关。

（3）房室交接区传导组织连续性中断：心脏手术后所出现的永久性三度阻滞，与手术中损伤、切断或结扎了房室结、希氏束或束支有关；若是短暂性三度阻滞，则与术后传导组织水肿、无菌性炎症有关。

（4）射频消融术损伤房室结：对房室结双径路进行射频消融时，可引发短暂性或永久性三度房室阻滞。

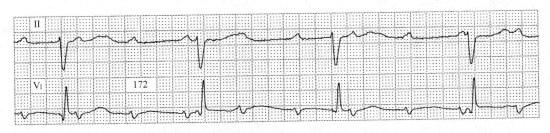

图 26-24　三度房室阻滞、室性逸搏心律

男性,76 岁,冠心病。Ⅱ、V_1 导联(图 26-24)同步记录,显示 P 波增宽,时间 0.12s,$PtfV_1$ 值－0.10mm・s,P-P 间期 0.71s,频率 85 次/min,P-R 间期长短不一,QRS 波群呈类似右束支阻滞伴电轴左偏图形(时间 0.13s),R-R 间期 1.72s,频率 35 次/min。心电图诊断:①窦性心律;②P 波增宽、$PtfV_1$ 绝对值增大,左心房负荷过重待排,请结合临床;③三度房室阻滞;④室性逸搏心律(35 次/min);⑤建议植入双腔起搏器。

4.学术争鸣

诊断三度房室阻滞,其心室率到底慢至多少方能诊断? 文献上存在着不同的看法,常见的观点有<45 次/min、<50 次/min、<55 次/min 或<60 次/min。为使临床医生、患者引起足够的重视,笔者主张逸搏频率<60 次/min 时,即可诊断为三度房室阻滞。

5.鉴别诊断

(1)干扰性完全性房室分离:P 波频率慢于 QRS 波群频率,下级起搏点冲动逆传至房室结所产生的不应期干扰窦性 P 波下传,与三度房室阻滞的心电图特点迥然不同,两者不难鉴别。

(2)持续 2∶1 传导的二度房室阻滞伴逸搏干扰酷似三度房室阻滞:持续 2∶1 传导的二度房室阻滞,当逸搏周期<2 个 P-P 间期时,在房室交接区上部,窦性激动呈 2∶1 阻滞;在交接区下部,因逸搏激动除极心室并逆传所产生的不应期干扰窦性激动下传,极易误诊为三度房室阻滞(图 26-25)。通过起卧活动、静脉注射阿托品或 24h 动态心电图检查等方法进行鉴别。

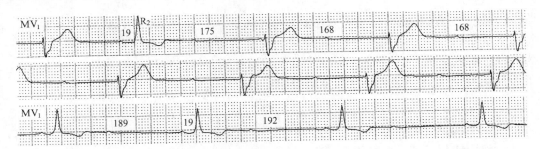

图 26-25　持续 2∶1 传导的二度房室阻滞伴逸搏干扰酷似几乎完全性至三度房室阻滞

男性,59 岁,冠心病。上、中两行 MV_1 导联(图 26-25)15:07 连续记录,定准电压 5mm/mV,显示窦性 P-P 间期 0.90～0.98s,仅 R_2 搏动为窦性下传,P-R 间期 0.19s,QRS 波群呈右束支阻滞图形,时间 0.12s;其余 QRS 波群均延迟出现,呈类似左束支阻滞图形,逸搏周期 1.68～1.75s,频率 34～36 次/min,显示几乎完全性房室阻滞、完全性右束支阻滞、室性逸搏心律。下行系 19:44 记录,显示 2∶1 传导的二度房室阻滞、完全性右束支阻滞、R-R 间期长达 1.89～1.92s 时未见逸搏出现。提示上、中两行几乎完全性至三度房室阻滞系 2∶1 传导的二度房室阻滞伴逸搏干扰所致。心电图诊断:①窦性心律;②持续 2∶1 传导的二度房室阻滞伴逸搏干扰酷似几乎完全性至三度房室阻滞(提示 2∶1 房室阻滞发生在左束支内);③完全性右束支阻滞;④室性逸搏心律(34～36 次/min);⑤下级起搏点功能低下,建议植入双腔起搏器。

6.阻滞部位

三度房室阻滞可发生在房室结(约 50%)、希氏束或束支内。阻滞部位的确定与高度房室阻滞一样,主要依据既往窦性 QRS 波形和逸搏 QRS 波形的特征进行判定。

7.临床意义

除先天性三度房室阻滞外,后天性三度房室阻滞见于器质性心脏病、电解质紊乱、药物中毒等。若阻滞部位在房室结内,逸搏起搏点位置较高且频率较快者,则预后相对较好;若阻滞部位在希氏束、束支内,逸搏 QRS 波群宽大畸形,频率<40 次/min,则预后较差,应及时植入双腔起搏器。

十一、阵发性三度房室阻滞

1.基本概念

阵发性三度房室阻滞是指突然发生的持续数秒至数天所有的窦性 P 波均不能下传心室的现象,多伴有短暂性心室停搏(图 26-26)。

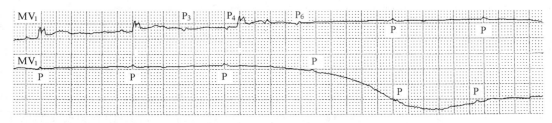

图 26-26 短阵性房性心动过速引发阵发性三度房室阻滞伴心室停搏

男性,73 岁,冠心病。上、下两行 MV₁ 导联(图 26-26)连续记录,定准电压 5mm/mV。显示窦性 P-P 间期 1.02～1.24s,频率 48～59 次/min,P-R 间期 0.16s,QRS 波群呈右束支阻滞图形,时间 0.12s;P_3～P_6 为连续提早出现呈负正双相 P′ 波,其 P′-P′ 间期 0.43～0.58s,频率 103～140 次/min,仅 P_4 能下传心室,其余 3 个 P′ 波均未能下传心室;代偿间歇后至少有连续 8 个窦性 P 波未能下传,也未见下级起搏点发放激动,心室至少停搏 11.04s。心电图诊断:①窦性心动过缓伴不齐(48～59 次/min);②阵发性三度房室阻滞伴心室停搏(11.04s),可能由 4 相左束支阻滞所引发;③自律性增高型短阵性房性心动过速伴快频率依赖性二度房室阻滞;④完全性右束支阻滞;⑤下级起搏点功能低下,建议植入双腔起搏器。

2.学术争鸣

阵发性三度房室阻滞需要多少个窦性 P 波连续受阻方能诊断,各种文献、专著均无统一定论。通常将房室呈 2∶1、3∶1(有逸搏干扰)传导定为二度房室阻滞,3∶1(无逸搏干扰)、4∶1、5∶1 传导定为高度房室阻滞,6∶1 传导定为几乎完全性房室阻滞,故笔者建议将≥7∶1 传导(连续出现 6 个 P 波下传受阻)拟定为阵发性三度房室阻滞(图 26-27)。

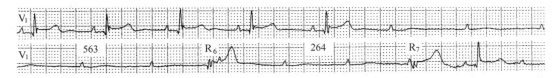

图 26-27 阵发性三度房室阻伴短暂性心室停搏

男性,13 岁,法洛四联症术后。上、下两行 V₁ 导联(图 26-27)连续记录,显示窦性 P-P 间期 0.75～1.01s,频率 59～80 次/min,P-R 间期 0.17s,QRS 波群呈 qRs 型;连续出现 9 个窦性 P 波下传受阻,在长达 5.63、2.64s 后才出现室性逸搏(R_6、R_7 搏动),而后出现 1 次窦性搏动下传心室。心电图诊断:①窦性心律不齐;②阵发性三度房室阻滞伴短暂性心室停搏(5.63s);③极缓慢的室性逸搏伴不齐;④下级起搏点功能低下,建议植入双腔起搏器;⑤提示右心室肥大。

3.临床意义

(1)阵发性三度房室阻滞,无论与频率快慢是否相关,其阻滞部位大多在希氏束、束支或分支内,往往伴随低位逸搏起搏点冲动形成障碍而出现较长时间的心室停搏,导致晕厥或阿-斯综合征发作而危及生命,是植入起搏器的绝对指征(图 26-28)。

（2）若阻滞部位在房室结内、持续时间短暂、逸搏起搏点位置较高且频率较快者,大多数随病因消除而消失,则预后较好,可随访观察。

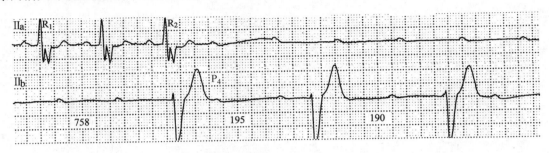

图 26-28　阵发性三度房室阻滞伴心室停搏

男性,75 岁,冠心病、晕厥待查。Ⅱa、Ⅱb 导联(图 26-28)连续记录,显示窦性 P-P 间期 0.70～0.92s,P-R 间期 0.22s,QRS 波群呈完全性右束支阻滞图形,时间 0.20s;Ⅱb 导联 P_4 为提早出现 P'波,呈不完全性代偿间歇,为房性早搏;至少连续 15 个 P 波未能下传心室,呈现阵发性三度房室阻滞,期间心室停搏长达 7.58s 后才延迟出现呈左束支阻滞形 QRS-T 波群,其逸搏周期 1.90～1.95s,频率 31～32 次/min。心电图诊断:①窦性心律不齐;②阵发性三度房室阻滞伴短暂性心室停搏(7.58s);③房性早搏未下传;④一度房室阻滞,提示其阻滞部位在左束支内;⑤完全性右束支阻滞;⑥室性逸搏心律(31～32 次/min);⑦下级起搏点功能低下;⑧建议植入双腔起搏器。

十二、心房扑动合并房室阻滞

1. 合并二度房室阻滞

心房扑动合并二度房室阻滞的诊断是个难题。若平均心室率<60 次/min,伴下列情况之一者,可提示合并二度房室阻滞:①窦性心律时就存在二度房室阻滞(图 26-29);②F-R 间期固定,房室传导比例≥5:1(图 26-30);③出现明确的房室交接性逸搏或室性逸搏(图 26-31)。

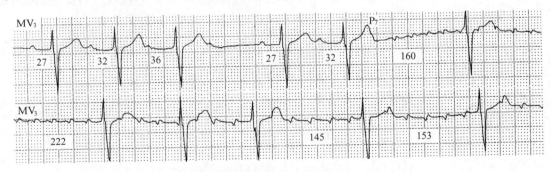

图 26-29　心房扑动合并二度房室阻滞

男性,74 岁,阵发性心房扑动。上、下两行 MV₃ 导联(图 26-29)连续记录,显示窦性 P-P 间期 0.71～0.75s,P-R 间期由 0.27s→0.32s→0.36s 逐搏延长,直至 P 波下传受阻,QRS 波群脱漏,房室呈 4:3 传导;窦性 P_7 落在 T 波降支上终止了房室文氏现象并诱发阵发性心房扑动(Pon-T 现象),房室呈 4:1～9:1 传导,最长 R-R 间期达 2.22s,平均心室率 42 次/min;QRS 波群增宽,时间 0.13s,呈现完全性左束支阻滞图形。心电图诊断:①窦性心律;②Pon-T 诱发阵发性心房扑动伴缓慢心室率(平均 42 次/min),房室呈 4:1～9:1 传导;③长 P-R 间期型二度Ⅰ型房室阻滞,房室呈 4:3 传导;④完全性左束支阻滞;⑤大于 2.0s 长 R-R 间期 1 次(2.22s)。

2. 合并高度至几乎完全性房室阻滞

大多数的 R-R 间期长而规则,心室率<60 次/min,QRS 波形正常或宽大畸形,F-R 间期长短不一,少数提早出现呈正常形态 QRS-T 波群系 F 波下传(图 26-32)。

3. 合并三度房室阻滞

(1)R-R 间期长而规则,频率<60 次/min,F-R 间期长短不一,QRS 波形正常或宽大畸形(图 26-33)。

（2）出现室性早搏二、三联律时，其逆偶联间期（R′-R 间期）固定或与逸搏周期相等，频率＜60次/min，QRS 波形取决于逸搏起搏点的位置。

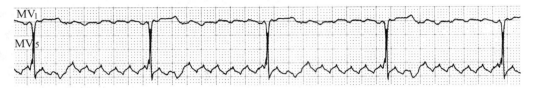

图 26-30　心房扑动伴缓慢心室率（37 次/min），房室呈 8∶1 传导，提示二度房室阻滞

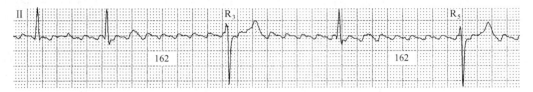

图 26-31　心房扑动伴缓慢心室率（平均 50 次/min）、二度房室阻滞、室性逸搏（R₃、R₅）

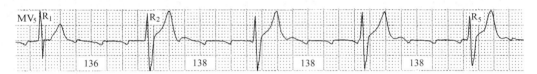

图 26-32　缓慢型心房扑动合并几乎完全性房室阻滞

　　女性，70 岁，心房颤动射频消融术后。MV₅ 导联（图 26-32）显示 F-F 间期 0.33s，频率 182 次/min，F-R 间期长短不一，R₁ 搏动 QRS 波形正常，考虑系 F 波下传心室，而 R₂～R₅ 搏动 QRS 波群宽大畸形，其 R′-R′ 间期 1.38s，频率 43 次/min，平均心室率 50 次/min。心电图诊断：①缓慢型心房扑动或房性心动过速（182 次/min）；②几乎完全性房室阻滞引发缓慢心室率（平均 50 次/min）；③加速的室性逸搏心律（43 次/min）。

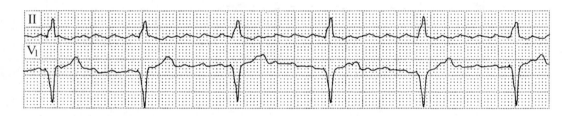

图 26-33　心房扑动、三度房室阻滞、心室起搏心律

　　男性，70 岁，病窦综合征、植入双腔起搏器 1 年。Ⅱ、V₁ 导联（图 26-33）显示基本节律为心房扑动，QRS 波群宽大畸形呈类似左束支阻滞图形，其前有细小 V 脉冲，起搏周期 1.10s，频率 55 次/min。心电图诊断：①心房扑动；②三度房室阻滞；③双腔起搏器，呈心室起搏心律（VVI 方式，频率 55 次/min）；④提示起搏器开启模式转换功能（由 DDD 转换为 VVI 方式），起搏器功能未见异常。

十三、心房颤动合并房室阻滞

1. 合并二度房室阻滞

　　该诊断颇有争议，有学者甚至提出废除心房颤动合并二度房室阻滞的诊断。鉴于以下 3 个原因，不能废除该诊断：①心血管病患者窦性心律时亦会出现二度房室阻滞（发生率约 2.7%）；②持续时间较长的慢性心房颤动患者，由于解剖学重构和电学重构必然会累及窦房结和房室结，发生病理性二度房室阻滞的概率肯定明显增加；③慢性心房颤动患者往往服用洋地黄类药物，而洋地黄中毒是心房颤动合并房室阻滞最常见的原因。若心房颤动患者在洋地黄治疗过程中，记录 1min 心电

图,其平均心室率<60 次/min 且伴下列情况之一者,则可提示合并二度房室阻滞:

(1)不等长的 R-R 间期>1.8~2.0s(白天 1.8s,夜间 2.0s)出现 3 次或 3 次以上。

(2)等长的 R-R 间期 1.5~1.8s,出现 3 次或 3 次以上。

(3)等长的 R-R 间期 1.2~1.5s 连续出现 2 次,且重复出现 3 次或 3 次以上。

(4)等长的 R-R 间期 1.0~1.2s 连续出现 3 次,且重复出现 3 次或 3 次以上。

(5)有明确的房室交接性逸搏(如伴非时相性心室内差异性传导)或室性逸搏出现 3 次或 3 次以上(图 26-34)。

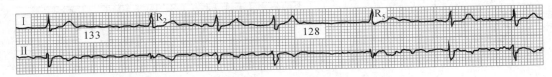

图 26-34 心房颤动、房室交接性逸搏伴非时相性心室内差异性传导(R_2、R_5)

男性,63 岁,冠心病、心房颤动、长期服用小剂量地高辛。Ⅰ、Ⅱ导联(图 26-34)同步记录,显示基本节律为心房颤动,平均心室率 60 次/min;R_2、R_5 搏动延迟出现,其形态与 f 波下传的 QRS 波形略异,为房室交接性逸搏伴非时相性心室内差异性传导,其逸搏周期 1.28~1.33s,频率 45~47 次/min。心电图诊断:①心房颤动(细颤型)伴正常心室率(平均 60 次/min);②提示二度房室阻滞;③房室交接性逸搏伴非时相性心室内差异性传导;④提示洋地黄过量,请结合临床。

2.合并高度至几乎完全性房室阻滞

大多数的 R-R 间期长而规则,频率<60 次/min,QRS 波形正常或宽大畸形,少数或偶尔提早出现呈正常形态 QRS 波群系 f 波下传。

3.合并三度房室阻滞

(1)R-R 间期长而规则,频率<60 次/min,QRS 波形正常或宽大畸形(图 26-35、图 26-36)。

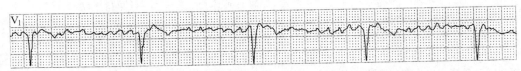

图 26-35 心房颤动(粗颤型)、三度房室阻滞、过缓的房室交接性逸搏心律(38 次/min)

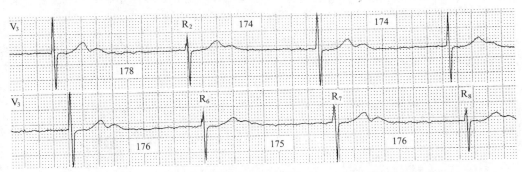

图 26-36 心房颤动、三度房室阻滞、过缓的双源性房室交接性逸搏心律

女性,33 岁,风心病、心房颤动、服用地高辛。上、下两行 V_3 导联(图 26-36)连续记录,显示基本节律为心房颤动,R-R 间期 1.74~1.78s,频率 34 次/min;QRS 波形正常,但有 3 种形态,其中 R_7 形态介于另外两种之间,为双源性房室交接性逸搏所形成的室性融合波。心电图诊断:①心房颤动(细颤型);②三度房室阻滞引发缓慢心室率(34 次/min);③过缓的双源性房室交接性逸搏及其心律(34 次/min),其中一源伴非时相性心室内差异性传导(R_2、R_6、R_8);④室性融合波(R_7);⑤提示洋地黄中毒。

（2）出现室性早搏二、三联律时，其逆偶联间期（R'-R 间期）固定或与逸搏周期相等，频率＜60次/min（图 26-37、图 26-38）。

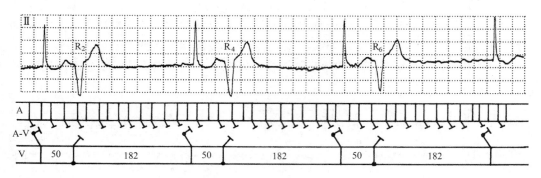

图 26-37　心房颤动、三度房室阻滞、缓慢的房室交接性逸搏及室性早搏二联律

女性，58 岁，风心病、心房颤动、服用地高辛。Ⅱ 导联（图 26-37）显示基本节律为心房颤动，平均心室率50 次/min；R₂、R₄、R₆ 搏动为提早出现宽大畸形 QRS-T 波群，偶联间期 0.50s，为室性早搏，其后类代偿间歇固定为 1.82s，QRS 波形正常，表明该 QRS 波群不是 f 波下传心室，而是房室交接性逸搏，频率 33 次/min，平均心室率60 次/min；ST 段压低 0.1mV。心电图诊断：①心房颤动（细颤型）；②三度房室阻滞引发缓慢心室率（平均 50次/min）；③频发室性早搏，呈二联律；④过缓的房室交接性逸搏（33 次/min）；⑤提示洋地黄中毒；⑥轻度 ST 段改变。

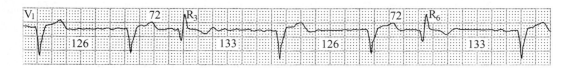

图 26-38　心房颤动、三度房室阻滞、加速的成对室性逸搏及室性早搏三联律

男性，78 岁，冠心病、心房颤动、服用地高辛。V₁ 导联（图 26-38）定准电压 5mm/mV，显示基本节律为心房颤动，平均心室率60 次/min；R₃、R₆ 搏动为提早出现呈类似右束支阻滞图形，偶联间期相等，为室性早搏，其后类代偿间歇固定为 1.33s，延迟出现 QRS 波群呈左束支阻滞图形，表明该 QRS 波群不是 f 波下传心室，而是室性异位起搏点发放的激动或房室交接性逸搏伴完全性左束支阻滞，逸搏周期 1.26～1.33s，频率 45～48 次/min。心电图诊断：①心房颤动（细颤型）伴正常心室率（平均 60 次/min）；②三度房室阻滞；③频发室性早搏，呈三联律；④加速的成对室性逸搏或房室交接性逸搏伴完全性左束支阻滞；⑤提示洋地黄过量或中毒。

（3）出现单个、成对室性早搏及短阵性室性心动过速时，其逆偶联间期（R'-R 间期）固定或与逸搏周期相等，频率＜60 次/min（图 26-39）。

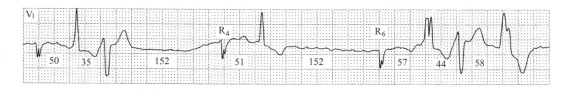

图 26-39　心房颤动、三度房室阻滞、多源性室性早搏及短阵性室性心动过速、房室交接性逸搏

男性，66 岁，冠心病。V₁ 导联（图 26-39）显示基本节律为心房颤动，平均心室率80 次/min；可见提早出现形态不一、偶联间期不等的宽大畸形 QRS-T 波群，时呈成对及连续 3 个出现，其后类代偿间歇固定为 1.52s，QRS 波形正常，如 R₄、R₆ 搏动，表明该 QRS 波群不是 f 波下传心室，而是房室交接性逸搏，其频率 39 次/min。心电图诊断：①心房颤动（细颤型）伴正常心室率（平均 80 次/min）；②三度房室阻滞；③频发多源性室性早搏，时呈成对出现及短阵性室性心动过速；④过缓的房室交接性逸搏（39 次/min）。

十四、心室预激合并房室阻滞

窦性激动经房室旁道下传可掩盖房室正道存在的传导阻滞,出现下列改变可提示合并房室阻滞:

1. 合并一度房室阻滞

窦性心律时,QRS 波群呈完全性预激波形,P-J 间期>0.27s。

2. 合并二度房室阻滞

窦性心律时,QRS 波群呈完全性预激波形与部分性预激波形交替性或间歇性出现。

3. 合并几乎完全性房室阻滞

窦性心律时,大部分 QRS 波群呈完全性预激波形,仅少数窦性 P 波落在某一部位上能通过房室结通道下传心室(图 26-40)。

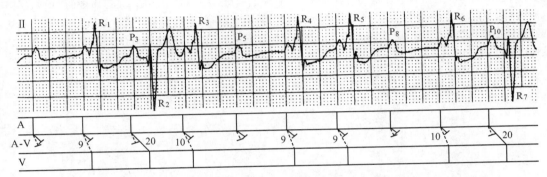

图 26-40　房室正道高度或几乎完全性阻滞伴 3 相超常期传导、房室旁道二度 Ⅱ 型阻滞

女性,33 岁,扩张型心肌病、心室预激、晕厥原因待查。Ⅱ 导联(图 26-40)显示 P 波高尖,电压 0.25~0.32mV,时间 0.11s,其 P-P 间期 0.58~0.63s,频率 95~103 次/min。P-R 间期和 QRS 波形各有 2 种:①R_2、R_7 搏动的 P-R 间期 0.20s,QRS 波群呈 QrS 型,时间 0.16s,电轴左偏,系窦性 P 波落在前一搏动 T 波顶峰时才由房室正道下传心室(梯形图 A-V 行中斜实线),其 QRS 波形呈非特异性心室内阻滞的心电图特点;②其余搏动的 P-R 间期 0.09~0.10s,QRS 波群呈 Rs 型,起始部有 δ 波,QRS 时间 0.17s,为窦性激动经房室旁道下传所形成的完全性预激波形(梯形图 A-V 行中斜虚线)。值得注意的是 R_3-P_5、R_5-P_8 间期 0.53s 较 R_1-P_3、R_6-P_{10} 间期 0.48s 长 0.05s,P_5、P_8 未能下传心室,反而 P_3、P_{10} 却能意外地由房室正道下传,表明房室正道存在 3 相超常期传导。心电图诊断:①窦性心律,时呈窦性心动过速(103 次/min);②P 波高尖,提示右心房肥大;③间歇性完全性心室预激;④下壁异常 Q 波、电轴左偏;⑤非特异性心室内阻滞;⑥房室正道呈高度或几乎完全性阻滞伴 3 相超常期传导、旁道呈二度 Ⅱ 型阻滞(2:1~3:2 传导)。

4. 合并三度房室阻滞

(1)窦性心律时,QRS 波群呈完全性预激波形,P-J 间期>0.27s,与合并一度房室阻滞难以鉴别。

(2)心房颤动、心房扑动时,QRS 波群呈完全性预激波形。

(3)心房颤动时,不规则 R-R 间期的 QRS 波群呈完全性预激图形,而延迟出现、规则 R-R 间期的 QRS 波形正常(图 26-41)。

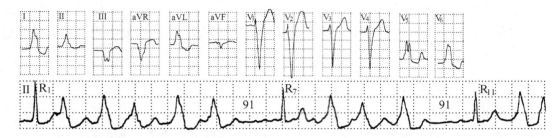

图 26-41　完全性 B 型心室预激、房室正道三度阻滞、加速的房室交接性逸搏

　　男性,64 岁,冠心病、心房颤动、服用地高辛。常规心电图(图 26-41)$V_3 \sim V_6$ 导联定准电压 5mm/mV,显示 QRS 波群呈类似左束支阻滞图形,时间 0.18s,起始部似有 δ 波,于 V_1、V_2 导联呈 rS 型,V_5、V_6 导联呈 R 型,考虑为完全性 B 型心室预激。Ⅱ 导联显示基本节律为心房颤动,平均心室率 115 次/min;延迟出现的 QRS 波形正常,其逸搏周期 0.91s,频率 66 次/min;而心率增快时 QRS 波形宽大畸形,起始部有 δ 波。心电图诊断:①心房颤动(细颤型)伴快速心室率(平均 115 次/min);②完全性 B 型心室预激;③提示房室正道存在三度阻滞;④加速的房室交接性逸搏(66 次/min)。

第二十七章

心室内阻滞

一、心室内传导组织及其电生理特征

1. 心室内传导组织及其血液供应

心室内传导组织包括左束支、右束支、左前分支、左后分支、左中隔分支(又称为左间隔分支)及浦肯野纤维。其中左束支主干、左后分支及左中隔分支由左、右冠脉的分支双重供血,而右束支、左前分支则由前降支的间隔支单一供血。

2. 束支、分支的电生理特征

(1)不应期的长短:右束支＞左前分支＞左束支＞左后分支＞左中隔分支。

(2)传导速度:左束支传导速度较右束支略快,但互差＜25ms;左后分支传导速度较左前分支略快,但互差＜15ms。

(3)传导阻滞的发生率:心室内传导组织不应期的长短和血供情况与阻滞的发生率具有明显的关联性,不应期长、单支供血者易发生阻滞。故阻滞的发生率为右束支＞左前分支＞左束支＞左后分支＞左中隔分支。

3. 出现束支、分支阻滞图形的原因

(1)当室上性激动在左、右束支传导时间的差值≥40ms 时,便出现完全性束支阻滞图形;若时间差值在 25～40ms,则呈不完全性束支阻滞图形。

(2)当室上性激动在左前分支、左后分支传导时间的差值≥20ms 时,便出现分支阻滞图形。

因此,当室上性激动下传心室时,若遇束支或分支的生理性不应期、病理性不应期延长或解剖学上断裂、纤维化,则会出现束支或(和)分支阻滞图形。

二、阅图技巧

诊断束支阻滞主要观察 V_1 导联 QRS 主波是向上(右束支阻滞)还是向下(左束支阻滞),诊断左前、左后分支阻滞主要观察肢体导联电轴是左偏还是右偏及其波形特征,诊断左中隔分支阻滞则观察胸前导联。

三、右束支阻滞

1. 心电图特征

(1)V_1 导联 QRS 波群呈 rsR′型、qR 型、M 型(图 27-1),ST 段压低,T 波倒置。

(2)其他导联终末 S 波或 R 波宽钝、挫折。

(3)QRS 时间多≥0.12s。

2. 分类

通常依据 QRS 时间、与频率快慢相关性进行分类。

(1)依据 QRS 时间分类:①完全性右束支阻滞(时间≥0.12s);②不完全性右束支阻滞(时间 0.10～0.12s)。

(2)依据与频率快慢相关性分类。①快频率依赖性右束支阻滞:又称为 3 相右束支阻滞,即心率

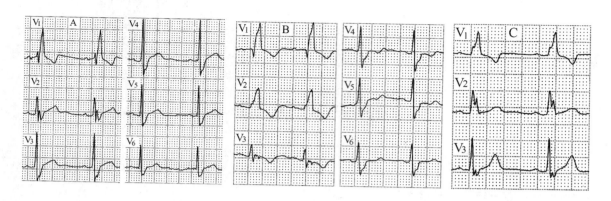

图 27-1　完全性右束支阻滞时，V_1 导联所呈现的 3 种形态：
rsR′ 型（图 A）、qR 型（图 B）、M 型（图 C）

增快时，出现右束支阻滞，而心率减慢后，右束支阻滞消失（图 27-2）；②慢频率依赖性右束支阻滞：又称为 4 相右束支阻滞，即心率减慢时，出现右束支阻滞，而心率增快后，右束支阻滞消失（图 27-3）。③间歇性右束支阻滞：右束支阻滞的出现与心率快慢无关（图 27-4）。

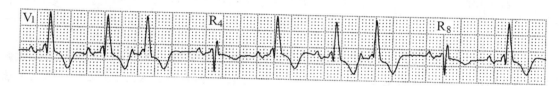

图 27-2　快频率依赖性完全性右束支阻滞

男性，35 岁，病毒性心肌炎。V_1 导联（图 27-2）显示窦性 P-P 间期 0.67～0.71s，P-R 间期 0.16s，QRS 波群呈完全性右束支阻滞图形（时间 0.13s），房性早搏代偿间歇后 QRS 波群呈不完全性右束支阻滞图形（时间 0.10～0.11s），如 R_4、R_8 搏动。心电图诊断：①窦性心律；②房性早搏；③不完全性右束支阻滞；④快频率依赖性完全性右束支阻滞。

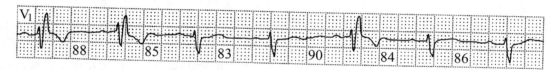

图 27-3　慢频率依赖性完全性右束支阻滞（定准电压 5mm/mV）

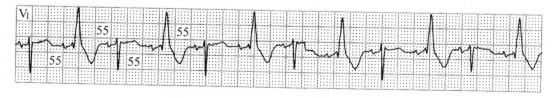

图 27-4　交替性完全性右束支阻滞

3. 右束支阻滞合并心室肥大、急性心肌梗死（AMI）及心室预激

（1）合并左心室肥大：右束支阻滞时，左心室除极顺序正常，随着左心室除极接近完成，右侧室间隔和游离壁才开始除极，表现为 QRS 终末 S 波或 R 波宽钝挫折，多数病例左胸前导联（V_5、V_6）R 波振幅有所降低，故原有的左心室肥大诊断标准仍可适用，只是敏感性降低了。

（2）合并右心室肥大：右束支阻滞时，若 V_1 导联 R′ 振幅＞1.5mV，V_5 导联 S 波增深，电轴右偏,则合并右心室肥大的可靠性达 90% 以上。

(3)合并 AMI:两者图形能同时显现。但前间壁 AMI 时,右束支阻滞的继发性 ST 段压低将会影响 AMI 的 ST 段抬高的程度,使其抬高程度减轻或回到基线形成伪善性改变,T 波振幅也会受到不同程度的影响(图 27-5)。

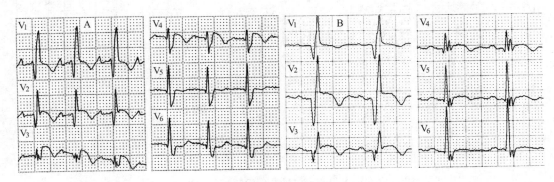

图 27-5　右束支阻滞合并前间壁 AMI

图 A 系男性,89 岁,胸部闷痛 3d 来院就诊,胸前导联心电图显示窦性心动过速(136 次/min)、前间壁和前壁 ST 段抬高($V_1 \sim V_4$ 导联 ST 段抬高 0.1~0.2mV)伴 T 波倒置,提示 AMI 所致(请结合临床)、完全性右束支阻滞(QRS 时间 0.12s)。图 B 系女性,75 岁,胸痛 1d 来院就诊,胸前导联心电图显示窦性心律、前间壁和前壁异常 Q 波伴广泛前壁 ST 段抬高($V_1 \sim V_6$ 导联 ST 段抬高 0.05~0.20mV)伴 T 波倒置或低平,提示 AMI 所致(请结合临床)、完全性右束支阻滞(QRS 时间 0.12s)。

(4)合并心室预激:①合并 A 型预激时,两者图形能同时显现(图 29-9);②合并 B 型预激时,右束支阻滞图形多被预激波形所掩盖,仅 Ebstein 畸形时,两者图形能同时显现(图 18-12)。

4.临床意义

由于受右束支的主干特别细长、大部分在心内膜下行走易受到损害、不应期长及单一的血管供血等因素影响,右束支阻滞临床上较常见。

(1)单纯性右束支阻滞:可见于正常人,其预后较好。

(2)新发或突发的右束支阻滞:应疑病理性,可能是心脏病的早期表现,尤其是急性前壁心肌梗死出现新发的右束支阻滞,为大面积心肌梗死的表现或者病情在进展、梗死面积在扩大,必须高度重视。

(3)病理性右束支阻滞:多见于有右心室肥大的病例,如风心病、先心病、肺心病等,也可发生在冠心病、心肌病等其他器质性心脏病。

四、左束支阻滞

1.心电图特征

(1)V_1、V_2 导联 QRS 波群呈 rS 型或 QS 型,V_5、V_6 导联呈 R 型,R 波中部切迹、粗钝或顿挫。

(2)电轴可正常、左偏(图 27-6)或右偏。

(3)QRS 波群时间≥0.12s,多数达 0.16s 左右。

(4)ST-T 方向多数与 QRS 主波方向相反,呈继发性改变。

2.分类

与右束支阻滞类似,依据 QRS 时间(完全性、不完全性)、与频率快慢相关性(快频率依赖性、慢频率依赖性及间歇性)进行分类(图 27-7、图 27-8)。

3.左束支阻滞合并心室肥大、AMI 及心室预激

(1)合并左心室肥大:左束支阻滞时,心室除极由右束支所支配的右侧室间隔、右心室游离壁首

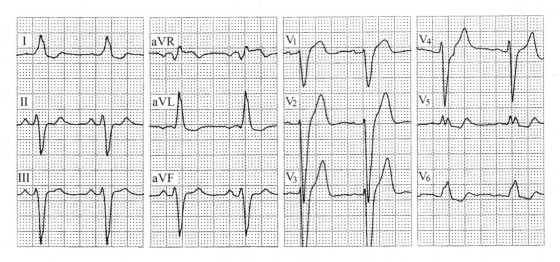

图 27-6　完全性左束支阻滞伴电轴左偏（$V_4 \sim V_6$ 定准电压 5mm/mV）

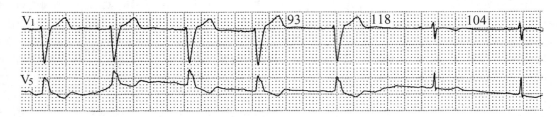

图 27-7　快频率依赖性完全性左束支阻滞（定准电压 5mm/mV）

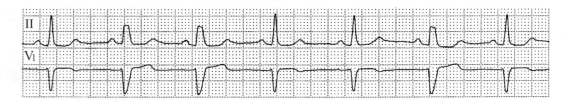

图 27-8　间歇性完全性左束支阻滞（V_1 导联定准电压 5mm/mV）

先除极,然后除极波经室间隔从右向左传播。因心室除极顺序异常,导致 QRS 向量环的幅度和方向均发生变化,故原有的左心室肥大诊断标准不再适用。但约 80％的左束支阻滞患者有解剖学上的左心室肥大。Klein 等提出在左束支阻滞时使用 $S_{V_2} + R_{V_5} > 4.5 mV$ 标准,诊断左心室肥大的敏感性为 86％,特异性为 100％。此外,QRS 波群时间>0.16s 伴左心房肥大（P 波增宽伴切迹）也强烈支持合并左心室肥大。国内有学者提出 $S_{V_3} > 2.7 mV$,$S_{V_3} + R_{V_6} > 4.3 mV$、$S_{V_3} > S_{V_2}$、$R_{V_6} > R_{V_5}$、QRS 波群时间>0.15s,提示合并左心室肥大（图 27-9）。

　　（2）合并右心室肥大:左束支阻滞时,轻、中度右心室肥大所产生的向右前向量常被左侧室间隔、左心室游离壁除极所产生的向左后向量所抵消,心电图上很难判断是否合并右心室肥大。若出现电轴右偏,V_5、V_6 导联出现 S 波,可能是合并右心室肥大的征象,若同时伴有 P 波高尖,则可提示合并右心室肥大。

　　（3）合并 AMI:请见第十六章心室除极异常合并急性心肌梗死。

　　（4）合并陈旧性心肌梗死:主要依据左束支阻滞 QRS 波形不典型改变诊断合并陈旧性心肌梗死。①V_1 导联 QRS 波群初始 r 波振幅增高,Ⅰ、aVL、V_5、V_6 导联出现 Q(q)波,提示合并右下室间隔陈旧性心肌梗死(图 27-10)；②r_{V_1}＞r_{V_2}＞r_{V_3} 及 V_5、V_6 导联 R 波第一峰电压降低、变形,提示合并穿壁性室间隔陈旧性心肌梗死；③出现Cabrera征(图 27-11),即 V_2～V_4 导联 QRS 波群呈 rS 或 QS 型,S 波升支出现持续 0.05s 的切迹,提示合并前壁陈旧性心肌梗死；④出现 Chapman 征(图 27-12),即 Ⅰ、aVL、V_5、V_6 导联 R 波升支有切迹,提示合并前侧壁陈旧性心肌梗死；⑤若 V_5、V_6 导联 R 波振幅降低,呈短小的 M 型或 W 型,或出现 S 波,在除外右心室肥大、肺气肿、顺钟向转位情况下,也提示合并前侧壁陈旧性心肌梗死(图 27-13)；⑥若 V_2～V_6 导联尤其是V_4～V_6 导联 QRS 波群呈现明显切迹的 QS 型或(和)QRS 电压明显降低(低于肢体导联),则提示合并广泛前壁陈旧性心肌梗死；⑦若Ⅲ、aVF 导联出现 Q 波,aVF 导联 Q 波时间＞0.05s,则提示合并下壁陈旧性心肌梗死(图 27-14)。

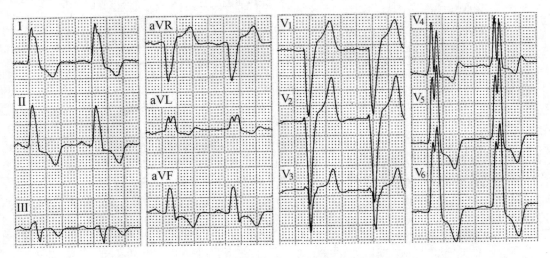

图 27-9　完全性左束支阻滞合并左心室肥大

男性,55 岁,扩张型心肌病。V_1～V_3 导联定准电压 5mm/mV,常规心电图(图 27-9)显示基本 QRS 波群呈完全性左束支阻滞图形(时间 0.18s),V_5、V_6 导联 R 波振幅分别为 2.7、2.8mV,V_1 导联 S 波振幅深达 4.5mV,S_{V_2}＋R_{V_5}＝5.6＋2.7＝8.3mV。心电图诊断：①窦性心律；②完全性左束支阻滞；③提示合并左心室肥大。

(5)合并心室预激：①B 型预激不会掩盖左束支阻滞图形,两者图形能同时显现,其P-J间期＞0.27s(图 29-10)；②A 型预激将掩盖左束支阻滞图形。

4.临床意义

由于左束支的主干较短粗、不应期较短及双重血管供血等原因,出现左束支阻滞的概率较低。但一旦出现,则意味着心脏受损范围较广、病变较重。

(1)几乎由器质性心脏病引起：冠心病、高血压性心脏病是其最常见的原因,其次为心肌病、主动脉瓣疾病等。约 80％的左束支阻滞患者有解剖学上的左心室肥大。

(2)左束支阻滞易引发心力衰竭：左、右心室及左心室与室间隔、左心室各节段收缩不同步,导致室间隔运动异常(左心室收缩时室间隔不运动或矛盾运动)和左心室射血分数(LVEF)值降低,是植入三腔起搏器(CRT)的指征。

(3)可出现左束支阻滞型心肌病。

(4)左束支阻滞可不同程度地掩盖 AMI、心肌缺血及左心室肥大的心电图特征而使其漏诊。

(5)新发或突发的左束支阻滞：特别是 AMI 出现新发的左束支阻滞,则预示着病情在进展、梗死面积在扩大,预后较差,死亡率可增加 40％～60％,心源性休克的发生率高达 70％以上,必须高度重视。

(6)45 岁以上出现左束支阻滞,其猝死的发生率增加 10 倍。

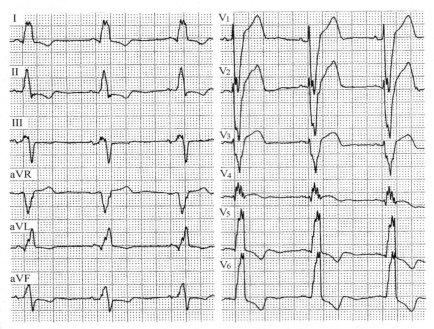

图 27-10　完全性左束支阻滞、提示合并右下室间隔及前壁陈旧性心肌梗死

女性,79 岁,冠心病。常规心电图(图 27-10)显示基本 QRS 波群呈完全性左束支阻滞图形(QRS 时间 0.18s),I、aVL、V_5 导联呈 qR 型,V_1 导联呈 RS 型,V_2、V_3 导联呈 rS 型,V_4 导联呈 rsR's' 型,$R_{V_1} > r_{V_2} > r_{V_3} > r_{V_4}$。心电图诊断:①窦性心律;②完全性左束支阻滞;③前间壁 r 波振幅逆递增、前壁异常 Q 波,提示合并右下室间隔及前壁陈旧性心肌梗死。

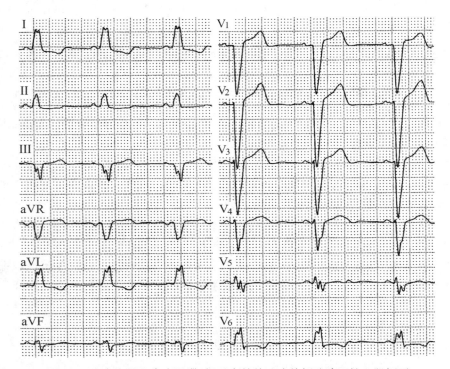

图 27-11　完全性左束支阻滞、提示合并前壁或前侧壁陈旧性心肌梗死

男性,58 岁,冠心病。常规心电图(图 27-11)显示基本 QRS 波群呈完全性左束支阻滞图形(QRS 时间 0.14s),V_2～V_4 导联 QRS 波群呈 rS 型,S 波升支出现持续 0.05s 的切迹,V_5、V_6 导联出现 s 波。心电图诊断:①窦性心律;②完全性左束支阻滞;③提示合并前壁或前侧壁陈旧性心肌梗死。

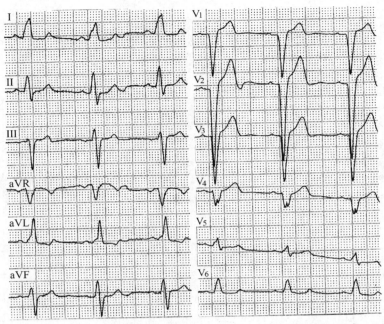

图 27-12 完全性左束支阻滞、提示合并前侧壁陈旧性心肌梗死

女性,62 岁,冠心病。$V_1 \sim V_6$ 导联定准电压 5mm/mV,常规心电图(图 27-12)显示窦性 P 电轴左偏,基本 QRS 波群呈完全性左束支阻滞图形(QRS 时间 0.14s),Ⅰ、aVL、V_5 导联 R 波升支有切迹,$V_1 \sim V_4$ 导联呈 QS、rS 型。心电图诊断:①窦性心律伴有 P 电轴左偏;②完全性左束支阻滞;③提示合并前侧壁陈旧性心肌梗死。

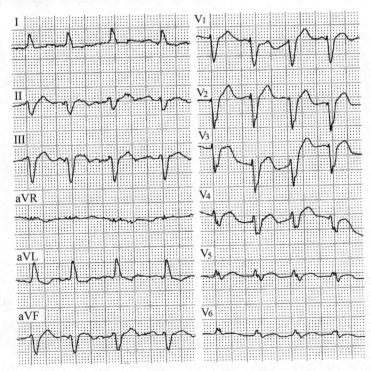

图 27-13 完全性左束支阻滞、提示合并前侧壁陈旧性心肌梗死

男性,71 岁,冠心病、心房颤动。$V_1 \sim V_6$ 导联定准电压 5mm/mV,常规心电图(图 27-13)未见明显的窦性 P 波或 f 波,但 R-R 间期绝对不规则,平均心室率 80 次/min,基本 QRS 波群呈左束支阻滞图形(QRS 时间 0.14s),V_5、V_6 导联 R 波振幅降低,呈 rs 波。心电图诊断:①心房颤动(细颤型)伴正常心室率(平均 80 次/min);②完全性左束支阻滞;③提示合并前侧壁陈旧性心肌梗死。

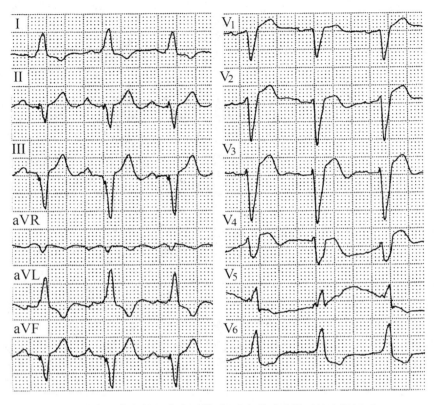

图 27-14　完全性左束支阻滞、提示合并下壁陈旧性心肌梗死

　　女性,70 岁,冠心病。$V_1 \sim V_6$ 导联定准电压 5mm/mV,常规心电图(图 27-14)显示 P-R 间期 0.20s,基本 QRS 波群呈完全性左束支阻滞图形(QRS 时间 0.15s),Ⅱ、Ⅲ、aVF 导联呈 qrS 型或 QS 型,起始部顿挫,电轴－52°。心电图诊断:①窦性心律;②完全性左束支阻滞伴电轴左偏;③下壁异常 Q 波,提示合并下壁陈旧性心肌梗死。

五、左前分支阻滞

1. 心电图特征

(1)Ⅰ、aVL 导联 QRS 波群呈 qR 型,$R_{aVL} > R_{\text{Ⅰ、aVR}}$;Ⅱ、Ⅲ、aVF 导联呈 rS 型,$S_\text{Ⅲ} > S_\text{Ⅱ} > r_\text{Ⅱ}$。

(2)电轴左偏>－45°,有学者认为>－30°即可诊断。

(3)$V_1 \sim V_6$ 导联 R 波振幅降低,$V_3 \sim V_6$ 导联 S 波加深呈 RS 型,有时 V_1、V_2 导联可出现 q 波,呈 qrS 型(图 27-15)。

(4)QRS 时间正常。

2. 鉴别诊断

(1)假性电轴左偏:$S_\text{Ⅱ} > S_\text{Ⅲ}$,电轴左偏多在－60°以上。

(2)前间壁异常 Q 波:少数左前分支阻滞在 V_1、V_2 导联出现 q 波,呈 qrS 型,需与陈旧性前间壁心肌梗死、心肌纤维化相鉴别,但前者降低一肋间记录转为 rS 型而有助于鉴别。

(3)顺钟向转位:左前分支阻滞可使胸前导联 R 波振幅降低,$V_3 \sim V_6$ 导联 S 波加深类似顺钟向转位,但移至上一肋间记录,即可消除上述现象。

(4)左前分支阻滞合并下壁心肌梗死:左前分支阻滞合并下壁心肌梗死临床上并不少见,两者均表现为电轴显著左偏。确定两者并存是一个诊断难题。出现下列情况之一者,可提示两者并存:①先有下壁心肌梗死,Ⅲ导联 QRS 波群呈 QS 型、aVF 导联呈 QR 型、Ⅱ导联呈 qR 型;发生左前分支阻滞后,Ⅲ导联 QS 波增深,电轴左偏程度加重,Ⅱ、aVF 导联可转为 QS 型或Ⅱ导联转为 rS 型。

②先有左前分支阻滞,发生下壁心肌梗死后,Ⅱ、Ⅲ、aVF 导联 r 波消失转为 QS 型。③Ⅱ、Ⅲ、aVF 导联呈 qrS 型,$S_Ⅲ>S_Ⅱ$,电轴>-30°。

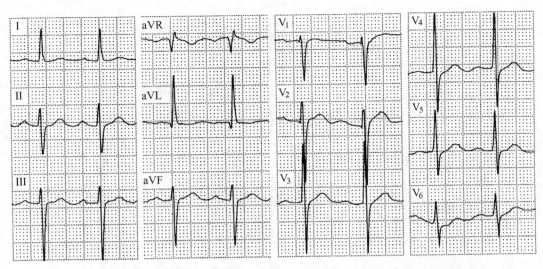

图 27-15　左前分支阻滞(电轴-43°,V_1、V_2 导联出现 q 波,V_5、V_6 导联 S 波加深)

3.临床意义

由于左前分支细长、跨过左心室流出道易受血流冲击而受损及仅由单一的血管供血等因素影响,左前分支阻滞的发生率远高于左后分支阻滞。它最常见的原因是冠心病(约85%),其次是高血压病、心肌病、主动脉瓣疾病等。

六、左后分支阻滞

1.心电图特征

(1)Ⅰ、aVL 导联 QRS 波群呈 rS 型,$S_{aVL}>S_Ⅰ$,Ⅱ、Ⅲ、aVF 导联呈 qR 型,$R_Ⅲ>R_Ⅱ$。

(2)电轴右偏>+110°。若出现交替性或间歇性电轴右偏,又具有左后分支阻滞特征,即使未达到+110°,亦可诊断。

(3)QRS 时间正常。

(4)需排除右心室肥大、侧壁心肌梗死、悬位型心脏等。

2.临床意义

由于左后分支较短粗、位于不易受侵犯的左心室流入道及双重血管供血等因素影响,左后分支阻滞的发生率远低于左前分支阻滞。但一旦出现,常提示有较广泛而严重的病变。

七、左中隔分支阻滞

1.分型及其心电图特征

(1)Ⅰ型左中隔分支阻滞:QRS 初始向量指向左后,导致 V_1、V_2 导联呈 QS 型或 qrS 型。只有间歇性出现时方能诊断(图 27-16)。

(2)Ⅱ型左中隔分支阻滞:QRS 初始向量指向左前,且明显增大,其心电图特征为:①V_1、V_2 导联 QRS 波群呈 Rs 型,$R/s>2$;②V_5、V_6 导联 QRS 波群呈 Rs 型或 qRs 型,其 q 波很小,时间<0.01s,深度<0.1mV;③$R_{V_2}>R_{V_6}$;④QRS 时间正常(合并束支阻滞时除外);⑤多见于老年冠心病患者;⑥需排除右心室肥大、逆钟向转位、A 型心室预激、正后壁心肌梗死等(图 27-17)。

2.临床意义

左中隔分支阻滞最常见于冠心病,其次见于糖尿病、心肌病等。与左冠状动脉前降支的病变有一定的相关性。左中隔分支阻滞临床上不易诊断,若呈间歇性阻滞或频率依赖性阻滞,则容易诊断(图 27-16、图 27-18)。

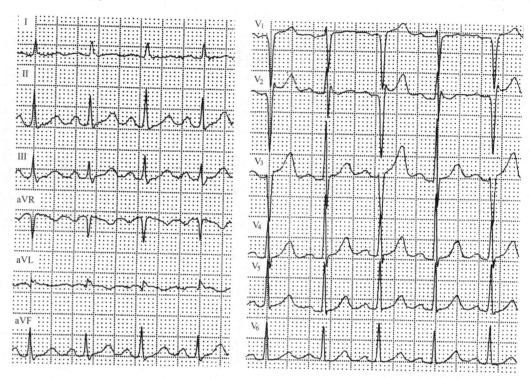

图 27-16 交替性Ⅰ型左中隔分支阻滞

临床资料不详。常规心电图(图 27-16)显示 P-P 间期 0.53s,频率 113 次/min,P-R 间期 0.15s;肢体导联和 $V_4 \sim V_6$ 导联 QRS 波幅呈高低改变,$V_1 \sim V_3$ 导联 QRS 波形呈交替性改变:V_1 导联呈 QS、rS 型,V_2 导联呈 Qr、RSr' 型,V_3 导联呈 rS、RS 型。其 P-R 间期及 QRS 时间均一致。心电图诊断:①窦性心动过速(113 次/min);②前间壁交替性出现异常 Q 波伴其他导联 QRS 波幅电交替现象,提示交替性Ⅰ型左中隔分支阻滞所致。

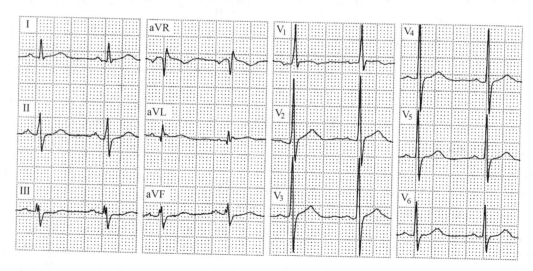

图 27-17 Ⅱ型左中隔分支阻滞

男性,76 岁,冠心病。常规心电图(图 27-17)显示窦性 P-P 间期 0.78s,频率 77 次/min,P-R 间期 0.16s;QRS 波群在 V_1、V_2 导联呈 Rs、RS 型,R/s>2;V_5、V_6 导联呈 RS 型,$R_{V_2}>R_{V_6}$。心电图诊断:①窦性心律;②提示Ⅱ型左中隔分支阻滞。

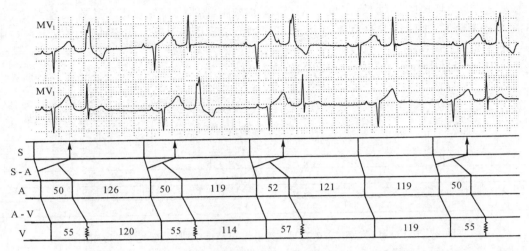

图 27-18　窦房交接区折返性早搏二联律伴 3 相左中隔分支、右束支阻滞

男性,73 岁,冠心病、病窦综合征待排。上、下两行 MV₁ 导联(图 27-18)系同时不连续记录,显示窦性 P-P 间期 1.19s,频率 50 次/min;每隔 1 个窦性搏动提早出现 1 次 P′-QRS-T 波,P′波落在 T 波降支上,其形态与窦性 P 波一致,下传的 P′-R 间期 0.18~0.22s,QRS 波群呈 R 型(R 波挫折,时间 0.12s)和 Rs 型(R/s>2,时间 0.07s),两者交替出现,偶联间期 0.50~0.53s,短 R-R 间期 0.55~0.57s,长 R-R 间期 1.14~1.20s,呈次等周期、等周期及不完全性代偿间歇。心电图诊断:①过缓的窦性搏动(50 次/min);②频发窦房交接区折返性早搏二联律伴交替性 3 相左中隔分支阻滞、3 相左中隔分支阻滞合并 3 相右束支阻滞。

八、双束支阻滞

双束支阻滞是指右束支和左束支主干同时发生不同程度的阻滞。根据阻滞程度(一度、二度、三度)、传导速度、传导比例以及是否同步阻滞,可有许多不同的组合。但最常见和容易诊断的有以下 4 种类型:

(1)出现间歇性左、右束支阻滞(图 9-11、图 27-19)。

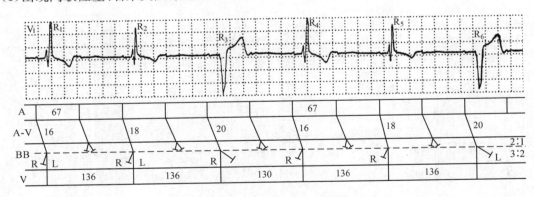

图 27-19　功能性双束支阻滞

男性,65 岁,冠心病。V₁ 导联(图 27-19)显示窦性 P-P 间期 0.67s,频率 90 次/min;房室在 2∶1 阻滞基础上,出现 P-R 间期由 0.16s→0.18s→0.20s 逐搏延长,相应的 QRS 波群由完全性右束支阻滞(0.12s)→不完全性右束支阻滞(0.10s)→完全性左束支阻滞(0.12s),周而复始,平均心室率 45 次/min。心电图诊断:①窦性心律;②二度房室阻滞引发缓慢心室率(平均 45 次/min),房室呈 2∶1 传导;③左、右束支由不同程度传导延缓引起的功能性双束支阻滞;④左束支内 A 型交替性文氏周期。

(2)完全性左束支阻滞伴房室阻滞型:P-R 间期延长、二度 I 型、二度 II 型及高度阻滞(图27-20)。

(3)完全性右束支阻滞伴房室阻滞型:P-R 间期延长、二度 I 型、二度 II 型及高度阻滞。此型心电图表现,一般将 P-R 间期延长、二度Ⅰ型、二度Ⅱ型阻滞部位首先考虑发生在房室结内;若逸搏QRS 波群宽大畸形,则应将 P-R 间期延长、二度Ⅰ型、二度Ⅱ型阻滞部位首先考虑发生在左束支内(图 9-15、图 21-8)。

（4）三度房室阻滞伴缓慢的室性逸搏心律(图 7-12)。

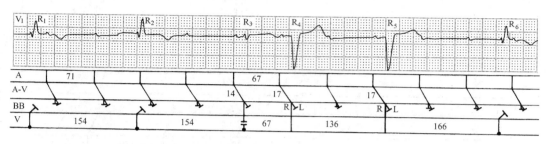

图 27-20　双束支阻滞(右束支呈二度Ⅱ型至高度阻滞、左束支呈三度阻滞)

男性,85 岁,冠心病、晕厥待查。V_1 导联(图 27-20)定准电压 5mm/mV,显示窦性 P-P 间期 0.67～0.71s,有 3 种 QRS 波形:①呈完全性左束支阻滞图形(R_4、R_5),其 P-R 间期 0.17s,为窦性 P 波经右束支下传心室;②呈完全性右束支阻滞图形(R_1、R_2、R_6),延迟出现,其 P-R 间期长短不一,为起源于左束支阻滞区下方的室性逸搏,逸搏周期 1.54～1.66s,频率 36～39 次/min;③正常化波形(R_3),其前有相关的窦性 P 波,P-R 间期略缩短(0.14s),为窦性与室性逸搏共同除极心室所形成的室性融合波,平均心室率 50 次/min。心电图诊断:①窦性心律;②双束支阻滞引发二度至高度房室阻滞及缓慢心室率(平均 50 次/min),其中右束支呈二度Ⅱ型至高度阻滞、左束支呈三度阻滞;③室性逸搏及其逸搏心律(36～39 次/min),提示起源于左束支阻滞区下方;④正常化室性融合波;⑤建议植入双腔起搏器。

九、双分支阻滞

双分支阻滞是指右束支合并左前分支或左后分支阻滞或间歇性出现左前、左后分支阻滞。

（1）右束支阻滞合并左前分支阻滞(图 27-21):最常见,因这两者均由前降支的间隔支供血且不应期较长。

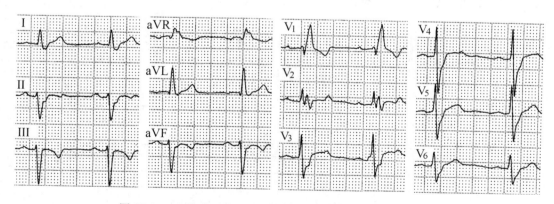

图 27-21　双分支阻滞(完全性右束支阻滞合并左前分支阻滞)

男性,33 岁,心肌炎后遗症。常规心电图(图 27-21)定准电压 5mm/mV,肢体导联 QRS 波群符合左前分支阻滞特征(电轴-72°),aVR 导联呈 qR 型,q/R<1;V_1 导联 QRS 波群呈 rsR′型,时间 0.17s,R′振幅 1.6mV,V_5 导联呈 RS 型,R 波振幅 1.8mV,V_6 导联呈 RS 型。心电图诊断:①窦性心律;②完全性右束支阻滞合并左前分支阻滞;③右心室肥大待排。

（2）右束支阻滞合并左后分支阻滞(图 27-22):较少见,需排除右束支阻滞合并右心室肥大后方可诊断。

（3）间歇性左前、左后分支阻滞:少见。

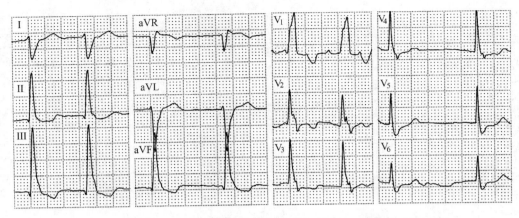

图 27-22 双分支阻滞(完全性右束支阻滞合并左后分支阻滞)

男性,85 岁,糖尿病、冠心病、支架植入术后。常规心电图(图 27-22)显示 P 波消失,代之以 F 波(V_1 导联)、f 波(其他导联),R-R 间期绝对不规则,平均心室率约 85 次/min;QRS 时间 0.16s,在 I、aVL 导联呈 rS 型,S_{aVL}>S_I,II、III、aVF 导联呈 qR 型,R_{III}>R_{II},电轴+108°,V_1 导联呈 R 型;II、III、aVF、V_3~V_6 导联 ST 段呈下斜型或水平型压低 0.10~0.15mV;T 波在 III 导联倒置,aVF 导联呈负正双相。心电图诊断:①不纯性心房颤动伴正常心室率(平均 85 次/min);②完全性右束支阻滞合并左后分支阻滞;③下壁、前壁及侧壁 ST 段改变;④下壁轻度 T 波改变。

十、三分支阻滞

三分支阻滞是指右束支、左前分支、左后分支出现不同程度的阻滞。此时的 P-R 间期代表传导速度快的一支下传心室的时间,QRS 波形显示传导速度慢的束支阻滞图形,而电轴偏移则取决于左前分支、左后分支阻滞程度。通常有以下 3 种类型:

(1)右束支阻滞、左前分支阻滞合并房室阻滞型(P-R 间期延长、二度 I 型、二度 II 型)。此型心电图表现,一般将 P-R 间期延长、二度 I 型、二度 II 型阻滞部位首先考虑发生在左后分支内(图27-23、图 27-24)。

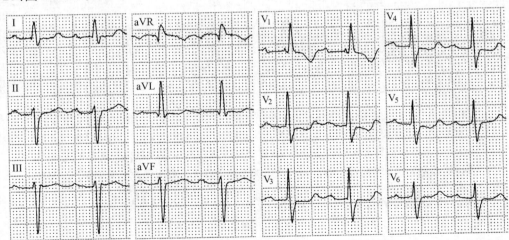

图 27-23 三分支阻滞(完全性右束支阻滞合并左前分支阻滞及左后分支一度阻滞)

女性,70 岁,慢性肾病、尿毒症、糖尿病、高血压病。V_1~V_6 导联定准电压 5mm/mV,常规心电图(图 27-23)显示 P-R 间期 0.24s,QRS 时间 0.12s,基本 QRS 波群呈完全性右束支阻滞和左前分支阻滞图形,aVR 导联呈 qR 型,q/R<1,V_6 导联呈 RS 型,R/S<1;V_2~V_5 导联 ST 段呈下斜型压低 0.1mV。心电图诊断:①窦性心律;②三分支阻滞(完全性右束支阻滞合并左前分支阻滞及左后分支一度阻滞);③右心室肥大待排;④前间壁、前壁 ST 段改变。

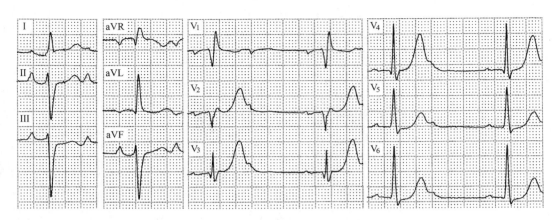

图 27-24　三分支阻滞(完全性右束支阻滞合并左前分支阻滞及左后分支 2：1 阻滞)

男性,78 岁,冠心病、陈旧性心肌梗死。常规心电图(图 27-24)显示窦性 P-P 间期 0.72s,Ⅱ、Ⅲ、aVF 导联 P 波高尖,振幅 0.25～0.30mV;P-R 间期 0.23s,房室呈 2：1 传导;QRS 时间 0.15s,呈完全性右束支阻滞和左前分支阻滞图形,在 V₁ 导联呈 rsR′或 QR 型,V₂ 导联呈 Qr 或 rsr′型,V₃、V₄ 导联呈 QRs、qRs 型;V₂ 导联 ST 段抬高 0.05mV,V₅、V₆ 导联 ST 段呈近似水平型压低 0.1mV,V₂～V₄ 导联 T 波高大,Q-T 间期 0.49s。心电图诊断:①窦性心律;②下壁导联 P 波高尖,提示不完全性右心房内阻滞;③长 P-R 间期型二度房室阻滞,房室呈 2：1 传导;④三分支阻滞(完全性右束支阻滞合并左前分支阻滞及左后分支 2：1 阻滞);⑤前间壁、前壁异常 Q 波,提示陈旧性心肌梗死所致;⑥前间壁、前壁 T 波高大、侧壁 ST 段改变,请进一步做心肌损伤标志物检测;⑦Q-T 间期延长。

(2)右束支阻滞、左后分支阻滞合并房室阻滞型(P-R 间期延长、二度Ⅰ型、二度Ⅱ型)。此型心电图表现,一般将 P-R 间期延长、二度Ⅰ型、二度Ⅱ型阻滞部位首先考虑发生在左前分支内(图 27-25)。

(3)间歇性出现右束支阻滞、左前分支阻滞、左后分支阻滞:少见。

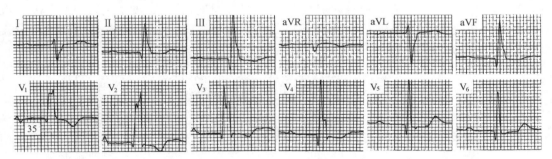

图 27-25　三分支阻滞(完全性右束支阻滞合并左后分支阻滞及左前分支一度阻滞)

男性,78 岁,冠心病。常规心电图(图 27-25)显示 P-R 间期 0.35s,QRS 时间 0.14s,电轴+108°,V₁ 导联呈 qR 型,QRS 波群呈右束支阻滞和左后分支阻滞图形;V₄～V₆ 导联 ST 段呈水平型压低 0.1mV。心电图诊断:①窦性心律;②三分支阻滞(完全性右束支阻滞合并左后分支阻滞及左前分支一度阻滞);③前侧壁 ST 段改变。

十一、非特异性心室内阻滞

1. 心电图特征

(1)QRS 时间≥0.12s,波形粗钝、切迹。

(2)不符合左、右束支阻滞图形特征(图 27-26)。

(3)可伴有 Q-T 间期延长、T 波改变。

2. 阻滞部位

浦肯野纤维、心室肌。

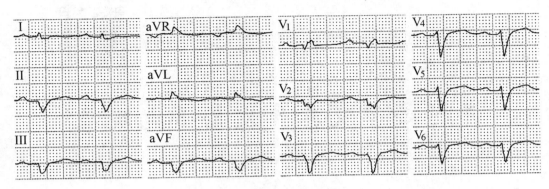

图 27-26　非特异性心室内阻滞

男性,64 岁,扩张型心肌病。常规心电图(图 27-26)显示窦性 P-P 间期 0.79s,P-R 间期 0.24s;QRS 时间 0.17s,电轴－70°,Ⅱ、Ⅲ、aVF 导联呈 QS 型,$S_Ⅱ$＞$S_Ⅲ$,aVR 导联呈 R 型;肢体导联 QRS 波幅＜0.5mV,胸前导联 QRS 波幅＜1.0mV;V_1 导联呈 Qr 型,V_2～V_6 导联均呈 rS 型,r/S＜1。心电图诊断:①窦性心律;②一度房室阻滞;③下壁异常 Q 波、胸前导联 r 波振幅递增不良;④全导联 QRS 波群低电压;⑤假性电轴左偏－70°;⑥高度顺钟向转位;⑦非特异性心室内阻滞;⑧右心室肥大待排。

3.临床意义

非特异性心室内阻滞见于心肌广泛而严重的病变(如扩张型心肌病、缺血性心肌病等)、严重的高钾血症及抗心律失常药物过量等。

4.合并其他心电图改变时诊断

(1)左前分支阻滞:因非特异性心室内阻滞的部位在浦肯野纤维、心室肌内,当肢体导联心电图符合左前分支阻滞特征时,左前分支阻滞仍需要诊断(图 27-27),不可遗漏。

(2)异常 Q 波、ST 段、T 波改变:当心电图出现异常 Q 波、ST 段抬高或压低、T 波振幅或极性发生改变时,亦应同时诊断(图 19-9、图 19-10),不能遗漏。

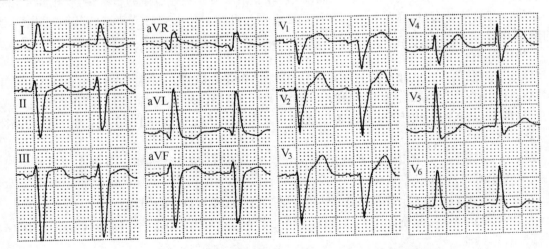

图 27-27　左前分支阻滞、非特异性心室内阻滞、前间壁 r 波振幅递增不良

男性,66 岁,扩张型心肌病、高血压病。V_1～V_6 导联定准电压 5mm/mV,常规心电图(图 27-27)显示 P 电轴左偏特点,P-P 间期 0.67s,P-R 间期 0.14s;QRS 时间 0.16s,肢体导联符合左前分支阻滞特征(电轴－58°),aVR 导联呈 qR 型,q/R＜1;V_1～V_3 导联均呈 rS 型,r 波振幅递增量＜0.1mV,V_5 导联 R 波振幅 3.1mV,V_6 导联 R 波峰尖锐;Ⅰ、aVL、V_6 导联 ST 段呈水平型、下斜型压低 0.1～0.2mV。心电图诊断:①窦性心律伴 P 电轴左偏;②左前分支阻滞;③非特异性心室内阻滞;④前间壁 r 波振幅递增不良;⑤左心室高电压;⑥侧壁 ST 段改变。

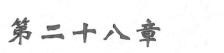

第二十八章

并行心律及其伴发的心电现象

视频资源

一、基本概念

心脏内有两个或两个以上节律点,各自独立地发放激动,竞争性地控制心房或心室,其中一个节律点周围有传入性阻滞圈保护,免遭另一个节律点对其节律重整,这个被保护的节律点就称为并行心律。若其频率超过同级逸搏点和主导节律点且无传出阻滞,则形成加速的并行心律或并行性心动过速。并行节律点具有保护性传入阻滞和传出阻滞这两个基本特征。

二、发生机制

1. 并行节律点的形成

心脏某部分组织发生舒张期自动除极化达到阈电位,成为异位起搏点而有规律地发放激动,且不受主导节律的影响。

2. 保护性传入阻滞的机制

Rosenbaum 等认为并行节律点周围传入阻滞由 3 相阻滞和 4 相阻滞共同组成,在这两相之间可以有或宽或窄的传导窗口。当主导节律的激动较早地到达并行节律点周围时,该激动受阻于动作电位 3 相而不能侵入;若较晚地到达又受阻于动作电位 4 相,也不能侵入并行节律点。若 3 相和 4 相之间无传导窗口,则产生完全性传入阻滞,并行节律点不受主导节律的影响;若 3 相和 4 相之间有一或宽或窄的传导窗口,适时的主导节律的激动通过此窗口传入并行节律点使其节律重整,便形成间歇性并行心律。

3. 传出阻滞

(1)传出阻滞是并行节律点的另一重要特征,是一种单向阻滞。当并行节律点发放的激动出现在主导节律的绝对不应期时,便不能显现,系生理性干扰所致;若出现在主导节律的相对不应期内而未能显现,则系 3 相传出阻滞所致;若出现在应激期内而未能显现,则存在真正的二度传出阻滞或 4 相传出阻滞。

(2)若并行节律点周围出现高度或几乎完全性传出阻滞,则并行节律点以散在的单个早搏、加速的逸搏或逸搏的形式出现。

(3)若并行节律点周围出现较持久的双向阻滞,则形成隐匿性并行节律点。

(4)若并行节律点的频率超过同级逸搏点和主导节律点且无传出阻滞,则形成加速的并行心律或并行性心动过速。

(5)Cranefield 认为传出阻滞的原因是隐匿性传导,即并行节律点周围组织可被来自主导节律和并行节律点本身的激动不完全性侵入,使其周围组织的不应期延长,从而导致并行节律点的激动发生传出阻滞。

三、分类

(1)根据起源部位:分为窦性、房性、房室交接性、室性和旁道性并行心律,其中以室性并行心律最常见,房性、房室交接性并行心律次之。

(2)根据起搏点的多少:分为单源性、双源性、多源性和混合性并行心律。

(3)根据变异程度:分为典型、变异型(特殊类型)并行心律。

四、鉴别诊断

1. 与自律性增高型早搏的鉴别

两者均表现为偶联间期不等,也可见融合波,但并行心律型早搏的两异位搏动之间有倍数关系(典型并行心律)或部分有倍数关系(变异型并行心律),而自律性增高型早搏则无倍数关系。

2. 与折返型早搏的鉴别

(1)偶联间期固定型并行心律与折返型早搏的鉴别:若并行心律的基本周期与主导节律有简单的倍数关系,则偶联间期可凑巧固定,与折返型早搏难以区别;只有在心率变化过程中才能确认,如起卧活动、延长记录时间等,就能发现前者偶联间期不等,若伴有传出阻滞,则两异位搏动之间有倍数关系。

(2)偶联间期递增型或递减型间歇性并行心律与折返径路内文氏现象或反向文氏现象的折返型早搏的鉴别:两者鉴别有时较困难,但毕竟前者属起源异常,两异位搏动的间距相等,与窦性周期的长短、偶联间期递增量或递减量的多少无关,非倍数长的两异位搏动间距的出现与逆偶联间期(P'-P 或 R'-R 间期)的长短有关,可找出传入并行节律点的期限,该期限介于 3 相和 4 相不应期之间的失保护期(图 28-2)。而后者两异位搏动间距的长短与窦性周期、偶联间期的长短有关,偶联间期需要经过 1 次折返中断后才会变短或变长。

五、心电图特征

(1)偶联间期不等,互差>0.08s,多数以早搏形式出现,也可以加速的逸搏或逸搏形式出现。

(2)两异位搏动的间距相等或有一个最大的公约数,互差(均值变异范围)≤±5%。均值变异范围的计算方法:均值=(最大值+最小值)÷2,均值变异范围=(最大值-均值)÷均值×100%或(最小值-均值)÷均值×100%。

(3)可见房性或室性融合波。

(4)主导节律可被并行节律点激动所重整。

(5)并行心律的频率大多为 30~70 次/min。

(6)24h Lorenz 散点图呈现倒 Y 型特征。

六、临床意义

并行心律常见于老年人和器质性心脏病患者,也见于健康人;50~70 岁发生率最高,约 65%的患者在 60 岁以上。男性发生率约为女性的 2 倍。冠心病、高血压性心脏病是最常见的病因,常合并心力衰竭。并行节律点对抗心律失常药物比较耐药,有人认为耐药的早搏,尤其是老年人,常提示并行心律所致。

七、窦性并行心律

窦性并行心律是一种比较少见而特殊的并行心律。它可呈显性形式出现,即窦房结内存在两个节律点,其中一个节律点周围有传入性阻滞圈保护,免遭另一个节律点对其节律重整;亦可呈隐性形式出现,"隐而不露",由其他心律失常所揭示,即窦房结仅有一个节律点,其节律始终未被不同时相的房性早搏或(和)房性逸搏等异位激动所打乱,仍按照自身固有的频率发放冲动,需要仔细分析方能明确诊断。

1. 显性窦性并行心律(早搏型)

(1)概述:窦房结内有两个起搏点,其中一个为主导节律点,无传入性阻滞圈保护,可被另一个节律点的激动所重整;另一个节律点的周围有传入性阻滞圈保护,免遭主导节律激动的侵入。

（2）心电图特征：提早出现 P'-QRS-T 波群，P'波形态与窦性 P 波一致，呈等周期代偿间歇；偶联间期不等，两异位搏动的间距相等或呈倍数关系，互差≤±5％（图 28-1）。

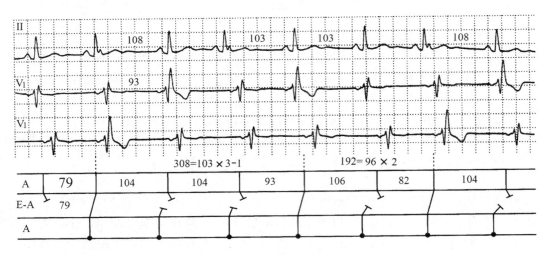

图 28-1　显性窦性并行心律（早搏型）

男性，54 岁，高血压病。Ⅱ、V₁ 导联（连续记录）（图 28-1）显示窦性 P-P 间期 1.03～1.06s，Ⅱ、V₁ 导联每隔 1～2 个窦性搏动略提早出现 1 次 P'-QRS-T 波群，P'波形态与窦性 P 波一致，代偿间歇 P'-P 间期 1.04～1.08s，多呈等周期代偿；偶联间期 0.79～0.93s，两异位搏动能以 0.96～1.03s 测得倍数关系，均值变异范围为 3.5％；窦性 P 波下传 QRS 波群呈 rSr'型，时限 0.10s；而 P'波下传 QRS 波群呈 rsR'型，时限 0.12s。心电图诊断：①窦性心律；②频发并行心律型窦性早搏伴快频率依赖性完全性右束支阻滞；③不完全性右束支阻滞。

　　2.隐性窦性并行心律（由房性异位搏动所揭示）

　　（1）概述：当窦房交接区有传入阻滞保护时，也可形成窦性并行心律。此时偶联间期不等的不同时相的房性早搏，尤其是多源性房性早搏，或者房性逸搏及其逸搏心律，均未能重整窦性节律，窦房结仍按原有的节律发放激动。

　　（2）心电图特征：①偶联间期不等的房性早搏或多源性房性早搏，均出现完全性代偿间歇（图 28-2A）；②夹有短阵性房性心动过速的前后两个窦性搏动的间期为窦性基本周期的倍数（图 28-2B）；③二度或高度窦房阻滞出现房性逸搏或心律时，夹有房性逸搏的前后两个窦性搏动的间期为窦性基本周期的倍数（图 28-3）。

　　（3）隐性窦性并行心律诊断技巧："隐而不露"的窦性并行心律，临床上极易漏诊，但只要关注夹有不同时相的房性早搏、短阵性房性心动过速、房性逸搏及其逸搏心律前后的两个窦性长 P-P 间期是否为窦性基本周期的倍数，即可避免漏诊。若存在倍数关系，就可诊断为隐性窦性并行心律。

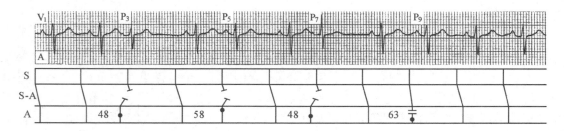

图 28-2A　多源性房性早搏揭示窦性并行心律

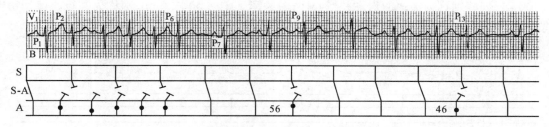

图 28-2B 短阵性房性心动过速揭示窦性并行心律

女性,68 岁,高血压病。V_1 导联 A、B 系同时不连续记录(图 28-2A、28-2B),图 A 显示窦性 P-P 间期 $0.68\sim$ 0.70s,P_3、P_5、P_7 为房性早搏,其 P' 波形态、偶联间期(0.48、0.58、0.63s)均不一致,为多源性房性早搏,均呈完全性代偿间歇,P_9 为房性融合波,多呈二联律。图 B 显示窦性 P-P 间期 $0.65\sim0.67$s,$P_2\sim P_6$ 为短阵性房性心动过速,而介于短阵性房性心动过速的前后两个窦性搏动(P_1-P_7)的间期 2.70s 为窦性基本周期的 4 倍,P_9、P_{13} 提早出现,其形态、偶联间期(0.56、0.46s)均不一致,为双源性房性早搏,呈完全性代偿间歇,表明房性异位搏动始终未能逆传窦房结使其节律重整,提示窦房交接区存在传入阻滞。心电图诊断:①窦性心律;②频发多源性房性早搏,偶见房性融合波,时呈二联律及短阵性房性心动过速;③房性早搏及房性心动过速揭示窦性并行心律。

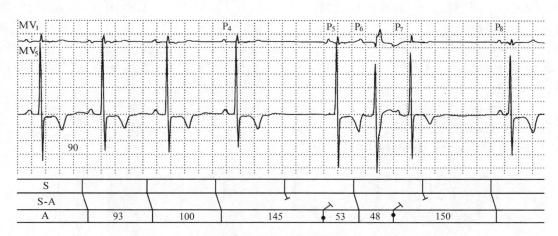

图 28-3 二度Ⅱ型窦房阻滞、房性早搏及逸搏揭示窦性并行心律

男性,63 岁,冠心病。MV_1、MV_5 导联(图 28-3)同步记录,显示窦性 P-P 间期 $0.90\sim1.00$s,P_5 搏动延迟出现,逸搏周期 1.45s,频率 41 次/min,为房性逸搏;P_4-P_6 间期 1.98s 刚好为部分窦性 P-P 间期的 2 倍,提示 P_6 为窦性夺获,其下传 QRS 波群呈右束支阻滞图形,表明存在二度Ⅱ型窦房阻滞,并且房性逸搏 P_5 搏动未能逆传窦房结使其节律重整,提示窦房结周围存在 4 相传入阻滞;P_7 提早出现落在前一搏动的 T 波顶峰上,为房性早搏,呈完全性代偿间歇,表明房性早搏亦未能逆传窦房结使其节律重整,提示窦房结周围存在 3 相传入阻滞。MV_5 导联 T 波倒置。心电图诊断:①窦性心律;②二度Ⅱ型窦房阻滞;③房性早搏、过缓的房性逸搏;④窦性夺获伴心室内差异性传导;⑤房性异位搏动揭示窦性并行心律;⑥T 波改变。

八、房性并行心律

(1)提早或延迟出现 P'-QRS-T 波群,P' 波形态与窦性 P 波不一致,P' 波下传时可出现各种房室干扰现象(P' 波未下传、干扰性 P'-R 间期延长及心室内差异性传导)。

(2)偶联间期不等,互差 >0.08s。

(3)两异位搏动的间距(P'-P' 间期)相等或有一个最大公约数,互差 $\leqslant\pm5\%$(图 28-4)。

(4)常有房性融合波出现。

(5)若异位搏动连续出现 3 次或 3 次以上,频率 $50\sim60$ 次/min,则称为房性并行心律;若频率

61～100 次/min,则称为加速的房性并行心律;若频率 101～250 次/min,则称为并行心律型房性心动过速。

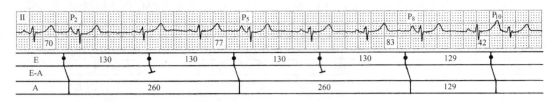

图 28-4　房性并行心律

男性,76 岁,冠心病。Ⅱ导联(图 28-4)显示 P_2、P_5、P_8、P_{10} 为提早或略提早出现 P'波,其偶联间期不等(0.42～0.83s),长 P'-P'(P_2-P_5、P_5-P_8)间期为短 P'-P'(P_8-P_{10})间期的 2 倍。心电图诊断:①成对的窦性搏动;②频发房性早搏,为房性并行心律(或频发并行心律型房性早搏)。

九、房室交接性并行心律

(1)提早或延迟出现 QRS 波形与窦性一致或略异,偶尔可伴有心室内差异性传导。

(2)逆行 P^- 波可位于 QRS 波群之前、中、后,其 P^--R 间期<0.12s(图 28-5)或 R-P^- 间期<0.16s 或无逆行 P^- 波。

(3)偶联间期不等,互差>0.08s。若逆行 P^- 波位于 QRS 波群之前,则以 P-P^- 间期作为偶联间期;若逆行 P^- 波位于 QRS 波群之后,则以 R-R'间期作为偶联间期(图 28-6、图 28-7);若逆行 P^- 波与 QRS 波群之间的关系随偶联间期的变化而变化,则以偶联间期长者为准。

(4)两异位搏动的间距相等或有一最大公约数,互差≤±5%。因房室交接区搏动会出现前向或逆向传导延缓,故只需 P^--P^- 间期或 R'-R'间期一项符合有倍数关系即可。

(5)可有房性融合波出现(图 28-5、图 28-7)。

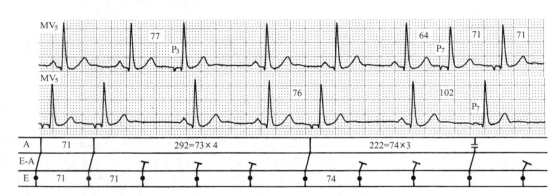

图 28-5　加速的房室交接性并行心律

男性,32 岁,心肌炎后遗症。上、下两行 MV_5 导联(图 28-5)连续记录,显示窦性 P-P 间期 0.88～1.00s,P-R 间期 0.16s;可见提早出现 P^--QRS-T 波群,P^--R 间期 0.10s,为房室交接性早搏,其偶联间期不等,下行 P_7 为房性融合波,有时连续出现 4 次,其 P^--P^- 间期 0.71s,频率 85 次/min;上行长 P^--P^-(P_3-P_7)间期 3.57s 为短 P^--P^- 间期 0.71s 的 5 倍,下行长 P^--P^- 间期 2.92、2.22s 分别为短 P^--P^- 间期 0.73、0.74s 的 4、3 倍。心电图诊断:①窦性心律;②房室交接性并行心律,以早搏、逸搏伴房性融合波及短阵性加速的逸搏心律(85 次/min)形式出现。

(6)可有房室交接区隐匿性早搏引起的假性一度或二度房室阻滞:呈现长短不一的较长 P-R 间期或 P 波下传受阻(图 24-3、图 24-7)。

(7)若异位搏动连续出现 3 次或 3 次以上,频率 40～60 次/min,则称为房室交接性并行心律;若频率 61～100 次/min,则称为加速的房室交接性并行心律(图 28-5);若频率>100 次/min,则称为并行心律型房室交接性心动过速。

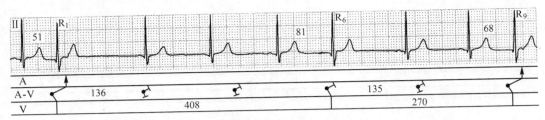

图 28-6　并行心律型房室交接性早搏伴非时相性心室内差异性传导

女性,26 岁,病毒性心肌炎。Ⅱ导联(图 28-6)显示 R_1、R_9 搏动为提早出现 QRS-T 波群,S 波较窦性略深,其后有逆行 P^- 波跟随,R-P^- 间期 0.14s,R_6 搏动略提早出现,其前后无逆行 P^- 波跟随(窦性 P 波重叠在 QRS 波群终末部),偶联间期不等(0.51~0.81s),两异位搏动之间(R_1-R_6 间期 4.08s,R_6-R_9 间期 2.7s)能以 1.35、1.36s 测得倍数关系。心电图诊断:①窦性心律;②频发房室交接性早搏伴非时相性心室内差异性传导,为房室交接性并行心律(或频发并行心律型房室交接性早搏伴非时相性心室内差异性传导)。

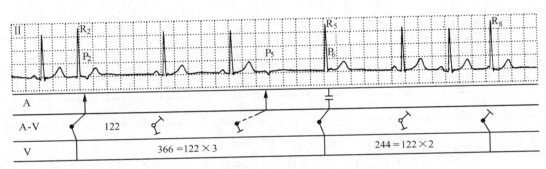

图 28-7　并行心律型房室交接性早搏、逸搏,时伴顺传心室受阻

男性,32 岁,病毒性心肌炎。Ⅱ导联(图 28-7)显示 R_2、R_8 搏动提早出现,前者有逆行 P^- 波跟随,R-P^- 间期 0.13s,后者重叠在窦性 P 波降支上,为房室交接性早搏;R_5 搏动延迟出现为房室交接性逸搏,其后跟随的 P 波形态介于窦性 P 波与逆行 P^- 波之间,为房性融合波;值得关注的是提早出现的 P_5 波,为逆行 P^- 波,其形态与 P_2 一致,其前、后均无 QRS 波群跟随,系房室交接性早搏顺传心室受阻所致,逆传心房时出现干扰性一度阻滞或经房室结慢径路逆传;两异位搏动(R_2-R_5 间期 3.66s、R_5-R_8 间期 2.44s)之间能以 1.22s 测得倍数关系(3 倍、2 倍),房室交接性搏动的 QRS 波幅较窦性略增高。心电图诊断:①窦性心律;②并行心律型房室交接性早搏、逸搏,伴非时相性心室内差异性传导;③时呈顺传心室受阻、逆传心房干扰性一度阻滞或房室结逆传双径路;④房性融合波。

十、室性并行心律

(1)提早或延迟出现宽大畸形的 QRS-T 波群,其前无相关的 P 波。

(2)偶联间期不等,互差>0.08s。

(3)两异位搏动的间距相等或有一个最大公约数,互差≤±5%(图 28-8)。

(4)常有室性融合波出现(图 28-9)。

(5)若异位搏动连续出现 3 次或 3 次以上,频率 20~40 次/min,则称为室性并行心律;若频率 41~100 次/min,则称为加速的室性并行心律;若频率>100 次/min,则称为并行心律型室性心动过速。

十一、房室旁道性并行心律

小部分 Kent 束不应期相当长(>0.60s),称为慢旁道,由希浦传导组织构成,内含 P 细胞,具有潜在的自律性。现已证明,在旁道束纤维内或旁道束插入心房和心室的部位均易产生异位激动,所形成的早搏多以并行节律点的性质单个出现,偶尔形成异位心律。其心电图特征如下:

(1)提早出现宽大畸形的 QRS-T 波群类似于既往心室预激时 QRS-T 波群,但更宽大,表现为

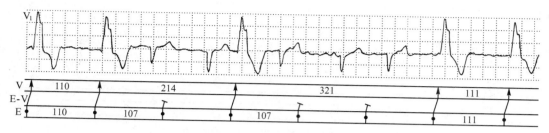

图 28-8　室性并行心律

男性,72 岁,冠心病、心房颤动。V_1 导联(图 28-8)显示基本节律为心房颤动,平均心室率 80 次/min;可见提早或延迟出现类似右束支阻滞型 QRS-T 波群,有时呈成对出现,其偶联间期不等,两异位搏动之间能以 1.07～1.11s 测得倍数关系,均值变异范围为 $(1.11-1.09)\div 1.09 \times 100\%=1.8\%$。心电图诊断:①心房颤动伴正常心室率(平均 80 次/min);②频发并行心律型室性早搏、成对的加速室性逸搏。

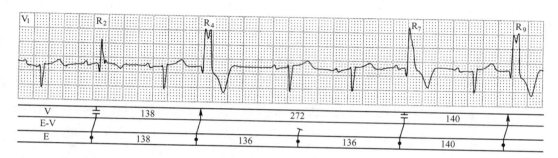

图 28-9　室性并行心律

男性,79 岁,冠心病。V_1 导联(图 28-9)显示窦性 P-R 间期 0.21～0.23s,提早出现呈类似右束支阻滞型 QRS-T 波群,其形态多变,其中 R_2、R_7 为不同程度的室性融合波,偶联间期不等,两异位搏动之间能以 1.36～1.40s 测得倍数关系,均值变异范围为 $(1.40-1.38)\div 1.38 \times 100\%=1.4\%$。心电图诊断:①窦性心律;②一度房室阻滞;③频发室性早搏、室性融合波,为室性并行心律。

完全性预激波形。

（2）可有逆行 P^- 波位于 QRS 波群之前、中、后或无逆行 P^- 波。若逆行 P^- 波位于 QRS 波群之前,其 P^--R 间期$<$0.12s,则与心房下部早搏伴预激无法区别。

（3）偶联间期不等,互差$>$0.08s。

（4）两异位搏动的间距相等或有一个最大公约数,互差$\leqslant\pm$5%。

（5）常有室性融合波出现,系旁道异位起搏点激动沿旁道下传与窦性激动沿正道下传,两者在心室内产生融合所致(图 28-10)。

十二、特殊类型并行心律

（一）间歇性并行心律

1. 电生理基础

并行节律点周围由不同程度受损细胞环绕构成保护性阻滞区,其传入阻滞早期是 3 相阻滞,系其周围组织细胞复极延缓导致动作电位时间延长所致;晚期是 4 相阻滞,系部分组织细胞舒张期自动去极化加速→膜电位水平降低→0 期除极时上升速率减慢、幅度减低→传导速度减慢或阻滞所致。在 3 相和 4 相阻滞之间可有一或宽或窄的传导窗口,适时的窦性激动可通过这一传导窗口侵入并行节律点使其节律重整而形成间歇性并行心律。

2. 心电图特征

（1）异位搏动的偶联间期不等。

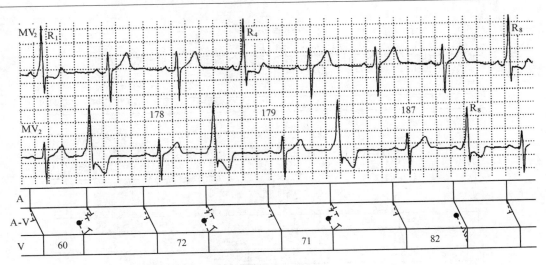

图 28-10　房室旁道性并行心律

男性,32 岁,病毒性心肌炎,A 型预激综合征。上行 MV_2 导联(图 28-10)显示窦性 P-R 间期 0.17s,而 R_1、R_4、R_8 搏动 P-R 间期 0.12s,起始部粗钝,QRS 时限 0.13s,其 P-J 间期 0.29s 与窦性搏动的 P-J 间期相等,符合间歇性心室预激而非舒张晚期室性早搏。下行 MV_2 导联(图 28-10)显示提早出现的宽大畸形 QRS-T 波群与上行心室预激波形类似但更宽,为完全性预激波形,偶联间期不等(0.60~0.82s),R_8 搏动其前有窦性 P 波,P-R 间期(0.13s)较窦性缩短,QRS 时限 0.14s,有 δ 波,形态介于早搏与窦性之间,属室性融合波,两异位搏动的间期为 1.78~1.87s,均值变异范围为 $(1.87-1.83)÷1.83×100\% = 2.2\%$。心电图诊断:①窦性心律;②间歇性 A 型心室预激;③频发房室旁道性早搏及其室性融合波,呈二联律,为旁道性并行心律。

(2)部分两异位搏动的间距相等或有倍数关系。

(3)有非倍数长的两异位搏动间距,它的出现与逆偶联间期(R'-R 间期)的长短有关,可找出传入并行节律点的期限。一般介于早期和晚期之间(即 3 相和 4 相不应期之间的失保护期),即当逆偶联间期短时,窦性激动不能侵入并行节律点,为 3 相阻滞保护;当逆偶联间期长时,窦性激动亦不能侵入并行节律点,为 4 相阻滞保护;在短逆偶联间期与长逆偶联间期之间,窦性激动便能侵入并行节律点(图 28-11)。

(二)偶联间期递增型、递减型、固定型的并行心律

1.偶联间期递增型的并行心律

当并行节律点基本周期稍长于两个窦性周期且呈二联律出现时,将表现为偶联间期递增型的并行心律,酷似折返型早搏伴折返径路内文氏现象。但并行心律属起源异常,与其前配对的心搏无关,两个异位搏动之间的距离相等或呈倍数关系,仍保持并行心律的特征,或者相邻两个异位搏动的长 R'-R' 间期虽然与等长的短 R'-R' 间期无倍数关系,但与异位搏动的逆偶联间期的长短有关,可找出传入并行节律点的期限(图 28-12)。

2.偶联间期递减型的并行心律

当并行节律点基本周期稍短于两个窦性周期且呈二联律出现时,便表现为偶联间期递减型的并行心律(图 28-11)。

3.偶联间期固定型的并行心律

当并行节律点的基本周期与主导节律呈简单的倍数关系时,就表现为偶联间期固定型的并行心律(图 28-13)。此时,极易误诊为折返型早搏。采取起卧活动改变主导节律频率,这种巧合现象即可消失而有助于两者的鉴别。

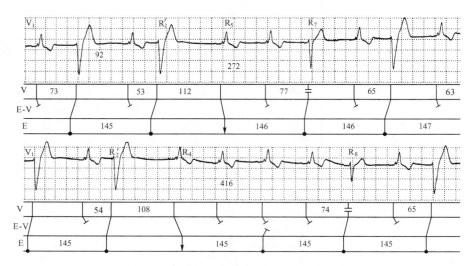

图 28-11 偶联间期递减型间歇性并行心律

男性,68 岁,冠心病。上、下两行 V$_1$ 导联(图 28-11)连续记录,定准电压 5mm/mV。显示基本 QRS 波群呈完全性右束支阻滞型,室性早搏 QRS′波群呈左束支阻滞型,有 3 个特点:①上行 R$_7$、下行 R$_8$ 搏动形态正常化,为室性融合波,其偶联间期由 0.73s→0.53s 或由 0.77s→0.65s→0.63s→0.54s→室性早搏消失。②相邻的两个室性早搏短 R′-R′间期固定为 1.45~1.47s,与偶联间期递增量的多少无关。③当室性早搏逆偶联间期 R′$_2$-R$_5$ 间期(上行)1.12s,R′$_2$-R$_4$ 间期(下行)1.08s 时,便出现长 R′$_2$-R$_7$ 间期(上行)2.72s,R′$_2$-R$_8$ 间期(下行)4.16s,且不是短 R′-R′间期的倍数;表明并行节律点保护性阻滞消失,窦性激动 R$_5$(上行)、R$_4$(下行)穿过并行节律点使其节律重整,当逆偶联间期≤0.92s,并行节律点能在预期时间内出现,说明本例保护性阻滞区由 3 相阻滞保护。心电图诊断:①窦性心律;②完全性右束支阻滞;③频发室性早搏、室性融合波,呈短阵性二联律;④偶联间期递减型间歇性室性并行心律。

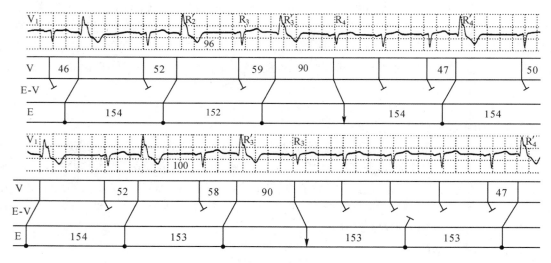

图 28-12 偶联间期递增型间歇性并行心律

男性,74 岁,冠心病。上、下两行 V$_1$ 导联(图 28-12)连续记录,定准电压 5mm/mV,有以下特点:①室性早搏 QRS′波形一致,呈短阵性二联律,偶联间期由 0.46~0.47s→0.50~0.52s→0.58~0.59s→室性早搏消失。②相邻的两个室性早搏短 R′-R′间期 1.52~1.54s,与偶联间期递增量的多少无关。③当室性早搏逆偶联间期 0.90s 时(上行 R′$_3$-R$_4$ 间期、下行 R′$_3$-R$_3$ 间期),便出现长 R′$_3$-R$_4$ 间期上行、下行分别为 2.78、4.38s,且不是短 R′-R′间期的倍数,表明窦性激动 R$_4$(上行)、R$_3$(下行)穿过并行节律点使其节律重整;当逆偶联间期≥0.96s 时(上行 R′$_2$-R$_3$ 间期),并行节律点能在预期时间内出现,故本例保护性阻滞区是由 4 相阻滞保护。心电图诊断:①窦性心律;②频发室性早搏呈短阵性二联律;③偶联间期递增型间歇性室性并行心律。

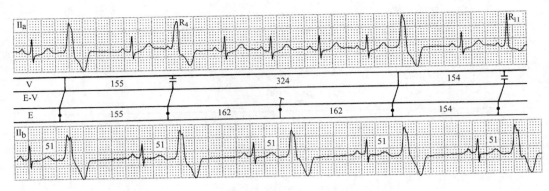

图 28-13　偶联间期固定型室性并行心律

女性，29 岁，心肌炎待排。Ⅱa 导联(图 28-13 上行)显示室性早搏的偶联间期不等，R_4、R_{11} 为不同程度室性融合波，两异位搏动之间能以 1.54~1.62s 测得倍数关系，均值变异范围为 $(1.62-1.58)\div1.58\times100\%=2.5\%$。Ⅱb 导联(图 28-13 下行)系 2d 后记录，显示室性早搏的偶联间期固定(0.51s)，R'-R' 间期 1.62s，其形态、R'-R' 间期均与Ⅱa 导联一致。心电图诊断：①窦性心律；②频发室性早搏、室性融合波，为室性并行心律；③有时呈偶联间期固定型并行心律型室性早搏二联律。

（三）并行节律点周围(异-肌交接区)显性和隐性折返

1. 电生理基础

保护性阻滞区从内到外细胞受损程度由重到轻，膜电位水平由小到大，故窦性激动传入过程呈衰减性传导，终止于保护性阻滞区的不同深度而呈隐匿性传导，所产生的不应期不一致可引发并行节律点周围折返。此外，保护性阻滞区内还可存在单向阻滞，亦促使并行节律点周围折返的形成。

2. 显性折返和隐性折返概念

并行节律点发放的激动在传出过程中，部分激动可在并行节律点周围组织产生折返。该折返激动既可再次兴奋并行节律点使其节律重整或因并行节律点尚处于前一激动的不应期而未被再次兴奋，也可传出保护性阻滞区使心房或心室除极而呈显性折返；若该折返激动未传出保护性阻滞区，仅使并行节律点节律重整则为隐性折返。

3. 心电图特征

(1)异位搏动的偶联间期不等。

(2)有多个成对早搏，其 R'-R' 间期一般恒定，为显性折返周期。

(3)长 R'-R' 间期不是成对早搏 R'-R' 间期的倍数，而是所测得并行节律点基本周期的倍数和余数，其余数为成对早搏 R'-R' 间期的倍数(图 28-14)。

（四）并行节律点周围(异-肌交接区)传出文氏现象

1. 电生理基础

(1)保护性阻滞区从内到外细胞受损程度由重到轻，膜电位水平由小到大，只要并行节律点的激动有足够的强度，传出一定范围后，其传出速度就逐渐加快。

(2)并行节律点周围组织可被来自主导节律和并行节律点节律本身的激动不完全性侵入而产生隐匿性传导，使并行节律点周围组织的不应期延长，从而引起传出阻滞。

2. 心电图特征

(1)异位搏动的偶联间期不等。

(2)异位搏动的 R'-R' 间期由长→短→突长或由短→长→突长，周而复始。根据各组文氏周期的长度可推算出并行节律点的基本周期(图 28-15)。

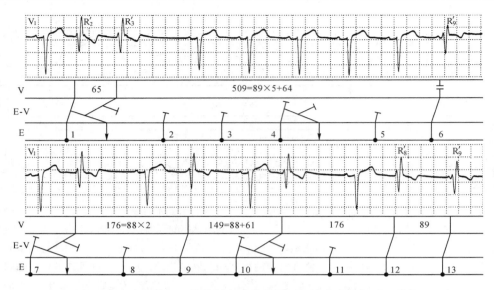

图 28-14　室性并行心律伴并行节律点周围显性或隐性折返四联律

男性，72 岁，冠心病。上、下两行 V₁ 导联（图 28-14）连续记录，有以下特点：①室性异位搏动呈成对、短阵性二联律出现，偶联间期不等，上行 R′₉ 为室性融合波；②相邻的两个异位搏动 R′-R′ 间期为 0.65、0.89、1.49、1.76、5.09s，部分以 1.49、1.76s 交替发生；③长 R′-R′ 间期 1.49、1.76、5.09s 不是成对室性早搏 R′₂-R′₃ 间期 0.65s 的倍数，而是另一成对室性早搏 R′₈-R′₉ 间期 0.89s 的 1、2、5 倍和余数 0.61、0.64s，其余数接近成对室性早搏 R′₂-R′₃ 间期。故显性折返周期为 0.61～0.65s，并行节律点基本周期为 0.88～0.89s，每发放 3 次激动便出现 1 次显性或隐性折返。从梯形图解中可知，并行节律点发放的第 1、7、10 个激动（梯形图 E 行中所标的数字 1、7、10）在传出过程中，在并行节律点周围产生折返，该折返激动先穿过并行节律点使其节律重整，然后又传出保护性阻滞区使心室除极形成显性折返心搏，第 4 个激动（梯形图 E 行中所标的数字 4）在传出过程中，所产生的折返激动仅穿过并行节律点使其节律重整，但未传到心室，形成隐性折返心搏。心电图诊断：①窦性心律；②频发室性早搏，时呈成对、短阵性二联律出现；③室性并行节律点周围呈显性或隐性折返四联律。

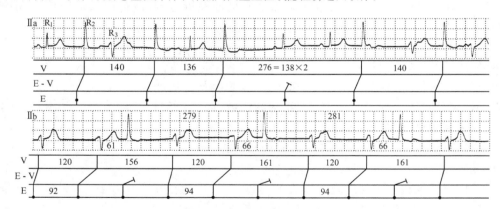

图 28-15　双源性室性并行心律，其中一源伴异-肌交接区传出 3：2 文氏现象

男性，58 岁，冠心病。Ⅱa、Ⅱb 导联（图 28-15）系同时不连续记录，Ⅱa 导联 QRS 波群有 3 种形态：①呈 Rs 型（如 R₁），其前有相关的窦性 P 波，为窦性搏动；②呈 R 型（如 R₂），有时以二联律形式出现，其偶联间期不等，两异位搏动之间能以 1.36～1.40s 测得倍数关系，均值变异范围为 1.4%；③呈 rS 型（如 R₃）。Ⅱb 导联窦性 P 波重叠在 QRS-T 波群不同部位上而未能下传心室，呈 R 型 QRS 波群的 R′-R′ 间期 2.79、2.81s 为 1.40s 的 2 倍；呈 rS 型 QRS 波群的 R′-R′ 间期呈 1.20、1.56～1.61s 短长交替出现，推算异位节律点的基本周期为 0.92～0.94s，不受另一并行节律点的影响，提示该异位起搏点亦属并行节律点，其发放的冲动在异-肌交接区发生传出 3：2 文氏现象。心电图诊断：①窦性心律；②双源性室性并行心律，其中一源伴异-肌交接区传出 3：2 文氏现象；③不完全性干扰性房室分离。

（五）并行节律点周围（异-肌交接区）折返径路内文氏现象

室性并行节律点周围显性折返伴折返径路内文氏现象的心电图特征：①异位搏动的偶联间期不等；②有多个成对早搏，其 R′-R′（E-E）间期为显性折返周期，并且由长→短或由短→长，直至异位搏动消失，且能重复出现；③长 R′-R′（E-E）间期不是成对早搏 R′-R′（E-E）间期的倍数，而是所测得并行节律点基本周期的倍数和余数，其余数为成对早搏 R′-R′（E-E）间期的倍数（图 28-16）。

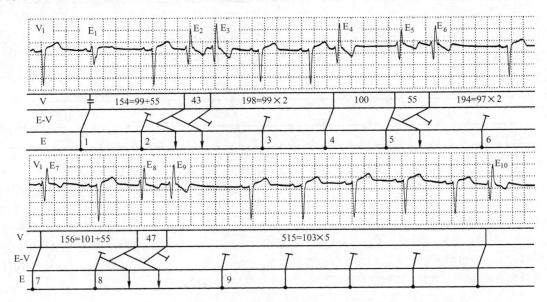

图 28-16　室性并行节律点周围显性折返伴折返径路内反向文氏现象

男性，72 岁，冠心病。与图 28-14 系同一个患者不同时间记录。上、下两行 V₁ 导联（图 28-16）连续记录，显示以下 3 个特点：①室性早搏的偶联间期不等，E₁ 搏动为室性融合波，E₃、E₄ 搏动 R′ 振幅稍高，可能伴有轻度的心室内差异性传导；②成对室性早搏的 E-E 间期（E₂-E₃、E₈-E₉）为 0.43、0.47s，连续出现 3 次异位搏动的 E-E 间期（E₄-E₅、E₆-E₆）为 1.00、0.55s；③其余相邻的两个异位搏动的 E-E 间期分别为 1.54、1.98、1.94、1.56、5.15s。从梯形图解中可知，长 E-E 间期 1.94、1.98、5.15s 为 0.97～1.03s 的 2～5 倍，故 E₄-E₅ 间期 1.0s 即为并行节律点的基本周期。长 E-E 间期 1.54、1.56s 不是成对室性早搏 E-E 间期 0.43、0.47s 的倍数，而是并行节律点基本周期的长度加上余数 0.55s，而余数恰好与 E₅-E₆ 间期相等，故 0.55s 为显性折返周期，表明 E₅ 传出时在并行节律点周围产生折返并重整并行节律点节律，同时亦传出心室形成折返心搏 E₆；并行节律点放放的第 2、8 个激动（梯形图 E 行中所标的数字 2、8）传出时，恰逢心室肌处于窦性搏动后的绝对不应期而未传出，但在并行节律点周围产生连续数次折返并激动心室形成显性折返心搏 E₂、E₃ 及 E₈、E₉，且重整并行节律点的节律，折返激动在并行节律点周围的折返径路内传导速度逐渐加快，引起折返心搏 E-E 间期由 0.55s→0.43～0.47s，逐渐缩短，直至第 3 次折返激动遇心室肌、并行节律点的不应期而终止，显示并行节律点周围折返径路内呈 2：1～3：2 反向文氏现象。心电图诊断：①窦性心律；②频发单个、成对室性早搏及短阵性室性异位心律；③室性并行节律点周围显性折返伴折返径路内 2：1～3：2 反向文氏现象。

（六）并行节律点周围（异-肌交接区）传出多径路传导

并行节律点周围传出多径路传导心电图特征：①偶联间期不等；②异位搏动 P′ 波或 R′ 波形态多变；③两异位搏动的间距相等或有倍数关系（图 28-17）。但需与多源性早搏相鉴别，后者亦属起源异常，与其前配对的心搏无关，但两异位搏动之间不等或无倍数关系而有别于并行节律点周围传出多径路传导。

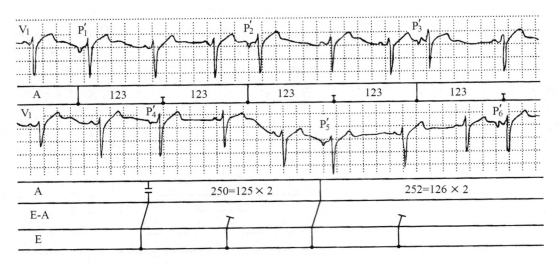

图 28-17　房性并行心律伴起搏点周围(异-肌交接区)多径路传导

女性,34 岁,病毒性心肌炎。上、下两行 V₁ 导联(图 28-17)连续记录,可见提早出现 P′-QRS-T 波群,P′波偶联间期不等,其形态多变,至少有 4 种形态:①P₁′、P₂′、P₅′波倒置,但 P₅′波倒置稍浅;②P₃′、P₆′波呈负正双相,但 P₃′波正负相波幅相等,P₆′波以负相为主;③P₄′波负正双相,为房性融合波。相邻的两个 P′波之间能以1.25±0.02 s 测得倍数,显然要考虑这些多变的 P′波系同一起搏点发放的激动,只因激动在异-肌交接区传出途径不同,使心房除极顺序发生改变,引起 P′波形态不一致。心电图诊断:①窦性心律;②频发并行心律型房性早搏、房性融合波,时呈三联律;③房性并行节律点周围(异-肌交接区)多径路传导。

(七)双重性并行心律

可表现为心房、房室交接区或心室等部位同时分别存在 1 个源的并行节律点(图 28-18)。

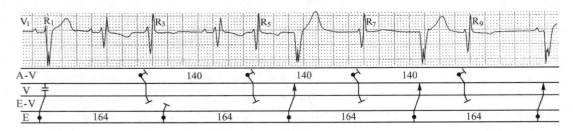

图 28-18　双重性并行心律(房室交接性并行心律合并室性并行心律)

男性,70 岁,冠心病。V₁ 导联(图 28-18)显示窦性 QRS 波群呈完全性右束支阻滞图形(0.12s),异位搏动QRS′波群有 3 种形态:①呈完全性右束支阻滞图形,但与窦性略异,如 R₃、R₅、R₇、R₉,其偶联间期不等,两异位搏动之间相等(1.40s),为房室交接性并行心律伴非时相性心室内差异性传导;②呈完全性左束支阻滞图形,其偶联间期不等,两异位搏动之间能以 1.64s 测得倍数关系,为室性并行心律;③R₁ 搏动亦呈左束支阻滞图形,其前有窦性 P 波,形态略窄,为室性融合波。心电图诊断:①窦性心律;②完全性右束支阻滞;③房室交接性并行心律伴非时相性心室内差异性传导,以早搏、加速的逸搏形式出现;④室性并行心律,以早搏、加速的逸搏形式出现;⑤不完全性干扰性房室分离。

第二十九章

心室预激及其引发的心律失常

一、基本概念

(1)心室预激:窦性或房性异位激动由异常传导束(房室、结室或束室旁道)下传提早激动一部分或全部心室肌,呈现 P-R 间期缩短(Kent 束)或 P-R 间期正常(Mahaim 纤维)、有 δ 波、QRS 时间≥0.11s。这些旁道因胚胎发育过程中残存的房室间肌束连接未能完全退化所致。

(2)部分性心室预激:激动先从 Kent 束下传心室,再由房室正道下传,形成同源性室性融合波。

(3)完全性心室预激:激动完全从 Kent 束下传激动心室,其 QRS 波群特别宽大畸形,系旁道与正道传导时间差值>0.05s 所致。

(4)预激综合征:心电图呈现心室预激特征,临床上有反复发作由旁道参与或诱发的阵发性快速性心律失常(房室折返性心动过速、心房扑动或颤动)的一组症候群。若患者无阵发性心动过速史,只能诊断为心室预激,而不能诊断为预激综合征。

二、基本类型

(1)典型心室预激或预激综合征:窦性或房性异位激动由 Kent 束下传心室,最为常见。多数没有器质性心脏病,少数可伴有器质性心脏病,如 Ebstein 畸形、二尖瓣脱垂等。

(2)变异型心室预激或预激综合征:窦性或房性异位激动由 Mahaim 纤维下传心室,较为少见。包括房束旁道、房室旁道、结室旁道、束室旁道及结束旁道 5 种类型。

(3)短 P-R 间期或短 P-R 间期综合征:窦性或房性激动通过 James 束绕过房室结而下传心室,属房结旁道或房束(希氏束)旁道。严格地说不应该归入心室预激的范畴。

三、典型心室预激及其综合征

典型心室预激综合征又称为 W-P-W 综合征,是指窦性或房性异位激动经 Kent 束下传心室,临床上伴有反复发作心动过速史。根据其不应期的长短,分为房室快、慢旁道。

1. 心电图特征

呈现心室预激"三联症":P-R 间期缩短、有 δ 波、QRS 波群宽大畸形。

(1)P-R 间期缩短(0.08～0.11s)。

(2)QRS 起始部出现 δ 波。

(3)QRS 波群宽大畸形(时间≥0.11s)(图 29-1)。

(4)P-J 间期正常(≤0.27s)。

2. 快旁道电生理特征

大部分 Kent 束顺向(前向)传导不应期较短(≤0.35s),与心房肌不应期相近,称为快旁道。它由普通的心肌细胞组成,属于快反应细胞,与房室结相比具有不同的电生理特征。

(1)具有"全或无"的传导特性,不出现传导延缓或递减性传导(即不存在一度阻滞或文氏型阻滞),而房室结则有递减性传导。

(2)传导速度较房室正道快,这是出现 P-R 间期缩短的原因。

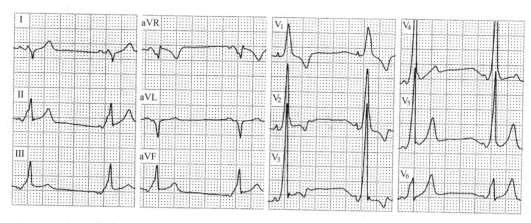

图 29-1　A 型心室预激

男性,48 岁,健康体检。常规心电图(图 29-1)显示 P-P 间期 1.06s,频率 57 次/min,P 波在 Ⅰ、Ⅱ、aVL、aVF 导联直立;Ⅲ导联浅倒;P-R 间期 0.08s,有 δ 波,QRS 波群宽大畸形(时间 0.16s),δ 波及胸前导联 QRS 主波均向上。心电图诊断:①窦性心动过缓(57 次/min)伴 P 电轴左偏;②A 型心室预激。

(3)有效不应期在正常心率下多较房室正道长,这是房室折返性心动过速 95% 呈顺向型的原因。但其有效不应期随着心率加快而缩短,在心房颤动时明显短于正道,这是心房颤动、扑动时引发极快心室率反应的机制。

(4)约 80% 旁道具有双向传导功能,约 20% 旁道仅能逆向传导,表现为隐匿性旁道。

(5)无自律性。

3.慢旁道电生理特征

小部分 Kent 束顺向传导不应期相当长(≥0.60s),称为慢旁道。由希浦传导组织构成,内含 P 细胞,具有自律性。

(1)可出现传导延缓或递减性传导,而呈现一度阻滞或文氏型阻滞。

(2)传导速度可慢于房室正道。

(3)单向阻滞:约 5% 旁道存在逆向阻滞,虽有心室预激表现,但不会引发心动过速;约 17% 旁道呈顺向阻滞,仅有逆传功能,心电图无预激表现,但易发生房室折返性心动过速,称为隐匿性旁道。

(4)具有自律性,可出现旁道性早搏或逸搏。

(5)可出现 3 相、4 相阻滞(图 29-2、图 29-3),这是出现潜在性或间歇性预激的原因之一。

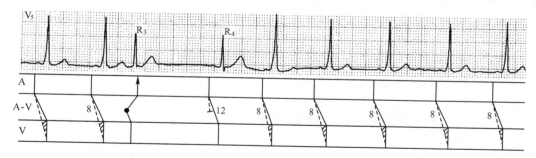

图 29-2　房室旁道 4 相阻滞

男性,26 岁,心律不齐待查。V_5 导联(图 29-2)显示大多数窦性搏动的 P-R 间期 0.08s,有 δ 波,QRS 时间 0.12s;R_3 搏动为提早出现 QRS-T 波群,其形态与窦性 R_4 搏动略异,其后有逆行 P^- 波跟随,R-P$^-$ 间期 0.09s;R_4 搏动形态正常,其 P-R 间期 0.12s,发生在早搏较长代偿间歇之后。心电图诊断:①窦性心律;②快频率依赖性心室预激,系房室旁道存在 4 相阻滞所致;③房室交接性早搏伴非时相性心室内差异性传导。

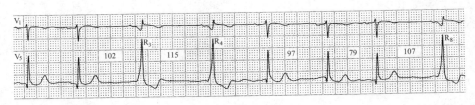

图 29-3　房室旁道 3 相阻滞

　　男性,80 岁,支气管扩张伴感染。V₁、V₅ 导联(图 29-3)同步记录,定准电压 5mm/mV,显示窦性 P-P 间期 0.79～1.15s,频率 52～76 次/min;当 P-P 间期≤0.97s 时,其 P-R 间期 0.20s,QRS 波形正常;当 P-P 间期 ≥1.02s时,出现 P-R 间期缩短(0.12s)、有 δ 波、QRS 波群宽大畸形(时间 0.15s),在 V₁ 导联呈 Qr 型,V₅ 导联呈 R 型,如 R₃、R₄、R₈;上述两种 QRS 波群的 P-J 间期均为 0.26s。心电图诊断:①窦性心律不齐;②慢频率依赖性 心室预激,系房室旁道存在 3 相阻滞所致。

4. 存在旁道的风险性及对策

　　患者存在旁道时,因有下列风险,故应及时进行射频消融术。

　　(1)易反复发作快速性心律失常(阵发性室上性心动过速、心房颤动或扑动),而极快心室率 (≥180 次/min)可引发血流动力学改变。

　　(2)出现逆向型房室折返性心动过速时(QRS 波群宽大畸形),极易误诊为室性心动过速。

　　(3)少数患者可出现快慢综合征而引发晕厥。

　　(4)不同程度掩盖 AMI 的心电图改变。

　　(5)掩盖束支阻滞图形,尤其是旁道同侧的束支阻滞。

5. 表现形式

　　(1)显性预激:有心室预激表现,根据胸前导联 QRS 波形特点可分为 A、B、C 型。

　　(2)间歇性预激:激动间歇性地从 Kent 束下传心室,心室预激波形呈间歇性出现,可与频率快、慢有关(频率依赖性)或无关(图 29-4)。间歇性预激应与舒张晚期室性早搏相鉴别,前者 P-J 间期与窦性的 P-J 间期相等,而后者则不等。

　　(3)潜在性预激:通常激动不从 Kent 束下传心室,只有在食管调搏、使用洋地黄、心率改变等特殊情况下而诱发心室预激波形。

　　(4)隐匿性预激:Kent 束仅有逆传功能而无前传功能,故心电图上始终无预激波形显现,但易诱发顺向型房室折返性心动过速。

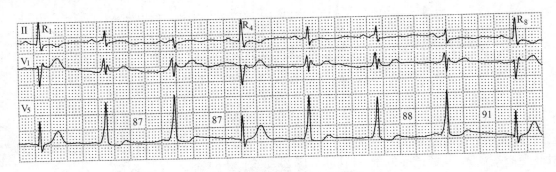

图 29-4　间歇性 A 型心室预激

　　男性,63 岁,胆石症术前检查。Ⅱ、V₁、V₅ 导联(图 29-4)同步记录,定准电压 5mm/mV。显示 R₁、R₄、R₈ 搏动 P-R 间期 0.18s,QRS 波形正常,Ⅱ 导联 T 波倒置;其余搏动的 P-R 间期 0.12s,有 δ 波,QRS 波群宽大畸形(时间 0.11s),V₁、V₅ 导联 δ 波和 QRS 主波均向上,符合心室预激特征,其出现与 P-P 间期的长短无关。心电图诊断: ①窦性心律;②间歇性 A 型心室预激;③下壁 T 波改变。

6. 传统分型与定位

主要根据δ波、QRS主波方向来分型和定位。

(1)A型预激:δ波、QRS主波在 $V_1 \sim V_6$ 导联均向上,为左侧房室旁道、左心室后底部预激(图29-1)。

(2)B型预激:δ波、QRS主波在 V_1、V_2 导联均向下,V_5、V_6 导联向上,为右侧房室旁道、右心室侧壁预激(图29-5)。

(3)C型预激:δ波、QRS主波在 V_1、V_2 导联均向上,V_5、V_6 导联向下,旁道位于左心室外侧壁,此型罕见(图29-6)。

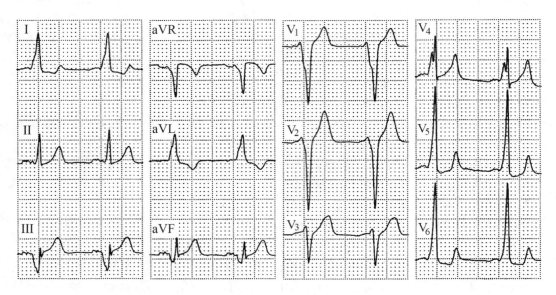

图 29-5　B型心室预激

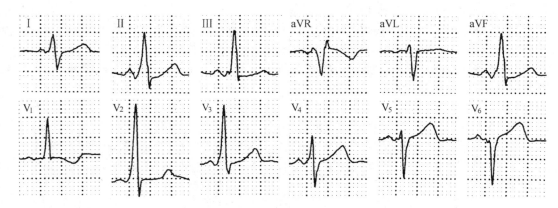

图 29-6　C型心室预激

此外,临床上常遇δ波、QRS主波在 V_1 导联向下,而 $V_2 \sim V_6$ 导联向上的心室预激,可称为不典型B型心室预激,其旁道多位于右后间隔(图29-7、图29-8)。

7. 简易三步定位法

根据δ波方向将显性旁道大致分为左前、右前、左后、右后四个区域。

(1)根据 Ⅰ、aVR、V_1 导联δ波方向定左、右:若 Ⅰ 导联向下,V_1 导联向上,则旁道位于左侧;若 Ⅰ 导联向上,aVR、V_1 导联向下,则旁道位于右侧(约30%右后旁道在 V_1 导联δ波向上)。

(2)根据Ⅲ、aVF 导联δ波方向定前、后:若Ⅲ、aVF 导联向上,则旁道位于前方;若Ⅲ、aVF 导联

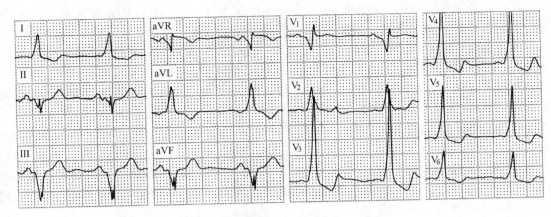

图 29-7　旁道位于右后间隔的心室预激

与图 29-3 系同一患者不同时间记录，V_4～V_6 导联定准电压 5mm/mV，常规心电图（图 29-7）显示窦性 P-R 间期缩短（0.12s）、有 δ 波、QRS 波群宽大畸形（时间 0.15s），在 V_1 导联呈 Qr 型，V_2～V_6 导联呈 R 型；δ 波在 Ⅰ、aVL 导联向上，Ⅲ、aVF 导联向下，符合 Gallagher 旁道定位法右后间隔旁道的心电图特征。心电图诊断：①窦性心律；②不典型 B 型心室预激，提示房室旁道位于右后间隔。

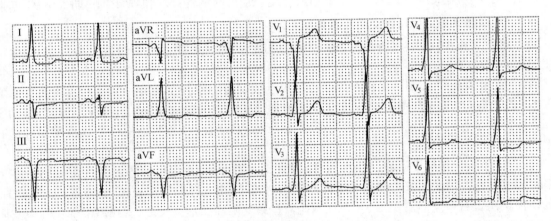

图 29-8　旁道位于右后间隔的心室预激

男性，65 岁，冠心病。常规心电图（图 29-8）显示 P-R 间期 0.12s，有 δ 波、QRS 波群宽大畸形（时间 0.12s），在 V_1 导联呈 QS 型，V_2～V_6 导联呈 Rs 型；δ 波在 Ⅰ、aVL 导联向上，Ⅲ、aVF 导联向下，符合 Gallagher 旁道定位法右后间隔旁道的心电图特征。心电图诊断：①窦性心律；②不典型 B 型心室预激，提示房室旁道位于右后间隔。

向下，则旁道位于后方。

（3）根据 Ⅰ、aVL 导联 δ 波方向定间隔（仅适用左侧旁道）：若 Ⅰ、aVL 导联向上，则旁道靠近间隔；若 Ⅰ、aVL 导联向下，则旁道偏向左侧游离壁，QRS 主波向下越深，旁道位置越靠近左前侧壁。

8.近代定位法

Gallagher 旁道定位法较全面而实用，将旁道分为 3 部分 10 个区，即左侧游离壁旁道部分（左前、左侧、左后区）占 46%，右侧游离壁旁道部分（右前、右侧、右后区）占 18%，间隔旁道部分占 36%（左、右后间隔占 26%，左、右前间隔占 10%）。先根据胸前导联 QRS 主波方向，确定是左侧还是右侧旁道，再结合肢体导联起始 0.04s δ 波方向进行定位，其中 5 个部位最常见，占房室旁道 90% 以上。常见 5 个显性旁道的定位如下：

（1）左外侧壁旁道：QRS 主波在 V_1、V_2 导联向上，在 V_4～V_6 导联多向上（C 型预激向下）；δ 波方向在 Ⅰ、aVL 导联向下，Ⅱ、Ⅲ、aVF 导联向上或位于基线上，V_5、V_6 导联向下。

（2）左后间隔旁道：相当于 A 型预激，QRS 主波在 $V_1 \sim V_6$ 导联均向上；δ 波方向在 Ⅰ、aVL 导联向上，Ⅱ、Ⅲ、aVF 导联向下。

（3）右外侧壁旁道：大致相当于 B 型预激，QRS 主波在 V_1、V_2 导联向下，$V_4 \sim V_6$ 导联向上，类似左束支阻滞型；δ 波方向在 Ⅰ、aVL 导联向上，Ⅲ、aVF 导联向下或位于基线上。

（4）右后间隔旁道：QRS 主波在 V_1 导联向下，$V_2 \sim V_6$ 导联向上；δ 波方向在 Ⅰ、aVL 导联向上，Ⅲ、aVF 导联向下（图 29-7、图 29-8）。

（5）右前间隔旁道：也称希氏束旁道，QRS 主波在 V_1、V_2 导联向下，V_5、V_6 导联向上；δ 波方向在 Ⅰ、aVL、Ⅱ、Ⅲ、aVF 导联均向上。

左侧游离壁旁道最为常见（占 50%～60%），其次是后间隔旁道（占 20%～30%）、右侧游离壁旁道（占 10%～20%）。分型应以最大预激时的图形为准。体表心电图的判定毕竟是初步的，精准定位仍需采用心内多电极标测法。

9. 隐匿性旁道的定位

当发生顺向型房室折返性心动过速时，可根据 Ⅰ、V_1 导联逆行 P^- 波极性或（和）食管导联 $R\text{-}P_E$ 间期、$R\text{-}P_{V_1}$ 间期的长短判定是左侧旁道还是右侧旁道。

（1）左侧旁道：逆行 P^- 波在 Ⅰ 导联倒置，V_1 导联直立；或（和）食管导联 $R\text{-}P_E$ 间期 $<R\text{-}P_{V_1}$ 间期。

（2）右侧旁道：逆行 P^- 波在 Ⅰ 导联平坦或直立，V_1 导联倒置；或（和）$R\text{-}P_E$ 间期 $>R\text{-}P_{V_1}$ 间期。

四、心室预激合并 AMI、束支阻滞及房室阻滞

当心室预激合并 AMI、束支阻滞、房室阻滞时，后者的波形往往被预激波形所掩盖，偶尔两者的波形能同时显现。

（1）心室预激合并 AMI。出现下列 3 点可提示或疑有心室预激合并 AMI：①以 R 波为主导联出现 ST 段抬高≥0.1mV（图 16-4）；②以 S 波为主导联出现倒置或深尖的 T 波；③ST-T 有动态演变。急性损伤型 ST-T 动态演变（具有定位意义），结合临床症状、心肌损伤标志物检测是确诊心室预激合并 AMI 的主要依据。

（2）心室预激合并束支阻滞：预激是否掩盖束支阻滞图形，主要取决于预激的部位是否在束支阻滞的区域内。若预激的部位与束支阻滞的区域相当，则束支阻滞图形被掩盖而仅显示预激图形，如 B 型预激掩盖右束支阻滞图形、A 型预激掩盖左束支阻滞图形。反之，若预激的部位在束支阻滞的对侧，则两者图形能同时显示：①A 型预激合并右束支阻滞、B 型预激合并左束支阻滞时，两者图形能同时显现（图 29-9、图 29-10）；②B 型预激合并右束支阻滞时，右束支阻滞图形多被预激波形所掩盖，仅在 Ebstein 畸形时两者图形能同时显现（图 29-11）。随着心脏电生理及导管射频消融术的进展，认为显性心室预激的 P-J 间期＞0.27s 时，大多合并束支阻滞。

（3）心室预激合并房室阻滞：请见第二十六章房室阻滞第 251 页（十四、心室预激合并房室阻滞）。

五、变异型心室预激及其综合征

变异型心室预激又称为 Mahaim 纤维预激，以房束旁道、房室旁道多见。由其所形成的预激综合征又称为变异型预激综合征。其旁道多位于右心室，QRS 波群呈类似左束支阻滞图形。

1. 心电图特征

（1）P-R 间期正常或延长（合并一度房室阻滞时）。

（2）有 δ 波。

（3）QRS 波群呈类似左束支阻滞图形，时间增宽，但＜0.15s。

（4）QRS 波群在 Ⅰ 导联呈 R 型，Ⅲ 导联呈 rS 型，电轴左偏（0°～-75°）。

（5）胸前导联 QRS 主波由向下转为向上的过渡区在 V_4 导联之后（图 29-12）。

（6）出现心动过速时，QRS 波群呈类似左束支阻滞图形，R-R 间期 0.22～0.45s（图 29-13）。

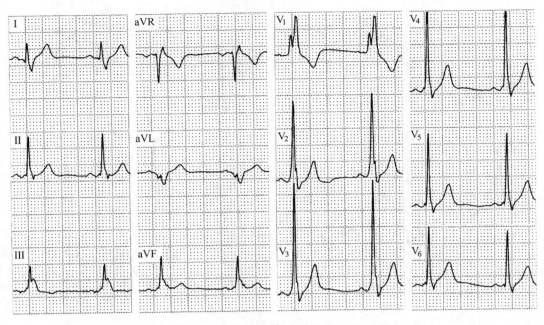

图 29-9　A 型心室预激合并右束支阻滞

男性,64 岁,心动过速原因待查。常规心电图(图 29-9)显示 P-R 间期 0.10s,有 δ 波,QRS 波群宽大畸形(时间 0.17s),在 V₁ 导联呈 R 型,V₂～V₆ 导联呈 Rs 型,s 波宽钝,P-J 间期 0.28s。心电图诊断:①窦性心律;②A 型心室预激合并右束支阻滞。

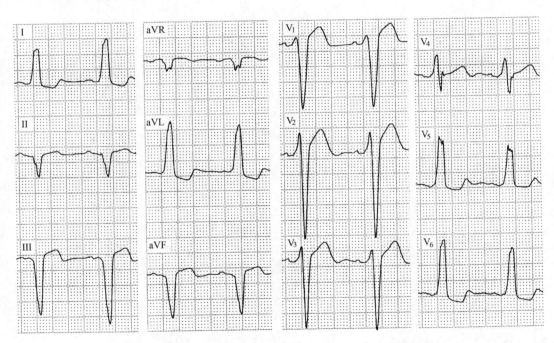

图 29-10　B 型心室预激合并左束支阻滞

男性,51 岁,肥厚型心肌病。常规心电图(图 29-10)显示 P-R 间期 0.12s,有 δ 波,QRS 波群宽大畸形(时间 0.21s),在 V₁、V₂ 导联呈 rS 型,V₅、V₆ 导联呈 R 型,R 波顶峰挫折,P-J 间期 0.34s。心电图诊断:①窦性心律;②B 型心室预激合并左束支阻滞。

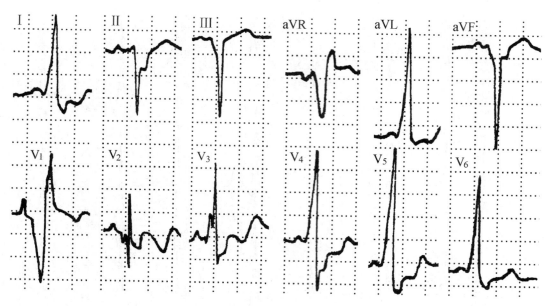

图 29-11　B 型心室预激合并右束支阻滞

　　女性,16 岁,Ebstein 畸形。常规心电图(图 29-11)显示窦性 P 波在 V₁ 导联高尖,振幅 0.36mV;P-R 间期 0.11s,有 δ 波,QRS 波群宽大畸形(时间 0.21s),其终末部明显宽钝,V₁、V₂ 导联分别呈 QR、QRs 型,V₅、V₆ 导联呈 Rs 型,P-J 间期 0.31s。心电图诊断:①窦性心律;②V₁ 导联 P 波高尖,提示右心房肥大;③B 型心室预激合并右束支阻滞。

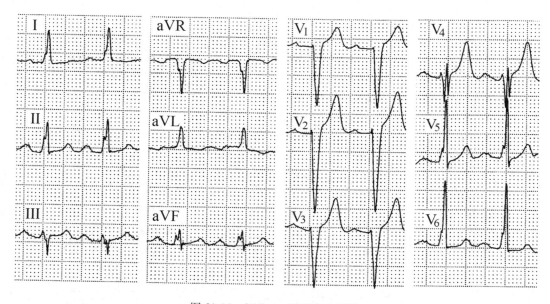

图 29-12　Mahaim 纤维心室预激

　　男性,74 岁,反复发作心动过速伴短暂性晕厥 2 月余,诊断为冠心病、高血压病、Mahiam 纤维预激综合征、病窦综合征待排。V₁～V₃ 导联定准电压 5mm/mV,常规心电图(图 29-12)显示 P-R 间期 0.22s,QRS 时间 0.11～0.12s,肢体导联和左胸导联有 δ 波,电轴+11°,V₁～V₃ 导联呈 rS 型,V₄ 导联呈 rSr′S′型,V₅、V₆ 导联呈 Rs 型。心电图诊断:①窦性心律;②一度房室阻滞;③符合 Mahaim 纤维预激综合征的心电图改变。

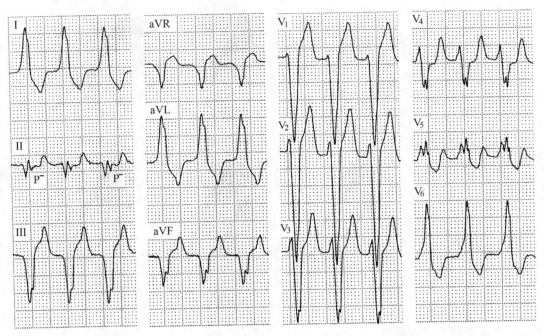

图 29-13　Mahaim 纤维参与的逆向型房室折返性心动过速

男性,51 岁,突发心动过速 2h。常规心电图(图 29-13)显示呈类似左束支阻滞伴电轴左偏型宽 QRS 心动过速,V₄~V₆ 导联有 δ 波,QRS 时间 0.16s,R'-R' 间期 0.45s,频率 133 次/min;Ⅱ 导联 ST 段与 T 波交接处有逆行 P⁻ 波重叠,R-P⁻ 间期 0.18s,P⁻-R 间期 0.25s。心电图诊断:宽 QRS 心动过速,提示 Mahaim 纤维参与的逆向型房室折返性心动过速。

2. 电生理特征

(1)传导速度慢:P(P')-R 间期多>0.15s,甚至出现一度房室阻滞。

(2)仅有顺向传导:发生心动过速时仅表现为逆向型房室折返性心动过速,QRS 波群呈类似左束支阻滞伴电轴左偏(图 29-13)。

(3)不应期相对较短,对腺苷敏感。

(4)类似房室结样结构,具有递减性传导特性,可出现文氏现象。

(5)无器质性心脏病患者可出现频率依赖性或间歇性类似左束支阻滞图形。

(6)呈类似左束支阻滞图形时,可出现特殊的室性融合波——"迟激波":室上性冲动先经房室结下传激动部分心肌,后由 Mahaim 纤维下传激动另一部分心肌形成 QRS 波群的后半部分。

(7)具有自律性:含有起搏细胞(P 细胞)。

3. 现代观点

近年来最新研究发现,Mahaim 纤维根据解剖走行分为房束型、房室型、结束型、结室型、束室型 5 种类型(图 29-14)。经外科手术和导管消融术结果证实,Mahaim 纤维参与的心动过速绝大部分由房束型(右心房-右束支旁道)、房室型(右心房-右心室旁道)所引发。这两种类型均起于右心房侧壁,分别止于右束支末端、右室心尖部或游离壁。房束型和房室型的区别点为:

(1)房束型:其传导径路为心房→房束纤维→右束支末端→浦肯野纤维→右心室。此型参与心动过速时是通过右束支末端及浦肯野纤维传导的,故传导速度较快,频率较快,QRS 波群相对较窄。

(2)房室型:心房→房室纤维→三尖瓣环附近→右心室。此型参与心动过速时是通过心室肌缓慢传导的,故传导速度较慢,频率较慢,QRS 波群较宽(图 29-13)。

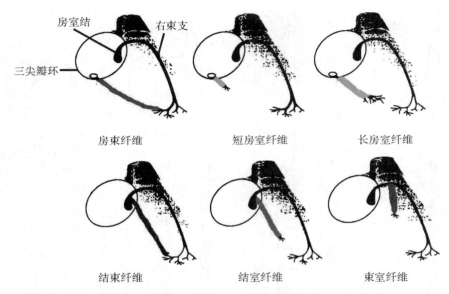

图 29-14　Mahaim 纤维类型

六、短 P-R 间期及其综合征

当 P-R 间期<0.12s 时，便称为短 P-R 间期。短 P-R 间期综合征又称 L-G-L 综合征，系窦性或房性激动通过 James 束下传心室，绕过了房室结，属房结旁道或房束（希氏束）旁道，严格地说它不应该归入心室预激的范畴。

1. 发生机制

最常见的机制为房室结加速传导，其次是包括 James 提出的绕行至房室结下部的后结间束纤维（James 束）或房室结解剖结构短小。

2. 心电图特征

（1）P-R 间期<0.12s。

（2）无 δ 波。

（3）QRS 波形、时间均正常。

3. 电生理特征

（1）希氏束电图示 A-H 间期<0.06s。

（2）心房调搏频率≥200 次/min 时，仍能保持 1：1 房室传导。

（3）随着心房调搏频率增快或 S_2 刺激偶联间期缩短，A-V 延长量<0.10s。

（4）James 束富含浦肯野细胞，具有潜在的自律性，能产生异位冲动。

4. 诊断问题

必须具备 P-R 间期<0.12s、无 δ 波、QRS 波形正常及反复发作心动过速史这 4 个条件，方能诊断为 L-G-L 综合征。若仅有 P-R 间期缩短、QRS 波形正常，临床上无反复发作心动过速史者，则不宜诊断为 L-G-L 综合征，而应诊断为短 P-R 间期。

5. James 束存在的风险性

当 James 束不应期缩短时，若并发心房扑动或颤动，则可引发极快的心室率（多>200 次/min），并可进一步诱发室性心动过速或心室扑动、颤动而危及生命。

七、与旁道有关的心律失常

1. 旁道性早搏、逸搏及逸搏心律、并行心律

房室慢旁道、Mahaim 纤维由希浦传导组织构成，内含 P 细胞，具有潜在的自律性。现已证明，在旁道束纤维内或旁道束插入心房和心室的部位均易产生异位激动。

(1)旁道性早搏：①提早出现宽大畸形 QRS-T 波群，其形态呈完全性预激波形特征；②其 QRS 波群前、中、后可有逆行 P⁻ 波或无逆行 P⁻ 波，若逆行 P⁻ 波位于 QRS 波群之前，其 P⁻-R 间期 <0.12s，与心房下部早搏伴完全性预激难以鉴别；③有完全或不完全性代偿间歇(图 29-15)。

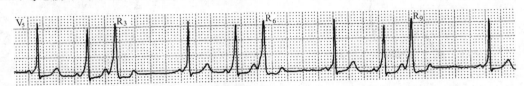

图 29-15　房室旁道性早搏或旁道束插入心室部位附近的室性早搏

男性，18 岁，心肌炎后遗症。V₅ 导联(图 29-15)显示窦性搏动的 P-R 间期 0.08s，有 δ 波，QRS 波群宽大畸形(时间 0.13s)，符合心室预激特征；R₃、R₆、R₉ 搏动系提早出现宽大畸形 QRS-T 波群，呈三联律，其形态与窦性 QRS 波群类似但更宽，其前无明显 P′波重叠在 T 波上，ST 段上亦无明显的窦性 P 波重叠，而代偿间歇完全，极有可能逆行 P⁻ 波重叠在早搏 QRS′波群终末部。心电图诊断：①成对的窦性搏动；②A 型心室预激(结合 12 导联心电图)；③频发房室旁道性早搏或旁道束插入心室部位附近的室性早搏，呈三联律。

(2)旁道性逸搏及逸搏心律：①延迟出现 1～2 次宽大畸形 QRS-T 波群，类似于既往预激波形，但更宽，表现为完全性预激波形特征；②其 QRS 波群前、中、后可有逆行 P⁻ 波或无逆行 P⁻ 波；③逸搏频率 40～60 次/min；④若连续延迟出现 3 次或 3 次以上宽大畸形 QRS-T 波群，则称为旁道性逸搏心律(40～60 次/min)或加速的旁道性逸搏心律(61～100 次/min)(图 29-16)。

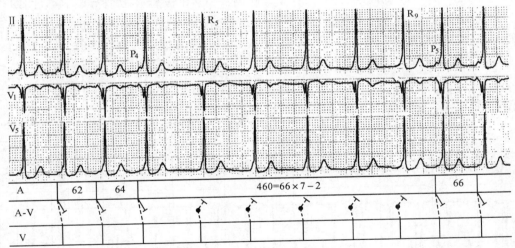

图 29-16　加速的房室旁道性逸搏心律

女性，14 岁，病毒性心肌炎待排。Ⅱ、V₁、V₅ 导联(图 29-16)同步记录，显示 P-P 间期 0.62～0.66s，P₄-P₅ 间期 4.60s，为部分短 P-P 间期的 7 倍，P-R 间期 0.08s，QRS 波群落在 P 波的下降支上，有 δ 波，QRS 时间 0.12s，在 V₁ 导联呈 QS 型，起始错折或呈 qrS 型，V₅ 导联呈 R 型，提示为完全性 B 型心室预激；值得注意的是 R₅～R₉ 的形态与其他 QRS 波形完全一致，但其前均未见任何 P 波，R-R 间期 0.71～0.80s，频率 75～85 次/min，考虑为起源于 Kent 束内加速的逸搏心律(梯形图 A-V 行中实线表示房室正道，虚线表示房室旁道)。心电图诊断：①窦性心律；②高度窦房阻滞；③完全性 B 型心室预激；④加速的房室旁道性逸搏心律(75～85 次/min)。

(3)旁道性并行心律：请见第二十八章并行心律及其伴发的心电现象第 273 页(十一、房室旁道性并行心律）。

2.顺向型房室折返性心动过速

（1）折返环路：心房→房室正道顺传→心室→房室旁道逆传→心房，周而复始（图29-17A）。约占95％。

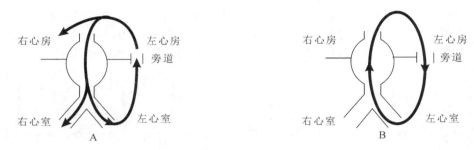

图29-17 顺向型、逆向型房室折返性心动过速的折返环路示意

（2）发生机制：房室旁道顺向传导的有效不应期长于房室正道（房室结）的有效不应期或旁道仅有逆传功能而无顺传功能的隐匿性旁道，适时的室上性激动沿着房室正道顺传心室、旁道逆传心房，产生连续折返。

（3）心电图特征：①房性或室性早搏可诱发或终止心动过速。②心室率极快，常＞180次/min，R-R间期规则或长短交替。③QRS波形正常和（或）呈功能性束支阻滞图形，两种波形并存时，后者的R-R间期较前者延长≥35ms，且同时伴有R-P⁻间期延长，表明束支阻滞同侧存在游离壁旁道。④常伴有QRS波幅电交替，窄QRS波心动过速伴QRS波幅电交替对判断顺向型房室折返性心动过速具有高度的特异性。⑤在ST段或T波上必有逆行P⁻波出现，其R-P⁻间期＜P⁻-R间期，且R-P⁻间期＞90ms。⑥若逆行P⁻波在Ⅰ导联倒置、V₁导联直立，食管导联R-P⁻间期＜V₁导联R-P⁻间期，是左侧旁道参与折返的特征性改变；若逆行P⁻波在Ⅰ导联平坦或直立、V₁导联倒置，食管导联R-P⁻间期＞V₁导联R-P⁻间期，是右侧旁道参与折返的特征性改变（图29-18）。⑦若发生二度房室阻滞或室房阻滞，心动过速立即终止，是房室旁道折返性心动过速的特征性改变（图29-18、图29-19）。

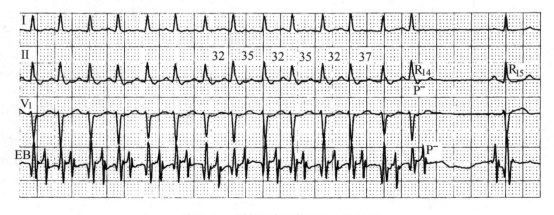

图29-18 顺向型房室折返性心动过速

男性，22岁，反复发作心动过速半年。Ⅰ、Ⅱ、V₁、EB（食管）导联（图29-18）系食管调搏检查时同步记录，S₁S₁刺激时诱发了心动过速，其R-R间期呈0.32、0.35～0.37s短长交替出现，频率188、162～171次/min；ST段上有逆行P⁻波重叠，在Ⅰ导联平坦、Ⅱ导联倒置形成假性s波，V₁导联浅倒；Ⅱ导联R-P⁻间期0.08s，V₁导联R-P⁻间期0.10s，EB导联R-P⁻间期0.13s；R₁₄搏动逆行P⁻波顺传心室受阻后，心动过速立即终止。心电图诊断：顺向型房室折返性心动过速，提示右侧旁道参与。

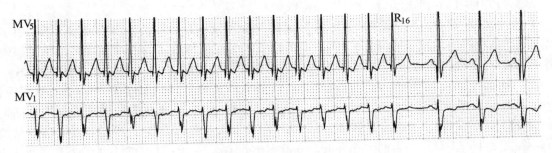

图 29-19 顺向型房室折返性心动过速

女性,35 岁,反复发作心动过速 1 年。MV_5、MV_1 导联(图 29-19)同步记录,前 16 个搏动为室上性心动过速,其 R-R 间期 0.32s,频率 188 次/min;ST 段上有逆行 P^- 波重叠,在 MV_5 导联倒置,MV_1 导联直立或低平,MV_5 导联 R-P^- 间期 0.09s,MV_1 导联 R-P^- 间期 0.12s;R_{16} 搏动逆行 P^- 波消失后,心动过速立即终止。心电图诊断:顺向型房室折返性心动过速,提示左侧旁道参与。

3. 逆向型房室折返性心动过速

(1)折返环路:心房→房室旁道顺传→心室→房室正道逆传→心房,周而复始(图 29-17B)。约占 5%。

(2)发生机制。形成这种折返需具备以下 3 个条件:①旁道顺传的有效不应期较房室结短,而逆传的有效不应期较房室结长;②房室正道有稳定的逆传能力;③有足够长的折返时间。

(3)心电图特征:①房性或室性早搏可诱发或终止心动过速;②心室率极快,通常≥200 次/min,R-R 间期规则;③QRS 波群宽大畸形,呈完全性预激波形,与既往预激波形相似或更宽大(图 29-20);④如能辨认出逆行 P^- 波,则 R-P^- 间期>P^--R 间期,且 P^--R 间期<0.12s。与室性心动过速鉴别有时很困难,最有用的鉴别要点是:该宽大畸形 QRS 波群是否与既往预激波形或室性早搏波形相似,有无房室分离出现。

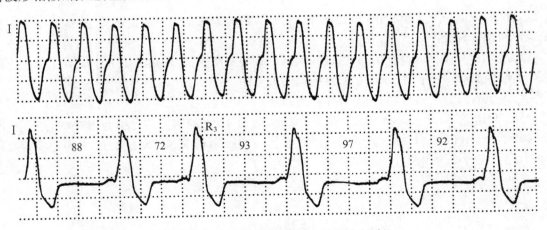

图 29-20 逆向型房室折返性心动过速(上行)

男性,38 岁,反复发作心动过速 1 年余,再发 1h。Ⅰ 导联上行(图 29-20)显示宽 QRS 心动过速,R-R 间期 0.30s,频率 200 次/min。下行系电击复律后记录,显示窦性 P-P 间期 0.88~0.97s,P-R 间期 0.11s,有 δ 波,QRS 波群宽大畸形(时间 0.18s),与上行心动过速时波形类似;R_3 为提早出现 P'-QRS-T 波群,P' 波形态与窦性 P 波一致,基本上呈等周期代偿。心电图诊断:①宽 QRS 心动过速,系逆向型房室折返性心动过速所致;②电击复律后转为窦性心律、窦性早搏及完全性心室预激。

4. 与旁道有关的心房颤动(预激合并心房颤动)

(1)发生机制:存在房室旁道时,其心房颤动的发生率较高。可能与心脏内同时存在 2 个或 2 个以上激动波所产生的波峰碰撞有关,即一个激动波经旁道逆传心房与心房内顺传的激动波发生碰撞,导致波峰的碎裂和扭转,形成多种途径的折返而触发心房颤动,并参与了心房颤动的维持。

(2)心电图特征:①窦性 P 波消失,f 波多以 V_1 导联较长的 R-R 间歇内较明显;②心室率极快,多>180 次/min,最高可达 300 次/min;③R-R 间期不规则,最长 R-R 间期常超过最短 R-R 间期的 2 倍;④QRS 波形多样化,有完全性预激、部分性预激及正常形态的图形,为预激合并心房颤动的一个特征性改变(图 29-21);⑤当两个相邻的有 δ 波 R-R 间期≤0.25s 时,易恶化为心室颤动而猝死。

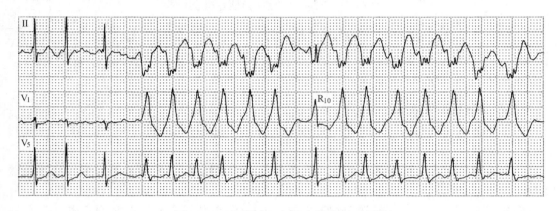

图 29-21　快速型心房颤动合并 A 型预激

女性,70 岁,高血压病、甲状腺功能减退。Ⅱ、V_1、V_5 导联(图 29-21)同步记录,其中 V_1、V_5 导联定准电压 5mm/mV,显示基本节律为心房颤动,平均心室率 160 次/min,QRS 波群呈完全性预激、部分性预激(R_{10})及正常形态的图形,V_1、V_5 导联 QRS 主波向上。心电图诊断:①心房颤动伴快速心室率(平均 160 次/min);②A 型心室预激。

(3)分型:根据房室旁道和正道顺传功能的强弱,可分为房室旁道顺传优势型、房室正道顺传优势型及中间型 3 种类型。

(4)急诊治疗:可首选普罗帕酮,次选胺碘酮。若心室率极快、最短 R-R 间期≤0.18s 或上述药物治疗不能控制心室率者,应及时选用低能量电击复律。

5. 与旁道有关的心房扑动(预激合并心房扑动)

少见。QRS 波群宽大畸形呈完全性预激图形,常呈 1∶1 的房室传导引起极快的心室率,可达 300～400 次/min,极易引发心室颤动,十分危急。若规则的宽 QRS 心动过速的心室率>300 次/min,应首先考虑为预激合并心房扑动。

第三十章
房室结双径路传导及其反复搏动

一、解剖及电生理基础

1. 解剖基础

有学者将房结区(位于结间束和房室结之间)分为表浅区(汇入房室结的前上部分)、后区(汇入房室结的后下部分)、深区(将左心房和房室结的深部连接在一起)3个小区,其中表浅区传导速度较快,是房室交接区快径路的传入和传出通道;而后区传导速度缓慢,具有明显的递减性传导,为房室交接区慢径路的解剖学基础,快、慢径路传导纤维分别沿着房室结两侧走行(图30-1)。

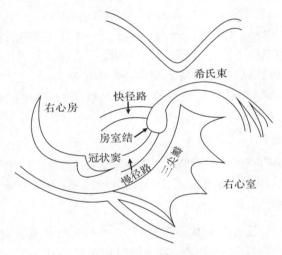

图 30-1 房室结双径路解剖示意图

2. 电生理基础

(1)迷路样结构:房室结属慢反应细胞,以移行细胞为主,夹有少量的P细胞和浦肯野细胞,这些细胞交织成迷宫状形成迷路样结构,易形成非均一性的各异向性传导而出现功能性纵行分离,形成快、慢径路。

(2)自主神经影响:自主神经对房室结传导组织支配不均衡,易引发功能性纵行分离,形成快、慢径路。①受交感神经支配或影响较大的组织传导速度快,形成快径路;②受迷走神经支配或影响较大的组织传导速度慢,形成慢径路。

二、命名

房室结双径路并不仅仅局限于房室结内,尚包括房室结周围的心房组织。严格地说应该命名为房室交接区双径路,但传统文献均称为房室结双径路,故本文也以房室结双径路进行命名。

(1)快径路:是指传导速度快的径路,心电图表现为P-R间期较短。

(2)慢径路:是指传导速度慢的径路,心电图表现为P-R间期明显延长。

（3）慢快型：是指激动由房室结慢径路顺传心室，快径路逆传心房。多见，约占 90%。

（4）快慢型：是指激动由房室结快径路顺传心室，慢径路逆传心房。少见，约占 10%。

三、类型及开口部位

1.类型

理论上可将房室结双径路分为 4 种类型：①Y 型，即下共同通道型（图 30-2A），常出现窦性或房性反复搏动；②菱型，即上、下共同通道型（（图 30-2B），常出现房室交接性反复搏动；③倒 Y 型，即上共同通道型（图 30-2C），常出现室性反复搏动；④平行型，即无共同通道型（图 30-2D）。

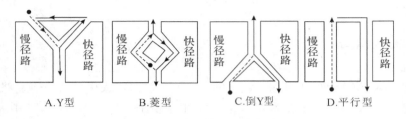

图 30-2　房室结双径路类型

2.开口部位

（1）Y 型或平行型：其心房端逆行出口有两个，快径路出口多位于右心房间隔下部，逆行激动心房的顺序是右心房间隔下部→冠状窦近端→右心房上部→右心房侧壁；而慢径路出口则多位于冠状窦口附近、快径路出口的左后下方，逆行激动心房的顺序是冠状窦近端→右心房间隔下部→右心房侧壁→右心房上部。结房、室房逆传时将出现两种形态的逆行 P⁻ 波。

（2）倒 Y 型或菱型：其心房端逆行出口只有一个，故结房、室房逆传时仅出现一种形态的逆行 P⁻ 波。

四、快、慢径路电生理特性

（1）快径路电生理特性：顺向传导不应期较长，传导速度快；逆向传导不应期较短，有利于逆向传导。

（2）慢径路电生理特性：顺向传导不应期较短，传导速度慢；逆向传导不应期较长。

五、发生率及临床价值

房室结双径路传导是一种常见的电生理现象，10%～30% 发生在正常人群中，多在 24h 动态心电图或（和）心脏电生理检查时发现。仅有少数会引发快速性心律失常，故有学者提出只有引发快速性心律失常时，房室结双径路才具有临床价值。若激动持续地从慢径路顺传心室，则易误诊为一度房室阻滞或窦性激动与房室交接性异位激动在房室交接区内形成干扰性房室分离（图 30-3）；若快、慢径路间歇性顺传心室，则易误诊为二度 I 型房室阻滞（图 30-4、图 30-5）。

六、反复搏动

1.基本概念

反复搏动是指一个冲动激动了心房或心室后，在通过房室交接区过程中，又沿着另一条径路折返回来，再次激动同一心房或心室的一种现象。此时再次激动心房所形成的逆行 P⁻ 波称为心房回波，激动心室所形成的 QRS 波群称为心室回波，其形态可正常或伴心室内差异性传导。

2.产生条件

（1）两条传导径路：房室交接区在结构或功能上至少存在两条传导径路。

（2）单向阻滞：这两条传导径路不应期不一致，其中一条存在单向传导或阻滞。

（3）传导延缓：另一条径路出现充分的传导延缓，产生足够长的折返时间，使激动过的传导组织和心肌脱离不应期。

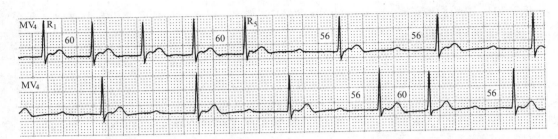

图 30-3　房室结慢径路传导酷似非阵发性房室交接性心动过速引发干扰性房室分离

男性,32 岁,心肌炎待排。上、下两行 MV₄ 导联(图 30-3)连续记录,显示窦性 P-P 间期 0.60~0.66s,频率 91 ~100 次/min;P 波落在 ST 段上,其下传的 P-R 间期 0.60s,而落在应激期中,其下传的 P-R 间期 0.56s,两者仅相差 0.04s,提示窦性激动经房室结慢径路传导所致;部分 P-R 间期由 0.56s→0.60s→P 波下传受阻,QRS 波群脱漏,房室呈 2:1~6:5 传导,其中 R₁~R₅ 搏动酷似非阵发性房室交接性心动过速伴干扰性房室分离。心电图诊断:①窦性心律;②长 P-R 间期型二度Ⅰ型房室阻滞,房室呈 2:1~6:5 传导;③提示房室结慢径路传导。

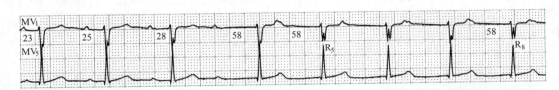

图 30-4　房室结双径路传导酷似二度Ⅰ型房室阻滞及非阵发性房室交接性心动过速引发干扰性房室分离

与图 30-3 系同一患者 DCG 不同时间记录。MV₁、MV₅ 导联(图 30-4)同步记录,显示窦性 P-P 间期 0.84s,P-R 间期由 0.23s→0.25s→0.28s→突然延长至 0.58s,无论窦性 P 波是远离 T 波还是重叠在 T 波顶峰上,其下传的 P-R 间期均为 0.58s,呈现 R-P 间期与 P-R 间期不呈反比关系的矛盾现象。其中 R₅~R₈ 搏动酷似非阵发性房室交接性心动过速引发干扰性房室分离。心电图诊断:①窦性心律;②房室结双径路传导,其中快径路呈长 P-R 间期型二度Ⅰ型阻滞至高度阻滞。

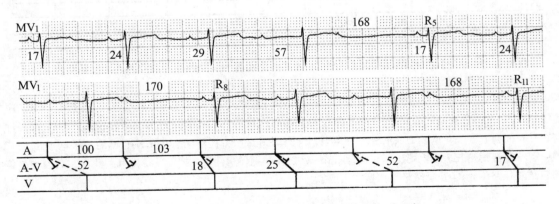

图 30-5　房室结双径路传导引发不典型房室文氏现象

女性,18 岁,心肌炎后遗症。上、下两行 MV₁ 导联(图 30-5)连续记录,显示窦性 P-P 间期 1.0~1.03s,频率 58 ~60 次/min;P-R 间期由 0.17s→0.24s→0.29s→突然延长至 0.57s→P 波下传受阻,QRS 波群脱漏或由 0.17s→0.24s→突然延长至 0.52s→P 波受阻 QRS 波群脱漏,出现 1.68~1.70s 长 R-R 间期,期间未见房室交接性、室性逸搏出现。心电图诊断:①窦性心动过缓(平均 59 次/min);②房室结双径路传导;③快径路呈二度Ⅰ型阻滞(4:2 ~5:3 传导),慢径路呈高度至几乎完全性阻滞;④提示下级起搏点功能低下。

3.类型

依据始发心搏的起源部位,反复搏动可分为窦性、房性、房室交接性及室性反复搏动4种类型。

七、窦性或房性反复搏动

1.基本概念

窦性或房性反复搏动是指窦性或房性激动先由房室交接区一条径路顺传(前传、下传)心室,同时又循另一条径路逆传至心房产生 P^- 波,该折返激动又可通过此前径路顺传心室,形成 $P(P')$-QRS-P^--QRS 或 $P(P')$-QRS-P^- 序列。$P(P')$-R 间期代表房室传导时间,而 R-P^- 间期并不代表室房传导时间。

2.类型及心电图特征

(1)慢快型窦性、房性反复搏动:多见,约占90%,是指窦性或房性激动先由房室交接区慢径路顺传心室,后经快径路逆传心房。心电图特征呈 $P(P')$-QRS-P^--QRS 或 $P(P')$-QRS-P^- 序列,$P(P')$-R 间期较长,R-P^- 间期<0.09s(2015年美国室上性心动过速诊治指南中更正为 R-P^- 间期<90ms),P^- 波在 Ⅱ、V_5 导联倒置形成假性 s 波或 s 波加深,在 V_1 导联可形成假性 r 波(图30-6)。偶尔呈 $P(P')$-P^- 序列(不完全性反复搏动),P^- 波需与未下传房性早搏相鉴别(图30-7)。

(2)快慢型窦性、房性反复搏动:少见,约占10%,是指窦性或房性激动先沿着房室交接区快径路顺传心室,后经慢径路逆传心房。心电图特征呈 $P(P')$-QRS-P^--QRS 或 $P(P')$-QRS-P^- 序列,$P(P')$-R 间期较短,且<R-P^- 间期。

3.易发情况

窦性、房性反复搏动易发生在二度Ⅰ型房室阻滞、干扰性房室分离伴窦性夺获、房性早搏伴 P'-R 间期延长、间位型室性早搏及房室结双经路传导等情况(图30-6)。

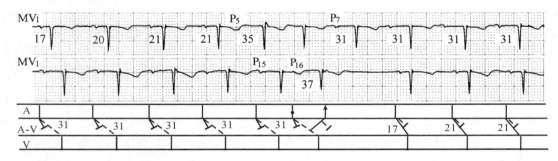

图30-6 房室结快径路不典型文氏现象、房性早搏伴房性反复搏动并诱发和终止慢径路传导

男性,41岁,心肌炎后遗症。上、下两行 MV_1 导联(图30-6)连续记录,显示上行前4个心搏的 P-R 间期由 0.17s→0.20s→0.21s→0.21s 逐搏延长;P_5 为房性早搏,其下传的 P'-R 间期 0.35s 并诱发 P'-QRS-P^--QRS 序列,R-P^- 间期约 0.05s;代偿间歇后窦性 P_7～P_{15} 搏动的 P-R 间期均为 0.31s,表明经房室结慢径路下传;P_{16} 为房性早搏,其 P'-R 间期 0.37s 并诱发 P'-QRS-P^- 序列,R-P^- 间期约 0.08s;代偿间歇后窦性心搏的 P-R 间期由 0.17s→0.21s→0.21s 逐搏延长。心电图诊断:①窦性心律;②房性早搏伴房性反复搏动并诱发和终止房室结慢径路传导;③房室结双径路传导;④快径路呈不典型文氏现象。

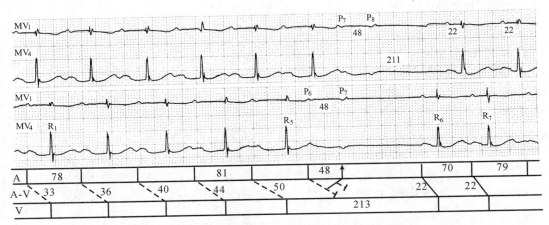

图 30-7　房室结慢径路不典型文氏现象伴不完全性窦性反复搏动

女性,74 岁,冠心病。上、下两行 MV$_1$、MV$_4$ 导联(图 30-7)同步连续记录,显示窦性 P 波增宽,时间 0.14s,P-P 间期 0.70～0.81s,P-R 间期呈短(0.22s)长两种,其中长的 P-R 间期由 0.33s→0.36s→0.40s→0.44s→0.50s 逐搏延长,直至 P 波下传受阻,QRS 波群脱漏,继而出现逆行 P$^-$ 波(如上行 P$_8$、下行 P$_7$),其偶联间期相等(0.48s),强烈提示该逆行 P$^-$ 波为心房回波而不是房性早搏;出现 2.11～2.13s 长 R-R 间期,与这两个 P(P$^-$)波在房室交接区发生隐匿性传导重整了交接性逸搏节律点有关,但也不能排除下级起搏点功能低下。心电图诊断:①窦性心律;②P 波增宽,提示不完全性左心房内阻滞,请结合临床;③一度房室阻滞;④房室结双径路传导;⑤慢径路呈不典型文氏现象伴不完全性窦性反复搏动;⑥下级起搏点功能低下待排。

八、房室交接性反复搏动

1.基本概念

房室交接区异位激动通常先由房室交接区一条径路顺传心室,产生 QRS 波群,同时又循另一条径路逆传至心房产生 P$^-$ 波,该折返激动又可通过此前径路折回室,形成 QRS-P$^-$-QRS 序列或 QRS-QRS 序列。R-P$^-$ 间期、P$^-$-R 间期不代表室房、房室传导时间,而是顺传和逆传的时间差。

2.类型及心电图特征

(1)慢快型房室交接性反复搏动:呈 QRS-P$^-$-QRS 序列者,P$^-$ 波多落在 ST 段上,其 R-P$^-$ 间期＜P$^-$-R 间期。

(2)快慢型房室交接性反复搏动:呈 QRS-P$^-$-QRS 序列者,P$^-$ 波落在 QRS 之前,其 R-P$^-$ 间期＞P$^-$-R 间期(图 30-8)。

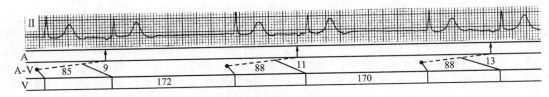

图 30-8　过缓的房室交接性逸搏伴快慢型反复搏动二联律

女性,72 岁,病窦综合征。Ⅱ导联(图 30-8)未见窦性 P 波,呈现房室交接性逸搏 QRS-P$^-$-QRS 序列者,R-P$^-$ 间期 0.85s→0.88s,P$^-$-R 间期由 0.09s→0.11s→0.13s 逐搏延长;逸搏周期 1.70～1.72s,频率 35 次/min。心电图诊断:①窦性停搏;②过缓的房室交接性逸搏(35 次/min)伴快慢型反复搏动二联律;③房室结双径路传导;④结房慢径路逆传、结室快径路顺传同时存在不典型文氏现象待排;⑤符合双结病的心电图改变。

九、室性反复搏动

1.基本概念

室性异位激动(室性早搏、逸搏或心室起搏),先沿着一条径路逆传至房室结或心房,后又循着另一条径路折回心室,形成 QRS'-P⁻-QRS 或 QRS'-QRS 序列,前者为完全性反复搏动,后者为不完全性反复搏动。R'-P⁻ 间期代表室房传导时间,P⁻-R 间期不代表房室传导时间。

2.类型及心电图特征

(1)慢快型室性反复搏动:室性异位激动先沿着快径路逆传心房,后由慢径路顺传心室,其心电图特征为 QRS'-P⁻-QRS 序列,R'-P⁻ 间期<P⁻-R 间期(图 30-9)。

(2)快慢型室性反复搏动:室性异位激动先沿着慢径路逆传心房,后由快径路顺传心室,其心电图特征为 QRS'-P⁻-QRS 序列,R'-P⁻ 间期>P⁻-R 间期(图 30-10)。

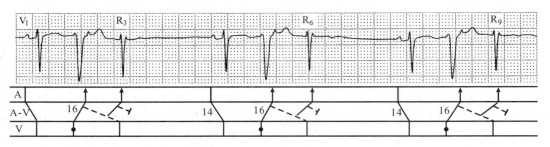

图 30-9　室性早搏引发慢快型室性反复搏动

男性,56 岁,心律不齐待查。V₁ 导联(图 30-9)显示窦性 QRS-室早 QRS'-P⁻-反复搏动 QRS-P⁻ 的序列,R'-P⁻ 间期 0.16s,P⁻-R 间期 0.40s,R₃、R₆、R₉ 搏动 QRS 终末部有逆行 P⁻ 波重叠形成假性 r 波,呈现室性早搏先由房室结快径路逆传心房,后经慢径路顺传心室,形成慢快型室性反复搏动。心电图诊断:①窦性搏动;②频发室性早搏,并引发慢快型室性反复搏动;③房室结双径路传导。

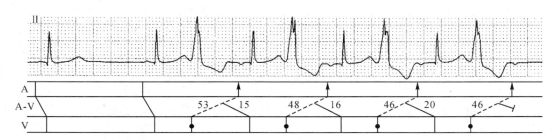

图 30-10　室性早搏伴快慢型室性反复搏动二联律

男性,42 岁,心肌炎后遗症。Ⅱ 导联(图 30-10)显示窦性 P-P 间期 1.22s,频率 49 次/min,P-R 间期 0.13s;呈现室性早搏 QRS'-P⁻-QRS 序列,呈二联律,R'-P⁻ 间期由 0.53s→0.48s→0.46s→0.46s,室房逆传呈不典型反向文氏现象;而 P⁻-R 间期由 0.15s→0.16s→0.20s→P⁻ 波下传受阻,顺传可能存在文氏现象。心电图诊断:①窦性心动过缓(49 次/min);②频发室性早搏伴快慢型室性反复搏动二联律;③房室结双径路传导;④室房慢径路逆传呈不典型反向文氏现象,结室快径路顺传可能存在 4∶3 文氏现象。

十、顺向型房室结双径路传导

正常窦性心律时,激动绝大多数是从房室交接区快径路顺传心室,只有极少数激动在某些因素作用下或出现异位搏动时,窦性激动才从慢径路顺传或快、慢径路交替顺传或同步下传。有以下表现之一者,可考虑为顺向型房室结双径路传导:

(1)P-P 间期规则或基本规则时,出现长、短两种 P-R 间期,两者呈跳跃式改变或成倍延长(图 9-2)。

(2)P-P 间期不规则时,出现长、短两种 P-R 间期,两者呈跳跃式改变或成倍延长,能排除频率依赖性一度房室阻滞者(图 30-11)。

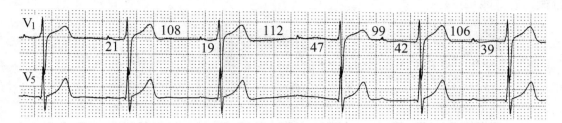

图 30-11 房室结双径路传导

男性,18 岁,反复发作心动过速 1 年余。V₁、V₅ 导联(图 30-11)同步记录,显示窦性 P-P 间期 0.99～1.12s,频率 54～61 次/min;P-R 间期呈短(0.19～0.21s)、长两种,与 P-P 间期的长短无明显关联,其中长的 P-R 间期由 0.47s→0.42s→0.39s 逐搏缩短。心电图诊断:①窦性心动过缓(平均 57 次/min);②房室结双径路传导;③提示慢径路存在反向文氏现象。

(3)重复出现窦性或房性反复搏动,即呈 P(P′)-QRS-P⁻ 或 P(P′)-QRS-P⁻-QRS 或 P(P′)-P⁻ 序列的心房回波,R-P⁻ 间期<0.09s(图 30-6、图 30-7、图 30-12)。

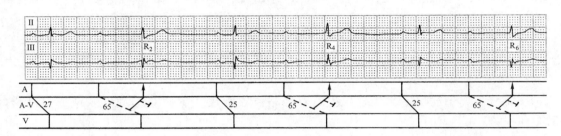

图 30-12 慢快型窦性反复搏动

男性,37 岁,反复发作一过性心动过速 2 年余。Ⅱ、Ⅲ 导联(图 30-12)同步记录,显示窦性 P-P 间期 1.04s,频率 58 次/min;P-R 间期呈 0.25～0.27、0.65s 短长两种交替性出现,当 P-R 间期 0.65s 时,QRS 波群终末部出现明显宽钝 s 波,系逆行 P⁻ 波重叠所致,R-P⁻ 间期约 0.05s。心电图诊断:①过缓的成对窦性搏动(58 次/min);②一度房室阻滞;③房室结双径路传导;④慢快型窦性反复搏动。

(4)出现慢快型房室结折返性心动过速,其 P⁻-R 间期>R-P⁻ 间期,R-P⁻ 间期<0.09s(图30-13)。

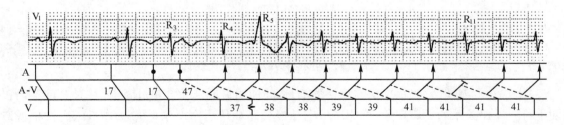

图 30-13 房性早搏诱发慢快型房室结折返性心动过速

男性,41 岁,反复发作心动过速 1 年。V₁ 导联(图 30-13)显示窦性 P-P 间期 0.86s,R₃、R₄ 搏动为成对房性早搏,并诱发了心动过速,其 R-R 间期 0.37～0.41s,频率 146～162 次/min,除 R₁₁ 搏动 QRS 终末部未见明显假性 r 波外,其余搏动 QRS 终末部均有逆行 P⁻ 波形成假性 r 波,R-P⁻ 间期 0.06s,R₅ 搏动呈右束支阻滞图形。心电图诊断:①成对的窦性搏动;②成对房性早搏诱发慢快型房室结折返性心动过速,提示偶伴心室内差异性传导及结房逆传二度阻滞;③房室结双径路传导。

（5）1∶2传导现象，即1个P波跟随2个QRS波群，系一个室上性激动同时经快、慢径路下传，两次激动心室（图30-14）。

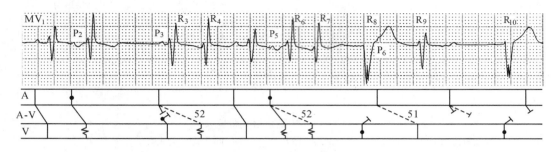

图30-14　房室结双径路1∶2传导现象

男性，23岁，心律不齐待查。MV$_1$导联（图30-14）显示窦性P-P间期0.89～0.92s，P-R间期0.16s，QRS波群呈rSR′型，时间0.13s；P$_2$、P$_5$为房性早搏，其下传QRS波群的R′波振幅略增高，为轻度心室内差异性传导；R$_8$搏动提早出现呈左束支阻滞图形，为室性早搏；R$_3$搏动形态略异且延迟出现，其前虽有窦性P波，但P-R间期缩短至0.11s，表明该P波与QRS波群无关，系房室交接性逸搏，逸搏周期1.0s；R$_{10}$搏动延迟出现呈左束支阻滞图形，逸搏周期1.06s，频率57次/min；值得关注的是R$_4$、R$_7$、R$_9$搏动，其中R$_9$搏动其前有窦性P波（P$_6$）落在室性早搏（R$_8$）ST段上，P$_6$-R$_9$间期0.51s，而P$_3$-R$_4$、P$_5$-R$_7$间期均为0.52s，强烈提示P$_3$、P$_5$、P$_6$经房室结慢径路顺传心室，并且P$_5$出现两次顺传心室呈现1∶2传导现象。心电图诊断：①窦性心律；②房性早搏伴轻度心室内差异性传导；③房室结双径路传导，可见1∶2传导现象；④室性早搏；⑤完全性右束支阻滞；⑥房室交接性逸搏伴非时相性心室内差异性传导；⑦加速的室性逸搏（57次/min）。

（6）一部分不典型的房室文氏现象提示双径路传导所致：P-R间期呈跳跃式或成倍延长（图30-5、图30-15）。

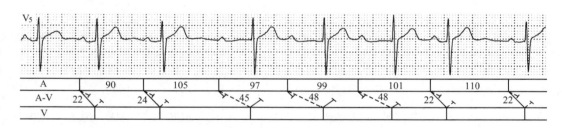

图30-15　房室结快、慢径路同时存在不典型文氏现象

女性，29岁，心律不齐。V$_5$导联（图30-15）显示窦性P-P间期0.90～1.10s，P-R间期由0.22s→0.24s→0.45s→0.48s→0.48s→0.22s→0.22s，呈现短、长两种，两者转换时与P-P间期长短无明显关联性。心电图诊断：①窦性心律不齐；②房室结双径路传导；③提示快、慢径路同时存在不典型文氏现象。

（7）出现在收缩期、舒张早期房性早搏的P′-R间期明显地延长且相对固定，其R-P′间期与P′-R间期不符合反比关系的矛盾现象，可能由房室结慢径路顺传心室所致（图30-16）；或房性早搏P′-R间期明显地延长并引发随后窦性心搏的P-R间期延长（图30-17）。

（8）一部分间位型房室交接性早搏、间位型室性早搏后第1个搏动的P-R间期固定地明显延长，且R-P间期与P-R间期不符合反比关系的矛盾现象，可能由房室结慢径路顺传心室所致（图30-18）；或P-R间期明显延长并有室性反复搏动出现作为佐证（图30-19）。

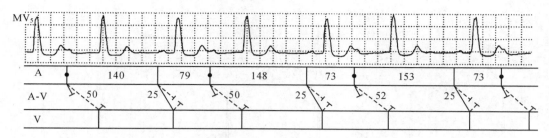

图 30-16　提示房性早搏经房室结慢径路顺传心室

男性，81 岁，冠心病。MV₅ 导联（图 30-16）显示窦性 P 波增宽（0.14s）呈双峰切迹，两峰距 0.07s；P-R 间期 0.25s，QRS 波群呈完全性左束支阻滞图形（时间 0.16s）；每隔 1 个窦性搏动出现 1 次房性早搏，P′波落在 T 波降支或终末部后，其下传的 P′-R 间期明显地延长达 0.50～0.52s。心电图诊断：①过缓的窦性搏动；②P 波增宽伴切迹，提示不完全性左心房内阻滞；③频发房性早搏二联律，提示由房室结慢径路顺传心室；④一度房室阻滞，提示发生在右束支内（即右束支一度阻滞）；⑤完全性左束支阻滞。

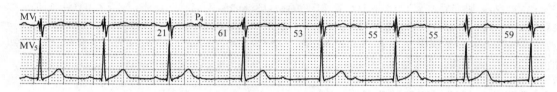

图 30-17　房性早搏揭示房室结双径路传导

与图 30-3、图 30-4 系同一患者 DCG 不同时间记录。MV₁、MV₅ 导联（图 30-17）同步记录，显示窦性 P-P 间期 0.84～0.95s，前 3 个窦性搏动的 P-R 间期 0.21s，P₄ 提早出现，其下传的 P′-R 间期 0.61s，随后窦性搏动的 P-R 间期长达 0.53～0.59s。心电图诊断：①窦性心律；②房性早搏，并揭示房室结双径路传导；③房室结快径路存在一度阻滞。

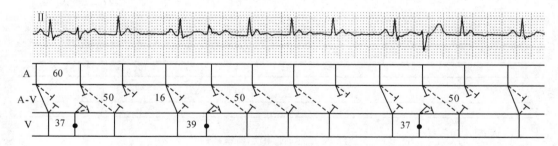

图 30-18　间位型多形性室性早搏揭示房室结双径路传导

男性，19 岁，病毒性心肌炎。Ⅱ 导联（图 30-18）显示窦性 P-P 间期 0.60s，P-R 间期 0.16s；可见提早出现略宽大畸形 QRS-T 波群，其形态不一致而偶联间期基本固定（0.37～0.39s），代偿间歇出现在下一个搏动或数个搏动后；值得关注的是窦性 P 波落在 QRS 波群中、ST 段上，其下传的 P-R 间期均为 0.50s，不符合 R-P 间期与 P-R 间期呈反比关系。心电图诊断：①窦性心律；②频发间位型多形性室性早搏，并揭示房室结双径路传导；③延期代偿间歇。

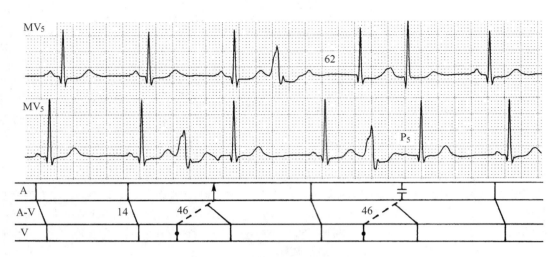

图 30-19　间位型室性早搏揭示房室结双径路传导

女性,32 岁,心肌炎后遗症。上、下两行系 MV₅ 导联(图 30-19)不同时间记录,显示窦性 P-P 间期 1.03～1.10s,频率 55～58 次/min,P-R 间期 0.14～0.17s;上行显示间位型室性早搏后窦性下传的 P-R 间期长达 0.62s;下行室性早搏后出现反复搏动,其中 P₅ 为房性融合波。心电图诊断:①窦性心动过缓(55～58 次/min);②频发室性早搏,时呈间位型并揭示房室结双径路传导;③快慢型室性反复搏动;④房性融合波。

十一、逆向型房室结双径路传导

若房室交接区双径路心房端逆行出口有两个(Y 型或平行型),则房室交接区或心室异位起搏点逆传心房时可出现两种形态的逆行 P⁻波。若心房端逆行出口只有 1 个(倒 Y 型或菱型),仅出现一种形态的逆行 P⁻波。有以下表现之一者,可考虑为逆向型房室结双径路传导:

(1)房室交接区异位搏动(早搏、逸搏)逆传心房时出现长、短两种 R-P⁻间期,两者呈跳跃式改变或成倍延长,P⁻波形态单一或有两种(图 30-20、图 30-21、图 30-22)。

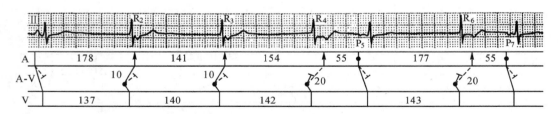

图 30-20　房室交接性逸搏揭示房室结逆传双径路

男性,78 岁,病窦综合征。Ⅱ 导联(图 30-20)显示偶见窦性 P 波,P-R 间期 0.14s;P₅、P₇ 为房性早搏,其形态不一致而偶联间期相等(0.55s);R₂～R₄、R₆ 搏动延迟出现,其形态与窦性 QRS 波形略异,逸搏周期 1.40～1.43s,频率 42～43 次/min。值得关注的是 R₂、R₃ 搏动的 R-P⁻间期 0.10s,逆行 P⁻波形态略尖;而 R₄、R₆ 搏动的 R-P⁻间期 0.20s,逆行 P⁻波形态略圆钝。心电图诊断:①偶见窦性搏动;②提示窦性停搏;③双形性房性早搏;④房室交接性逸搏及其逸搏心律伴非时相性心室内差异性传导;⑤结房逆传双径路(逆向型房室结双径路传导)。

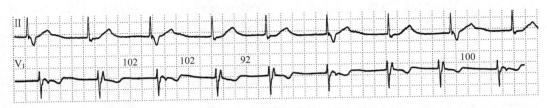

图 30-21　房室交接性逸搏揭示房室结逆传双径路

男性,82 岁,病窦综合征。Ⅱ、V₁ 导联(图 30-21)未见窦性 P 波,QRS 波形正常,其 R-R 间期 0.92~1.02s,频率 59~65 次/min;QRS 波群后有两种形态的逆行 P⁻波跟随,R-P⁻间期约 0.05、0.07s。心电图诊断:①房室交接性逸搏心律,时呈加速的逸搏心律(65 次/min);②结房逆传双径路(逆向型房室结双径路传导)。

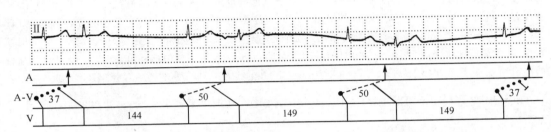

图 30-22　房室交接性逸搏伴反复搏动二联律、结房逆传双径路

男性,66 岁,病窦综合征。Ⅱ 导联(图 30-22)未见窦性 P 波,呈现房室交接性逸搏-反复搏动二联律,逸搏 QRS 波形与反复搏动 QRS 波形略异,逸搏周期 1.44~1.49s,频率 40~42 次/min;R-P⁻间期呈 0.37、0.50s 短长两种。心电图诊断:①提示窦性停搏;②房室交接性逸搏伴非时相性心室内差异性传导及反复搏动二联律;③结房逆传双径路;④提示房室结存在三径路传导。

(2)室性异位搏动(早搏、逸搏、起搏)逆传心房时出现长、短两种 R-P⁻间期,两者呈跳跃式改变或成倍延长,P⁻波形态单一或有两种(图 30-23)。

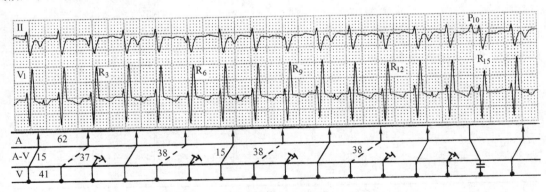

图 30-23　分支型室性心动过速伴室房逆传双径路

男性,44 岁,心动过速心肌病、突发心动过速 3h。Ⅱ、V₁ 导联(图 30-23)同步记录,显示 Ⅱ 导联 P₁₀高尖,振幅 0.28mV,为窦性 P 波,其余均为逆行 P⁻波,其 P⁻-P⁻间期 0.62s;QRS 波群呈右束支阻滞(时间 0.12s)伴左前分支阻滞图形(常规心电图),R-R 间期 0.41s,频率 146 次/min,为分支型室性心动过速;值得关注的是大部分 QRS 波群后跟随逆行 P⁻波,其 R-P⁻间期呈 0.15、0.37~0.38s 短长两种,小部分 QRS 波群后无逆行 P⁻波跟随(R₃、R₆、R₉、R₁₂);R₁₅搏动的 R'波幅略降低,为室性融合波。心电图诊断:①偶见窦性搏动伴室性融合波;②P 波高尖,提示右心房肥大或负荷过重,请结合临床;③阵发性分支型室性心动过速伴室房逆传双径路,快、慢径路均呈 3 : 1 传导。

（3）室性异位搏动（早搏、逸搏、起搏）逆传心房时出现两种形态逆行 P⁻波，但 R-P⁻间期一致（图 30-24）。

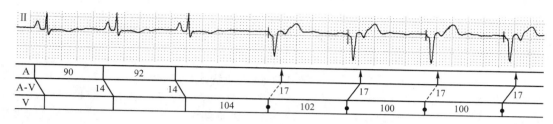

图 30-24　心室起搏心律伴室房逆传双径路

男性，60 岁，病窦综合征、植入心室起搏器 3 年。设置的起搏周期 1000ms，频率 60 次/min。Ⅱ导联（图 30-24）显示窦性 P-P 间期 0.90～0.92s，其形态高尖，电压 0.28mV；P-R 间期 0.14s；可见心室起搏心律，其起搏周期 1.0～1.02s，频率 59～60 次/min，起搏逸搏周期 1.04s，每个心室起搏后均有逆行 P⁻波跟随，R′-P⁻期 0.17s，但其 P⁻波形态呈浅、深交替性改变；T 波浅倒。心电图诊断：①窦性心律；②提示窦性停搏；③P 波高尖，请结合临床；④心室起搏器，呈心室起搏心律（VVI 模式，59～60 次/min），其功能未见异常；⑤室房逆传双径路；⑥轻度 T 波改变。

（4）重复出现呈 QRS（QRS′）-P⁻-QRS 或 QRS（QRS′）-QRS 序列的心室回波（图 30-10、图 30-19、图 30-25）。

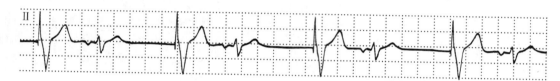

图 30-25　心室起搏伴反复搏动二联律

女性，69 岁，病窦综合征、植入心室起搏器 7 年。设置的起搏周期 1000ms，频率 60 次/min。Ⅱ导联（图 30-25）未见窦性 P 波，呈现起搏 QRS′-P⁻-正常 QRS 波群序列，其 R′-P⁻间期 0.60s，P⁻-R 间期 0.15s，心电轴－35°，心室起搏逸搏周期 1.0s。心电图诊断：①提示窦性停搏；②心室起搏器，呈心室起搏器，呈心室起搏（VVI 模式，60 次/min）伴反复搏动二联律、起搏器功能未见异常；③心电轴－35°；④房室结双径路传导。

（5）快慢型房室结折返性心动过速，其 R-P⁻间期＞P⁻-R 间期（图 30-26）。

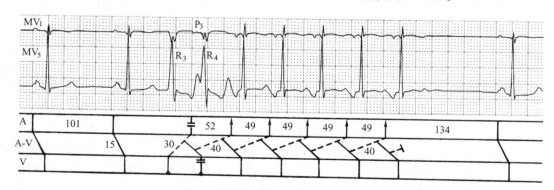

图 30-26　室性早搏诱发快慢型房室结折返性心动过速

女性，33 岁，阵发性心悸 3 个月。MV₁、MV₅导联（图 30-26）同步记录，显示窦性 P-P 间期 1.01s，P-R 间期 0.15s；R₃搏动为室性早搏并诱发了心动过速，其后跟随的 P 波形态介于窦性 P 波与逆行 P⁻波之间，为房性融合波；R₄搏动为室性融合波，其后均有逆行 P⁻波跟随，R-P⁻间期 0.40s，P⁻-R 间期 0.10s。心电图诊断：①成对的窦性搏动；②成对的室性早搏；③房性和室性融合波；④室性早搏诱发快慢型房室结折返性心动过速；⑤房室结双径路传导。

第三十一章

如何甄别不典型房室文氏现象中存在双径路传导

如何从不典型的房室文氏现象中甄别出房室结双径路传导？以下心电图改变可提供线索：①P-R间期呈跳跃式或成倍延长；②3：2文氏现象时，第2个心搏的P-R间期呈成倍延长；③长R-R间期前一个或两个心搏的P-R间期增量最大且呈跳跃式延长；④QRS波群脱漏后第1个心搏的P-R间期呈跳跃式改变；⑤P-R间期逐搏延长直至出现反复搏动；⑥文氏周期中长、短P-R间期有各自的延长规律。

一、P-R间期呈跳跃式或成倍延长

当P-R间期呈跳跃式或成倍延长时，应考虑房室结存在双径路传导（图31-1、图31-2、图31-3）。

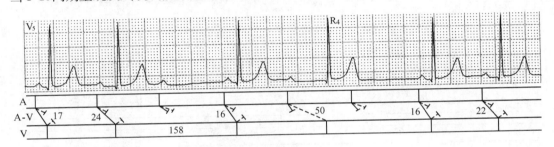

图 31-1   P-R 间期呈成倍延长

男性，48岁，心律不齐。V₅导联（图31-1）显示窦性P-P间期0.80s，P-R间期由0.17s→0.24s→P波下传受阻，QRS波群脱漏，出现1.58s长R-R间期，期间未见各种逸搏出现，可能存在下级起搏点功能低下或未下传的窦性P波隐匿性地重整了下级起搏点；或由0.16s→0.50s→P波下传受阻，QRS波群脱漏，其P-R间期呈成倍延长。心电图诊断：①窦性心律；②P-R间期呈成倍延长，提示房室结双径路传导；③快径路时呈3：1～3：2文氏现象；④慢径路呈高度至几乎完全性阻滞；⑤提示下级起搏点功能低下。

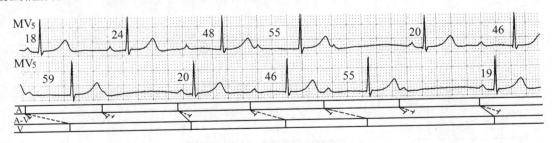

图 31-2   P-R 间期呈成倍延长

女性，18岁，心肌炎后遗症。上、下两行MV₅导联（图31-2）连续记录，显示窦性P-P间期0.93～1.10s，频率55～65次/min；P-R间期由0.18s→0.24s→0.48s→0.55s→P波下传受阻，QRS波群脱漏；或由0.20s→0.46s→0.55～0.59s→P波下传受阻，QRS波群脱漏，其P-R间期呈成倍延长；QRS波群脱漏后出现1.66～1.70s长R-R间期，期间未见各种逸搏出现。心电图诊断：①窦性心律不齐，时呈心动过缓（55次/min）；②P-R间期呈成倍延长，提示房室结双径路传导；③快径路时呈5：2文氏现象及4：1传导；④慢径路呈4：2～5：2文氏现象；⑤提示下级起搏点功能低下。

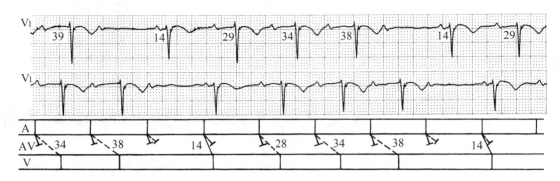

图 31-3　房室结双径路传导引发不典型房室文氏现象

女性,34 岁,病毒性心肌炎待排。上、下两行 V₁ 导联(图 31-3)连续记录,显示窦性 P-P 间期 0.78s,P-R 间期由 0.14s→0.29s→0.34s→0.38s→P 波下传受阻,QRS 波群脱漏,出现 1.25～1.31s 长 R-R 间期。心电图诊断:①窦性心律;②P-R 间期呈成倍延长,提示房室结双径路传导;③快径路高度阻滞,呈 5∶1 传导;④慢径路呈5∶3 文氏现象。

二、3∶2 文氏现象时,第 2 个搏动的 P-R 间期呈成倍延长

房室呈 3∶2 文氏现象时,第 2 个心搏的 P-R 间期成倍延长,应考虑房室结存在双径路传导(图 31-4、图 31-5、图 31-6)。

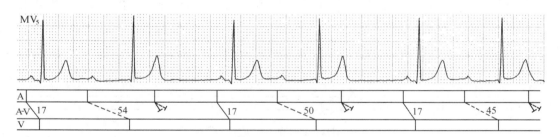

图 31-4　房室结双径路传导,快、慢径路均呈 3∶1 传导

男性,40 岁,心肌炎后遗症。MV₅ 导联(图 31-4)显示窦性 P-P 间期 0.84s,P-R 间期由 0.17s→0.45～0.54s→P 波落在 T 波顶峰上而下传受阻导致 QRS 波群脱漏,周而复始。心电图诊断:①窦性心律;②P-R 间期呈成倍延长,提示房室结双径路传导;③快、慢径路均呈高度Ⅱ型阻滞(3∶1 传导)。

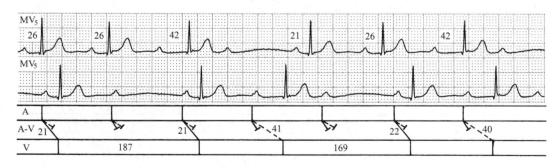

图 31-5　房室结双径路传导,快径路时呈 2∶1～4∶2 文氏现象、慢径路呈高度阻滞

男性,51 岁,心律不齐待查。上、下两行 MV₅ 导联(图 31-5)连续记录,显示窦性 P-P 间期 0.90s,P-R 间期由 0.21s→0.26s→0.42s→P 波下传受阻,QRS 波群脱漏,或由 0.21～0.22s→0.40～0.41s→P 波下传受阻,QRS 波群脱漏,其 P-R 间期呈跳跃式或成倍延长;QRS 波群脱漏后出现 1.69～1.87s 长 R-R 间期,期间未见各种逸搏出现。心电图诊断:①窦性心律;②P-R 间期呈跳跃式或成倍延长,提示房室结双径路传导;③快径路时呈长 P-R 间期型 2∶1～4∶2 文氏现象;④慢径路呈高度阻滞;⑤提示下级起搏点功能低下。

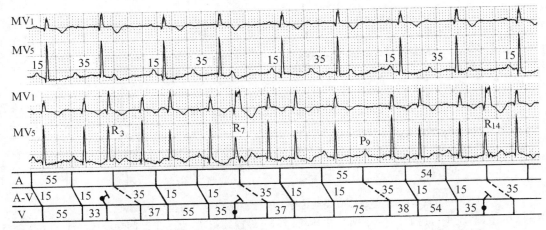

图 31-6　房室结双径路传导,快径路呈 3∶1~3∶2 传导、慢径路呈 3∶1 传导

男性,48 岁,冠心病。上、下两行 MV₁、MV₅ 导联(图 31-6)系 DCG 不同时间段记录,MV₁ 导联定准电压 5mm/mV。上行显示窦性 P-P 间期 0.53s,频率 113 次/min;P-R 间期由 0.15s→0.35s(P 波落在 T 波终末部)→P 波下传受阻,QRS 波群脱漏,房室呈 3∶2 传导。下行显示 P-P 间期 0.55s,频率 109 次/min,基本 P-R 间期 0.15s;R₃ 提早出现与窦性 QRS 波形略异,偶联间期 0.33s,系房室交接性早搏;R₇、R₁₄ 提早出现呈右束支阻滞图形,其偶联间期相等(0.35s),考虑为室性早搏而非房室交接性早搏伴心室内差异性传导;值得关注的是窦性 P 波落在 R₃、R₇、R₁₄ 搏动 ST 段、QRS 波群终末部,其下传的 P-R 间期 0.35s,与落在 T 波终末部下传的 P₉-R 间期一致,呈现 R-P 间期与 P-R 间期不呈反比关系的矛盾现象。MV₁ 导联 QRS 波群呈 qR 型,MV₅ 导联 T 波低平或浅倒。心电图诊断:①窦性心动过速(109~113 次/min);②房室结双径路传导,其中快径路呈 3∶1~3∶2 传导、慢径路呈 3∶1 传导;③房室交接性早搏;④室性早搏;⑤MV₁ 导联 QRS 波群呈 qR 型,请结合常规心电图;⑥轻度 T 波改变。

三、长 R-R 间期前一个或两个搏动的 P-R 间期增量最大且呈跳跃式延长

当文氏周期中最后一个或两个心搏的 P-R 间期的增量最大且呈跳跃式延长时,应考虑房室结存在双径路传导(图 31-7、图 31-8)。

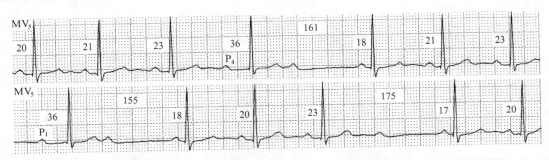

图 31-7　房室结双径路传导,快径路呈 4∶3~5∶3 不典型文氏现象、慢径路呈高度阻滞

男性,23 岁,心肌炎后遗症。上、下两行 MV₅ 导联(图 31-7)连续记录,显示 P-P 间期 0.85~0.94s,P-R 间期由 0.18~0.20s→0.21s→0.23s→0.36s→P 波下传受阻,QRS 波群脱漏,或由 0.18s→0.20s→0.23s→P 波下传受阻,QRS 波群脱漏,文氏周期中最后一个心搏的 P-R 间期呈跳跃式延长;QRS 波群脱漏后出现 1.55~1.75s 长 R-R 间期,期间未见各种逸搏出现。心电图诊断:①窦性心律;②P-R 间期呈跳跃式延长,提示房室结双径路传导;③快径路呈 4∶3~5∶3 文氏现象;④慢径路呈高度至几乎完全性阻滞;⑤提示下级起搏点功能低下。

四、QRS 波群脱漏后第 1 个搏动的 P-R 间期呈跳跃式改变

当 QRS 波群脱漏后第 1 个心搏的 P-R 间期呈长、短两种,且各自固定,两者跳跃式改变时,应考虑房室结存在双径路传导(图 31-9)。

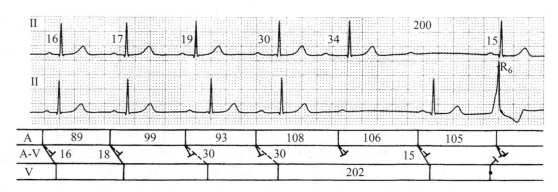

图 31-8　房室结双径路传导,快、慢径路均呈不典型文氏现象

男性,16 岁,心肌炎后遗症。上、下两行 Ⅱ 导联(图 31-8)连续记录,显示 P-P 间期 0.86~1.14s,频率 53~70 次/min;P-R 间期由 0.16s→0.17s→0.19s→0.30s→0.34s→P 波下传受阻,QRS 波群脱漏,或由 0.15s→0.16s→0.18s→0.30s→0.30s→P 波下传受阻,QRS 波群脱漏,出现 2.0~2.02s 长 R-R 间期,期间未见各种逸搏出现;下行 R₆ 为室性早搏。心电图诊断:①窦性心律不齐;②P-R 间期呈跳跃式延长,提示房室结双径路传导;③快径路呈6∶3文氏现象、慢径路时呈 6∶2 文氏现象;④室性早搏;⑤提示下级起搏点功能低下。

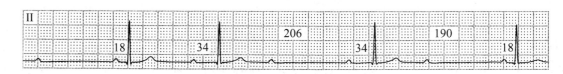

图 31-9　房室结双径路传导,快、慢径路呈高度阻滞

男性,59 岁,病窦综合征。Ⅱ 导联(图 31-9)显示窦性 P-P 间期 1.03s,频率 58 次/min;P-R 间期由 0.18s→0.34s→P 波下传受阻,QRS 波群脱漏,QRS 波群脱漏第 1 个心搏的 P-R 间期呈 0.18、0.34s 短长两种,且各自固定,两者呈跳跃式改变;R-R 间期长达 1.90~2.06s,未见各种逸搏出现。心电图诊断:①窦性心动过缓(58 次/min);②P-R 间期呈跳跃式延长,提示房室结双径路传导;③快径路呈高度阻滞;④慢径路呈二度至高度阻滞;⑤提示下级起搏点功能低下。

五、P-R 间期逐搏延长直至出现反复搏动

出现各种反复搏动,就意味着房室结存在双径路传导(图 31-10、图 31-11)。

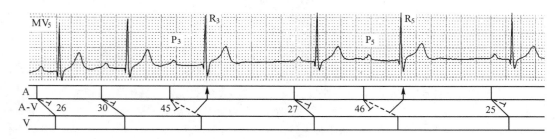

图 31-10　房室结双径路传导,快径路呈长 P-R 间期型文氏现象、
慢径路呈二度至高度阻滞、窦性反复搏动

男性,23 岁,反复发作心动过速 1 年。MV₅ 导联(图 31-10)显示窦性 P-P 间期 0.86~0.90s,P-R 间期由 0.26s→0.30s→0.45s→出现长 R-R 间期,或由 0.27s→0.46s→出现长 R-R 间期;值得关注的是 R₃、R₅ 搏动的 s 波较其他搏动为深,系逆行 P⁻ 波重叠所致,即 P₃、P₅ 经房室结慢径路顺传心室过程中又循快径路逆传至心房,所产生的逆行 P⁻ 波重叠在 s 波上,其 R-P⁻ 间期<0.09s。心电图诊断:①窦性心律;②P-R 间期呈跳跃式延长,提示房室结双径路传导;③快径路呈长 P-R 间期型 2∶1~3∶2 文氏现象;④慢径路呈二度至高度阻滞;⑤窦性反复搏动。

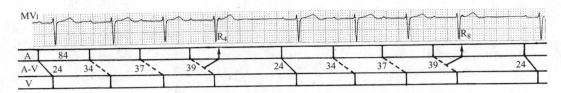

图 31-11　房室结双径路传导，慢径路呈 4∶3 文氏现象伴窦性反复搏动

男性，51 岁，高血压病、心律不齐待查。MV_1 导联（图 31-11）显示窦性 P-P 间期 0.84s，P-R 间期由 0.24s→0.34s→0.37s→0.39s 逐搏延长，其中 R_4、R_8 搏动 QRS 波群终末部出现假性 r 波（实为逆行 P^- 波），$R-P^-$ 间期＜0.09s。心电图诊断：①窦性心律；②P-R 间期呈跳跃式延长，提示房室结双径路传导；③快径路呈长 P-R 间期型高度阻滞，呈 4∶1 传导；④慢径路呈 4∶3 文氏现象伴窦性反复搏动。

六、文氏周期中出现长、短两种 P-R 间期，且呈各自延长规律

当文氏周期中出现长、短两种 P-R 间期，且呈各自延长规律时，应考虑房室结存在双径路传导（图 31-12）。

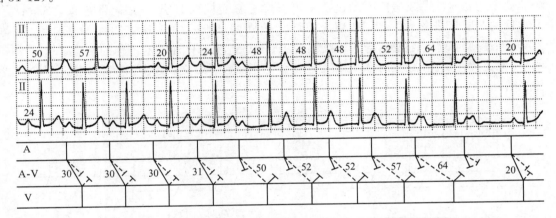

图 31-12　房室结双径路传导，快、慢径路同时存在不典型文氏现象

临床资料不详。上、下两行 Ⅱ 导联（图 31-12）连续记录，显示窦性 P-P 间期 0.72s，P-R 间期由 0.20s→0.24s→连续 3 个 0.48s→0.52s→0.64s→P 波下传受阻，QRS 波群脱漏或由 0.20s→0.24s→连续 3 个 0.30s→0.31s→0.50s→连续 2 个 0.52s→0.57s→0.64s→P 波下传受阻，QRS 波群脱漏，呈现短、长两种 P-R 间期。心电图诊断：①窦性心律；②P-R 间期呈成倍或跳跃式延长，提示房室结双径路传导；③快、慢径路同时存在不典型文氏现象。

七、小结及心得体会

有不典型房室文氏现象时，出现下列心电图改变应提示房室结存在双径路传导：

(1)P-R 间期呈跳跃式或成倍延长。

(2)出现各种反复搏动，如窦性、房性、交接性或室性反复搏动。

第三十二章

房室交接区分层阻滞

房室交接区包括房结区、结区和结希区 3 个部分。房室交接区分层阻滞实际上是反映了室上性激动在这些组织中隐匿性传导程度的深浅。

一、房室交接区双层阻滞

1. 交替性文氏周期

快速规则的心房扑动或房性心动过速常可引发房室交接区双层、三层阻滞现象。Slama 等将其中最常见的双层阻滞分为 A 型、B 型交替性文氏周期,即在 2：1 房室阻滞的基础上,下传的 P′(F)-R 间期逐搏延长直至脱漏,导致连续出现 1~3 个 F 波或 P′波不能下传的现象。

(1)A 型交替性文氏周期:房室交接区上层 2：1 阻滞,下层文氏现象,连续出现 3 个 F 波或 P′波下传受阻(图 32-1)。

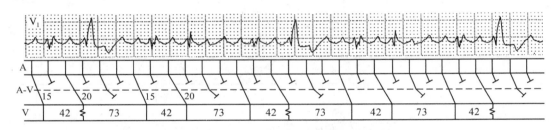

图 32-1　心房扑动伴房室交接区 A 型交替性文氏周期(上层 2：1 阻滞、下层 3：2 文氏现象)

男性,54 岁,冠心病。V₁ 导联(图 32-1)显示基本节律为心房扑动,F-F 间期 0.19s,频率 316 次/min;房室呈交替性 2：1、4：1 传导,引发 R-R 间期呈 0.42、0.73s 短长交替,部分 QRS 波群呈右束支阻滞图形,平均心室率 110 次/min;房室在 2：1 阻滞基础上,出现 F-R 间期由 0.15s→0.20s→连续出现 3 个 F 波下传受阻,符合 A 型交替性文氏周期。心电图诊断:①心房扑动伴快速心室率(平均 110 次/min)及心室内差异性传导;②房室交接区 A 型交替性文氏周期(上层 2：1 阻滞、下层 3：2 文氏现象)。

(2)B 型交替性文氏周期:房室交接区上层文氏现象,下层 2：1 阻滞,连续出现 1~2 个 F 波或 P′波下传受阻。若上层文氏周期的心动次数(即心房搏动数)为奇数(如 5：4),则连续出现 2 个激动受阻(图 32-2、图 32-3);若心房搏动数为偶数(如 4：3),则上层终止于一个文氏周期未下传的 1 个激动,正好也是下层 2：1 阻滞未下传者,故仅有 1 个激动受阻。即使这个 F 波或 P′波能传到下层,也将遇到下层的 2：1 阻滞,故仍属 B 型。

2. 房室呈 4：1 传导

出现 4：1 传导心房扑动或房速时,可提示房室交接区上、下层均呈 2：1 阻滞(图 32-4)。

3. 长 P-R 间期型二度Ⅰ型或Ⅱ型房室阻滞

长 P-R 间期型二度Ⅰ型或Ⅱ型房室阻滞可以提示房室交接区存在双层阻滞,即房室交接区上层一度阻滞,下层二度Ⅰ型或Ⅱ型阻滞。但在实际工作中,我们仅诊断为长 P-R 间期型二度Ⅰ型或Ⅱ型房室阻滞,不主张诊断为"一度房室阻滞＋二度Ⅰ型或Ⅱ型房室阻滞"。

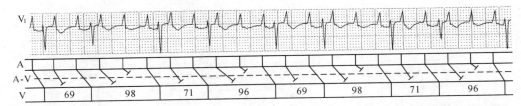

图 32-2　房性心动过速伴房室交接区 B 型交替性文氏周期(上层 5∶4 文氏现象、下层 2∶1 阻滞)

　　女性,65 岁,心房颤动射频消融术后。V₁ 导联(图 32-2),显示基本节律为房性心动过速,P′-P′间期 0.33s,频率 182 次/min,房室呈 2∶1～3∶1 传导,平均心室率 80 次/min;P′-R 间期由 0.18s→0.21s→连续出现 2 个 P′波下传受阻,相应的 R-R 间期由 0.69s→0.98s 或 0.71s→0.96s 短长交替。心电图诊断:①房性心动过速(182 次/min)伴正常心室率(平均 80 次/min),房室呈 2∶1～3∶1 传导;②房室交接区 B 型交替性文氏周期(上层 5∶4 文氏现象、下层 2∶1 阻滞)。

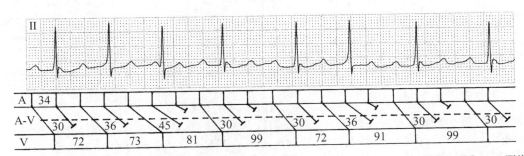

图 32-3　房性心动过速伴房室交接区 B 型交替性文氏周期(上层 3∶2～7∶6 文氏现象、下层 2∶1 阻滞)

　　女性,62 岁,心房颤动射频消融术后。Ⅱ导联(图 32-3)显示基本节律为房性心动过速,P′-P′间期 0.34s,频率 176 次/min,房室呈 2∶1～3∶1 传导,平均心室率 75 次/min;P′-R 间期由 0.30s→0.36s→0.45s→连续出现 2 个 P′波下传受阻,或由 0.30s→连续出现 2 个 P′波下传受阻,或由 0.30s→0.36s→连续出现 2 个 P′波下传受阻,相应的 R-R 间期由 0.72s→0.73s→0.81s→0.99s 或由 0.72s→0.91s→0.99s 逐搏延长。心电图诊断:①房性心动过速(176 次/min)伴正常心室率(平均 75 次/min),房室呈 2∶1～3∶1 传导;②房室交接区 B 型交替性文氏周期(上层 3∶2～7∶6 文氏现象、下层 2∶1 阻滞)。

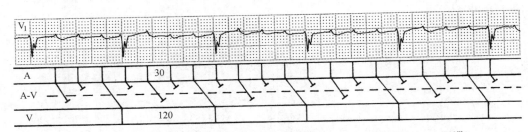

图 32-4　房性心动过速伴房室 4∶1 传导(房室交接区上、下层均呈 2∶1 阻滞)

　　男性,86 岁,冠心病、脑血栓形成。V₁ 导联(图 32-4)显示基本节律为房性心动过速,P′-P′间期 0.30s,频率 200 次/min,房室呈 4∶1 传导,心室率 50 次/min。心电图诊断:①房性心动过速或缓慢型心房扑动(200 次/min)伴缓慢心室率(50 次/min),房室呈 4∶1 传导;②提示二度房室阻滞(房室交接区上、下层均呈 2∶1 阻滞)。

　　4. 房室交接区上层三度阻滞,结室二度Ⅰ型阻滞

　　表现为 P-R 间期长短不一,而 R-R 间期呈"渐短突长"或"渐长突长"有规律地重复出现,其 QRS 波群起搏点位于房室交接区,依据频率高低表现为房室交接性逸搏心律或加速的房室交接性逸搏心律伴结室二度Ⅰ型阻滞。

　　5. 房室交接区上层三度阻滞,结室二度Ⅱ型至高度阻滞

　　表现为 P-R 间期长短不一,长 R-R 间期与短 R-R 间期呈倍数关系,其 QRS 波群起搏点位于房

室交接区,依据频率高低表现为房室交接性逸搏心律或加速的房室交接性逸搏心律伴结室二度Ⅱ型至高度阻滞(图 32-5)。

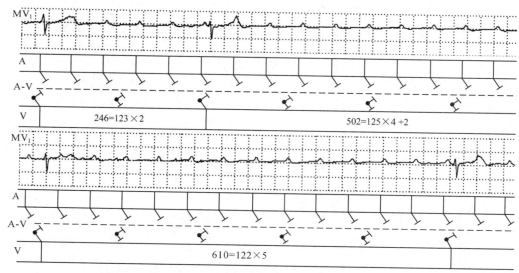

图 32-5 房室交接区上层三度阻滞,结室二度Ⅱ型至高度阻滞

男性,70 岁,冠心病、晕厥原因待查。上、下两行 MV₁ 导联(图 32-5)连续记录,显示窦性 P-P 间期 0.46～0.48s,频率 125～130 次/min;P-R 间期长短不一,QRS 波形正常;R-R 间期分别为 2.46、5.02、6.10s,为 1.22～1.25s 的 2、4、5 倍,表明房室交接性逸搏的基本周期为 1.23～1.25s,频率 48～49 次/min,其发放的冲动在异位起搏点与心肌交接区或结室发生二度Ⅱ型至高度阻滞。心电图诊断:①窦性心动过速(125～130 次/min);②三度房室阻滞;③房室交接性逸搏心律(48～49 次/min)伴结室二度Ⅱ型至高度阻滞引发极缓慢心室率(平均 16 次/min);④频发短暂性心室停搏(6.10s),建议植入双腔起搏器。

6.心房颤动时 R-R 间期呈"渐短突长"或"渐长突长"有规律地重复出现

出现上述心电图改变时,可提示房室交接区存在双层阻滞,即上层三度阻滞,使房室交接区异位节律点免遭 f 波的隐匿性重整,房室交接性逸搏心律或加速的房室交接性逸搏心律伴结室二度Ⅰ型阻滞(图 32-6)。

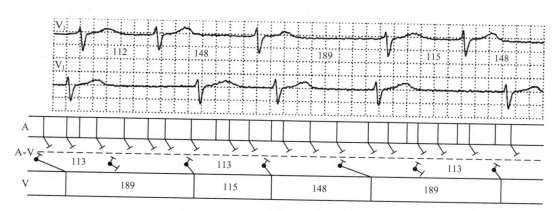

图 32-6 三度房室阻滞、房室交接性逸搏心律伴结室 4∶3 不典型文氏现象

男性,70 岁,冠心病、心房颤动、长期服用少剂量地高辛。上、下两行 V₁ 导联(图 32-6)连续记录,未见窦性 P 波,似有纤细 f 波;QRS 波形正常,R-R 间期由 1.12～1.15s→1.48s→1.89s,周而复始,平均心室率 45 次/min;表明 QRS 波群不是 f 波下传心室,而是房室交接区逸搏起搏点发放,由此可计算出其基本周期为 1.13s,即(1.15+1.48+1.89)÷4＝1.13,频率 53 次/min。心电图诊断:①心房颤动(细颤型);②三度房室阻滞;③房室交接性逸搏心律(53 次/min)伴结室 4∶3 不典型文氏现象引发缓慢心室率(平均 45 次/min);④提示洋地黄中毒。

7.心房颤动时 R-R 间期规则或基本规则,长 R-R 间期与短 R-R 间期呈倍数关系

出现上述心电图改变时,可提示房室交接区上层三度阻滞,房室交接性逸搏心律或加速的房室交接性逸搏心律伴结室二度Ⅱ型至高度阻滞(图 21-15、图 32-7)。

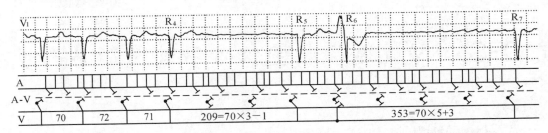

图 32-7 三度房室阻滞、加速的房室交接性逸搏心律伴结室二度Ⅱ型至高度阻滞

女性,66 岁,冠心病、心房颤动、长期服用少剂量地高辛。V_1 导联(图 32-7)显示基本节律为心房颤动,除 R_6 搏动呈宽大畸形 QRS-T 波群外,其余 QRS 波形均正常,基本 R-R 间期 0.70~0.72s,频率 83~86 次/min,R_4-R_5 间期 2.09s,R_5-R_7 间期 3.53s,分别为基本 R-R 间期的 3、5 倍,平均心室率 55 次/min。心电图诊断:①心房颤动(细颤型);②三度房室阻滞;③加速的房室交接性逸搏心律伴结室二度Ⅱ型至高度阻滞引发缓慢心室率(平均 55 次/min);④提示洋地黄中毒。

二、房室交接区三层阻滞

当房室传导比例≥5∶1 时,便出现房室交接区三层阻滞,它可分为 AB、BA 型两种。

(1)AB 型:房室交接区上层 2∶1 阻滞,中层文氏现象,下层 2∶1 阻滞(图 21-16)。

(2)BA 型:房室交接区上层文氏现象,中层 2∶1 阻滞,下层文氏现象(图 21-17)。

三、临床意义

房室交接区分层阻滞多见于心房扑动或房性心动过速,偶见于窦性心动过速。它可以是功能性阻滞或病理性阻滞,应结合临床和心电图其他表现加以判断,如心房率≤135 次/min 的房性或窦性心动过速出现分层阻滞,则提示房室交接区存在病理性阻滞。

第三十三章

宽 QRS 心动过速诊断室性心动过速简易六步法

一、宽 QRS 心动过速概述

1. 基本概念

宽 QRS 心动过速是指连续出现 3 次或 3 次以上宽大畸形 QRS-T 波群（QRS 时间≥0.12s）、频率＞100 次/min 的心动过速。它是临床上常见的危急症之一，也是心电图诊断的难点和热点。

2. 分类

（1）根据其 QRS 波形的特征：可分为单形性、多形性、双向性及尖端扭转性等，以单形性最为常见。

（2）根据起源部位：可分为室性心动过速（起源于希氏束以下，约占 80%）、室上性心动过速伴束支阻滞或心室内差异性传导（约占 15%）、预激（约占 5%）及高钾血症出现窦室传导伴心室内阻滞等。

3. 临床意义

室性心动过速多见于器质性心脏病（冠心病、心肌病等）、电解质紊乱及药物中毒等患者。而室上性心动过速多因存在房室旁道或房室结双径路传导需行射频消融术治疗。

二、诊断室性心动过速的必备条件

（1）连续出现 3 次或 3 次以上宽大畸形 QRS-T 波群，频率 101～250 次/min，多数在 150～200 次/min，少数可达 280 次/min。

（2）存在房室分离或有室性融合波、窦性夺获出现。此点特异性高，但敏感性低。

三、诊断室性心动过速简易六步法

笔者对既往的各种四步诊断法进行归纳和整合，总结出符合我们阅图习惯的简易六步诊断法，其中肢体导联和胸前导联各三步。只要符合其中的一条，就可诊断为室性心动过速。符合条件愈多，则诊断室性心动过速的可靠性愈高。

（1）观察电轴：无人区电轴（Ⅰ、Ⅲ 导联 QRS 主波方向均向下，电轴−90°～−180°）或电轴重度右偏（≥＋180°）。

（2）观察 Ⅱ 导联 QRS 波形：若呈 R 型或 QS 型，则测量其起始部至 R 波顶峰或 S 波谷垂直线的时间（简称 R 波峰或 S 波谷时间）≥0.05s。若呈双峰，则按第 1 峰与第 2 峰的挫折点、QS 波降支挫折点测量（图 33-1）。

（3）观察 aVR 导联 QRS 波形：①出现起始 R 波，即呈 R 型、RS 型；②起始 r 波或 Q 波时间＞0.04s；③呈 QS 型，其下降支顿挫（须除外预激）；④Vi/Vt≤1。

（4）观察胸前 V_1～V_6 导联 QRS 主波方向一致性（同向性）：呈纯粹的 R 型（须除外 A 型预激）或 QS 型（图 33-1）。

（5）观察 V_1 导联 QRS 波形：①呈兔耳征（左突耳征）；②呈单相 R 波；③呈双相波（QR、qR 型）。

（6）观察 V_6 导联 QRS 波形：①呈 q(Q)R、qRs、QS、rS 或 RS 型，R/S＜1；②Vi/Vt≤1。

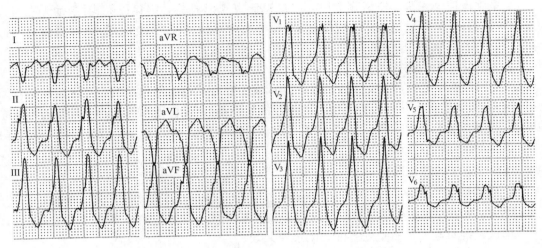

图 33-1　室性心动过速(符合六步法中第 2、4、5 步)

男性,62 岁,冠心病、突发心动过速 1h。V_1~V_6 导联定准电压 5mm/mV,常规心电图(图 33-1)显示 QRS 波群宽大畸形(时间 0.20s),R'-R'间期 0.42s,频率 143 次/min;Ⅱ 导联呈 R 型及双峰切迹,R 波峰时间 0.07s,V_1~V_6 导联均呈 R 型,符合六步法中第 2、4、5 步。心电图诊断:阵发性特宽型室性心动过速(143 次/min),提示起源于左室心底部后壁。

四、Vi、Vt 值的测量及意义

(1)选择多导联同步记录的心电图,一般选择 QRS 波群呈 RS 型导联,多选用 V_3~V_6 导联。

(2)Vi 值是指从 QRS 波群起始点往后移 0.04s,测量其与 QRS 波群交接处振幅的绝对值;Vt 值是指从 QRS 波群终点(J 点)往前移 0.04s,测量其与 QRS 波群交接处振幅的绝对值。其值愈大,表明心室除极速率愈快,激动是通过传导组织传导的;反之,其值愈小,表明心室除极速率愈慢,激动是通过普通心肌细胞传导的。

(3)aVR 导联的 Vi 值与 Vt 值的测算方法要视其是单相波还是双相波而定。若是单相波(QS型),则容易测算;若是双相波(QR、Qr 型)有转折点,则需分段计算,将双相波各自的振幅分别测量后再计算出绝对值的和才是 Vi 值或 Vt 值的最后结果(图 33-2)。

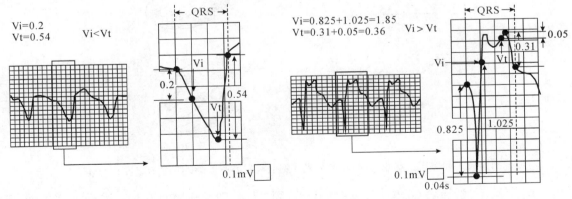

A.Vi/Vt 值≤1:室性心动过速　　　　　B.Vi/Vt 值>1:室上性心动过速

图 33-2　aVR 导联 Vi 值与 Vt 值的测算方法

五、诊断宽 QRS 心动过速的基石

心室除极速率是先快后慢还是先慢后快是诊断宽 QRS 心动过速的基石。

（1）心室除极速率先快后慢是室上性心动过速伴束支阻滞的心室除极模式：激动先在希氏束、希浦系统中快速传导，然后到达心室肌细胞，出现中间传导延缓（左束支阻滞）或终末传导缓慢（右束支阻滞），在 QRS 波群中表现为起始除极快速，q 波或 r(R) 波时间＜0.04s，中间或终末除极缓慢，其波形呈先陡后缓的特征。

（2）心室除极速率先慢后快是室性心动过速或室上性心动过速伴预激的心室除极模式：激动起始是通过心室肌细胞除极并在心肌细胞之间缓慢传导，随后才逆行进入传导速度较快的希浦系统，在 QRS 波群中表现为起始除极缓慢，出现 Q 波或 r(R) 波时间＞0.04s 或顿挫，中间或终末除极增快，其波形呈先缓后陡的特征。

六、六步诊断法的理论基础

（1）无人区电轴（−90°～−180°）或电轴重度右偏（≥＋180°）：该激动除了经左侧旁道下传除极心室外，只能起源于左室心尖部及其附近区域。其诊断室性心动过速的特异性几乎达 100%，敏感性 54%，但该标准对起源于右室的室性心动过速无效。

（2）Ⅱ导联 QRS 波群呈 R 型或 QS 型，其 R 波峰或 S 波谷时间≥0.05s：此标准系 Luis 等在 2010 年提出的新方法，当 R 波峰或 S 波谷时间≥0.05s 时，即可诊断该宽 QRS 心动过速为室性心动过速，否则为室上性心动过速。该标准诊断室性心动过速的特异性高达 99%，敏感性达 93%。

（3）利用 aVR 导联的四步诊断法：①起始呈 R 波型（呈 R 型、Rs 型）：表明心室除极向量面对 aVR 导联的探查电极，其激动的起源点位于左室心尖部、左室基底部侧壁或左心室下壁（中部）（图 33-3）。诊断室性心动过速的特异性 98.2%，敏感性 38.9%，诊断准确率 98.6%。②起始 r 波或 Q 波时间＞0.04s：表明心室起始除极缓慢，激动是通过心室肌细胞传导的，其诊断室性心动过速的特异性 91.8%，敏感性 28.8%，诊断准确率 87.8%。③呈 QS 型，其下降支有顿挫（须除外预激）：表明心室起始除极缓慢，激动是通过心室肌细胞传导的，诊断室性心动过速的特异性 95%，敏感性 19.9%，诊断准确率 86.5%，此类室性心动过速常起源于右室、左室下壁或间隔基底部（图33-4）。④Vi/Vt≤1：表明心室起始 0.04s 除极缓慢，终末 0.04s 除极增快，呈现先慢后快的心室除极模式，是室性心动过速的特征；反之，若 Vi/Vt＞1，则呈现先快后慢的心室除极模式，是室上性心动过速伴束支阻滞的特征。

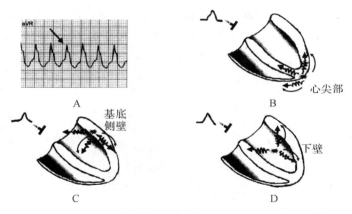

图 33-3　起源于左室心尖部、左室基底部侧壁或左心室下壁（中部）的室性心动过速

（4）胸前 V₁～V₆ 导联 QRS 主波方向一致性（同向性），即呈纯粹的 R 型或 QS 型：前者排除室上性心动过速合并 A 型预激（即逆向型房室折返性心动过速）后就可诊断为起源于左室后壁的室性心动过速，后者排除室上性心动过速合并广泛前壁心肌梗死后就可诊断为起源于左室前壁的室性心动过速。V₁～V₆ 导联 QRS 波群均呈 QS 型，其诊断室性心动过速的特异性和敏感性均高于呈纯粹的 R 型。

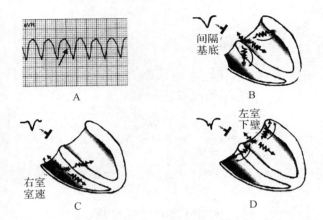

图 33-4　起源于右室、左室下壁或间隔基底部的室性心动过速

（5）起源于左室的室性心动过速，其心电图表现为类似右束支阻滞图形，存在着"右 3 左 1"的特征：即右胸 V$_1$ 导联呈兔耳征、单相波（R 型）、双相波（QR、qR 型），左胸 V$_6$ 导联呈 r(R)S 型，R/S<1 或呈 QS 型（图 33-5A）。

（6）起源于右室的室性心动过速，其心电图表现为类似左束支阻滞图形，也存在着"右 3 左 1"的特征：即右胸 V$_1$ 或（和）V$_2$ 导联出现 R(r) 波时间>0.04s、S 波顿挫或向下有切迹、R(r)-S 间期>0.06s，V$_6$ 导联存在 q 波或 Q 波（qR、QR、QS 或 qRs 型）（图 33-5B）。

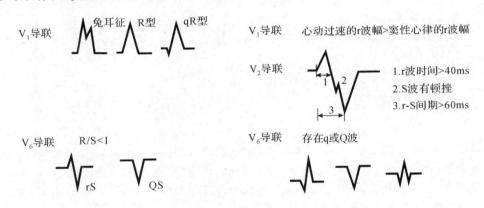

图 33-5　A 为起源于左室的室性心动过速时 V$_1$、V$_6$ 导联 QRS 波形特征；
B 为起源于右室的室性心动过速时 V$_1$、V$_2$、V$_6$ 导联 QRS 波形特征

七、诊断宽 QRS 心动过速时应注意的问题

（1）心电图诊断：当宽 QRS 心动过速经过上述标准或流程仍不能明确诊断时，可按以下顺序进行诊断：提示阵发性室性心动过速，但不能排除室上性心动过速合并束支阻滞或预激。

（2）记录食管心电图：食管心电图能非常清晰地显示窦性 P 波或逆行 P⁻ 波，几乎能查清有无房室分离或逆行 P⁻ 波与宽 QRS 波群是否相关，是诊断宽 QRS 心动过速最简便、最有效的方法，值得推荐。

（3）临床治疗：在临床上应按室性心动过速处理，因为将室上性心动过速误诊为室性心动过速的治疗比把室性心动过速误诊为室上性心动过速的治疗更安全。绝对禁用洋地黄，慎用维拉帕米（异搏定），以免引起心室扑动、颤动；可选用普罗帕酮（心律平）、胺碘酮，这两种药物对室上性、室性心动过速均有效；有条件者可首选少剂量电击复律。

八、实例分析

实例分析如图 33-6～图 33-16 所示。

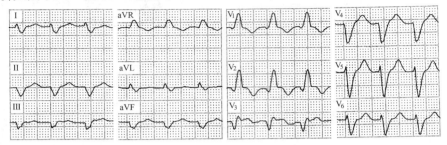

图 33-6　室性心动过速(符合六步法中第 1、2、3、5、6 步)

男性,49 岁,缩窄性心包炎。常规心电图(图 33-6)未见窦性 P 波,QRS 波群宽大畸形,时间 0.17s,肢体导联振幅<0.5mV,胸前导联振幅<1.0mV,R'-R'间期 0.50s,频率 120 次/min。I 导联呈 rs 型,Ⅲ导联呈 QS 型,为无人区电轴;Ⅱ导联 S 波谷时间 0.07s;aVR 导联呈 R 型;V₁ 导联呈 qR 型;V₆ 导联呈 rS 型,r/S<1。符合六步法中第 1、2、3、5、6 步。心电图诊断:①室性心动过速(120 次/min),提示起源于左室心尖部;②全导联 QRS 波幅低电压。

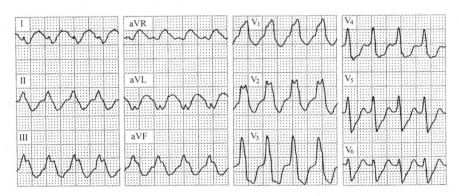

图 33-7　室性心动过速(符合六步法中第 2、3、5、6 步)

男性,81 岁,冠心病、突发心动过速 2h。V₄～V₆ 导联定准电压 5mm/mV,常规心电图(图 33-7)显示 QRS 波群宽大畸形,时间 0.16s,R'-R'间期 0.34s,频率 176 次/min;在Ⅱ导联呈 R 型,R 波峰时间 0.06s;aVR 导联呈 Qr 型,Q 波时间 0.07s;V₁ 导联呈 R 型;V₆ 导联呈 rS 型,r/S<1。符合六步法中第 2、3、5、6 步。心电图诊断:阵发性室性心动过速(176 次/min),提示起源于左心室流出道。

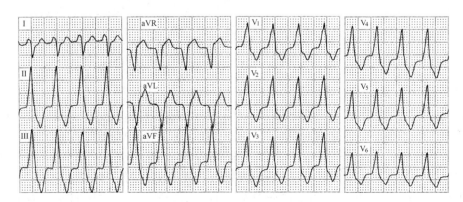

图 33-8　室性心动过速(符合六步法中第 2、4、5 步)

女性,63 岁,扩张型心肌病、心动过速 1h。V₁～V₆ 导联定准电压 5mm/mV,常规心电图(图 33-8)显示 QRS 波群宽大畸形,时间 0.14s,R'-R'间期 0.40s,频率 150 次/min;在Ⅱ导联呈 R 型,R 波峰时间 0.07s;V₁～V₆ 导联均呈 R 型。符合六步法中第 2、4、5 步。心电图诊断:阵发性室性心动过速(150 次/min),提示起源于左室后壁心底部。

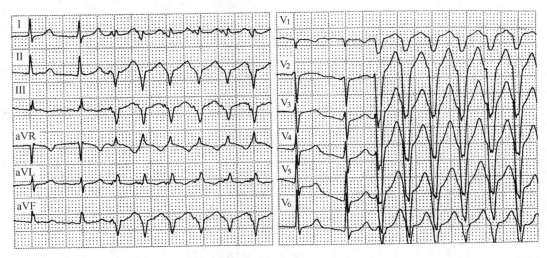

图 33-9　心房颤动、室性心动过速(符合六步法中第 1、3、4、6 步)

　　男性,62 岁,冠心病。V_1～V_6 导联定准电压 5mm/mV,常规心电图(图 33-9)显示基本节律为心房颤动,第 1、2 个心搏为 f 波下传心室,其余 QRS 波群宽大畸形,时间 0.13s,R'-R'间期 0.30～0.32s,频率 188～200 次/min,平均心室率 160 次/min;Ⅰ 导联宽 QRS 波形多变呈 rsr'型或 Qr 型,Ⅲ 导联呈 QS 型,为无人区电轴;Ⅱ 导联 S 波谷时间 0.04s;aVR 导联呈 R 型,V_1～V_6 导联均呈 QS 型,偶呈 rS 型。符合六步法中第 1、3、4、6 步。心电图诊断:①心房颤动(细颤型)伴快速心室率(平均 160 次/min);②短阵性室性心动过速(188～200 次/min),提示起源于右室前壁心尖部。

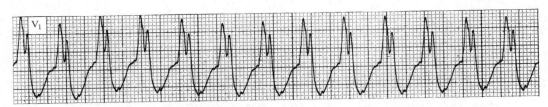

图 33-10　室性心动过速伴 1∶1 室房逆传(V_1 导联 QRS 波群呈左突耳征,即兔耳征)

　　男性,63 岁,冠心病、突发心动过速 1h。V_1 导联(图 33-10)QRS 波群宽大畸形,呈左突耳征(兔耳征),时间 0.16s,R'-R'间期 0.44s,频率 136 次/min,T 波顶峰切迹,考虑有逆行 P^- 波重叠。心电图诊断:阵发性室性心动过速(136 次/min)伴 1∶1 室房逆传,提示起源于左心室。

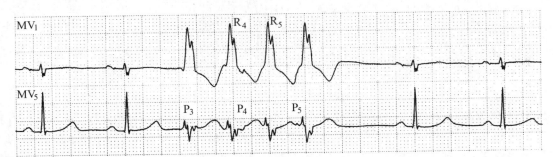

图 33-11　短阵性室性心动过速(MV_1 导联 QRS 波群呈左突耳征,即兔耳征)

　　男性,40 岁,心悸待查。MV_1、MV_5 导联(图 33-11)同步记录,显示窦性 P-P 间期 0.92～0.96s,频率 63～65 次/min;P_3 为窦性 P 波,重叠在宽大畸形 QRS 波群中;P_4 为逆行 P^- 波,系室性早搏逆传心房;P_5 为提早出现 P'波,呈不完全性代偿间歇,属房性早搏,但被室性早搏所干扰而未下传;提早出现 4 次宽大畸形 QRS-T 波群,在 MV_1 导联呈左突耳征,其 R'-R'间期 0.42～0.48s,频率 125～143 次/min。心电图诊断:①窦性心律;②房性早搏未下传;③自律性增高型短阵性室性心动过速(125～143 次/min),偶伴逆传心房。

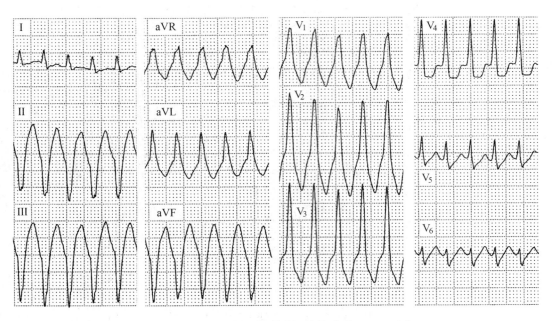

图 33-12　室性心动过速(符合六步法中第 2、3、5、6 步)

　　男性,41 岁,突发心动过速 2h。V_1～V_6 导联定准电压 5mm/mV,常规心电图(图 33-12)显示 QRS 波群宽大畸形,时间 0.12s,类似右束支和左前分支阻滞图形,R'-R'间期 0.28s,频率 214 次/min;Ⅱ 导联呈 QS 型,S 波谷时间 0.05s;aVR、V_1 导联呈 R 型,V_6 导联呈 rS 型,r/S<1。符合六步法中第 2、3、5、6 步。心电图诊断:阵发性室性心动过速(214 次/min),提示起源于左后分支附近。

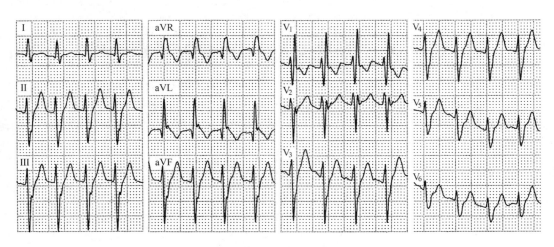

图 33-13　分支型室性心动过速(符合六步法中第 6 步)

　　男性,28 岁,突发心动过速 2h。常规心电图(图 33-13)显示 QRS 波群略宽大畸形,时间 0.12s,R'-R'间期 0.37～0.40s,频率 150～162 次/min;肢体导联呈类似左前分支阻滞图形,V_1 导联呈右束支阻滞图形(rSR'型),V_6 导联呈 rS 型,r/S<1。符合六步法中第 6 步。心电图诊断:阵发性分支型室性心动过速(150～162 次/min),提示起源于左后分支附近。

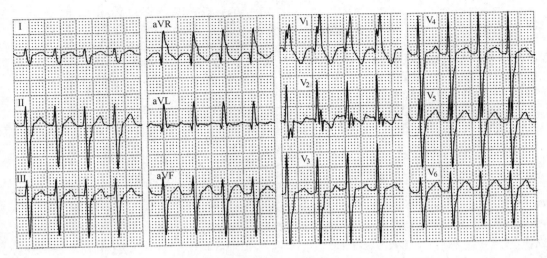

图 33-14　分支型室性心动过速(符合六步法中第 1、5、6 步)

男性,45 岁,突发心动过速 1h。常规心电图(图 33-14)显示 QRS 波群宽大畸形,时间 0.12s,类似右束支和左前分支阻滞图形,R′-R′间期 0.38s,频率 158 次/min;Ⅰ、Ⅲ 导联主波均向下,为无人区电轴;V₁ 导联呈 qR 型,V₆ 导联呈 rS 型,r/S<1。符合六步法中第 1、5、6 步。心电图诊断:阵发性分支型室性心动过速(158 次/min),提示起源于左后分支附近。

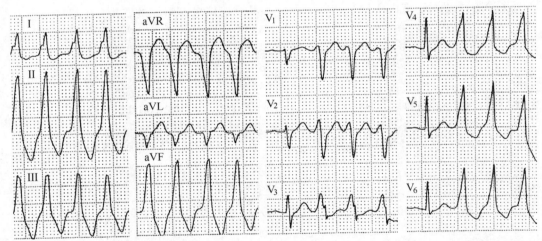

图 33-15　短阵性室性心动过速(符合六步法中第 2 步及右室室性心动过速 V₁、V₂ 导联波形两个特征)

男性,47 岁,心悸 1d。V₁～V₆ 导联定准电压 5mm/mV,常规心电图(图 33-15)显示胸前导联第 1 个心搏为窦性搏动,其余 QRS 波群宽大畸形,时间 0.14s,R′-R′间期 0.35s,频率 171 次/min;在 Ⅱ 导联呈 R 型,R 波峰时间 0.09s;V₁、V₂ 导联呈 rS 型,其 r 波振幅高于窦性 r 波振幅,时间 0.06s,r-S 间期 0.10s;V₅、V₆ 导联呈 R 型,顶峰尖锐。符合六步法中第 2 步及右室室性心动过速 V₁、V₂ 导联波形两个特征。心电图诊断:①窦性心律伴窦性夺获心室;②短阵性室性心动过速(171 次/min),提示起源于右心室流出道;③不完全性干扰性房室分离。

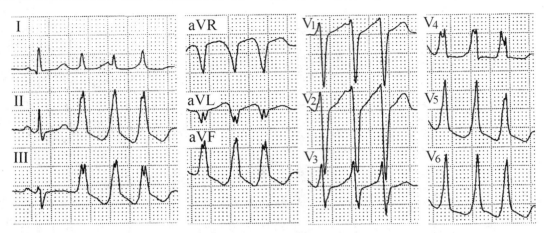

图 33-16　阵发性室性心动过速(符合六步法中第 2 步及右室室性心动过速 V_1、V_2 导联波形 1 个特征)

女性,68 岁,脑血栓形成。常规心电图(图 33-16)显示 Ⅰ、Ⅱ、Ⅲ 导联第 1 个心搏为窦性搏动,其余 QRS 波群宽大畸形,时间 0.13s,R'-R' 间期 0.33s。频率182 次/min;在 Ⅱ 导联呈 R 型,R 波峰时间 0.09s;V_1、V_2 导联呈 rS 型,r-S 间期 0.09s;V_5、V_6 导联呈 R 型,顶峰尖锐。符合六步法中第 2 步及右室室性心动过速 V_1、V_2 导联波形 1 个特征。心电图诊断:①窦性心律伴窦性夺获心室;②阵发性室性心动过速(182 次/min),提示起源于右心室流出道;③不完全性干扰性房室分离。

九、Brugada 四步诊断法(与室上性心动过速伴束支阻滞的鉴别)

该四步诊断法适用于室性心动过速与室上性心动过速伴束支阻滞的鉴别(图 33-17A)。

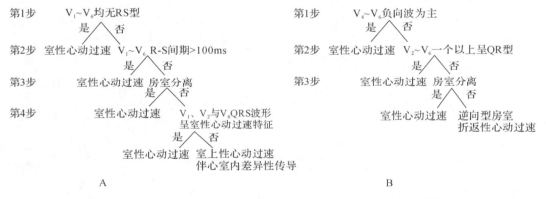

图 33-17　Brugada 四步诊断法流程图(A)、补充的三步诊断法流程图(B)

(1)观察 V_1～V_6 导联 QRS 波形:若均无 RS 型,则为室性心动过速。

(2)若任何 1 个胸前导联出现 RS 型,且其 R-S 间期(R 波起始至 S 波波谷的时间)>0.10s,则为室性心动过速。

(3)观察有无房室分离:若有,则为室性心动过速。

(4)观察 V_1、V_2、V_6 导联 QRS 波形:当呈右束支阻滞型时,V_1 导联呈兔耳征、R 型、q(Q)R 型,V_6 导联呈 r(R)S 型,R/S<1 或呈 QS 型(图 33-5A);当呈左束支阻滞型时,V_1、V_2 导联 R(r) 波时间>0.04s,S 波顿挫或向下有切迹,R(r)-S 间期>0.06s,V_6 导联呈 q(Q)R、QS 型或呈 qRs 型(图 33-5B)。出现上述改变均提示为室性心动过速。

单纯符合第 1 条时,诊断为室性心动过速,其特异性 100%,敏感性 21%;符合前 2 条时,其特异性 98%,敏感性 66%;符合前 3 条时,特异性 98%,敏感性 82%;4 条均符合时,特异性 96.5%,敏感性 98.7%。上述诊断呈阶梯状分布,若室性心动过速诊断在任何一步得以成立,则停止之后分析;若全部过程均否定室性心动过速的诊断,则诊断为室上性心动过速伴束支阻滞、心室内差异性传导(图 33-18、图 33-19)或预激。

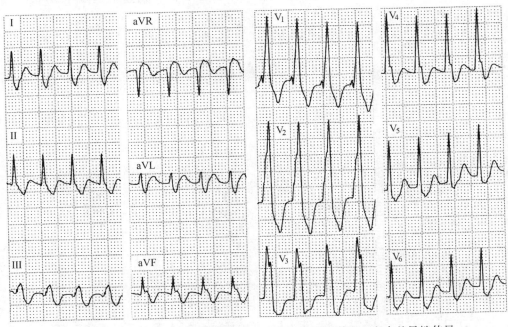

图 33-18　慢快型房室结折返性心动过速伴右束支阻滞型心室内差异性传导

男性,48 岁,突发心动过速 2h。常规心电图(图 33-18)显示 QRS 波群呈右束支阻滞图形,时间 0.13s,R'-R'间期 0.36s,频率 167 次/min;aVR 导联呈 Qr 型,Q 波时间 0.04s;V$_1$ 导联呈 rsR'型,V$_6$ 导联 Vi/Vt>1;aVR 导联 ST 段上有直立 P 波跟随,V$_5$、V$_6$ 导联有逆行 P$^-$ 波跟随,R-P$^-$ 间期约 0.06s;Ⅱ、Ⅲ、aVF、V$_3$～V$_4$ 导联 ST 段压低 0.15～0.30mV。复律后 QRS 波形正常。心电图诊断:①宽 QRS 心动过速(167 次/min),提示慢快型房室结折返性心动过速伴右束支阻滞型心室内差异性传导所致;②房室结双径路传导;③下壁、前壁及侧壁 ST 段改变。

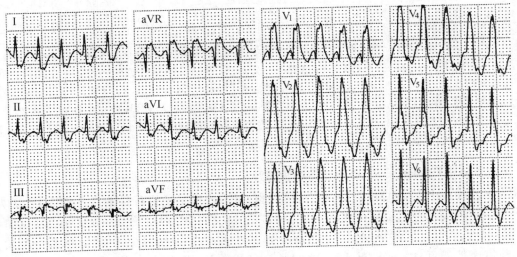

图 33-19　室上性心动过速伴完全性右束支阻滞

女性,55 岁,突发心动过速 4h。常规心电图(图 33-19)显示 QRS 波群呈右束支阻滞图形,时间 0.13s,R'-R'间期 0.26s,频率 231 次/min;V$_1$ 导联呈 rsR'型,V$_6$ 导联 Vi/Vt>1;V$_4$、V$_5$ 导联 ST 段压低 0.3～0.4mV。经食管调搏通过超速抑制方法终止了心动过速,其 QRS 波形仍呈右束支阻滞型;食管调搏检查证实房室结存在双径路传导。心电图诊断:①宽 QRS 心动过速(231 次/min),提示慢快型房室结折返性心动过速伴持续性完全性右束支阻滞所致;②房室结双径路传导;③前壁 ST 段改变。

十、Brugada 补充三步诊断法（与室上性心动过速伴预激的鉴别）

为进一步鉴别室性心动过速与室上性心动过速伴预激（逆向型房室折返性心动过速），Brugada 等在上述四步法基础上又补充了另外的三步诊断法（图 33-17B）。

（1）观察 $V_4 \sim V_6$ 导联 QRS 波形：若以负相波为主，则为室性心动过速；若以正相波为主，则进入第 2 步。

（2）观察 $V_2 \sim V_6$ 导联 QRS 波形：若有 1 个导联以上呈 QR 型，则为室性心动过速；若不是，则进入第 3 步。

（3）观察有无房室分离：若有，则为室性心动过速；若无，则为室上性心动过速伴预激（逆向型房室折返性心动过速）（图 33-20）。

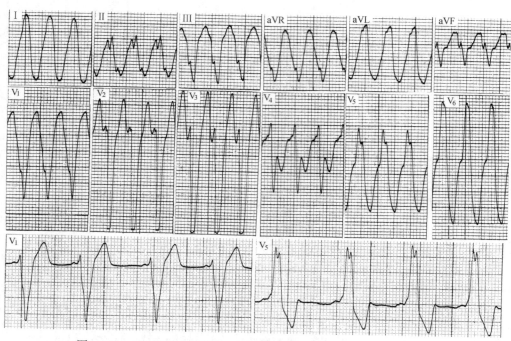

图 33-20　逆向型房室折返性心动过速（室上性心动过速伴 B 型预激）

男性，57 岁，扩张型心肌病、突发心悸 1h。常规心电图（图 33-20）显示 QRS 波群呈类似左束支阻滞图形，时间 0.16s，R'-R' 间期 0.30s，频率 200 次/min；aVR 导联呈 QS 型，其起始部顿挫；V_1、V_2 导联呈 QS、rS 型，起始部顿挫，V_5、V_6 导联呈 R 型。下行 V_1、V_5 导联系电击复律后记录，显示窦性心律、B 型完全性心室预激，P-J 间期 0.29s。心电图诊断：①宽 QRS 心动过速（200 次/min），提示逆向型房室折返性心动过速所致；②B 型完全性心室预激，提示合并左束支阻滞。

十一、"积分法"诊断宽 QRS 心动过速的价值

2016 年，Jastrzebski 等提出利用"积分法"对宽 QRS 心动过速进行诊断和鉴别诊断，认为明显优于既往的任何一种方法，值得应用和推广。①"积分法"得分为 ≥4 分，诊断室性心动过速（简称室速）的特异性达 100%；②"积分法"得分为 3 分，诊断室速的特异性达 99.6%；③"积分法"得分为 2 分，诊断室速特异性达 89%，准确性 81.4%；④"积分法"得分为 1 分，诊断室速、室上速各占 54.5%、45.5%；⑤"积分法"得分为 0 分，应诊断为室上速，约 6% 室速被误诊。

"积分法"7 项心电图指标共计 8 分，具体分值计算标准如下：①房室分离（含室性融合波、窦性夺获）为 2 分；②Ⅱ导联 R 波峰时间或 S 波谷时间 ≥0.05s 为 1 分；③aVR 导联呈起始 R 波为 1 分；④胸前 $V_1 \sim V_6$ 导联无 RS 图形为 1 分；⑤V_1 导联呈起始 R 波（如呈 R 型、RS 型，R≥S 或 Rsr′ 型）为 1 分；⑥V_1 或 V_2 导联起始 r 波时间 >0.04s 为 1 分；⑦V_1 导联 S 波有切迹为 1 分。

第三十四章

心房颤动合并宽 QRS 心动过速

心房颤动合并宽 QRS 心动过速,多见于合并心室预激、心室内差异性传导(束支内蝉联现象)、束支阻滞及室性心动过速。对其正确诊断极其重要,因为它们在治疗和预后上均迥然不同。

一、心房颤动合并预激

除具有心房颤动的基本特征外,QRS 波形多样化(正常形态、部分性预激及完全性预激波形)是心房颤动合并预激的特征性改变。

1. 心电图特征

(1)窦性 P 波消失,可见纤细 f 波,尤其是在 V_1 导联较长的 R-R 间期内,有时 f 波不明显。

(2)心室率极快,多>180 次/min,最快可达 300 次/min。

(3)R-R 间期绝对不规则,最长 R-R 间期常超过最短 R-R 间期的 2 倍。

(4)QRS 波形多样化:有完全性预激、部分性预激及正常形态的图形,为心房颤动合并预激的一个特征性改变(图 34-1、图 34-2)。

(5)当两个相邻的有 δ 波 R-R 间期≤0.25s 时,就有发展为心室颤动的危险,需启动危急重症上报程序。

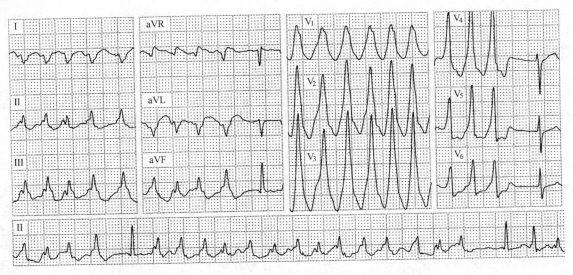

图 34-1　心房颤动合并 A 型预激(旁道顺传优势型)

男性,37 岁,心悸、胸闷 2h。$V_1\sim V_6$ 导联定准电压 5mm/mV,常规心电图(图 34-1)未见窦性 P 波,R-R 间期绝对不规则,最短 R-R 间期 0.25s,平均心室率 190 次/min;长 Ⅱ 导联 QRS 波群呈完全性预激、部分性预激及正常形态,胸前导联 QRS 主波均向上。心电图诊断:①心房颤动(细颤型)伴极速心室率(平均 190 次/min),为旁道顺传优势型;②A 型心室预激,提示预激综合征。

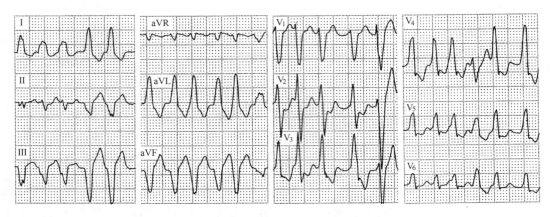

图 34-2　心房颤动合并 B 型预激(旁道顺传优势型)

男性,21 岁,先心病、Ebsteins 畸形、突发心动过速伴黑蒙 1h。常规心电图(图 34-2)定准电压 5mm/mV,未见窦性 P 波,R-R 间期绝对不规则,最短 R-R 间期 0.24s,平均心室率 200 次/min,QRS 波群呈完全性预激图形,但其形态多变。V_1、V_2 导联主波向下,V_5、V_6 导联主波向上。经电击复律后转为窦性心律,QRS 波形正常。心电图诊断:①心房颤动(细颤型)伴极速心室率(平均 200 次/min),为旁道顺传优势型;②B 型心室预激,提示预激综合征。

2. 心电图分型

根据房室旁道和正道顺传功能的强弱,心电图改变有房室旁道顺传优势型、房室正道顺传优势型及中间型 3 种类型:

(1)房室旁道顺传优势型:常见于显性预激者。f 波主要经房室旁道下传心室,心室率极快而不规则,常>180 次/min,最快可达 300 次/min,QRS 波群宽大畸形,多呈完全性预激图形。最短 R-R 间期是预测高危患者的重要指标,若两个相邻的有 δ 波 R-R 间期≤0.25s,则易恶化为心室颤动而猝死。

(2)房室正道顺传优势型:常见于隐性预激或间歇性预激者。f 波主要由房室正道顺传,偶由旁道下传,心室率快而不规则,一般在 100~150 次/min,QRS 波群多以正常形态为主,少数为部分性或完全性预激图形。

(3)中间型:介于上述两型之间,f 波经房室旁道、正道顺传,心室率快而不规则,在 150~180 次/min,可见完全性预激、部分性预激和正常形态 3 种 QRS 波群,该型心房颤动在患者交感神经张力增高时,如激动、惊恐等或不适当使用洋地黄等药物,可恶化为房室旁道顺传优势型,甚至蜕变为心室颤动。

二、心房颤动合并束支内蝉联现象

1. 束支内蝉联现象

快速的室上性激动沿着一侧束支下传心室时,又通过室间隔隐匿性地逆传至对侧束支使其处于持续的功能性阻滞状态,这种现象称为束支内蝉联现象。其心电图表现为连续的心室内差异性传导。双束支不应期不一致性及隐匿性传导是产生束支内蝉联现象的电生理基础。但也有学者认为心房颤动时出现连续性心室内差异性传导是由于 f 波在束支内发生前向性隐匿性传导所致,特别是不符合长短周期规律的心室内差异性传导。

2. 心电图特征

(1)窦性 P 波消失,代之以 f 波,平均心室率较快,多>100 次/min。

(2)长短周期后连续出现 3 次或 3 次以上宽大畸形 QRS-T 波群,其形态符合右束支或左束支阻滞图形的特征,其后多无类代偿间歇(图 34-3)。

(3)若多次出现,其偶联间期、R-R 间期多不等,QRS 波形可以多变。

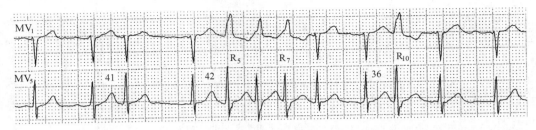

图 34-3　心房颤动合并右束支内蝉联现象(连续的心室内差异性传导)

男性,78 岁,冠心病。MV_1、MV_5 导联(图 34-3)同步记录,显示基本节律为心房颤动,平均心室率 120 次/min;$R_5 \sim R_7$、R_{10} 搏动呈右束支阻滞图形,时间 0.13s,发生在长短周期之后,偶联间期不等,QRS 波形多变,其后无类代偿间歇。心电图诊断:心房颤动(细颤型)伴快速心室率(平均 120 次/min)及心室内差异性传导。

三、心房颤动合并间歇性束支阻滞

(1)窦性 P 波消失,代之以 f 波,R-R 间期绝对不规则。

(2)QRS 波群呈右束支或左束支阻滞图形的出现与 R-R 间期的长短无关,其后多无类代偿间歇(图 34-4)。

(3)可呈单个、成对及短阵性出现,其偶联间期、R-R 间期均不等,QRS 波形多一致。

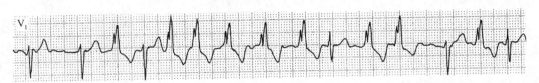

图 34-4　心房颤动合并间歇性完全性右束支阻滞

男性,62 岁。临床诊断:冠心病。V_1 导联(图 34-4)显示 P 波消失,代之 f 波,R-R 间期绝对不规则,平均心室率 120 次/min;QRS 波群呈正常和完全性右束支阻滞型两种形态,后者与 R-R 间期的长短无关。心电图诊断:①心房颤动(细颤型)伴快速心室率(平均 120 次/min);②间歇性完全性右束支阻滞。

四、心房颤动合并持续性束支阻滞

(1)窦性 P 波消失,代之以 f 波,R-R 间期绝对不规则。

(2)QRS 波群均呈右束支或左束支阻滞图形(图 34-5、图 34-6)。

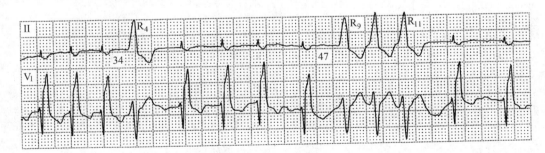

图 34-5　心房颤动合并持续性完全性右束支阻滞及短阵性室性心动过速

男性,87 岁,冠心病、心房颤动。Ⅱ导联(定准电压 5mm/mV)、V_1 导联(图 34-5)同步记录,显示基本节律为心房颤动,平均心室率 130 次/min;基本 QRS 波形呈完全性右束支阻滞图形,时间 0.16s。R_4、$R_9 \sim R_{11}$ 搏动提早出现呈类似左束支阻滞图形,时间 0.12s,偶联间期不等,R'-R′间期 0.37s,频率 162 次/min;Ⅱ导联呈 R 型,R 波峰时间 0.07s;V_1 导联呈 rS 型,r 波时间 0.06s,r 波振幅大于 f 波下传的 r 波振幅,r-S 时间 0.09s。符合六步法中第 2 步及右室室性心动过速 V_1、V_2 导联波形两个特征。心电图诊断:①心房颤动(细颤型)伴快速心室率(平均 130 次/min);②自律性增高型室性早搏、短阵性室性心动过速(162 次/min);③完全性右束支阻滞。

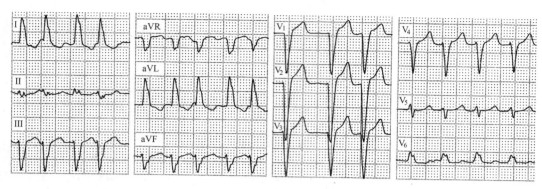

图 34-6　心房颤动合并持续性完全性左束支阻滞

女性,82 岁,冠心病、心房颤动。V_1～V_6 导联定准电压 5mm/mV,常规心电图(图 34-6)显示基本节律为心房颤动,平均心室率 140 次/min;QRS 波群呈完全性左束支阻滞图形,时间 0.13s,V_1～V_4 导联呈 QS、rS 型,V_5 导联呈 rs 型,V_6 导联呈 R 型。心电图诊断:①心房颤动(细颤型)伴快速心室率(平均 140 次/min);②完全性左束支阻滞;③前壁 r 波振幅递增不良、出现 s 波,属等位性 Q 波范畴,请结合临床。

五、心房颤动合并短阵性室性心动过速

(1)窦性 P 波消失,代之以 f 波,由其下传的 R-R 间期绝对不规则。

(2)连续出现 3 次或 3 次以上宽大畸形 QRS-T 波群,其形态符合室性异位搏动特征(第三十三章的六步法,类左束支阻滞时 V_5 和 V_6 导联 QRS 波峰尖锐),其后多有类代偿间歇。

(3)频率>100 次/min,大多为 150～200 次/min,其 R′-R′ 间期规则或稍不规则(图 34-7、图 34-8、图 34-9、图 34-10)。

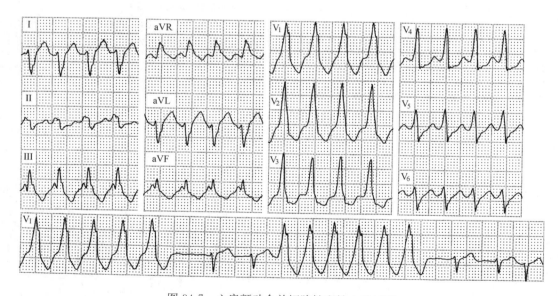

图 34-7　心房颤动合并短阵性室性心动过速

男性,74 岁,冠心病、心房颤动。常规心电图及长 V_1 导联(图 34-7)系同时记录,V_1～V_6 导联定准电压 5mm/mV。显示基本节律为心房颤动,平均心室率 140 次/min;12 导联心电图 QRS 波群宽大畸形呈类似右束支阻滞图形,时间 0.16s,R′-R′间期 0.32s,频率 188 次/min;电轴+140°,Ⅱ 导联呈 rs 型,r 波峰时间 0.08s;aVR 导联呈 QR 型,Q 波时间 0.06s;V_1 导联呈兔耳征(左突耳征);V_6 导联呈 rS 型,r/S<1。符合六步法中第 2、3、5、6 步。心电图诊断:①心房颤动(细颤型)伴快速心室率(平均 140 次/min);②频发短阵性室性心动过速(188 次/min);③不完全性干扰性房室分离。

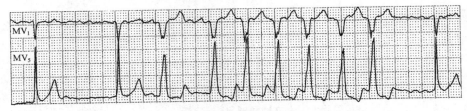

图 34-8　心房颤动合并短阵性室性心动过速

男性,73 岁,冠心病、心房颤动。MV₁、MV₅ 导联(图 34-8)同步记录,显示基本节律为心房颤动,平均心室率 90 次/min;QRS 波群呈正常形态和类似左束支阻滞图形两种,前者为 f 波下传心室,后者 R′-R′间期 0.46～0.76s,频率79～130 次/min,QRS 波峰尖锐,不符合左束支阻滞图形特征,为自律性增高型短阵性室性心动过速。心电图诊断:①心房颤动(细颤型)伴正常心室率;②自律性增高型短阵性室性心动过速(130 次/min);③不完全性干扰性房室分离。

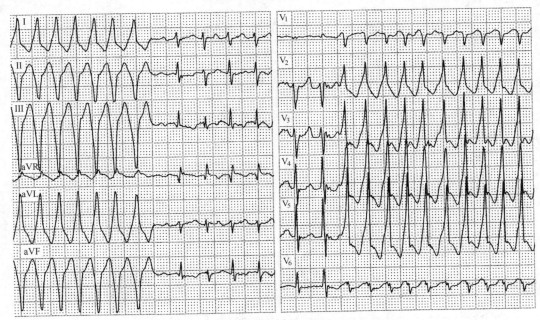

图 34-9　心房颤动合并短阵性极速型室性心动过速

男性,63 岁,冠心病、心房颤动。V₁～V₆ 导联定准电压 5mm/mV,常规心电图(图 34-9)显示基本节律为心房颤动,平均心室率 200 次/min;QRS 波群呈正常形态和宽大畸形(时间 0.12s)两种,后者 R′-R′间期0.25～0.28s,频率 214～240 次/min;该宽大畸形 QRS-T 波群在 aVR 导联呈 R 型,V₁ 导联呈 QS 型,V₂～V₅ 导联呈 R、Rs 型,R 波波峰尖锐,V₆ 导联呈 rs 型,r/s<1。符合六步法中第 3、6 步,胸前导联 QRS 波形也不符合束支阻滞、心室预激的图形特征。心电图诊断:①心房颤动(细颤型)伴极速心室率(平均 200 次/min);②频发短阵性极速型室性心动过速(214～240 次/min);③不完全性干扰性房室分离。

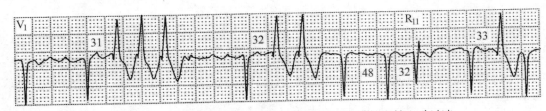

图 34-10　心房颤动合并单个、成对室性早搏及短阵性室性心动过速

女性,66 岁,冠心病。V₁ 导联(图 34-10)显示基本节律为心房颤动,平均心室率 170 次/min;可见提早出现呈类似右束支阻滞型 QRS-T 波群,其 R 波尖锐,偶联间期 0.31～0.33s,时呈成对及连续 3 次出现,R′-R′间期 0.26s,频率 231 次/min,其后多有类代偿间歇,R₁₁ 为室性融合波。心电图诊断:①心房颤动(细颤型)伴快速心室率(平均 170 次/min);②频发室性早搏、室性融合波,时呈成对出现及短阵性室性心动过速(231 次/min)。

六、鉴别诊断

（1）心房颤动合并宽 QRS 心动过速的鉴别诊断请见表 34-1。

表 34-1　心房颤动合并宽 QRS 心动过速的鉴别诊断

鉴别要点	心房颤动伴束支阻滞	心房颤动伴束支蝉联现象	心房颤动伴预激	心房颤动伴室性心动过速
①心室节律（R-R 间期）	绝对不规则	绝对不规则	绝对不规则	基本规则或绝对规则
②QRS 波群畸形程度与心室率快慢的关系	心室率可快可慢，QRS 波群畸形程度与心室率快慢无关	心室率增快时易出现畸形程度不一致的 QRS 波群	心室率极快，常＞180 次/min，心室率愈快，QRS 波群愈畸形宽大	多数心室率较快，QRS 波群畸形程度一致，与心室率快慢无关
③ V_1、V_5 导联 QRS 波形特征	多呈完全性右束支或左束支阻滞图形	V_1 导联多呈 rsR′ 型，少数可呈左束支阻滞型，V_5 导联多呈 qRs、Rs 型	常有 δ 波，符合 A 型、B 型预激波形的特征	V_1 导联多呈单相、双相波形，如呈 R、QS、qR、QR、Rs、RS 型；V_5 导联呈 R、RS、rS、QS 型
④QRS 波群时间	一般 ≥0.12s，但 <0.16s	≤0.12s	多≥0.16s	多≥0.12s
⑤QRS 波形易变性及其与时相的关系	易变性小，与时相无关	易变性较大，可呈不同程度束支阻滞图形，与时相关系密切	易变性最大，有完全性预激、部分性预激、正常 QRS 波群 3 种形态，与时相无关	易变性最小，与时相无关
⑥偶联间期	长短不一	长短不一，但宽大畸形 QRS 波群者多短且不固定	长短不一	多固定，与室性早搏的偶联间期一致
⑦类代偿间期	无	无	无	有
⑧室性融合波	无	无	为同源性融合波	可有异源性融合波
⑨心室率减慢后 QRS 波形	不变	正常	正常和（或）呈预激波形	可有同形态的室性早搏出现
⑩无人区电轴（−90°～−180°）	不会出现，但合并右室肥大时除外	不会出现	不会出现	若出现，则可确诊为室性心动过速

（2）诊断小技巧：符合下列心电图特征之一者，应优先考虑为心房颤动合并短阵性室性心动过速：①符合宽 QRS 心动过速诊断室性心动过速六步法中任何一步；②类似左束支阻滞型时，V_5 和 V_6 导联 QRS 波峰尖锐（图 23-31、图 34-8、图 34-9）；③类似右束支阻滞型时，V_1 导联 R 波峰或 R′ 波峰尖锐（图 34-10）。

第三十五章

窄 QRS 心动过速快速诊断三步法

一、概述

（1）基本概念：窄 QRS 心动过速是指连续出现 3 次或 3 次以上、QRS 波形正常（时间≤0.11s）、频率＞100 次/min 的心动过速。

（2）发生机制：包括折返、自律性增高及触发活动。大部分窄 QRS 心动过速是由不同部位折返所致，能被早搏或程序刺激所诱发或终止，是本章所要着重阐述的内容；少数由自律性增高及触发活动所致。

（3）发生部位：多数发生在房室旁道、房室结、心房，少数发生在窦房结、窦房交接区，偶尔发生在分支或希氏束。

（4）临床意义：折返所致的多见于房室旁道、房室结双径路，自律性增高所致的几乎均有器质性心脏病的基础，触发活动所致的多见于洋地黄中毒。

二、分类

可根据折返部位、房室结有无参与及 R-P⁻ 间期的长短进行分类。本章主要以折返部位进行分类和阐述。

1. 根据折返部位分类

（1）房室折返性心动过速（AVRT）：60%～70%。

（2）房室结折返性心动过速（AVNRT）：30%～40%。

（3）房性心动过速（AT）：5%～10%。

（4）心房扑动（AF）。

（5）窦房交接区折返性心动过速（SART）。

（6）窦房结折返性心动过速（SRT）。

（7）分支性或高位室性心动过速（VT）。

2. 根据房室结有无参与分类

（1）房室结依赖性：AVRT、AVNRT、PJRT（持续性房室交接性心动过速）。

（2）非房室结依赖性：ST（窦性心动过速）、SART、SRT、AT、AF、VT。

3. 根据 R-P⁻ 间期的长短分类

（1）短 R-P⁻ 间期心动过速：AVRT、AVNRT（慢快型）。

（2）长 R-P⁻ 间期心动过速：AT、PJRT、AF、AVNRT（快慢型）。

三、窦房结折返性心动过速

（1）心动过速的 P′ 波形态与窦性 P 波一致。

（2）具有突然发生和突然停止的特征，绝大多数呈短阵性反复发作，每阵发作仅持续 10～20 次心搏，其间插入数个正常的窦性搏动。

（3）心动过速的频率为 101～150 次/min，每阵发作时频率是相等的，但各阵之间的频率可以多变。

（4）心动过速终止后呈等周期代偿间歇（图35-1）。

（5）可被适时的房性早搏或调搏所诱发或终止，刺激迷走神经方法可减慢心率或使其终止。

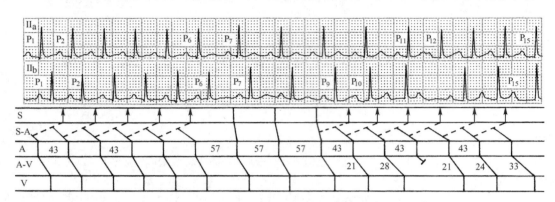

图35-1　短阵性窦房结折返性心动过速

男性，63岁，心律不齐。Ⅱa、Ⅱb导联（图35-1）系同时不连续记录，Ⅱa导联P_1、$P_7 \sim P_{11}$为窦性P波，其P-P间期0.57s，频率105次/min；$P_2 \sim P_6$、$P_{12} \sim P_{15}$为提早出现P'-QRS-T波群，P'波形态与窦性P波一致，P'-P'间期0.43s，频率140次/min，呈等周期代偿间歇（P_6-P_7间期0.57s）。Ⅱb导联显示P_1、$P_7 \sim P_9$为窦性P波，$P_2 \sim P_6$、$P_{10} \sim P_{15}$为提早出现P'-QRS-T波群，P'波形态与窦性P波一致，P'-P'间期0.43s，频率140次/min，呈等周期代偿间歇（P_6-P_7间期0.57s）；$P_{10} \sim P_{15}$搏动的P'-R间期由0.21s→0.28s→P'波下传受阻，QRS波群脱漏或由0.21s→0.24s→0.33s逐搏延长。心电图诊断：①窦性心动过速（105次/min）；②频发短阵性窦房结折返性心动过速（140次/min），偶伴干扰性二度Ⅰ型房室阻滞。

四、窦房交接区折返性心动过速

1. 心电图特征

（1）心动过速多由适时的房性早搏诱发，其P'波形态与窦性P波一致或略异。

（2）心动过速的频率为101～150次/min。

（3）心动过速与窦性基本节律之间有明显的频率界线，呈跳跃式互相转换。

（4）心动过速终止后的代偿间歇可呈次等周期（可明确诊断）、等周期代偿（需与窦房结折返性心动过速相鉴别）或长于窦性基本周期（多见，需与房性折返性心动过速相鉴别）（图35-2、图35-3）。

（5）可被适时的房性早搏或调搏所诱发或终止，刺激迷走神经方法可减慢心率或使其终止。

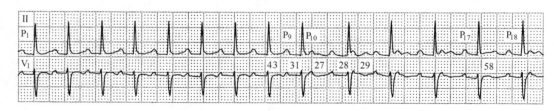

图35-2　窦房结及窦房交接区折返性心动过速

与图35-1系同一患者同一时间段记录，Ⅱ、V_1导联（图35-2）同步记录，显示$P_1 \sim P_9$的P'波重叠在T波顶峰上，P'-P'间期0.43s，频率140次/min，P'-R间期0.20s；$P_{10} \sim P_{17}$为提早出现P'波，其形态与$P_1 \sim P_9$的P'波一致，P'-P'间期0.27～0.31s，频率194～222次/min，其后代偿间歇（P_{17}-P_{18}间期0.58s）略大于窦性基本周期（0.57s），而呈不完全性代偿间歇，房室呈2∶1传导。心电图诊断：①窦房结折返性心动过速（140次/min）；②窦房交接区折返性心动过速（194～222次/min）伴房室2∶1传导，或经窦房结另一条折返环路所引发的折返性心动过速。

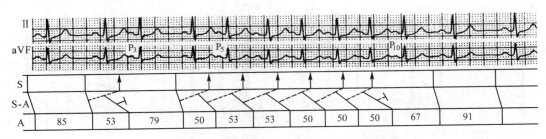

图 35-3　窦房交接区折返性早搏及其折返性心动过速

男性,72 岁,高血压病。Ⅱ、aVF 导联(图 35-3)同步记录,显示窦性 P-P 间期 0.85～0.91s,P₃、P₅～P₁₀为提早出现 P'-QRS-T 波群,P'波形态与窦性 P 波一致或略异,P'-P'间期 0.50～0.53s,频率 113～120 次/min,呈次等周期代偿间歇。心电图诊断:①窦性搏动;②窦房交接区折返性早搏及其短阵性折返性心动过速(113～120 次/min)。

2.临床意义

与其他阵发性室上性心动过速(房室、房室结折返性心动过速)不同,窦房结、窦房交接区折返性心动过速几乎均见于器质性心脏病患者,尤以中、老年男性多见(约占 60%)。

五、心房折返性心动过速

(1)多为阵发性或短阵性,每次发作的偶联间期固定,多呈不完全性代偿间歇。

(2)心动过速的 P'波形态与窦性 P 波不同,若 P'波重叠在 T 波上,其下传时可伴有各种房室干扰现象(P'波未下传、干扰性 P'-R 间期及心室内差异性传导)。

(3)频率多数为 101～150 次/min,少数可达 250 次/min。

(4)心动过速可由适时的房性早搏或调搏所诱发或终止,而室性早搏不能终止心动过速(图 35-4)。

(5)刺激迷走神经方法可减慢心室率,但不能终止心动过速。

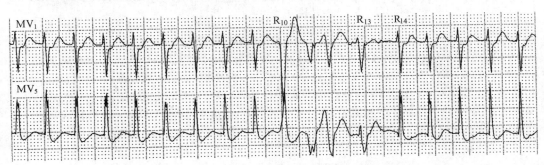

图 35-4　阵发性房性心动过速、由多源性室性早搏组成的短阵性室性心动过速

男性,75 岁,冠心病。MV₁、MV₅ 导联(图 35-4)同步记录,显示 P'波重叠在 T 波上升支中,其 P'-P'间期 0.36s,频率 167 次/min;下传的 P'-R 间期除 R₁₄搏动为 0.20s 外,其余均为 0.24s;R₁₀～R₁₃搏动宽大畸形,形态不一致,其 R'-R'间期 0.23～0.35s,频率 171～261 次/min,为短阵性室性心动过速,它的出现未能终止窄 QRS 心动过速。心电图诊断:①阵发性房性心动过速(167 次/min)伴干扰性 P'-R 间期延长;②由多源性室性早搏组成的短阵性室性心动过速(171～261 次/min)。

六、持续 2∶1 传导的心房扑动

1.心电图特征

当心房扑动的频率在 251～430 次/min 且房室呈持续 2∶1 传导时,若其中一个 F 波埋于 QRS 波群之中,另一个 F 波位于两个 QRS 波群中间,则极易误诊为阵发性房性心动过速;若一个 F 波埋于 QRS 波群中,另一个重叠在 T 波中或终末部,则易误诊为阵发性房室交接性心动过速(图 35-5)。

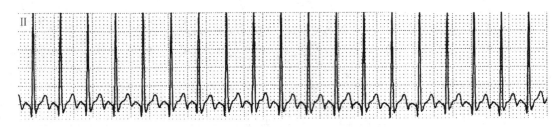

图 35-5　2∶1 心房扑动酷似房室交接性心动过速

男性,55 岁,扩张型心肌病。Ⅱ 导联(图 35-5)未见窦性 P 波,代之以呈负正双相的 F 波,其中一个 F 波重叠在 QRS 波群终末 s 波中使其加深,F-F 间期 0.15s,频率 400 次/min,房室呈 2∶1 传导,心室率 200 次/min,;R 波振幅达 2.5mV。心电图诊断:①极速型心房扑动伴快速心室率(200 次/min),房室呈 2∶1 传导;②左心室高电压。

2. 鉴别诊断

主要是采用刺激迷走神经方法借以改变房室传导比例或根据 Bix 法则进行鉴别。若心室率从规则转为不规则,则可清楚地显示出 F 波的真面目而明确诊断(图 35-6);若心动过速突然中止恢复窦性节律,则为阵发性房性或房室交接性心动过速。

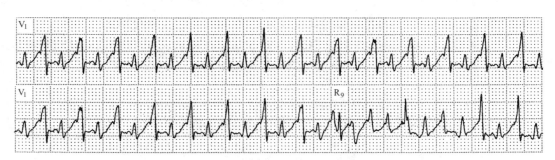

图 35-6　2∶1 心房扑动酷似房性心动过速

男性,56 岁,心房颤动射频消融术后。上、下两行 V₁ 导联系同时不连续记录(图 35-6),定准电压 20mm/mV。上行显示 P′波或 F 波落在 T 波顶峰上,下传的 P′(F)-R 间期 0.2s,R-R 间期 0.42s,频率 143 次/min,是房性心动过速还是 2∶1 心房扑动伴快速心室率尚难确定(是否有一个 F 波重叠在 QRS 波群中)。下行系患者屏气后记录,R₉ 搏动后显示了 F 波的真面目,F-F 间期 0.21s,频率 286 次/min,房室时呈 3∶1~4∶1 传导,表明上行、下行大部分 QRS 波群中有 F 波重叠。心电图诊断:心房扑动伴快速心室率(143 次/min),房室多呈 2∶1 传导,屏气后偶呈 3∶1~4∶1 传导。

3. Bix 法则

(1)节律规则的窄 QRS 心动过速,心室率多在 150 次/min 左右。

(2)在两个 QRS 波中间可见直立或倒置的 P′波或 F 波。

(3)因 QRS 波群内有 P′波或 F 波重叠,故 QRS 波形与窦性或房室传导比例不同时略异(在终末部或起始部)。

(4)若房室传导时间或比例改变,则会显露隐藏在 QRS 波群内的心房波(图 35-6)。

七、房室结折返性心动过速

1. 慢快型房室结折返性心动过速

(1)多见,约占 AVNRT 的 90%,心动过速多由房性早搏、窦性夺获等激动所诱发,诱发心搏的 P′(P)-R 间期突然延长。

(2)心动过速 QRS 波形正常或呈束支阻滞图形。

(3)R-R 间期规则,频率多为 150~200 次/min,少数可>200 次/min 或<150 次/min。

（4）大多数 P⁻ 波重叠在 QRS 波群之中，难以辨认（图 35-7），少数 P⁻ 波落在 ST 段起始处或 QRS 波群终末部，在下壁导联出现假性 s 波或 q 波，在 V₁ 导联形成假性 r′ 波，R-P⁻ 间期＜90ms（既往为 70ms，2015 年美国 ACC/AHA/HRS 指南中更正为 90ms），R-P⁻ 间期＜P⁻-R 间期（图 35-8）。

（5）可出现房室阻滞或室房阻滞，但不会终止心动过速。

（6）呈突然发作和突然停止的特征，刺激迷走神经可终止心动过速。

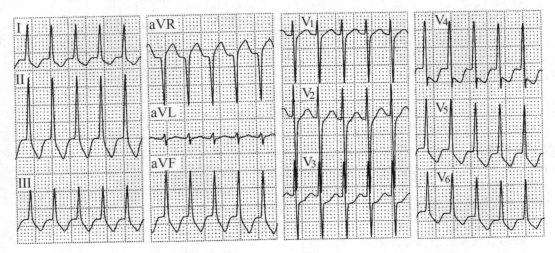

图 35-7　阵发性室上性心动过速（提示慢快型房室结折返性心动过速）

男性，26 岁，蛛网膜下腔出血，突发心动过速 0.5h。常规心电图（图 35-7）未见窦性 P 波或逆行 P⁻ 波，R-R 间期 0.27s，频率 222 次/min，QRS 波形正常，Ⅰ、Ⅱ、Ⅲ、aVF、V₄～V₆ 导联 ST 段呈下斜型压低 0.1～0.3mV，T 波倒置。心电图诊断：①阵发性室上性心动过速（222 次/min），提示慢快型房室结折返性心动过速所致；②下壁、前侧壁 ST 段及 T 波改变。

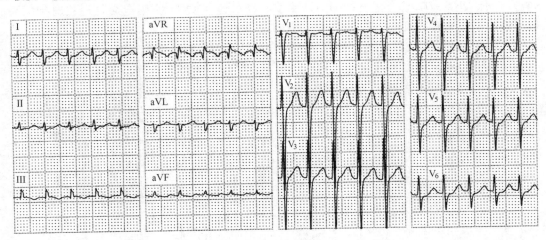

图 35-8　慢快型房室结折返性心动过速

男性，18 岁，突发心动过速 1h。常规心电图（图 35-8）未见窦性 P 波，在 V₁ 导联出现假性 r 波，R-P⁻ 间期＜0.09s；R-R 间期 0.32s，频率 188 次/min，QRS 波形正常。心电图诊断：①阵发性室上性心动过速（188 次/min），由慢快型房室结折返性心动过速所致；②房室结双径路传导。

2. 快慢型房室结折返性心动过速

（1）少见，心动过速可由各种早搏诱发，心率加快时也可发生，诱发心搏的 P-R 间期正常。

（2）心动过速 QRS 波形正常或呈束支阻滞图形。

（3）R-R 间期规则，频率多为 150～250 次/min。

（4）P⁻波位于 QRS 波群之前，R-P⁻间期＞P⁻-R 间期（图 35-9）。

（5）可出现房室阻滞或室房阻滞，但不会终止心动过速。

（6）呈突然发作和突然停止的特征，持续时间较短，刺激迷走神经可终止心动过速。

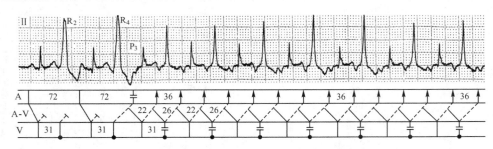

图 35-9　室性早搏诱发快慢型房室结折返性心动过速

　　男性，25 岁，心肌炎后遗症。Ⅱ导联（图 35-9）显示窦性 P-P 间期 0.72s，R₂ 为间位型室性早搏，R₄ 为室性早搏并引发了心动过速，其 P⁻-P⁻间期 0.36s，频率 167 次/min，P₃ 为房性融合波；当 QRS 波形正常时，其 R-P⁻间期 0.22s，P⁻-R 间期 0.10s；当 QRS 波群为室性融合波时，其 R-P⁻间期 0.26s，P⁻-R 间期 0.14s，与室性早搏抢先除极心室有关。心电图诊断：①窦性心律；②房性融合波；③频发室性早搏，多呈室性融合波二联律，偶呈间位型；④室性早搏诱发快慢型房室结折返性心动过速（167 次/min）；⑤房室结双径路传导。

八、顺向型房室折返性心动过速

（1）约占窄 QRS 心动过速的 60％，房性或室性早搏可诱发或终止心动过速。

（2）R-R 间期规则或长短交替，频率多为 150～250 次/min。

（3）QRS 波形正常和（或）呈功能性束支阻滞图形：当两者波形并存时，后者的 R-R 间期较前者延长≥35ms，且同时伴有 R-P⁻间期延长，表明束支阻滞同侧存在游离壁旁道。

（4）常伴有 QRS 波幅电交替现象：窄 QRS 波心动过速伴 QRS 波幅电交替现象对判断顺向型房室折返性心动过速具有高度的特异性（图 35-10）。

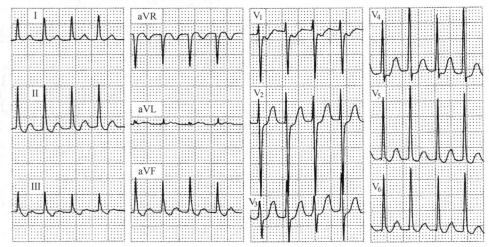

图 35-10　顺向型房室折返性心动过速（右侧旁道参与）

　　男性，40 岁，突发心动过速 2h。常规心电图（图 35-10）未见窦性 P 波，Ⅱ、Ⅲ、aVF、V₁ 导联 ST 段上有逆行 P⁻波重叠，R-P⁻间期 0.10s；R-R 间期 0.34s，频率 176 次/min，QRS 波形正常，胸前导联 QRS 波幅呈电交替现象，尤以 V₃、V₄ 导联最为明显；Ⅱ、Ⅲ、aVF、V₄～V₆ 导联 ST 段呈下斜型压低 0.05～0.10mV。心电图诊断：①阵发性室上性心动过速（176 次/min），系顺向型房室折返性心动过速所致；②提示右侧旁道参与折返；③QRS 波幅呈电交替现象；④下壁、前侧壁轻度 ST 段改变。

　　(5)在 ST 段或 T 波上必有逆行 P⁻波出现，其 R-P⁻间期＜P⁻-R 间期，且 R-P⁻间期＞90ms（2015 年美国 ACC/AHA/HRS 指南中更正为 90ms），可与房室结慢快型折返性心动过速相鉴别。

　　(6)若逆行 P⁻波在 I 导联倒置、V₁ 导联直立，食管导联 R-P⁻间期＜V₁ 导联 R-P⁻间期，是左侧旁道参与折返的特征性改变(图 35-11)；若逆行 P⁻波在 I 导联直立、V₁ 导联倒置，食管导联 R-P⁻间期＞V₁ 导联 R-P⁻间期，是右侧旁道参与折返的特征性改变(图 35-10)；若逆行 P⁻波在 II、III、aVF 导联呈深倒置，是后间隔旁道参与折返所致(图 35-12)。

　　(7)若发生二度房室阻滞或室房阻滞，心动过速立即终止，是房室旁道折返性心动过速的特征性改变。

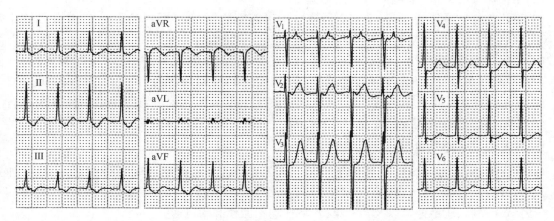

图 35-11　顺向型房室折返性心动过速（左侧旁道参与）

　　女性，73 岁，突发心动过速 2h。常规心电图(图 35-11)未见窦性 P 波，但 I、II、III、aVF、V₅ 导联 ST 段有逆行 P⁻波重叠，aVR、V₁ 导联 ST 段上有直立 P 波重叠，R-P⁻间期 0.10～0.11s；QRS 波形正常，R-R 间期规则 0.42s，频率 143 次/min；II、III、aVF、V₃～V₆ 导联 ST 段呈下斜型压低 0.05～0.10mV。心电图诊断：①阵发性室上性心动过速(143 次/min)，系顺向型房室折返性心动过速所致；②提示左侧旁道参与折返；③下壁、前壁及侧壁轻度 ST 段改变。

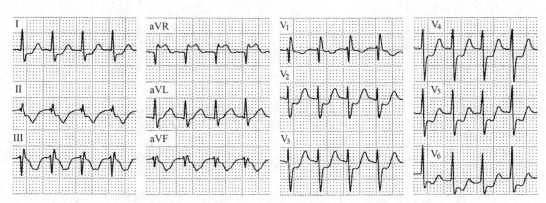

图 35-12　顺向型房室折返性心动过速（左后间隔旁道参与）

　　男性，33 岁，突发心动过速 1h。常规心电图(图 35-12)未见窦性 P 波，但 ST 段上有逆行 P⁻波重叠，在 II、III、aVF 导联呈深倒置，aVR 导联直立，I、V₄～V₆ 导联浅倒置，V₁ 导联直立，R-P⁻间期 0.12s；QRS 波群呈不完全性右束支阻滞图形(时间 0.09s)，R-R 间期 0.37s，频率 162 次/min；II、III、aVF、V₂～V₆ 导联 ST 段呈下斜型压低 0.15～0.20mV，aVR 导联 ST 段抬高 0.2mV；II、III、aVF 导联 T 波倒置。心电图诊断：①阵发性室上性心动过速(162 次/min)，系顺向型房室折返性心动过速所致；②提示左后间隔旁道参与折返；③不完全性右束支阻滞；④下壁、前壁及侧壁 ST 段改变。

九、房室慢旁道顺向型折返性心动过速

1. 概述

小部分房室旁道不应期相当长,可>0.60s,称为慢旁道,由希浦传导组织构成。它最常见的部位在后间隔,也见于心室游离壁。若室上性激动由房室正道顺传、隐匿性房室慢旁道逆传,也可形成顺向型折返性心动过速。既往又称为持续性房室交接性心动过速(PJRT)。它与起源于心房下部的房性心动过速、快慢型房室结折返性心动过速较难鉴别。

2. 心电图特征

(1)窦性心律时 P-R 间期和 QRS 波形正常。

(2)可由窦性频率增快、舒张晚期房性或室性早搏所诱发,房性早搏诱发时 P'-R 间期正常,而室性早搏诱发时 R'-P^- 间期明显延长。

(3)心动过速常反复发作,频率相对较慢(101~150 次/min),尤其是在终止前频率更慢。

(4)逆行 P^- 波位于 QRS 波群之前,R-P^- 间期>P^--R 间期,R-P^- 间期>0.5R-R 间期。

(5)心动过速常在 R-P^- 间期逐渐延长、P^- 波消失后终止,显示出房室旁道逆向递减性传导的特性。

(6)该心动过速易被药物所终止,如静脉推注 ATP 20mg 后,可终止心动过速。

十、房室交接性心动过速

QRS 波形正常,逆行 P^- 波可位于 QRS 波群之前(P^--R 间期<0.12s)或之后(R-P^- 间期<0.16s),或有窦性 P 波出现,呈现房室分离现象(图 35-13),R-R 间期规则或略不规则,频率>100 次/min;刺激迷走神经以及各种早搏、调搏均不能使心动过速终止。

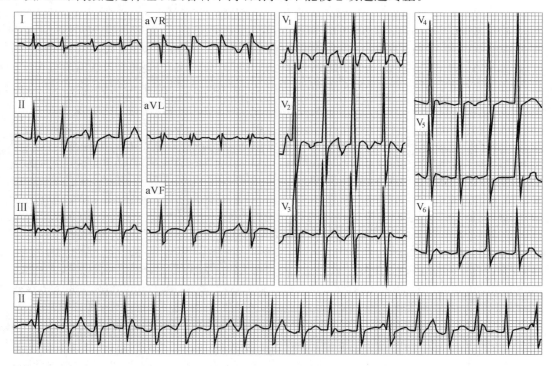

图 35-13　阵发性房室交接性心动过速

男性,68 岁,冠心病、突发心动过速 3h。常规心电图及长 Ⅱ 导联(图 35-13)显示窦性 P 波落在 QRS-T 波群不同部位上,其 P-P 间期 0.56s,频率 107 次/min;QRS 波形、时间均正常,R-R 间期 0.33s,频率 182 次/min,V_1~V_3 导联呈 Rs、RS 型;V_4~V_6 导联 T 波低平。心电图诊断:①窦性心动过速(107 次/min);②阵发性房室交接性心动过速(182 次/min);③完全性干扰性房室分离;④逆钟向转换;⑤前侧壁轻度 T 波改变。

十一、分支型室性心动过速

少数起源于分支或希氏束内的室性心动过速,其 QRS′波形呈不完全性右束支阻滞伴电轴左偏或右偏(图 35-14),或呈正常形态酷似室上性心动过速。分支型室性心动过速可出现房室分离现象,但 1：1 室房逆传也较常见,且极易误诊为室上性心动过速,需特别注意。

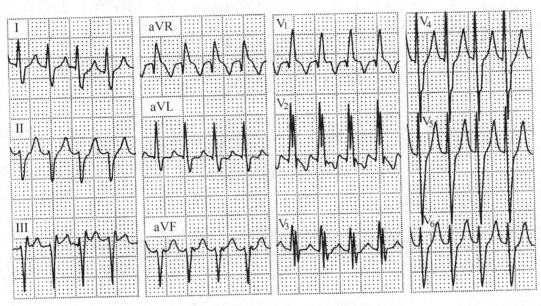

图 35-14 分支型室性心动过速(起源于左后分支附近)

男性,27 岁,突发心动过速 2h。常规心电图(图 35-14)未见窦性 P 波,R′-R′间期 0.28s,频率 214 次/min;QRS′波群呈不完全性右束支阻滞和左前分支阻滞图形(时间 0.10s),V₆ 导联呈 RS 型,R/S<1。心电图诊断:阵发性分支型室性心动过速(214 次/min),提示起源于左后分支或其附近。

十二、窄 QRS 心动过速快速诊断三步法

1. 确认有无 P 波及其形态

诊断心律失常的关键是寻找 P 波并确定 P 波与 QRS 波群的关系。若两者之间的关系一旦确定,则心律失常的诊断和鉴别诊断就较为容易和可靠。

(1)若 P 波形态与窦性 P 波一致或略异,呈等周期或次等周期代偿,则可根据临床病史、持续时间的长短确定是自律性增高型窦性心动过速还是窦房结折返性心动过速或窦房交接区折返心动过速所致(图 35-1、图 35-2)。

(2)若 P 波形态与窦性 P 波不一致,则该心动过速为房性心动过速,根据 P′-P′间期规则程度,确定是折返还是自律性增高所致。

(3)若 P 波为逆行 P⁻波,则该心动过速为房室折返、房室结折返、心房下部折返或房室交接区、心房下部自律性增高所致,再根据 P⁻-P⁻间期或 R-R 间期是否规则,确定是折返还是自律性增高所致。

(4)若 P 波消失,代之以 F 波,则为心房扑动。但要特别关注 2：1 心房扑动时,其中一个 F 波重叠在 QRS 波群或 T 波中而极易误诊,可借助刺激迷走神经方法或 Bix 法则进行鉴别。

(5)若始终未见 P 波(包括 T 波上也无 P 波重叠),R-R 间期绝对规则,或者下壁导联出现假性 s 波、假性 q 波,V₁ 导联出现假性 r′波,则为慢快型房室结折返性心动过速(图 35-7、图 35-8)。

2. 确认直立 P 波所处的位置

(1)若"P-T 分离",即 P 波出现在 T 波后面,则多见于窦性心动过速(图 35-15)。

（2）若"P-T 重叠"，即 P 波落在 T 波上，则绝大多数为房性心动过速（图 35-16）。

（3）若 P 波落在 QRS-T 波群不同部位上，P 波数目＜QRS 波群数目，出现房室分离，则为分支型或希氏束室性心动过速（图 35-17）或房室交接性心动过速（图 35-13）。

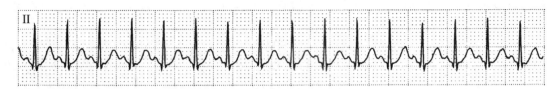

图 35-15　甲状腺功能亢进患者出现窦性心动过速（182 次/min，P-T 分离）

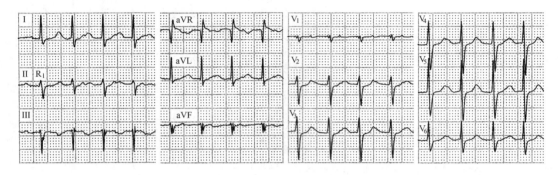

图 35-16　房性心动过速（P-T 重叠）

男性，85 岁，脑血栓形成。$V_1 \sim V_6$ 导联定准电压 5mm/mV，常规心电图（图 35-16）显示仅标准导联的 R_1 心搏为窦性搏动，其 P-R 间期 0.20s；其余心搏均为房性异位搏动，其 P'-P'间期 0.42～0.46s，频率 130～143 次/min，P'波重叠在 T 波上升支或 T 波顶峰上，下传 P'-R 间期 0.20～0.28s。心电图诊断：①窦性搏动；②阵发性房性心动过速（130～143 次/min）伴干扰性 P'-R 间期延长。

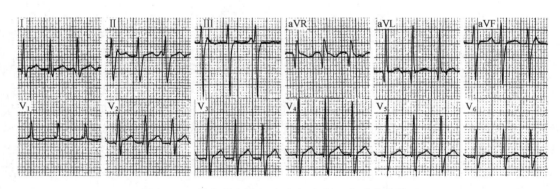

图 35-17　分支型室性心动过速（起源于左后分支附近）

男性，21 岁，突发心动过速 1h。常规心电图（图 35-17）在下壁导联 QRS-T 波群不同部位上有窦性 P 波重叠，其 P-P 间期 0.63s，频率 95 次/min；QRS 波群呈类似不完全性右束支阻滞和左前分支阻滞图形（时间 0.10s），R-R 间期 0.38s，频率 158 次/min。心电图诊断：①窦性心律；②分支型室性心动过速（158 次/min），提示起源于左后分支附近；③干扰性房室分离。

3. 确定逆行 P⁻波所处的位置，测量 R-P⁻间期与 P⁻-R 间期

（1）若逆行 P⁻波出现在 QRS 波群中或 J 点附近，其 R-P⁻间期＜90ms，则为慢快型房室结折返性心动过速（图 35-8）。

（2）若逆行 P⁻波出现在 ST 段至 T 波顶峰上，其 R-P⁻间期＞90ms，则为顺向型房室折返性心

动过速(图 35-10、图 35-11)。

(3)若逆行 P⁻ 波出现在 QRS 波群之前,R-P⁻ 间期>P⁻-R 间期,则为心房下部房性心动过速、1:1 或 2:1 下传心房扑动、房室交接性心动过速(P⁻-R 间期<0.12s)、快慢型房室结折返性心动过速及房室慢旁道顺向型折返性心动过速。这 5 种情况所致的长 R-P⁻ 间期型心动过速是窄 QRS 心动过速甄别的难点和热点(图 35-18、图 35-19)。临床上以前 4 种多见。

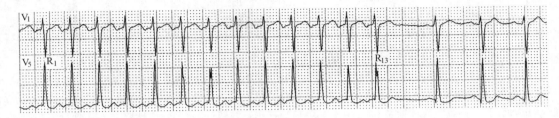

图 35-18　长 R-P⁻ 间期型室上性心动过速

女性,66 岁,冠心病、突发心动过速 1h。V₁、V₅ 导联(图 35-18)同步记录,显示 R₁~R₁₃ 心搏为提早出现 P⁻-QRS-T 波群,P⁻-R 间期 0.13s,R-P⁻ 间期 0.25s,R-R 间期 0.38s,频率 158 次/min;心动过速终止后恢复窦性心律,其 P-R 间期 0.13s 与 P⁻-R 间期一致;V₅ 导联 ST 段呈近水平型压低约 0.08mV。心电图诊断:①长 R-P⁻ 间期型室上性心动过速(158 次/min),提示由房性心动过速(心房下部)所致;②轻度 ST 段改变。

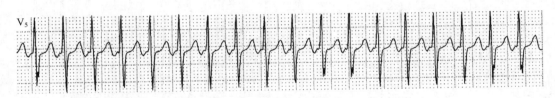

图 35-19　长 R-P⁻ 间期型室上性心动过速

女性,22 岁,突发心动过速 1h。V₅ 导联(图 35-19)显示快而规则 P⁻-QRS-T 波群,P⁻-R 间期 0.08s,R-P⁻ 间期 0.25s,R-R 间期 0.33s,频率 182 次/min;QRS 波群呈 RS 型,R/S≤1。心电图诊断:①长 R-P⁻ 间期型室上性心动过速(182 次/min),发生机制待定(快慢型房室结折返性心动过速、房室交接性心动过速或房室慢旁道顺向型折返性心动过速);②顺钟向转位;③建议进一步做食管调搏检查。

十三、窄 QRS 心动过速辅助诊断四步法

通过上述三步法仍不能明确诊断,若患者有以下心电图改变,则可借助补充四步法进行诊断。

1. 观察有无 QRS 波幅电交替或 R-R 间期长短交替

窄 QRS 心动过速伴 QRS 波幅电交替或(和)R-R 间期长短交替对判断顺向型房室折返性心动过速具有高度的特异性(图 35-20)。

2. 观察 aVR 导联 ST 段有无抬高

若 aVR 导联 ST 段抬高,则提示该心动过速是左侧旁道参与的顺向型房室折返性心动过速(敏感性 77%,特异性 38%,准确性 61%),实际上该心动过速引起 aVR 导联 ST 段抬高部分系逆行 P⁻ 波重叠引发 ST 段畸形所致(图 35-12、图 35-21)。

3. 观察 ST 段压低或 T 波倒置的导联

顺向型房室折返性心动过速的 ST 段压低或 T 波倒置明显高于房室结折返性心动过速。左侧旁道患者 ST 段压低多发生在 V₃~V₆ 导联(图 35-21),而左后间隔旁道和右后间隔旁道患者 ST 段压低或 T 波倒置多发生在 Ⅱ、Ⅲ、aVF 导联。

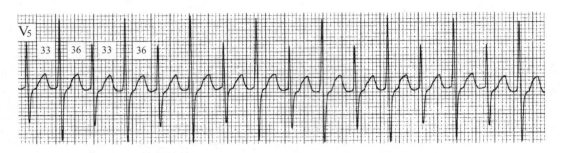

图 35-20　顺向型房室折返性心动过速伴 QRS 波幅电交替及 R-R 间期短长交替现象

男性,30 岁,突发心动过速 2h。V₅ 导联(图 35-20)未见窦性 P 波,QRS 波形及时间均正常;R-R 间期呈 0.33、0.36s 短长交替出现,频率 167～182 次/min;QRS 波幅呈高低交替性改变;T 波上升支切迹且直立,考虑为逆行 P⁻ 波,R-P⁻ 间期 0.10s,P⁻-R 间期呈 0.21、0.24s 短长交替。心电图诊断:①阵发性室上性心动过速(167～182 次/min),系顺向型房室折返性心动过速所致;②提示右侧旁道参与折返;③QRS 波幅呈电交替现象及 R-R 间期呈短长交替出现。

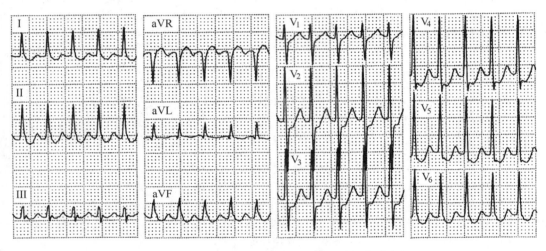

图 35-21　顺向型房室折返性心动过速(左侧旁道参与)

男性,54 岁,突发心动过速 3h。常规心电图(图 35-21)未见窦性 P 波,但 ST 段上有逆行 P⁻ 波重叠,在Ⅱ、Ⅲ、aVF 导联倒置,aVR 导联直立,Ⅰ、V₃～V₆ 导联浅倒置,V₁ 导联直立,R-P⁻ 间期 0.11s;QRS 波形正常,R-R 间期 0.30s,频率 200 次/min;Ⅰ、Ⅱ、aVF、V₂～V₆ 导联 ST 段呈下斜型压低 0.08～0.20mV,aVR 导联 ST 段抬高 0.15mV。心电图诊断:①阵发性室上性心动过速(200 次/min),系顺向型房室折返性心动过速所致;②提示左侧旁道参与折返;③下壁、前壁及侧壁 ST 段改变。

4. 出现房室、室房二度阻滞或室性异位搏动时,根据心动过速是否终止而确定心律失常发生的部位及其性质

(1)若出现房室、室房二度阻滞或室性异位搏动,心动过速立即终止者,则为顺向型房室折返性心动过速(图 35-22)。

(2)若出现房室、室房二度阻滞或室性异位搏动,心动过速不会终止者,则为窦性或房性心动过速或房室结折返性心动过速(图 35-23、图 35-24、图 35-25)。

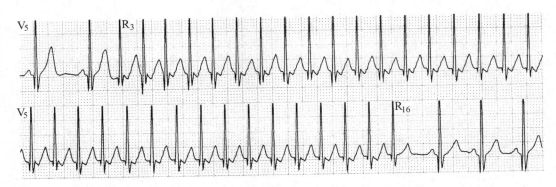

图 35-22　顺向型房室折返性心动过速(左侧旁道参与)

　　女性,35 岁,反复发作心动过速 1 年。上、下两行 V₅ 导联(图 35-22)连续记录,显示窦性 P-P 间期 0.55~0.73s,上行 R₃ 搏动为房性早搏并诱发了窄 QRS 心动过速,其 R-R 间期 0.32s,频率 188 次/min;ST 段上有逆行 P⁻波跟随,R-P⁻间期 0.09s,P⁻-R 间期 0.23s;下行 R₁₆ 搏动逆行 P⁻波消失后,心动过速立即终止。心电图诊断:①窦性心律不齐;②房性早搏诱发顺向型房室折返性心动过速(188 次/min);③提示左侧旁道参与。

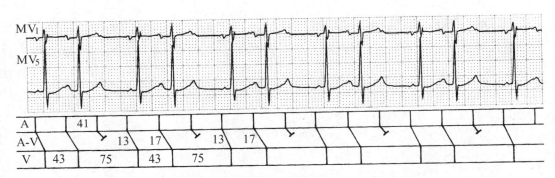

图 35-23　阵发性房性心动过速伴干扰性房室文氏现象

　　男性,52 岁,心动过速待查。MV₁、MV₅ 导联(图 35-23)系动态心电图同步记录,显示 P'-P'间期 0.41s,频率 146 次/min;P'-R 间期由 0.13s→0.17s→P'波下传受阻,QRS 波群脱漏,房室呈 3:2 文氏现象。心电图诊断:①阵发性房性心动过速(146 次/min);②干扰性 3:2 房室文氏现象。

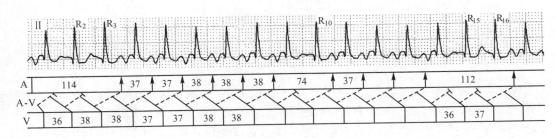

图 35-24　快慢型房室结折返性心动过速

　　男性,23 岁,反复发作心动过速 1 年余。Ⅱ导联(图 35-24)显示 P 波倒置,其 P⁻-P⁻间期呈 0.37~0.38、0.74、1.12~1.14s 短长 3 种,长 P⁻-P⁻间期为短 P⁻-P⁻间期的 2,3 倍,P⁻-R 间期 0.14s,R-P⁻间期 0.24s;R-R 间期 0.36~0.38s,频率 158~167 次/min;值得关注的是 R₂、R₃、R₁₀、R₁₅、R₁₆ 搏动,其前无逆行 P⁻波而心动过速未能终止,故可排除房性心动过速(心房下部)和房室旁道参与的心动过速。心电图诊断:①提示快慢型房室结折返性心动过速(158~167 次/min)伴结房逆传二度阻滞;②提示房室结双径路传导。

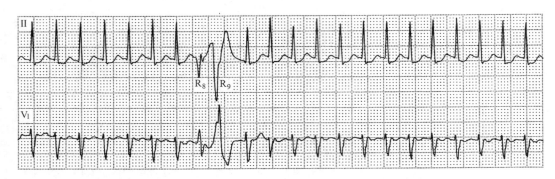

图 35-25　慢快型房室结折返性心动过速、成对室性早搏

男性，50 岁，突发心动过速 2h。Ⅱ、V_1 导联（图 35-25）同步记录，其中 V_1 导联定准电压 5mm/mV。未见窦性 P 波，在 V_1 导联可见假性 r′波，R-P⁻ 间期 0.07s；基本 QRS 波形正常，其 R-R 间期 0.29s，频率 207 次/min；R_9 提早出现呈宽大畸形，为室性早搏，R_8 形态介于基本 QRS 波群与室性早搏之间，考虑为室性融合波，成对室性早搏未能终止心动过速；Ⅱ 导联 ST 段呈水平压低 0.1mV。心电图诊断：①阵发性室上性心动过速（207 次/min），由慢快型房室结折返性心动过速所致；②成对室性早搏伴室性融合波；③ST 段改变。

十四、窄 QRS 心动过速甄别简易流程图

为快速掌握窄 QRS 心动过速诊断和鉴别诊断的方法与技巧，现将其甄别简易流程绘制成图 35-26。

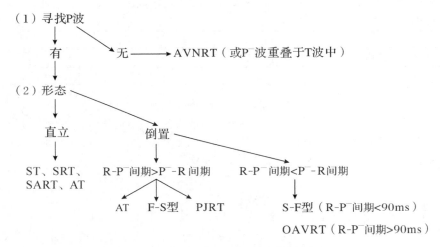

图 35-26　窄 QRS 心动过速甄别简易流程

ST：窦性心动过速；SRT：窦房结折返性心动过速；SART：窦房交接区折返性心动过速；AT：房性心动过速；AVNRT：房室结折返性心动过速；PJRT：持续性房室交接性心动过速（慢旁道顺向型房室折返性心动过速）；F-S 型：快慢型房室结折返性心动过速；S-F 型：慢快型房室结折返性心动过速；OAVRT：顺向型房室折返性心动过速。

第三十六章

窄、宽 QRS 心动过速并存时诊断技巧

一、心律失常类型

当窄、宽 QRS 心动过速并存时,若其 R-R 间期规则或有长短两种且互差≥35ms,则见于下列情况:

(1)房性心动过速伴间歇性心室内差异性传导(功能性束支阻滞)。

(2)顺向型房室折返性心动过速伴间歇性心室内差异性传导。

(3)房室结折返性心动过速伴间歇性心室内差异性传导。

(4)短阵性室性心动过速引发顺向型房室折返性心动过速或房室结折返性心动过速。

二、快速诊断技巧

(1)当窄、宽 QRS 心动过速并存时,诊断时应遵循"就窄不就宽"的原则。

(2)若其 R-R 间期规则或有长短两种且互差≥35ms,原则上可排除室性心动过速,可诊断为房性心动过速、房室结折返性心动过速或顺向型房室折返性心动过速伴心室内差异性传导。

(3)根据逆行 P⁻ 波出现部位、R-P⁻ 间期长短、P⁻ 波是否均能下传心室及下传受阻时心动过速是否终止等来判定心动过速的发生部位和机制。若出现房室或室房阻滞,其心动过速立即终止,则为顺向型房室折返性心动过速;反之,则为房性心动过速、房室结折返性心动过速。

(4)若确定为顺向型房室折返性心动过速伴间歇性心室内差异性传导,再根据 Coumel 定律进行房室旁道定位。

三、Coumel 定律的形成机制

顺向型房室折返性心动过速的 R-R 间期由 R-P⁻ 间期(激动在心室及旁道逆传心房时间之和)和 P⁻-R 间期(激动在心房及房室正道顺传心室时间之和)组成(图 36-1A)。心动过速时,若旁道所

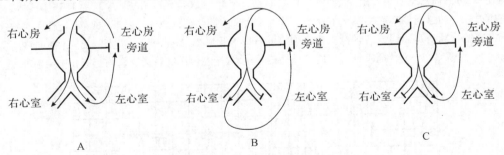

图 36-1 Coumel 定律的形成机制

图 A 为左侧旁道参与逆传的顺向型房室折返性心动过速,其折返环路为心房→房室结→左束支及左心室→左侧旁道逆传→心房,而右束支和右心室不参与折返;图 B 为左束支发生功能性阻滞时,其折返环路为心房→房室结→右束支及右心室→左心室→左侧旁道逆传→心房,右束支和右心室参与折返,其折返环路增大,导致心动过速的 R-R 间期延长≥35ms;图 C 系右束支发生功能性阻滞时,对其折返环路长度没有影响,故心动过速时两种形态的 R-R 间期相等。

在同侧的束支发生功能性阻滞,则其R-R间期较正常形态的R-R间期延长≥35ms,系折返环路延长引发激动在心室内传导时间延长所致(图36-1B);反之,若对侧束支发生功能性阻滞,则其R-R间期与正常形态的R-R间期相等,因其折返环路的长度并未发生改变(图36-1C)。

四、Coumel 定律的临床意义

当确定该心动过速为顺向型房室折返性心动过速时,应用 Coumel 定律有助于判定旁道的位置。若心动过速出现 QRS 波群呈正常形态和束支阻滞两种图形并存,且两者 R-R 间期相等或 <35ms,则该隐匿性旁道位于束支阻滞的对侧(图36-2);若两者 R-R 间期互差≥35ms,则该隐匿性旁道位于束支阻滞的同侧(图36-3)。

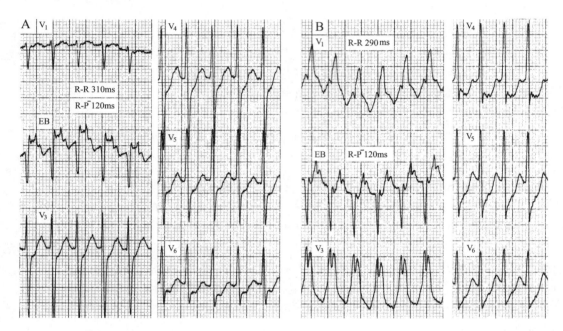

图36-2　顺向型房室折返性心动过速伴间歇性右束支阻滞型心室内差异性传导(左侧旁道参与折返)

男性,30 岁,反复发作心动过速 1 年余。图 A、图 B 系患者行食管电生理检查时所诱发的 QRS 波群呈两种形态的心动过速,其中 EB 为食管心电图(图36-2)。图 A 显示 QRS 波形正常,其 R-R 间期 0.31s,频率 194 次/min;EB 导联的 R-P⁻ 间期 0.12s,V₆ 导联 ST 段上有逆行 P⁻ 波重叠,其 R-P⁻ 间期 0.10s,为顺向型房室折返性心动过速。图 B 显示 QRS 波形呈右束支阻滞型,其 R-R 间期 0.29s,频率 207 次/min,EB 导联的 R-P⁻ 间期 0.12s,为顺向型房室折返性心动过速伴心室内差异性传导。因两者 R-R 间期互差仅 20ms,根据 Coumel 定律可判定房室旁道位于左侧游离壁。V₃～V₆ 导联 ST 段呈近水平型或下斜型压低 0.2～0.4mV。心电图诊断:①顺向型房室折返性心动过速(194～207 次/min)伴间歇性心室内差异性传导;②提示左侧游离壁旁道参与折返;③ST 段改变。

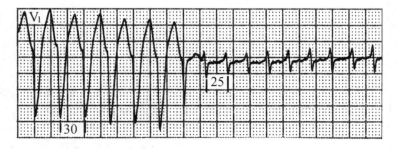

图36-3　顺向型房室折返性心动过速伴间歇性左束支阻滞型心室内差异性传导,
提示左侧游离壁旁道参与折返,符合 Coumel 定律(V₁ 导联呈左束支阻滞图形的
R-R 间期较呈正常形态的 R-R 间期延长了 50ms,图中所标数值的单位为 cs,即厘秒)

五、实例分析

实例分析请详见图 36-4 至图 36-11。

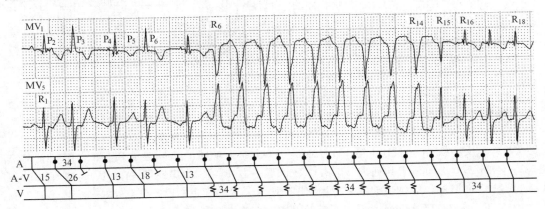

图 36-4　阵发性房性心动过速伴间歇性心室内差异性传导

男性,21 岁,先心病、房间隔缺损、突发心动过速 2h。MV_1、MV_5 导联(图 36-4)同步记录,显示 R_1 为窦性搏动,其 P-R 间期 0.15s,QRS 波群分别呈 qRs、RS 型,时间 0.09s;可见连续提早出现逆行 P^- 波,其 P^--P^- 间期 0.34s,频率 176 次/min,提示该心动过速由折返机制所致;P_3 波落在 ST 段上而未能下传心室,$P_4 \sim P_6$ 波下传的 P^--R 间期由 0.13s→0.18s→P^- 波下传受阻,QRS 波群脱漏,该心动过速未能中断,故可排除顺向型房室折返性心动过速;P_2 波重叠在 ST 段上,$R-P^-$ 间期 0.10s,下传的 P^--R 间期 0.26s,不符合快慢型或慢快型房室结折返性心动过速的心电图特征,提示其折返部位为左心房下部而不是房室结。此后的 P^- 波均能 1:1 下传,其下传 QRS 波形呈完全性左束支阻滞型($R_6 \sim R_{14}$)、相对正常化(R_{15})和正常形态($R_{16} \sim R_{18}$)3 种,两者的 R-R 间期均为 0.34s。心电图诊断:①窦性搏动;②阵发性房性心动过速(176 次/min)伴房室干扰现象(未下传、干扰性 P^--R 间期延长及 3:2 房室文氏现象、间歇性心室内差异性传导);③左束支内蝉联现象;④提示右心室肥大。

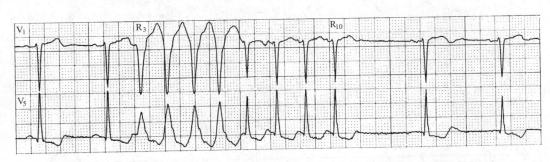

图 36-5　短阵性房性心动过速伴间歇性心室内差异性传导(左束支内蝉联现象)

男性,69 岁,冠心病。V_1、V_5 导联(图 36-5)同步记录,显示窦性 P-P 间期 0.88s,$R_3 \sim R_{10}$ 为连续提早出现 P'-QRS-T 波群,其 R-R 间期 0.34~0.39s,频率 154~176 次/min,QRS 波群呈左束支阻滞型和正常形态两种,为短阵性房性心动过速,当其终止后,引发 P 波形态改变(最后两个搏动),其 P-P 间期 1.02s,频率 59 次/min;V_5 导联 ST 段呈下斜型压低 0.10~0.15mV,T 波倒置或负正双相。心电图诊断:①窦性心律;②短阵性房性心动过速(154~176 次/min)伴间歇性心室内差异性传导;③左束支内蝉联现象;④提示成对的房性逸搏;⑤ST-T 改变。

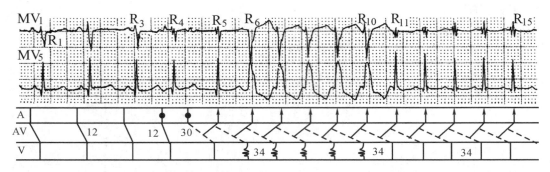

图 36-6　房性早搏诱发慢快型房室结折返性心动过速伴间歇性心室内差异性传导

　　男性,31 岁,反复发作心动过速 1 年。MV₁、MV₅ 导联(图 36-6)同步记录,显示 R₁～R₃ 为窦性搏动,其 P-P 间期 0.55s,频率 109 次/min,P-R 间期 0.12s,QRS 波形正常;R₄、R₅ 为房性早搏,其中 R₅ 搏动的 P′-R 间期 0.30s,并诱发了心动过速,其 QRS 波群呈左束支阻滞型(R₆～R₁₀)和正常形态(R₁₁～R₁₅)两种,但其 R-R 间期相等,均为 0.34s,频率 176 次/min;呈正常形态 QRS 波群与窦性 QRS 波群略异,于 MV₁ 导联 QRS 终末部出现假性 r′ 波,MV₅ 导联出现假性 s 波,系逆行 P⁻ 波重叠所致,其 R-P⁻ 间期<0.09s。心电图诊断:①窦性心动过速(109 次/min);②成对房性早搏,并诱发慢快型房室结折返性心动过速(176 次/min)伴间歇性心室内差异性传导(左束支内蝉联现象);③房室结双径路传导。

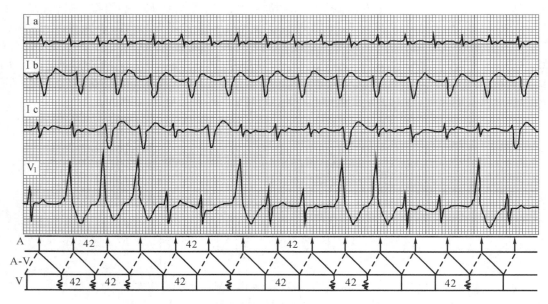

图 36-7　顺向型房室折返性心动过速伴间歇性右束支阻滞及左后分支阻滞

　　女性,79 岁,慢性支气管炎急性发作、突发心动过速 0.5h。Ⅰa 导联系患者突发心动过速时记录(图 36-7),未见窦性 P 波,ST 段上均有逆行 P⁻ 波重叠,R-P⁻ 间期 0.10s;QRS 波形正常,R-R 间期 0.35s,频率 171 次/min,显示顺向型房室折返性心动过速的心电图特征。Ⅰb 导联系患者静脉推注胺碘酮 0.3g 溶于生理盐水 10ml 部分液体后记录,显示 QRS 波群宽大畸形,呈 rS 型,时间达 0.14s,电轴右偏,R-R 间期 0.46s,频率 130 次/min,显示顺向型房室折返性心动过速、药物引发的持续性完全性右束支阻滞及左后分支阻滞。Ⅰc 及 V₁ 导联系患者停注药物数分钟后记录,显示 QRS 波群呈正常和宽大畸形两种形态,其 R-R 间期均为 0.42s,频率 143 次/min,其中Ⅰc 导联 QRS 波形正常时其 ST 段上均有逆行 P⁻ 波重叠,R-P⁻ 间期 0.11s,显示顺向型房室折返性心动过速、间歇性完全性右束支阻滞及左后分支阻滞。心电图诊断:①阵发性室上性心动过速(171 次/min),由顺向型房室折返性心动过速所致;②药物引发的功能性完全性右束支阻滞及左后分支阻滞;③提示左侧游离壁旁道参与折返。

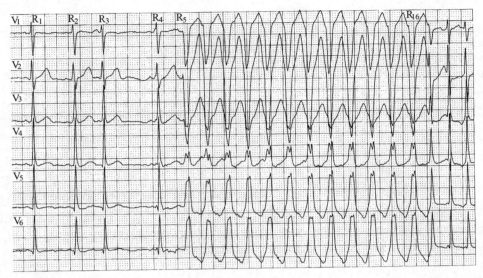

图 36-8　房性早搏诱发顺向型房室折返性心动过速伴间歇性心室内差异性传导（左束支阻滞型）

男性，36 岁，反复发作心动过速 1 年余。V₁～V₆ 导联（图 36-8）系 DCG 同步记录，显示 R₁、R₂ 为窦性搏动，其 P-R 间期 0.14s，QRS 波形正常，V₄～V₆ 导联 T 波振幅低平；R₄ 虽为窦性搏动，但其 P-R 间期缩短至 0.10s，有 δ 波，QRS 时间 0.12s，其 δ 波均向上，呈现 A 型预激特征；R₃、R₅ 为房性早搏，其 P′ 波形态和偶联间期均不一致，为双源性房性早搏，其中 R₅ 搏动诱发了心动过速，其 QRS 波群呈左束支阻滞型（R₅～R₁₆）和正常形态两种，前者的 R-R 间期 0.34s（176 次/min），后者的 R-R 间期 0.30s（200 次/min），两者互差 0.04s，根据 Coumel 定律，可判定该旁道位于左侧游离壁。心电图诊断：①单个及成对窦性搏动；②双源性房性早搏；③间歇性 A 型心室预激；④房性早搏诱发顺向型房室折返性心动过速（176～200 次/min）伴间歇性心室内差异性传导；⑤提示左侧旁道参与折返；⑥前侧壁轻度 T 波改变。

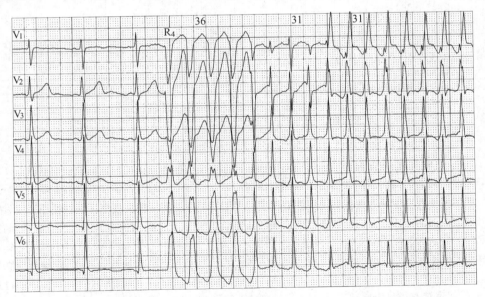

图 36-9　顺向型房室折返性心动过速伴间歇性左、右束支阻滞型心室内差异性传导

与图 36-8 系同一患者 DCG 不同时间记录。V₁～V₆ 导联（图 36-9）系 DCG 同步记录，显示窦性 P-P 间期 0.85～0.90s，QRS 波形正常，V₅、V₆ 导联 T 波振幅低平；R₄ 为房性早搏并诱发了心动过速，其 QRS 波群呈左束支阻滞型、正常、右束支阻滞型 3 种形态，前者的 R-R 间期 0.36s（167 次/min），后两者的 R-R 间期 0.31s（194 次/min），其 R-R 间期互差达 0.05s；根据 Coumel 定律，可判定该旁道位于左侧游离壁。心电图诊断：①窦性心律；②房性早搏诱发顺向型房室折返性心动过速（167～194 次/min）伴间歇性左、右束支阻滞型心室内差异性传导；③提示左侧游离壁旁道参与折返；④侧壁轻度 T 波改变。

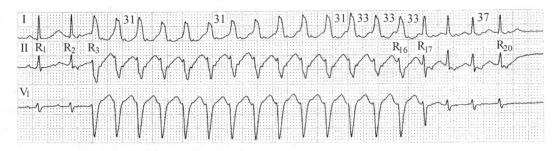

图 36-10　房性早搏诱发顺向型房室折返性心动过速伴间歇性心室内差异性传导（左束支阻滞型）

男性,77 岁,反复发作心动过速半年余。Ⅰ、Ⅱ、V₁ 导联(图 36-10)同步记录,其中 V₁ 导联定准电压 5mm/mV。显示 R₁ 为窦性搏动,其 P-R 间期 0.12s,QRS 波形正常。R₂ 为房性早搏,其 P′ 波重叠在前一搏动的 T 波上,下传的 P′-R 间期 0.18s,QRS 波形正常,并诱发了 QRS 波形呈宽、窄并存的心动过速;逆行 P⁻ 波落在 ST 段上,其 R-P⁻ 间期固定为 0.09s,P⁻ 波在 Ⅰ 导联直立,V₁ 导联呈负正双相。提示该心动过速系房性早搏诱发的顺向型房室折返性心动过速,其中 R₃～R₁₆ 呈左束支阻滞型,其 R-R 间期 0.31～0.33s(182～194 次/min);R₁₇～R₂₀ 呈正常形态,其 R-R 间期 0.33～0.37s(162～182 次/min);宽、窄 QRS 波形突变时(如 R₁₆、R₁₇)其 R-R 间期相等(0.33s),窄 QRS 心动过速时其 R-R 间期互差达 0.04s,系 P⁻-R 间期由 0.25s 延长至 0.29s 所致,R₂₀ 搏动的逆行 P⁻ 波下传心室受阻,窄 QRS 心动过速立即终止。根据 Ⅰ 导联逆行 P⁻ 波直立及 Coumel 定律,可判定该旁道位于右侧。心电图诊断:①窦性搏动;②房性早搏诱发顺向型房室折返性心动过速(162～194 次/min)伴间歇性心室内差异性传导(左束支阻滞型);③提示右侧旁道参与折返。

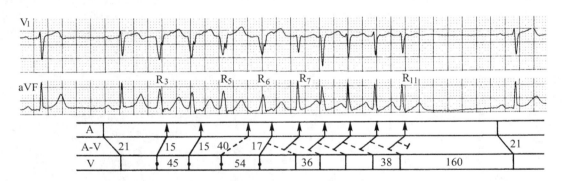

图 36-11　短阵性室性心动过速伴室房逆传双径路,并诱发慢快型房室结折返性心动过速

男性,28 岁,心动过速原因待查。V₁、aVF 导联(图 36-11)同步记录,显示窦性 P-P 间期 1.14s,频率 53 次/min,P-R 间期 0.21s;R₃～R₆ 为提早出现宽大畸形 QRS-T 波群,R′-R′ 间期 0.45～0.54s,频率 111～133 次/min,ST 段上或 T 波终末部有逆行 P⁻ 波跟随,R′-P⁻ 间期呈 0.15、0.40s 短长两种,存在室房逆传双径路;R₇～R₁₁ 为提早出现呈正常形态 QRS-T 波群,其 R-R 间期 0.36～0.38s,频率 158～167 次/min,QRS 终末部有逆行 P⁻ 波重叠,导致 V₁ 导联出现假性 r′ 波,aVF 导联出现假性 s 波,R-P⁻ 间期<0.09s,P⁻-R 间期 0.34s;心动过速终止后出现 1.60s 长 R-R 间期。心电图诊断:①窦性心动过缓(53 次/min);②一度房室阻滞;③自律性增高型短阵性室性心动过速(111～133 次/min)伴室房逆传双径路;④室性异位搏动诱发慢快型房室结折返性心动过速(158～167 次/min);⑤房室结双径路传导;⑥下级起搏点功能低下待排,建议进一步做 24h 动态心电图检查。

第三十七章

心源性猝死高危患者的心电图特征

一、概述

（1）基本概念：心源性猝死（SCD）是指各种已知或潜在的心脏病发作而患者出乎意料地在 1h 内突然死亡。其院外抢救成功率很低，生存率＜5%。

（2）病因：冠心病是国内、外公认的 SCD 最常见的原因，约占 80% 以上，其次是各类心肌病和原发性心电活动异常。

（3）直接原因：引起 SCD 最常见的直接原因是心电活动异常和心室功能异常。前者大部分（80%～90%）是由快速性室性心律失常（心室颤动、极速型室性心动过速）所致，少部分（10%～20%）是由缓慢性心律失常或心室停搏引起。

（4）发生机制：心肌基质异常（心肌梗死、心肌病、心脏结构异常改变等）、心肌易损性增加（心肌缺血、离子通道病等）、心电生理异常及自主神经系统调节异常（交感神经过度兴奋、迷走神经张力减低）等。

（5）高发时间：时间生物学及流行病学研究表明，冬季、周一及每天的凌晨是 SCD 高发时间。

（6）性别：发病概率男性是女性的 4～7 倍（可能与雌激素保护作用及性格、脾气温和有关）。

（7）年龄峰值：不同年龄均可发生，但以 45～75 岁多发。

（8）生活方式。①吸烟：有 10 年吸烟史，SCD 发生率将增加 2～3 倍；②体重：体重超重，SCD 发生率将增加 30%～70%；③活动：剧烈活动与低水平或不活动相比 SCD 发生率将增加 17 倍。

（9）运动性 SCD 原因：南非开普敦大学医学院生理学教授发表的"运动与猝死"论文中指出：①年龄 40 岁以上人群中运动性 SCD 的罪魁祸首是冠心病；②年龄＜40 岁人群中运动性 SCD 的首要病因则是肥厚型心肌病。此外，部分青少年运动性 SCD 可能由儿茶酚胺介导的多形性或双向性室性心动过速所致。

二、预警 SCD 的检测手段和指标

1. 预警 SCD 的检测手段

（1）检测心肌基质异常：QRS 波群、T 波、Q-T 间期、心室晚电位（VLP）及左心室射血分数（LVEF 值）等。

（2）检测心肌易损性：T 波电交替、T 波变异性分析、Q-T 间期及 Tp-Te 间期等。

（3）自主神经系统调节异常：心率变异性（HRV）、窦性心律震荡（HRT）及心率减速力测定等。

2. 预警 SCD 有价值的指标

（1）显著的急性 ST 段抬高：ST 段呈墓碑型、巨 R 型抬高及缺血性 J 波等。

（2）显著的急性 ST 段压低：ST 段呈水平型、下斜型压低≥0.2mV。

（3）急性缺血性 T 波高耸或巨大倒置。

（4）AMI 合并新发的房室阻滞和（或）束支阻滞。

（5）AMI 合并多源性室性早搏或室性心动过速。

（6）病理性室性早搏：频发成对、多源性、多形性、Ron-T 的室性早搏等。

（7）严重的快速性心律失常：室性心动过速、室上性心动过速及预激合并极速型心房颤动等。

（8）严重的缓慢性心律失常：各种原因引发心室停搏时间≥3.0～5.0s（夜间≥5.0s）。

（9）严重的慢快、快慢综合征。

（10）Q-T 间期异常延长或缩短、Tp-Te 间期异常延长。

（11）特殊波形及综合征：Brugada 波与 Brugada 综合征、异常 J 波、心室早复极波与早复极综合征、Epsilon 波、Lambda 波（λ 波）、Wellens 综合征及 de Winter 综合波（征）等。

（12）各类心肌病。

（13）部分碎裂 QRS 波群。

（14）T 波电交替。

（15）心电学特殊检查指标异常。

三、显著的急性 ST 段抬高

急性心肌缺血、损伤愈严重，其 ST 段抬高愈明显，尤其是呈墓碑型、巨 R 型抬高者，极易引发 SCD。

1. ST 段呈墓碑型抬高

（1）心电图特征：ST 段向上凸起并快速上升高达 0.8～1.6mV，凸起的 ST 段顶峰高于其前的 r 波，抬高的 ST 段与其后 T 波上升支相融合，难以单独辨认 T 波，且 T 波常直立高耸（图 11-5、图 12-1）。

（2）临床意义：①见于 AMI 早期，以老年人多发，均发生于穿壁性心肌梗死；②入院 1 周内并发症增多，如急性左心衰竭、严重室性心律失常、三度房室阻滞或（和）束支阻滞等，死亡率显著增高；③可作为判断 AMI 近期预后险恶的一项独立指标。

2. ST 段呈巨 R 型抬高

（1）心电图特征：QRS 波群与 ST-T 融合在一起，J 点消失，R 波下降支与 ST-T 融合成一斜线，致使 QRS 波群与 ST 段形成峰尖、边直、底宽类似三角形的宽波，难以辨认各波段的交界，酷似巨 R 型波形（图 37-1）。

（2）临床意义：①超急期心肌梗死，尤其是前壁心肌梗死，偶见于下壁心肌梗死；②急性而严重的心肌缺血，如不稳定型心绞痛、变异型心绞痛等；③急性心肌损伤或严重炎症，如电击伤、心脏除颤、重症心肌炎等。

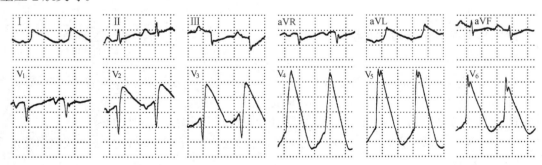

图 37-1　广泛前壁 AMI 出现巨 R 型 ST 段抬高

男性，65 岁，冠心病、胸痛 1h。常规心电图（图 37-1）显示窦性 P-P 间期 0.50s，频率 120 次/min，P-R 间期 0.18s；肢体导联 QRS 波幅＜0.5mV，V_1、V_2 导联呈 QS 型；I、aVL、V_2～V_6 导联 ST 段呈巨 R 型抬高 0.3～1.8mV。心电图诊断：①窦性心动过速（120 次/min）；②广泛前壁 ST 段呈巨 R 型显著抬高，提示 AMI 所致，请进一步做心肌损伤标志物检测；③局限性前间壁异常 Q 波，请结合临床；④肢体导联 QRS 波幅低电压。

3. 缺血性 J 波

(1)基本概念:严重的急性心肌缺血(如 AMI、冠状动脉痉挛等)引发 J 点从基线明显偏移后形成一定的幅度(≥0.1mV)和持续一定的时间(≥20ms),并呈圆顶状或驼峰状特殊形态时,称为缺血性 J 波或 Osborn 波。它出现的导联与心肌缺血的部位密切相关,是心肌严重缺血时伴发的一种超急性期的心电图改变(图 11-7、图 37-2)。

(2)发生机制:心肌急性缺血引发心室外膜心肌细胞的 I_{to} 电流增加,并与心内膜心肌细胞出现 1 相和 2 相的复极电位差而形成缺血性 J 波。

(3)临床意义:①见于严重的急性心肌缺血,如急性心肌梗死、变异型心绞痛及 PCI 术中等,有时是急性心肌梗死早期的唯一的心电图改变;②缺血性 J 波提示心肌存在明显而严重的复极离散度,预示心电极不稳定,易发生恶性室性心律失常而猝死。

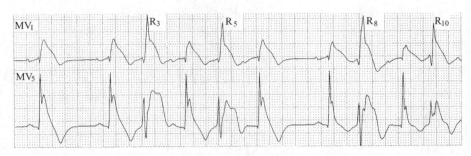

图 37-2　变异型心绞痛发作时出现缺血性 J 波

男性,56 岁,冠心病。MV_1、MV_5 导联(图 37-2)系患者 22:59 胸痛发作 3min 后同步记录,显示窦性 P-P 间期 1.10~1.14s,频率 53~55 次/min,P-R 间期 0.18s;R_3、R_5、R_8、R_{10} 为间位型高位室性早搏,其 ST 段显著抬高;窦性搏动的 ST 段在 MV_1 导联呈下斜型抬高 0.3~0.5mV,在 MV_5 导联出现明显的异常 J 波伴 ST 段呈下斜型抬高 0.15~0.40mV、T 波倒置,约持续 5min 后异常 J 波消失,ST 段恢复正常。心电图诊断:①窦性心动过缓(53~55 次/min);②频发间位型高位室性早搏;③缺血性 J 波、损伤型 ST 段抬高及 T 波倒置,符合变异型心绞痛的心电图改变。

四、显著的急性 ST 段压低

对于突发的 ST 段呈水平型、下斜型显著压低≥0.2mV 时,应警惕非 ST 段抬高型急性心肌梗死(既往称为心内膜下急性心肌梗死)的可能(图 11-10)。

五、急性缺血性 T 波高耸或巨大倒置

(1)急性缺血性 T 波高耸:有 3 个导联 T 波的振幅>1.0mV,是 AMI 最早的心电图征象(图 12-1),多出现在 ST 段升高之前,与急性心肌缺血引起早复极及舒张期除极有关。

(2)急性缺血性 T 波巨大倒置:有 3 个导联倒置 T 波的深度≥1.0mV,见于冠心病、非 ST 段抬高型 AMI、脑血管意外等(图 12-8、图 12-9)。

六、AMI 合并新发的房室阻滞和(或)束支阻滞

AMI 后猝死的危险性,主要来自病理性室性早搏和束支阻滞。新出现左束支或右束支阻滞,均为独立的危险因子,该类患者的死亡率分别比无束支阻滞患者高出 5 倍和 2 倍,且与心力衰竭程度和冠状动脉病变程度无关。AMI 伴新发束支阻滞,预示着病情在进展、梗死面积在扩大,常伴有心力衰竭、三度房室阻滞、心室颤动和高死亡率。此外,特宽型 QRS 波群(时间≥0.16s),具有诊断及预后意义,因其宽度与心室负荷程度及心肌病变严重程度相关。

七、AMI 合并多源性室性早搏或室性心动过速

AMI 合并多源性室性早搏或室性心动过速,是心电不稳定的标志,极易诱发心室颤动而危及生命。

八、病理性室性早搏

病理性室性早搏是指频发成对、多源性、多形性、特宽型及 Ron-T、Ron-P 的室性早搏。这些早搏若发生在 AMI 或心室结构有异常改变伴心功能不全等患者中,极易诱发室性心动过速或心室颤动而危及生命,尤其是 Ron-T 室性早搏(图 37-3、图 37-4)。

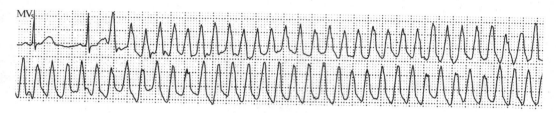

图 37-3　Ron-T 室性早搏诱发极速型单形性室性心动过速(286 次/min)

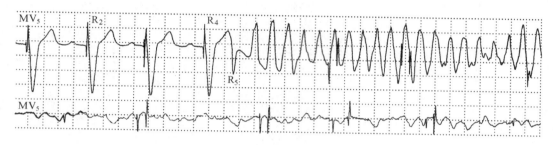

图 37-4　Ron-T 室性早搏诱发极速型室性心动过速、心室颤动而猝死

男性,72 岁,冠心病、三度房室阻滞、植入双腔起搏器 3 年。设置的基本起搏周期 1100ms,频率 55～125 次/min,A-V 间期 200ms。上、下两行 MV$_5$ 导联(图 37-4)系不同时间记录,上行显示窦性 P-P 间期 0.78s,频率 77 次/min;R$_2$～R$_4$ 搏动为心室起搏(VAT 方式),其 P-V 间期 0.20s;R$_5$ 搏动为室性早搏,且落在前一搏动 T 波的下降支上而诱发极速型室性心动过速(274～315 次/min),A 脉冲和 V 脉冲落在其 QRS-T 波群不同部位上,提示起搏器开启噪声反转功能。下行显示心室颤动(细颤型),V 脉冲后均未见有相应的 QRS′波群跟随,其起搏周期长短不一,可能与电极感知了部分心室颤动波后导致起搏器节律重整有关,A-V 间期 0.12、0.22s 两种,前者为心室安全起搏脉冲。心电图诊断:①窦性心律;②Ron-T 室性早搏诱发极速型室性心动过速(274～315 次/min)和心室颤动;③双腔起搏器,呈心室起搏心律(VAT 方式)→无效起搏;④提示起搏器开启噪声反转功能,可见心室安全起搏脉冲发放;⑤符合心源性猝死的心电图改变。

九、严重的快速性心律失常

1. 极速型室性心动过速

(1)持续性室性心动过速:心室率≥150 次/min、持续时间＞30s 或连续出现室性 QRS′波群数目＞100 个的室性心动过速,大多不能自行终止,需要药物或电击使其终止(图 37-5)。常见于器质性心脏病患者,属于危重型心律失常。死亡率约 57%,猝死率约 24%。

(2)多形性、尖端扭转型、双向性及多源性室性心动过速:是一种严重的心律失常,绝大部分伴发于器质性心脏病患者,极易导致血流动力学改变,不仅使心功能恶化,还可引发心电紊乱,出现心室扑动或心室颤动而猝死(图 37-6)。

2. 极速型室上性心动过速

当室上性心动过速持续时间较长且频率≥200 次/min 伴有血流动力学改变时,易使心功能恶化及引发心电紊乱,出现心室扑动或心室颤动而猝死(图 37-7)。

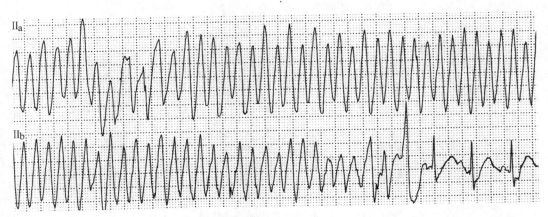

图 37-5　极速型室性心动过速（333 次/min）被室性早搏终止、完全性右束支阻滞

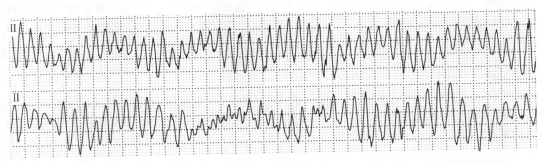

图 37-6　多形性极速型室性心动过速和（或）心室颤动（约 400 次/min）引发猝死

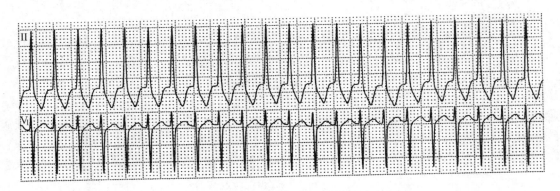

图 37-7　极速型室上性心动过速（222 次/min）

男性，26 岁，胆石症术前、突发心动过速 1h。Ⅱ、V₁ 导联（图 37-7）同步记录，未见窦性 P 波或逆行 P⁻ 波，R-R 间期规则 0.27s，频率 222 次/min；Ⅱ 导联 ST 段呈下斜型压低约 0.35mV，T 波倒置。心电图诊断：①阵发性室上性心动过速（222 次/min），提示慢快型房室结折返性心动过速所致；②显著的 ST-T 改变。

3．预激合并极速型心房颤动

当预激合并极速型心房颤动时（图 37-8），若其平均心室率≥180 次/min，则一方面将使心脏排出量急剧下降，导致心肌严重缺血而诱发心室颤动；另一方面，过短的 R-R 间期尤其是有 δ 波最短 R-R 间期≤0.25s，将使搏动落在心室易颤期内而诱发心室颤动。

4．预激合并 1∶1 心房扑动

QRS 波群宽大畸形呈完全性预激图形，常呈 1∶1 的房室传导而引发极快心室率（可达 300～400 次/min），极易引发心室颤动，属极其危急的心律失常，必须立即处理。若规则的宽 QRS 心动过速的心室率＞300 次/min,应首先考虑为预激合并心房扑动。

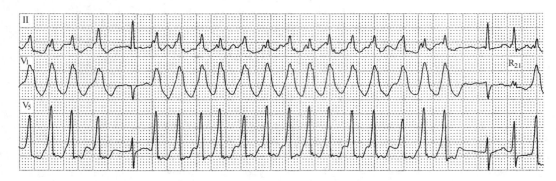

图 37-8　预激合并极速型心房颤动

男性,63 岁,A 型心室预激、突发心悸 3h。Ⅱ、V₁、V₅ 导联(图 37-8)同步记录,定准电压 5mm/mV。显示基本节律为心房颤动,平均心室率 190 次/min,QRS 波形呈完全性预激(时间 0.16s)、部分性预激(R₂₁)及正常形态 3 种,最短 R-R 间期 0.25s,V₅ 导联正常 QRS 波群呈 RS 型。心电图诊断:①心房颤动(细颤型)伴极速心室率(平均 190 次/min);②A 型心室预激,提示预激综合征;③顺钟向转位。

十、严重的缓慢性心律失常

病窦综合征、双结病及持久性或阵发性三度房室阻滞伴心室停搏,尤其是较长时间(≥5.0s)的心室停搏或短时间内出现高频度的心室停搏(时间≥3.0s)等,极易引发阿-斯综合征而猝死(图 37-9、图 37-10、图 37-11),是植入双腔起搏器的绝对指征。

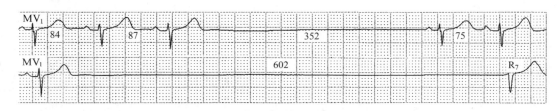

图 37-9　短暂性全心停搏

男性,73 岁,病窦综合征。上、下两行 MV₁ 导联(图 37-9)连续记录,显示窦性基本 P-P 间期 0.75～0.87s,上行突然出现 3.52s 长 P-P 间期,与基本 P-P 间期无倍数关系;下行出现 6.02s 长 R-R 间期,延迟出现的 R₇ 搏动的形态与窦性略异。心电图诊断:①窦性心律;②频发短暂性全心停搏(6.02s);③极缓慢的房室交接性逸搏伴非时相性心室内差异性传导或高位室性逸搏;④下级起搏点功能低下;⑤符合双结病的心电图改变;⑥建议植入双腔起搏器。

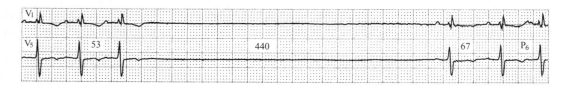

图 37-10　阵发性三度窦房阻滞伴短暂性全心停搏

男性,56 岁,晕厥 2 次。V₁、V₅ 导联(图 37-10)同步记录,定准电压 5mm/mV。显示窦性 P-P 间期 0.53～0.67s,长 P-P 间期 4.40s,基本上为短 P-P 间期 0.53s 的 8 倍,期间未见各种逸搏出现;P₆ 系提早出现 P'-QRS-T 波群;V₁ 导联 QRS 波群呈 rsR′型,时间 0.10s;V₅ 导联 T 波浅倒。心电图诊断:①窦性心律;②阵发性三度窦房阻滞伴短暂性全心停搏(4.40s);③房性早搏;④不完全性右束支阻滞;⑤下级起搏点功能低下,提示双结病;⑥T 波改变;⑦建议植入双腔起搏器。

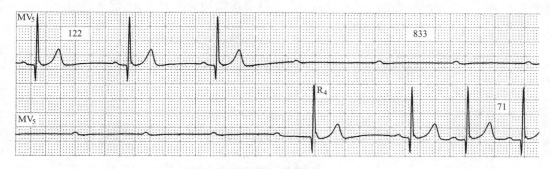

图 37-11 阵发性三度房室阻滞伴心室停搏

女性,62 岁,晕厥待查。上、下两行 MV₅ 导联(图 37-11)连续记录,显示 P-P 间期 0.71～1.22s,频率 49～85 次/min,P-R 间期 0.18s;连续出现 8 个窦性 P 波下传受阻,QRS 波群脱漏,出现 8.33s 的长 R-R 间期,R₄ 为房室交接性逸搏,其后才恢复正常的房室传导;QRS 波群呈 QR 型,Q 波深度>1/4R 波振幅。心电图诊断:①窦性心律伴显著不齐(49～85 次/min);②阵发性三度房室阻滞伴心室停搏(8.33s);③极缓慢的房室交接性逸搏并引发房室交接区韦金斯基现象;④下级起搏点功能低下;⑤异常 Q 波,请结合常规心电图;⑥建议植入双腔起搏器。

十一、严重的慢快、快慢综合征

这两种综合征的心电图均表现为在快速性心律失常终止后,出现显著的窦性心动过缓、二度以上的窦房阻滞、窦性停搏等缓慢性心律失常,可引起一过性急性脑缺血,出现晕厥、阿-斯综合征发作,甚至猝死。但其发生的本质和治疗方案却截然不同。

1. 严重的慢快综合征

慢快综合征又称为心动过缓和过速综合征,是指窦房结及其周围组织器质性病变引起的各种缓慢性心律失常(显著的窦性心动过缓、二度Ⅱ型以上窦房阻滞、窦性停搏)的基础上,出现阵发性快速性心律失常(心房颤动、心房扑动、房性心动过速及室上性心动过速等),且两者常呈间歇性或交替性出现。病变通常同时累及心房和房室交接区,当快速性心律失常终止时,窦房结因快速性心律失常对其超速抑制及呈慢性衰竭状态而不能及时发放冲动引发短暂性全心停搏现象(图 37-12),是植入起搏器的绝对指征。

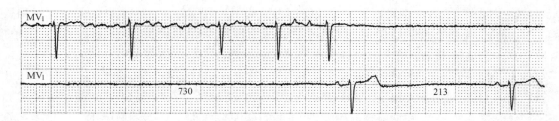

图 37-12 慢快综合征引发短暂性全心停搏

女性,73 岁,冠心病、晕厥待查。上、下两行 MV₁ 导联(图 37-12)连续记录,显示不纯性心房扑动终止后出现 7.30s 的长 R-R 间期,期间未见下级起搏点发放冲动,其后出现 2.13s 窦性 P-P 间期,频率 28 次/min,平均心室率约 30 次/min。心电图诊断:①不纯性心房扑动伴缓慢心室率(平均 30 次/min);②显著的窦性心动过缓(28 次/min);③短暂性全心停搏(7.30s);④下级起搏点功能低下,符合慢快综合征及双结病的心电图改变;⑤建议植入双腔起搏器。

2. 严重的快慢综合征

快慢综合征是指无器质性心脏病、窦房结功能正常的预激综合征患者或阵发性房性心动过速、心房颤动或扑动患者,在快速性心律失常终止后出现严重的窦性心动过缓、窦房阻滞、窦性停搏等缓慢性心律失常(图 37-13)。有学者称为假性病窦综合征,可能与心动过速发作引起急性冠状动脉供血不足及对窦房结、下级起搏点超速抑制引起急性窦房结功能不全有关,行射频消融术后可避免植入起搏器。

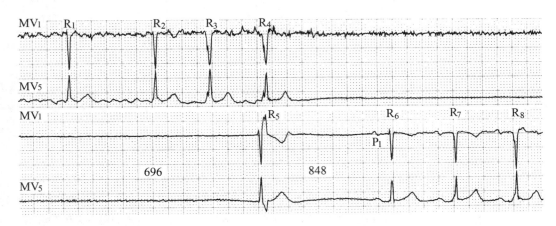

图 37-13　快慢综合征引发短暂性全心停搏

男性,74 岁,反复发作心动过速伴短暂性晕厥 2 月余,冠心病、高血压病、Mahiam 纤维预激综合征、病窦综合征或快慢综合征待排。常规心电图显示 Mahiam 纤维心室预激(图 29-12)。上、下两行 MV_1、MV_5 导联(图 37-13)同步连续记录,定准电压 5mm/mV。$R_1 \sim R_4$ 显示心房颤动,当其终止后,出现长达 6.96s(R_4-R_5 间期)全心停搏,而窦性停搏时间达 8.48s(R_4-P_1 间期),R_5 延迟出现呈右束支阻滞图形,为极缓慢的室性逸搏(9 次/min);$R_6 \sim R_8$ 为窦性搏动,其 P-P 间期 0.82s,频率 73 次/min,R_6 搏动的 P-R 间期 0.23s;值得关注的是 R_3、R_4、R_7、R_8 搏动,其起始部有 δ 波,QRS 波群畸形程度不等,R_7、R_8 搏动的 P-R 间期 0.21s,符合 Mahaim 纤维心室预激特点。心电图诊断:①阵发性心房颤动终止后引发短暂性全心停搏(6.96s);②窦性心律;③一度房室阻滞;④间歇性 Mahaim 纤维心室预激;⑤极缓慢的室性逸搏,下级起搏点功能低下;⑥提示快慢综合征,必要时请进一步做食管调搏检查测定窦房结功能。

十二、Q-T 间期异常改变

Q-T 间期延长或缩短,均易引发严重的心律失常而猝死。

1. Q-T 间期延长

ACC/AHA/ESC 推荐的 Q-T 间期延长诊断标准是:男性 Q-T 间期>0.45s,女性 Q-T 间期>0.46s。Q-T 间期>0.50s 意义更大。建议使用男性 Q-Tc≥0.47s、女性 Q-Tc≥0.48s 这一标准。推荐在 V_2 或 V_3 导联上确定 Q-T 间期起止点。它分为特发性 Q-T 间期延长和继发性 Q-T 间期延长两种。具体请见第 122 页第十七章各类心肌病的心电图改变(六、离子通道心肌病)。

2. Q-T 间期缩短

当所测的 Q-T 间期小于预测值的 88% 或 Q-Tc≤0.33s 时,便可认为 Q-T 间期缩短或短 Q-T 间期。它分为特发性 Q-T 间期缩短和继发性 Q-T 间期缩短两种。具体请见第 123 页第十七章各类心肌病的心电图改变(六、离子通道心肌病)。

3. Tp-Te 间期延长

Tp 位于 T 波顶峰,Te 位于 T 波终点,故 Tp-Te 间期对应于心室肌的相对不应期,其正常值为 80~100ms。Tp-Te 间期延长意味着心室肌的相对不应期延长,易引发恶性室性心律失常。Tp-Te 间期延长预警 SCD 的价值明显优于 Q-T 间期延长,是近年提出的一个新指标(图 13-5)。

十三、特殊波形及综合征

1. Brugada 波

Brugada 波是指 V_1、V_2 导联出现 J 波、ST 段抬高、T 波倒置酷似右束支阻滞图形,又称为右胸导联"三联症"。

(1)心电图类型。①Ⅰ型：以穹隆型 ST 段抬高为特征，表现为 J 波或抬高的 ST 段顶点 ≥0.2mV，其后 ST 段随即向下倾斜伴 T 波倒置（图 37-14、图 37-15）；②Ⅱ型：呈马鞍型 ST 段抬 高，表现为 J 波抬高≥0.2mV，ST 段呈下斜型抬高（在基线上方仍然≥0.1mV），紧随正相或双相 T 波（图 37-15）；③Ⅲ型：呈马鞍型或穹隆型或两者兼有，ST 段抬高<0.1mV。

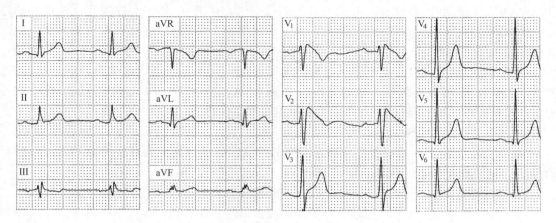

图 37-14　Ⅰ型 Brugada 波（男性，36 岁，健康体检）

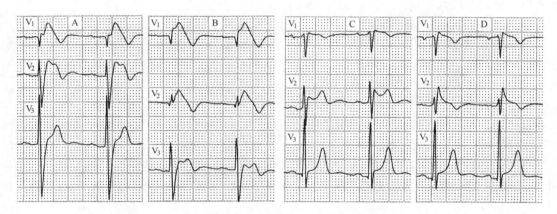

图 37-15　Ⅰ型、Ⅱ型 Brugada 波（上一肋更明显）

图 A、图 B 系男性，53 岁，高血压病。图 A 为 V₁、V₂、V₃ 导联（图 37-15）正常部位同步记录，显示窦性 P-P 间 期 0.92s，频率 65 次/min；QRS 时间 0.14s，V₁ 导联呈 Qr 型，J 点（或 J 波）抬高 0.45mV，ST 段呈穹隆型抬高伴 T 波倒置；V₂ 导联呈 RS 型，J 点（或 J 波）抬高 0.5mV，ST 段呈马鞍型抬高伴 T 波倒置。图 B 为 V₁、V₂、V₃ 导联上 一肋部位同步记录，QRS 时间 0.12s，V₁ 导联呈 QS 型，J 点（或 J 波）抬高 0.5mV，ST 段呈穹隆型抬高伴 T 波倒 置；V₂ 导联呈 qrs 型，J 点（或 J 波）抬高 0.5mV，ST 段呈穹隆型抬高伴 T 波倒置；V₃ 导联呈 RS 型，J 点（或 J 波）抬 高 0.3mV，ST 段呈马鞍型抬高伴 T 波倒置。心电图诊断：①窦性心律；②非特异性心室内阻滞或完全性右束支阻 滞；③Ⅰ型 Brugada 波（上一肋更明显）。

图 C、图 D 系男性，82 岁，高血压病。图 C 为 V₁、V₂、V₃ 导联（图 37-15）正常部位同步记录，显示窦性 P-P 间 期 0.88s，频率 68 次/min；QRS 时间 0.09s，V₁ 导联呈 rS 型，J 点（或 J 波）抬高 0.15mV，ST 段呈穹隆型抬高伴 T 波浅倒；V₂ 导联呈 RSr' 型，J 点（或 J 波）抬高 0.45mV，ST 段呈马鞍型抬高伴 T 波正负双相，以正相为主；V₃ 导联 ST 段呈上斜型抬高 0.15~0.20mV。图 D 为 V₁、V₂、V₃ 导联上一肋部位同步记录，V₁ 导联呈 Qr 型，J 点（或 J 波）抬高 0.15mV，ST 段呈穹隆型抬高伴 T 波倒置；V₂ 导联呈 rsR' 型，J 点（或 J 波）抬高 0.4mV，ST 段呈穹隆型抬 高伴 T 波倒置；V₃ 导联 ST 段呈上斜型抬高 0.18mV。心电图诊断：①窦性心律；②Ⅱ型 Brugada 波，上一肋显示 Ⅰ型 Brugada 波。

（2）心电图特征。①多变性：上述 3 种图形可在同一患者中出现。②隐匿性：一般情况下 Brugada 波不显现，应用药物激发试验可使其显露或更加明显、典型。③间歇性：交感神经张力增高、运动、心率增快可使 Brugada 波中抬高的 ST 段降低，甚至使 Brugada 波消失；迷走神经张力增高、休息、心率减慢、抗心律失常药物（Ⅰa、Ⅰc、Ⅲ类）可使 Brugada 波、ST 段抬高更明显。④Brugada波多见于男性。⑤Brugada 波易伴发恶性室性心律失常，如多形性极速型室性心动过速或心室颤动，且易反复发作而猝死。⑥将 V_1、V_2 导联移至上一肋或两肋记录，可提高 Brugada 波的检出率。

（3）发生机制：属原发性心电离子通道缺陷疾病，与 SCN5A 基因突变有关，可造成 Na^+ 通道功能改变或功能丧失，导致心外膜心肌动作电位出现圆顶状波形，产生 Brugada 波；同时使右室心外膜与心内膜复极离散度明显增大，易产生 2 相折返引起室性早搏、室性心动过速或心室颤动。

2. Brugada 综合征（BrS）

Brugada 综合征患者常因反复发作极速型多形性室性心动过速、心室颤动而引发晕厥或猝死，通常在夜间睡眠或休息时发生。临床上诊断 Brugada 综合征，必须符合下列条件：

（1）心电图符合Ⅰ型或Ⅱ型 Brugada 波，以Ⅰ型最具有价值。

（2）伴有下列情况之一：①有记录的心室颤动或多形性室性心动过速或电生理检查中可诱发室性心动过速或心室颤动；②有 SCD 的家族史，年龄＜45 岁；③家系成员中有穹隆型 ST 段抬高；④患者反复出现心源性晕厥。

（3）心脏结构无明显异常改变。

（4）需排除下列情况：前间壁 AMI、束支阻滞、左心室肥大、室壁瘤、右心室梗死、主动脉夹层动脉瘤、急性肺栓塞、中枢神经系统疾患、电解质紊乱（高钙、高钾血症）、致心律失常性右室心肌病、维生素 B_1 缺乏、遗传性运动失调等疾病。

3. 异常 J 波

（1）基本概念：心电图 J 点从基线明显偏移后，形成一定的幅度（≥0.1mV）和持续一定的时间（≥20ms），并呈圆顶状或驼峰状特殊形态时，便称为 J 波或 Osborn 波。

（2）形成机制：属心室提早发生的复极波，是心室肌除极和复极过程同时减慢，但以除极速率减慢明显，使更多心肌除极尚未结束就已复极，导致心室除极和复极的重叠区增宽，从而形成了 J 波（Osborn 波）。

（3）心电图特征：①J 波常起始于 QRS 波群的 R 波降支部分，其前面尖峰状 R 波与其特有的圆顶状或驼峰状波形构成了尖峰-圆顶状特殊波形。②J 波形态可呈多样化，以下壁和左胸前导联最为明显。若 J 波在 V_1 导联直立，类似右束支阻滞的 R' 波，则易误诊为右束支阻滞（图 17-10）；反之，在 V_1 导联倒置，V_5 导联直立，则易误诊为左束支阻滞（图 37-16）。③J 波形态和振幅呈频率依赖性改变，即心率减慢时 J 波明显，心率增快时 J 波可消失。④J 波尚受体温、pH 值及电解质等因素影响，如体温越低、pH 值越低、血钙越高，则 J 波越明显；反之，则 J 波变低或消失。⑤J 波与恶性室性心律失常有密切关系（图 37-17）。

（4）J 波类型及其临床意义。①特发性 J 波：无引起异常 J 波的其他原因存在，常伴有反复发作的原因不明的室性心动过速、心室颤动甚至猝死，平时多有迷走神经张力增高的表现，具有慢频率依赖性心室内阻滞等特征。小部分心室早复极患者，若出现明显 J 波，可能属于特发性 J 波的范畴，预示有发生恶性室性心律失常的倾向。②继发性 J 波：出现异常 J 波有据可查，如全身性低温（≤34℃）、高钙血症、颅脑疾患、心肺复苏过程中、脑死亡等均可引起巨大的异常 J 波，多伴有 Q-T 间期延长及心动过缓，易诱发恶性室性心律失常。③缺血性 J 波：由严重的急性心肌缺血所引发，如 AMI、变异型心绞痛等。④功能性 J 波：临床上多见无症状的青壮年健康人，可诊断为心室早复极。

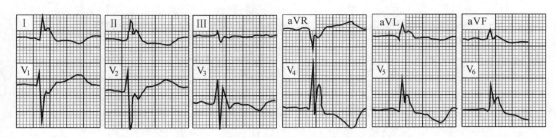

图 37-16　脑出血患者出现继发性异常 J 波

男性,69 岁,高血压病、脑出血。常规心电图(图 37-16)显示基本节律为窦性心律,各个导联可见明显的 J 波,在 V_1、V_2 导联向下,V_5、V_6 导联向上,酷似完全性左束支阻滞图形;Ⅰ、Ⅱ、aVF、V_4~V_6 导联 ST 段呈水平型或下斜型压低 0.10~0.20mV,T 波倒置;Q-T 间期 0.62s。心电图诊断:①窦性心律;②继发性异常 J 波;③广泛导联 ST 段、T 波改变;④Q-T 间期延长。

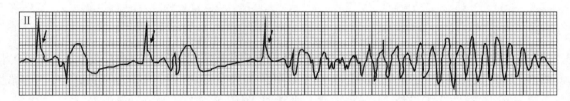

图 37-17　异常 J 波、Ron-T 室性早搏诱发恶性心律失常(引自文献)

男性,34 岁,异常 J 波。Ⅱ导联(图 37-17)显示窦性 QRS 波群降支出现挫折,符合异常 J 波的特征,凌晨 4 时每隔 1 个窦性搏动出现 1 次落在前一个搏动 T 波顶峰上的室性早搏,并诱发了室性心动过速、心室颤动。心电图诊断:①窦性心律;②频发室性早搏,呈 Ron-T 现象及二联律;③室性心动过速、心室扑动或颤动;④异常 J 波,提示早复极综合征。

4. 心室早复极波

请见第 127 页第十七章各类心肌病的心电图改变(六、离子通道心肌病)。

5. 早复极综合征(ERS)

(1)基本概念:早复极综合征是指具有心室早复极心电图特征及出现不明原因多形性室性心动过速、心室颤动或心源性猝死,具体请见第十七章(第 127、128 页)。一小部分心室早复极(≤5%)属于 ERS。

(2)恶性早复极波的早期识别:下壁导联早复极波幅≥0.2mV 且 ST 段呈水平型或下斜型抬高者,猝死的风险性明显增高。Mizumaki 等报道,当 R-R 间期>1.20s 时,J 波幅度在良性和恶性早复极均有增高,但恶性增高更明显。发生恶性心律失常前 J 波振幅往往明显增高。82%猝死发生在 18:00—6:00。

6. J 波综合征(JWS)

J 波综合征包括 Brugada 综合征、早复极综合征。

7. Epsilon 波

Epsilon 波是指 V_1、V_2 导联(有时在右胸前 V_3R、V_4R 导联)QRS 波群终末部或 ST 段起始处出现一个向上的约持续 0.02s 的小棘波(偶呈凹缺状),系右心室被脂肪组织包绕的岛样有活性心肌细胞延迟除极所致。Epsilon 波是致心律失常性右室心肌病一个特异性较强的心电图指标,具有诊断价值(图 37-18)。致心律失常性心肌病约 30%有家族史,为常染色体显性遗传,是年轻人猝死的常见原因之一。

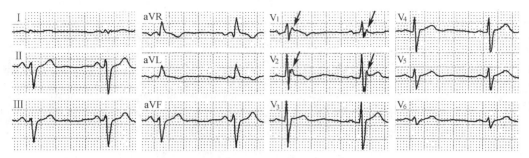

图 37-18　V_1、V_2 导联出现 Epsilon 波

男性,28 岁,致心律失常性右室心肌病。常规心电图(图 37-18)显示窦性 P-P 间期 1.03s,频率 58 次/min;电轴 $-90°$,Ⅱ、Ⅲ、aVF 导联呈 rS 型,$S_Ⅲ = S_Ⅱ$,$R_{aVL} < R_{aVR}$,V_5、V_6 导联呈 rS,rs 型;V_1、V_2 导联可见 Epsilon 波及间歇性 T 波倒置。心电图诊断:①窦性心动过缓(58 次/min);②提示假性电轴左偏$-90°$;③右胸前导联出现 Epsilon 波及间歇性 T 波倒置,符合致心律失常性右室心肌病的心电图改变;④顺钟向转位;⑤右心室肥大待排。

8. Lambda 波(λ 波)

Lambda 波(λ 波)是一个心室除极与复极均有异常,且与心源性猝死相关的一个心电图波。

(1)心电图特征:①仅Ⅱ、Ⅲ、aVF 导联 QRS 波群上升支的终末部和降支均出现切迹,且 ST 段呈下斜型抬高伴 T 波倒置(图 37-19);②左胸前导联呈镜像改变,表现为 ST 段压低;③可合并恶性室性心律失常,如室性心动过速、心室颤动或心脏骤停等(图 37-20)。

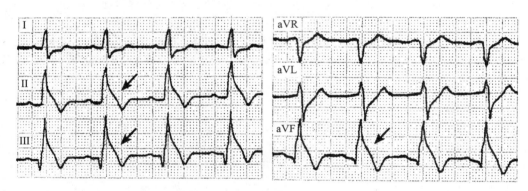

图 37-19　下壁导联出现特征性的 Lambda 波(λ 波)(引自郭继鸿)

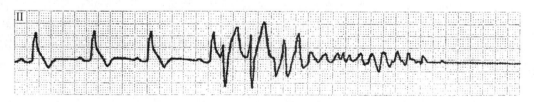

图 37-20　下壁导联出现特征性的 Lambda 波(λ 波),
2 次室性早搏后出现心室颤动、心脏骤停(引自郭继鸿)

(2)临床特征:①常见于年轻的男性患者;②有晕厥或猝死的家族史;③无器质性心脏病依据;④有恶性室性心律失常的发生及心电图记录;⑤常在夜间发生猝死。

(3)发生机制:尚不清楚,属原发性心电离子通道缺陷疾病,可能与 SCN5A 基因突变有关。其猝死系原发性心脏停搏所致,即在短时间内突发心电活动消失而成一条直线。

9. Wellens 综合征及 de Winter 综合波(征)

具体请见第 15～17 页第三章关注心脏血液供应(六、预示左前降支严重病变的表现)。

十四、各类心肌病

1. 扩张型心肌病

与猝死发生率有关的是左心室功能不全的程度和束支阻滞。QRS 波群异常增宽（时间＞0.16s）、双分支阻滞的患者预后极差；而病理性室性早搏多为室性心动过速、心室颤动的先兆；进展性 QRS 波幅低电压、Q-T 间期或 Q-Tc 显著延长，也属于高危心电图表现。

2. 肥厚型心肌病

肥厚型心肌病是年轻人运动性猝死的主要原因，具有家族遗传性，其中 $Arg^{403}Gln$ 突变型预后极差（40 岁以前约有 50％的猝死率）。出现病理性室性早搏、Q-T 间期或 Q-Tc 显著延长、有预激时并发极速型心房颤动或房室折返性心动过速，极易诱发严重的室性心律失常而猝死。

3. 致心律失常性右室心肌病

Epsilon 波是其特征性心电图改变，常出现呈左束支阻滞型室性早搏或室性心动过速，心室晚电位阳性率高。具有家族遗传性，是青年人猝死的原因之一。若伴有左心室受累及功能异常，则更增加了其猝死的风险（图 37-18）。

4. 围生期心肌病

若出现顽固性心力衰竭、非特异性心室内阻滞、左束支阻滞或病理性室性早搏，则病死率高、预后差。

5. 离子通道心肌病

离子通道心肌病包括先天性长 Q-T 间期综合征、特发性短 Q-T 间期综合征、Brugada 综合征、特发性异常 J 波、早复极综合征、儿茶酚胺介导的多形性或双向性室性心动过速等。具体请见第 122～129 页第十七章各类心肌病的心电图改变（六、离子通道心肌病）。

十五、碎裂 QRS 波群

碎裂 QRS 波群对冠心病、非缺血性心肌病等患者的死亡率和心血管事件的发生率有很好或较高的预测价值，是心肌梗死高危患者预警的新指标。J 波和碎裂 QRS 波群同时出现成为心力衰竭引发猝死新的心电学指标。

十六、T 波电交替现象

T 波电交替现象是指心脏自身复极过程中所出现的 T 波极性与振幅的电交替，并排除呼吸、体位、胸腔或心包积液等心外因素。多见于心肌缺血、心功能不全、电解质紊乱等患者。正常心率时出现 T 波电交替者，发生致命性室性心律失常的危险性增加 14 倍。T 波电交替现象已成为识别高危患者的一个重要且非常直观的指征。

十七、心电学特殊检查指标异常

1. 心率变异性（HRV）

自主神经系统与心源性猝死密切相关，心电稳定性有赖于交感、副交感神经和体液调节之间的平衡。若交感神经张力过度增高，则有利于致命性心律失常的发生；若副交感神经激活，则具有保护心脏和抗心室颤动的作用。

若 SDANN 值＜50ms、$SDNN_{index}$ 值＜20ms，则为降低，表明交感神经张力增高；若 r-MSSD 值＜15ms、PNN_{50} 值＜0.75％，则为降低，表明副交感神经张力降低，但需结合年龄加以判断。它们可作为预测 AMI、充血性心力衰竭患者死亡危险性的指标。

2. 窦性心律震荡（HRT）

室性早搏对随后的窦性频率的影响有两种情况：①窦性频率先增快，后减慢，形成双相涨落式变化，这种特征性的变化称为窦性心律震荡现象，见于正常人及心肌梗死后猝死的低危患者；②窦性频率改变不明显或消失，见于心肌梗死后猝死的高危患者。

震荡初始(TO)和震荡斜率(TS)指标对猝死高危患者预测作用稳定而可靠。①预测急性心肌梗死后猝死危险性：TO、TS均异常，是猝死最敏感的预测指标，其阳性预测精确度达32％，同时阴性预测度达90％。②预测慢性心力衰竭患者的预后和猝死的危险性。

3. 心脏变时性功能不全

(1)基本概念：窦房结对运动或代谢等病理生理变化丧失了应有的正常心率反应，即心率增快未达到一定程度，称为心脏变时性功能不全。

(2)评定标准：平板运动试验中，其最快心率<预测最高心率(220－年龄)的75％时，为明显的心脏变时性功能不全。

(3)临床意义：冠心病、病窦综合征、严重的左心室功能不全等器质性心脏病可导致心脏变时性功能不全。平板运动试验中出现变时性功能不全是诊断冠心病的一个独立而敏感的阳性指标，也是冠心病事件(如心绞痛、心肌梗死、猝死)发生风险及预后判断指标之一。

4. 心率减速力检测

(1)基本概念：心率减速力(DC)检测是指通过24h心率的整体趋向性分析和减速能力的测定来评估受检者迷走神经张力的高低，进而筛选和预警猝死高危患者。

(2)评定标准及临床意义。①高危值：DC值≤2.5ms，提示迷走神经调节心率减速的能力显著降低，属于猝死的高危患者；②中危值：DC值2.6～4.5ms，调节能力中度降低，属于猝死的中危患者；③低危值：DC值>4.5ms。

5. 心室晚电位阳性

心室晚电位阳性表明心肌存在缓慢传导的区域，易形成折返而引发快速性室性心律失常。对心肌梗死患者的预后判定及冠心病、心力衰竭患者猝死危险性的预测均有重要意义。

十八、不宜参加剧烈运动的心电图改变

2014年，Prutkin等教授在世界心律学会第35届年会上提出可能增加高中学生运动性猝死的异常心电图改变标准，有下列心电图改变者，建议不宜参加剧烈运动：

(1)左心房肥大：Ⅰ导联或Ⅱ导联P波时间≥0.12s，伴$PtfV_1$绝对值增大。

(2)右心室肥大：$R_{V_1}+S_{V_5}>1.2mV$，伴电轴右偏>＋120°。

(3)异常Q波：有2个或2个以上导联出现Q波时间≥0.04s，深度≥0.3mV(除Ⅲ、aVR导联外)。

(4)完全性左束支阻滞或非特异性心室内阻滞QRS时间≥0.14s。

(5)二度Ⅱ型至三度房室阻滞。

(6)心室预激。

(7)ST段压低：有2个或2个以上导联ST段呈水平型或下斜型压低≥0.05mV(笔者认为应≥0.1mV，且出现在以R波为主导联)

(8)有下列两组或两组以上导联出现T波倒置>0.1mV：V_2～V_6导联、Ⅱ和aVF导联、Ⅰ和aVL导联。

(9)Q-T间期延长(男性Q-Tc≥0.47s、女性Q-Tc≥0.48s)或Q-T间期缩短(Q-Tc<0.32s)。

(10)快速性房性心律失常：心房扑动、颤动及室上性心动过速。

(11)室性早搏：记录10s心电图出现2次或2次以上室性早搏、成对室性早搏或短阵性室性心动过速。

(12)出现Ⅰ型Brugada波。

(13)出现显著的窦性心动过缓(<30次/min)或心室停搏时间≥3.0s。

第三十八章

心脏电分离现象

一、窦房分离

窦房分离是指发生在窦房交接区的一种少见的心电现象,有阻滞性窦房分离和干扰性窦房分离之分。前者即通常所说的三度窦房阻滞,本章着重讨论干扰性窦房分离。

(1)基本概念:窦房分离是指窦性冲动与起源于心房或能逆传心房的房室交接区、心室异位起搏点的冲动在窦房交接区发生 3 次或 3 次以上连续的干扰现象。

(2)发生机制:系窦性与房性冲动的频率相等或接近,或者能逆传心房的房室交接区、心室异位起搏点的频率略快于窦性频率,且异位冲动抢先激动心房并逆传至窦房交接区与窦性冲动发生连续干扰所致。

(3)心电图特征:①有纯的窦性 P 波,即有明确的窦性 P 波;②有纯的房性异位 P′波或逆行 P⁻波;③在两个长的窦性 P 波或房性融合波间歇内至少出现 3 次 P′波或 P⁻波;④窦性 P 波的频率与房性异位 P′波的频率相等或接近,或者逆行 P⁻波的频率略快于窦性的频率,但 P-P 间期与 P′-P′(P⁻-P⁻)间期互差<0.09s;⑤长 P-P 间期至少是窦性基本周期的 4 倍(图 38-1)。

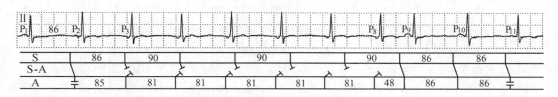

图 38-1　不完全性干扰性窦房分离

男性,75 岁,冠心病。Ⅱ导联(图 38-1)显示 P 波形态有 3 种:①P₁、P₉、P₁₀直立,为窦性 P 波,其 P-P 间期 0.86s,频率 70 次/min,P-R 间期 0.13s;②P₃～P₈ 倒置,其 P⁻-P⁻ 间期 0.81s,频率 74 次/min,P⁻-R 间期 0.07s;③P₂、P₁₁正负双相或低平切迹,为房性融合波。P₂-P₉ 间期 5.40s(0.90s×6),因 P₉ 提早出现,其形态与窦性 P 波一致,且 P₉-P₁₀间期与 P₁-P₂、P₁₀-P₁₁间期相等,故考虑 P₉ 为窦性夺获而非房性早搏,系 P₈ 未能逆传窦结所致。T 波低平。心电图诊断:①短阵性窦性心律;②短阵性非阵发性房室交接性心动过速(74 次/min);③房性融合波;④不完全性干扰性窦房分离;⑤提示房窦逆传二度阻滞;⑥轻度 T 波改变。

(4)临床意义:干扰性窦房分离本身是一种生理性心电现象,其临床意义取决于上述两个起搏点的频率及基础心脏病的病因。若窦性频率持续<50 次/min 而出现下级起搏点被动发放,则提示窦房结功能低下,此时的房性逸搏或房室交接性逸搏具有一种避免心脏停搏的保护性代偿意义。若窦性频率正常而下级起搏点主动地发放冲动,其频率 61～100 次/min,两者竞争性地控制心房,则为非阵发性房性心动过速或非阵发性房室交接性心动过速,多见于洋地黄中毒、急性心肌梗死、心肌炎、低钾血症及心脏手术等。

二、心房分离

有阻滞性心房分离和干扰性心房分离之分。

1. 阻滞性心房分离

阻滞性心房分离又称为局限性完全性心房内阻滞,临床上少见,系指心房肌的某一部分与心房肌的其余部分,分别由两个独立的、互不干扰的起搏点所激动。通常前者由心房内异位起搏点控制,且存在双向性阻滞,故绝不下传心室,其后无 QRS 波群跟随;后者多由窦性节律控制,且下传心室产生 QRS 波群。

2. 干扰性心房分离

(1)基本概念:干扰性心房分离是指发自心脏两个节律点的冲动从不同的方向同时进入心房,且各自激动心房的一部分,形成连续 3 次或 3 次以上的房性融合波。

(2)发生机制:心脏两个节律点发放冲动的频率相等或接近且两者激动心房的时间差<窦性 P 波时间;否则,就不会形成一系列的房性融合波。这两个节律点可以是窦性节律与房性节律、窦性节律与能逆传心房的房室交接区节律(图 38-2)或室性节律、房性节律与能逆传心房的房室交接区节律或室性节律或双源性房性异位节律。

(3)心电图特征:①有两个节律点激动心房所产生的 P 波和 P′波、P 波和 P⁻波、P′波和 P⁻波或 P′波和 P′波;②这两个节律点的频率相等或接近,其基本周期互差<窦性 P 波时间;③连续出现 3 次或 3 次以上房性融合波,其形态介于其他两种 P 波之间,视融合波程度不同,其形态可以多变(图 38-3);④房性融合波出现的时间必须是两个节律点冲动同时或几乎同时出现的时间。

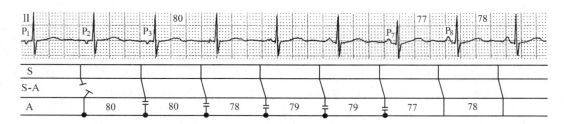

图 38-2　非阵发性房室交接性心动过速伴干扰性心房分离(连续出现不同程度的房性融合波)

女性,61 岁,冠心病。Ⅱ 导联(图 38-2)显示 P 波形态多变:①P₁、P₂ 倒置,其 P⁻-P⁻ 间期 0.80s,频率 75 次/min,P⁻-R 间期 0.10s,为非阵发性房室交接性心动过速;②P₈ 直立,为窦性 P 波,其 P-P 间期 0.77~0.79s,P-R 间期 0.15s;③P₃~P₇ 形态多变,介于倒置 P⁻ 波与直立 P 波之间,为不同程度的房性融合波。QRS 波形正常,其 R-R 间期 0.77~0.80s,频率 75~78 次/min。心电图诊断:①窦性心律;②非阵发性房室交接性心动过速(75 次/min);③干扰性心房分离(连续出现不同程度的房性融合波)。

三、房室分离

房室分离有阻滞性、混合性及干扰性之分。

(一)阻滞性房室分离

阻滞性房室分离又称为三度房室阻滞。请见第 244 页第二十六章房室阻滞(十、三度房室阻滞)。

(二)混合性房室分离

混合性房室分离是指既有房室阻滞(一度、二度)的因素,又有房室交接性逸搏或室性逸搏逆传房室交接区所产生的生理性不应期干扰窦性激动下传心室,酷似高度、三度房室阻滞,极易误诊(图 38-4、图 26-25)。

(三)干扰性房室分离

1. 基本概念

干扰性房室分离是指窦性或房性激动与房室交接区或室性激动在房室交接区内连续发生 3 次或 3 次以上绝对干扰所形成的房室分离。若伴有心房或心室夺获者,则称为不完全性干扰性房室

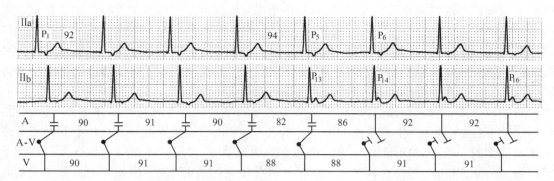

图 38-3 非阵发性房室交接性心动过速伴干扰性心房分离（连续出现不同程度的房性融合波）

男性,28 岁,病毒性心肌炎待排。Ⅱa、Ⅱb 导联(图 38-3)连续记录,显示 P 波形态多变:①$P_1 \sim P_5$ 倒置,位于 ST 段上,其 $P^- \text{-} P^-$ 间期 0.92～0.94s,频率 64～65 次/min,$R \text{-} P^-$ 间期 0.15s,为非阵发性房室交接性心动过速; ②$P_{14} \sim P_{16}$ 直立,落在 ST 段上,为窦性 P 波,其 P-P 间期 0.92s;③$P_6 \sim P_{13}$ 形态多变,介于倒置 P^- 波与直立 P 波之间,为不同程度的房性融合波。QRS 波形正常,其 R-R 间期 0.88～0.94s,频率 64～68 次/min。心电图诊断:①窦性心律;②非阵发性房室交接性心动过速(64～65 次/min);③干扰性心房分离(连续出现不同程度的房性融合波);④不完全性干扰性房室分离。

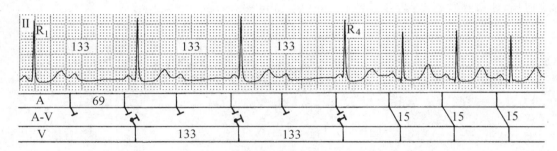

图 38-4 混合性房室分离酷似高度房室阻滞

男性,62 岁,冠心病。Ⅱ导联(图 38-4)显示窦性 P-P 间期 0.69s,频率 87 次/min,P-R 间期 0.15s;$R_1 \sim R_4$ 搏动其前虽有窦性 P 波,但其 P-R 间期长短不一,且 QRS 波幅增高,R-R 间期固定 1.33s,频率 45 次/min,表明 P 波与其后 QRS 波群无关,为房室交接性逸搏心律伴非时相性心室内差异性传导;窦性 P 波落在逸搏搏动 T 波之后未能下传心室,极有可能存在一过性 2:1 传导的二度房室阻滞;ST 段呈水平型压低 0.05～0.08mV。心电图诊断:①窦性心律;②提示一过性 2:1 传导的二度房室阻滞伴逸搏干扰酷似高度房室阻滞;③房室交接性逸搏心律(45 次/min)伴非时相性心室内差异性传导;④轻度 ST 段改变。

分离;若无夺获者,则称为完全性干扰性房室分离。

2. 分类

干扰性房室分离分为完全性和不完全性两类,根据有无心室或心房夺获进行区分。

(1)完全性干扰性房室分离:所记录的心电图中始终未见心室或心房夺获,大多呈一过性出现,呈持续性出现是非常罕见的。

(2)不完全性干扰性房室分离:所记录的心电图中可见心室或心房夺获,其中心室夺获的表现形式有以下 4 种:①全部性夺获,其下传 QRS 波形正常或伴心室内差异性传导;②部分性夺获,以室性融合波形式出现;③企图性夺获,表现为房室交接区隐匿性传导且重整下级起搏点节律,使其节律不齐;④意外性夺获,表现为房室交接区超常期传导、慢径路传导及空隙现象。

3. 产生机制

(1)失职性分离:由窦房结自律性降低引起。当窦性频率低于下级起搏点(房室交接区、心室)

频率时,下级起搏点便被动地发放冲动,同时逆传至房室交接区与窦性激动连续发生 3 次或 3 次以上干扰(图 24-18)。

(2)超越性分离:由下级起搏点自律性增高所致。窦房结自律性正常,而下级起搏点自律性明显增高,其频率超过窦性频率,因房室结多存在生理性室房逆传阻滞,下级起搏点的冲动仅逆传至房室交接区,心房仍由窦性控制,从而形成干扰性房室分离(图 24-9)。

(3)等频性分离:窦房结(或心房)和房室交接区或心室起搏点发放冲动的频率相等或接近,且两者同时传至房室交接区产生一系列的绝对干扰现象,形成等频性房室分离。两个起搏点频率相等,可能是偶然的巧合,但更可能是一种特殊的电生理现象——"趋同现象""钩拢现象"或"同步化现象"所致,即当心脏两个起搏点频率相差<25%时易出现"趋同"或"同步化"现象,频率慢的起搏点逐渐增速,接近于频率快的起搏点直至相等,形成等频率搏动,这是一种正性变时作用的特殊干扰现象。"趋同现象"使随后 P 波固定地出现在 QRS 波群稍前、QRS 波群中、ST 段及 T 波顶峰之前,并持续一定时间(数分钟至数十分钟),出现等频性完全性干扰性房室分离。

4.心电图特征

(1)窦性心动过缓与房室交接性逸搏心律并存:表现为窦性 P 波位于房室交接性 QRS 波群之前(其 P-R 间期较窦性下传心室的 P-R 间期短 0.05s 以上或 P-R 间期长短不一),P 波落在 QRS 波群之中或 P 波位于 ST 段、T 波顶峰之前的一段时间内,窦性 P 波不能下传心室;当 P 波出现在 T 波降支以后,便可夺获心室;两者频率 40~60 次/min(图 38-5)。

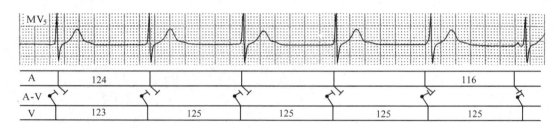

图 38-5　房室交接性逸搏心律、一过性完全性干扰性房室分离

男性,70 岁,病窦综合征。MV₅ 导联(图 38-5)显示窦性 P-P 间期 1.16~1.24s,频率 48~52 次/min,多数 P 波落在 QRS 波群中,少数出现在 QRS 波群之前;QRS 波形正常,R-R 间期 1.23~1.25s,频率 48~49 次/min。心电图诊断:①窦性心动过缓(48~52 次/min);②房室交接性逸搏心律(48~49 次/min);③一过性完全性干扰性房室分离。

(2)窦性心动过缓与加速的室性逸搏心律或心室起搏心律并存:表现为窦性 P 波位于室性 QRS′波群之前(P-R 间期较窦性下传心室的 P-R 间期短 0.05s 以上或 P-R 间期长短不一),P 波落在 QRS 波群之中或 P 波位于 ST 段、T 波顶峰之前的一段时间内,窦性 P 波不能下传心室(图 25-22);当 P 波出现在 T 波降支以后,便可夺获心室;两者频率 41~60 次/min。

(3)正常心率的窦性心律与非阵发性房室交接性心动过速或非阵发性室性心动过速并存:表现为窦性 P 波位于房室交接性或室性 QRS′波群之前(P-R 间期较窦性下传心室的 P-R 间期短 0.05s 以上或 P-R 间期长短不一),P 波落在 QRS′波群之中或 P 波位于 ST 段、T 波顶峰之前的一段时间内,窦性 P 波不能下传心室(图 38-6);当 P 波出现在 T 波降支以后,便可夺获心室;两者频率接近且竞争性地控制心室,频率 61~100 次/min。

(4)窦性心律(包括窦性心动过缓、正常心率、心动过速)与阵发性房室交接性心动过速或室性心动过速并存(图 38-7)。

(5)双重性异位性心动过速并存:包括房性与房室交接性心动过速(图 38-8)、房性与室性心动过速、房室交接性与室性心动过速等。

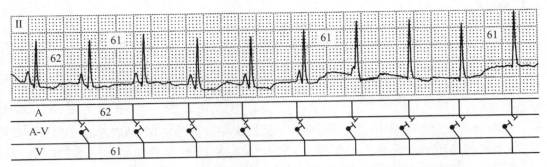

图 38-6　非阵发性房室交接性心动过速伴一过性完全性干扰性房室分离

男性，76 岁，慢性支气管炎、肺心病、冠心病。Ⅱ 导联（图 38-6）显示窦性 P 波高尖，振幅 0.28～0.30mV，P-P 间期 0.62s，频率 97 次/min；P-R 间期逐搏缩短直至 P 波重叠在 QRS 波群中，QRS 波形正常，R-R 间期 0.61s，频率 98 次/min；T 波低平。心电图诊断：①窦性心律；②P 波高尖，提示右心房肥大；③非阵发性房室交接性心动过速（98 次/min）；④一过性完全性干扰性房室分离；⑤轻度 T 波改变。

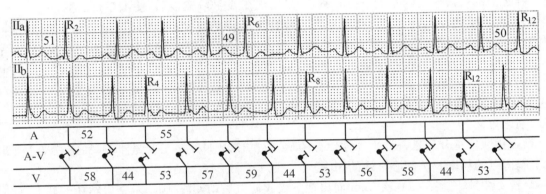

图 38-7　窦性心动过速与房室交接性心动过速并存、一过性完全性干扰性房室分离

女性，21 岁，病毒性心肌炎。Ⅱa、Ⅱb 导联（图 38-7）系相隔数分钟记录，Ⅱa 导联显示频发房室交接性早搏，如 R_2、R_6、R_{12} 搏动，其偶联间期 0.49～0.51s。Ⅱb 导联显示窦性 P-P 间期 0.52～0.55s，频率 109～115 次/min；部分 P 波位于 QRS 波群稍前，部分重叠在 QRS 波群中；R_4、R_8、R_{12} 系提早出现呈正常形态 QRS-T 波群，偶联间期 0.44s，为房室交接性早搏；其余 QRS 波群的 R-R 间期 0.53～0.59s，频率 102～113 次/min。心电图诊断：①窦性心动过速（109～115 次/min）；②频发房室交接性早搏；③房室交接性心动过速（102～113 次/min）；④一过性完全性干扰性房室分离。

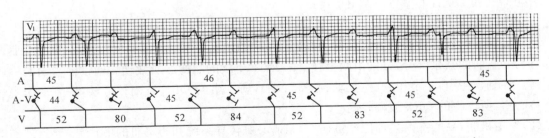

图 38-8　房性心动过速、房室交接性心动过速伴异肌交接区传出 3∶2 文氏现象

男性，73 岁，心律不齐待查。V_1 导联（图 38-8）显示 P 波直立，P-P 间期 0.45～0.46s，频率 130～133 次/min；P-R 间期长短不一；QRS 波形正常，R-R 间期呈 0.52、0.80～0.84s 短长交替出现，考虑为房室交接性异位心律伴异肌交接区传出 3∶2 文氏现象，其异位心律的基本周期为 0.44～0.45s，频率 133～136 次/min。心电图诊断：①提示房性心动过速；②房室交接性心动过速伴异肌交接区传出 3∶2 文氏现象；③完全性干扰性房室分离。

5. 诊断要点

(1)P(P′)波与QRS波群完全无关或大部分无关。

(2)P(P′)波出现在房室交接区的生理性绝对不应期内。

(3)心室率≥心房率。

(4)P(P′)波出现在房室交接区的应激期内便能夺获心室,形成不完全性干扰性房室分离。

6. 鉴别诊断

(1)高度、几乎完全性房室阻滞与不完全性干扰性房室分离的鉴别:两者都存在房室分离和心室夺获,所不同的是前者心房率>心室率,心室率<45次/min(笔者主张心室率<60次/min),P(P′)波出现在T波之后大多不能下传心室;而后者心室率≥心房率,P(P′)波出现在T波之后便能下传心室。

(2)三度房室阻滞与完全性干扰性房室分离的鉴别:两者都存在完全性房室分离,所不同的是前者心房率>心室率,心室率<45次/min(笔者主张心室率<60次/min),P(P′)波出现在T波之后均不能下传心室;而后者心室率≥心房率,P(P′)波出现在QRS波群稍前、QRS波群中、ST段及T波顶峰之前的一段时间内不能下传心室,一旦出现在T波降支以后,便可夺获心室。

(3)二度房室阻滞合并房室干扰现象与三度房室阻滞的鉴别:两者都存在房室分离,诊断时容易混淆,但两者的鉴别对临床非常重要,有时又很困难。所不同的是前者心房率>心室率,心室率>60次/min,P(P′)波出现在QRS波群稍前、QRS波群中、ST段及T波顶峰之前的一段时间内不能下传心室,出现在T波之后部分不能下传心室,部分能下传心室;而后者心室率<45次/min(笔者主张心室率<60次/min),P(P′)波出现在T波之后均不能下传心室。

7. 临床意义

(1)干扰性房室分离是一种生理性传导障碍,它的出现本身并无重要性,其临床意义主要取决于两个起搏点的频率及基础心脏病的病因。

(2)若窦性频率持续<50次/min而出现下级起搏点被动发放,则提示窦房结功能低下,此时的房室交接性逸搏或室性逸搏具有一种避免心脏停搏的保护性代偿意义。

(3)若窦性频率正常而下级起搏点主动性地发放冲动,其频率61～100次/min,两者竞争性地控制心室,则为非阵发性房室交接性心动过速或非阵发性室性心动过速;或者窦性频率正常、窦性心动过速而出现阵发性房室交接性心动过速或阵发性室性心动过速。上述两种情况多见于急性心肌梗死、心肌炎、低钾血症及心脏手术等。

四、心室分离

有阻滞性和干扰性心室分离之分。

1. 阻滞性心室分离

(1)基本概念:阻滞性心室分离又称为局限性完全性心室内阻滞,临床上少见,系指心室肌的某一部分与心室肌的其余部分,分别由两个独立的、互不干扰的起搏点所激动。通常前者由心室内异位起搏点控制(心室自主节律、心室扑动、心室颤动),所产生的QRS波幅较低矮,后者多由窦性激动下传心室,所产生的QRS波幅较高。

(2)发生机制:系心室内多部位严重病变,阻碍心脏传导系统和心室肌的电传导,导致阻滞圈内的心肌出现双向阻滞,阻滞圈内的起搏点与另一起搏点各自控制一部分心室肌或单侧心室,互不干扰对方的频率或节律。

(3)类型:①室上性节律(窦性、房性、房室交接性)伴心室扑动或颤动;②室上性节律伴心室异位节律(图38-9);③心室自主节律伴心室扑动或颤动;④心室内有两个互不干扰的自主节律;⑤室上性激动经左、右束支下传分别使左、右心室除极产生两个互不相关的QRS波群。

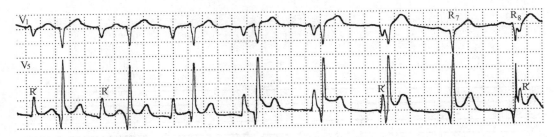

图 38-9　窦性心律与加速的室性逸搏心律形成阻滞性心室电分离现象

临床资料不详。V₁、V₅ 导联同步记录（图 38-9），显示 R₇、R₈ 搏动其前有窦性 P 波，P-P 间期 0.86s，频率 70 次/min，P-R 间期 0.18s；值得关注的是振幅较低的 QRS 波群（标有 R′）逐渐靠近窦性 QRS 波群直至重叠其中，其 R′-R′ 间期 0.96s，频率 63 次/min。心电图诊断：①窦性心律；②加速的室性逸搏心律（63 次/min）；③局限性完全性心室内阻滞，即阻滞性心室电分离现象。

（4）临床意义：Katz 等认为心室电分离现象是一种不可逆的病理现象，它使血流动力学及冠状动脉灌注严重恶化，继而导致心肌缺血，在心肌的不同层次发生碎裂波，表现了心电离散，故心室电分离现象提示心肌病变严重而广泛，多见于严重的器质性心脏病或临终期，其预后极差。

2.干扰性心室分离

（1）基本概念：干扰性心室分离是指发自心脏两个节律点的冲动从不同的方向同时进入心室，且各自激动心室的一部分，形成连续 3 次或 3 次以上的室性融合波。

（2）发生机制：心脏两个节律点发放冲动的频率相等或接近，且两者激动心室的时间差小于窦性或室性 QRS 波群时间；否则，就不会形成一系列的室性融合波。这两个节律点可以是室上性节律与室性节律（室性逸搏心律、加速的室性逸搏心律、非阵发性室性心动过速、阵发性室性心动过速及心室人工起搏心律）或双源性室性异位节律。

（3）心电图特征：①有两个节律点激动心室所产生的 QRS 波群和 QRS′波群或有两种固定形态纯的室性 QRS′波群；②这两个节律点的频率相等或接近，其基本周期互差＜窦性或室性 QRS 波群时间；③至少连续出现 3 次的室性融合波，其形态介于其他两种 QRS 波群之间，视融合波程度不同，其形态可以多变；④若是双源性室性异位节律，其室性融合波往往"正常化"；⑤室性融合波出现的时间必须是两个节律点冲动同时或几乎同时出现的时间（图 38-10、图 38-11）。

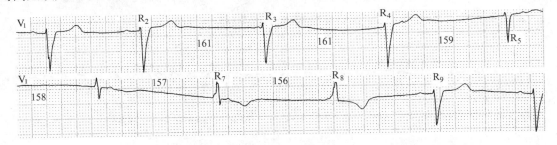

图 38-10　干扰性心室分离（连续出现 3 次正常化或相对正常化室性融合波）

男性，70 岁，冠心病。上、下两行 V₁ 导联（图 38-10）连续记录，定准电压 5mm/mV。显示窦性 P-P 间期1.24～1.91s，频率 31～48 次/min，P-R 间期 0.20s，窦性下传 QRS 波群呈完全性左束支阻滞图形（QRS 时间 0.15s），如 R₂ 搏动；R₃、R₄ 搏动延迟出现呈完全性左束支阻滞图形，逸搏周期 1.61s，频率 37 次/min，为房室交接性逸搏；R₈ 搏动也延迟出现呈类似束支阻滞图形（QRS 时间 0.11s），逸搏周期 1.56s，频率 38 次/min；R₅～R₇ 搏动形态正常化，为房室交接性逸搏与室性逸搏共同除极心室形成正常化或相对正常化的室性融合波，其逸搏周期 1.57～1.59s。心电图诊断：①显著的窦性心动过缓（31～48 次/min）伴显著不齐；②完全性左束支阻滞；③过缓的房室交接性逸搏心律（37～38 次/min）；④室性逸搏心律（38 次/min）；⑤干扰性心室分离形成正常化室性融合波。

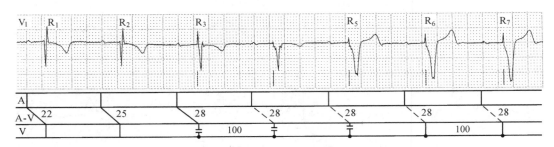

图 38-11 干扰性心室分离(连续出现 3 次室性融合波)

男性,63 岁,高度房室阻滞、植入双腔起搏器 1 年。设置的基本起搏周期 1000ms,频率 60~120 次/min,A-V 间期 280ms,心室后心房不应期 300ms。V₁ 导联(图 38-11)显示窦性 P-P 间期 0.97~1.02s,频率 59~62 次/min,P-R 间期由 0.22s→0.25s→0.28s 直至与 P-V 间期一致,心房电极感知窦性 P 波后经 P-V 间期触发心室起搏;窦性下传 QRS 波群呈 rSR′型,时间 0.08s,如 R₁、R₂ 搏动;R₆、R₇ 搏动为心室起搏,R₃~R₅ 搏动为窦性 P 波经房室交接区下传与经 P-V 间期触发心室起搏所形成的不同程度的室性融合波。心电图诊断:①窦性心律;②不典型房室文氏现象(二度Ⅰ型房室阻滞);③提示不完全性右束支阻滞;④双腔起搏器,时呈心室起搏心律(VAT 方式)伴不同程度的室性融合波,起搏器功能未见异常。

五、电-机械分离

电-机械分离是指心室有极缓慢而不规则宽大畸形 QRS′波群或心室扑动、颤动等心电活动,但均不能引发有效的心室收缩,触摸不到大动脉搏动,测不到血压。常见于临终前。

六、临终心电图

临终心电图又称为"濒死心电图",是指患者临终前出现的极缓慢而不规则房室交接性或(和)室性逸搏心律,偶尔以早搏形式出现或由心室扑动→粗波型心室颤动→细波型心室颤动→呈一条直线即心电消失。心电图可有以下表现:

(1)极缓慢而不规则房室交接性或(和)室性逸搏心律,偶尔以早搏形式出现。

(2)呈现特宽型 QRS 波群(时间≥0.16s),ST 段消失或难以辨认,T 波前支陡峻,后支平缓。

(3)QRS 波群逐渐增宽,振幅逐渐降低,频率逐渐降低直至停搏呈一条直线。

(4)出现三度房室阻滞伴心室停搏:有 P(P′)波或 F(f)波出现,但均不能下传心室,也无 QRS 波群出现。

(5)出现细波型心室颤动:心室颤动波振幅<0.5mV(图 38-12)。

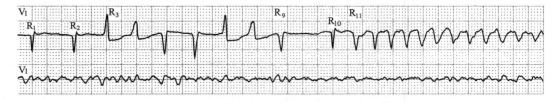

图 38-12 Ron-T 室性早搏诱发极速型室性心动过速、心室颤动

女性,64 岁,扩张型心肌病。上、下两行 V₁ 导联(图 38-12)系动态心电图 00:41 连续记录,定准电压 5mm/mV,显示 R₁、R₂、R₁₀ 为窦性搏动,其 P-P 间期 0.56s,频率 107 次/min,P-R 间期 0.19s;R₃~R₉ 系由多源性室性早搏组成的短阵性室性心动过速,频率 150~182 次/min;长短周期后 R₁₁ 落在前一搏动 T 波顶峰上而诱发极速型室性心动过速(273 次/min)、心室颤动,约 20s 后转为一条直线,心电波消失。心电图诊断:①窦性心动过速(107 次/min);②由多源性室性早搏组成的短阵性室性心动过速(150~182 次/min);③Ron-T 室性早搏诱发极速型室性心动过速(273 次/min)、心室颤动而出现心源性猝死。

第三十九章

意外性传导

一、概述

意外性传导是指某一时相内的窦性、房性激动下传心室时，理应受阻，却反常地传至心室。它多发生在房室交接区和束支内。其心电图表现通常有 3 种类型。①韦金斯基现象：易化作用及效应；②超常期传导：2 相、3 相及 4 相超常期传导；③伪超常传导：空隙现象、双径路传导、3 相及 4 相阻滞等。

二、韦金斯基现象

1. 基本概念

(1)韦金斯基现象：是指处于高度抑制状态的传导组织在受到一次强刺激后，其传导功能得到暂时性的改善。它由易化作用及效应两部分构成。

(2)易化作用：是指阻滞区远端受到异位激动强刺激后，原不能通过阻滞区的窦性激动却能意外地下传心室，为对侧促进传导。

(3)效应：系指易化作用引起心室夺获后，阻滞区应激阈值暂时降低，使窦性激动能意外地连续数次下传，为同侧促进传导。

2. 发生条件

(1)传导组织存在高度至三度阻滞。

(2)阻滞区远端受到一次异位激动(逸搏或早搏)的强刺激，该异位激动作为促发性冲动。

(3)原有传导阻滞出现暂时性减轻或消失，使适时而来的窦性激动能意外地下传心室。

3. 形成机制

(1)超常期传导：促发性冲动在阻滞区内发生隐匿性传导过程中产生超常期，使适时而来的窦性激动(R-P 间期常在 0.30～1.0s)遇该超常期能意外地下传。

(2)不应期回剥现象：存在传导阻滞时，一次促发性冲动出现后，可通过心动周期缩短引起阻滞区组织的有效不应期缩短，或者促发性冲动使不应期提早结束，或者阻滞区两侧同时被激动整合引起不应期缩短，使随后的窦性激动下传时能避开有效不应期而意外地传至心室。

(3)4 相阻滞(慢频率依赖性阻滞)：韦金斯基现象常发生在高度至三度阻滞伴缓慢心室率，促发性冲动的出现使心率暂时性增快，原慢频率依赖性阻滞也暂时消失，导致原来因慢频率依赖性阻滞而不能下传的激动得以下传，传导阻滞得到暂时性改善。

4. 心电图表现

上述 3 个发生条件，即为韦金斯基现象的心电图表现，又称为韦金斯基现象"三联症"，即高度至三度阻滞、阻滞区远端出现异位搏动、窦性激动能意外地连续数次下传。

(1)高度至三度房室阻滞时，房室交接性、室性逸搏或早搏后，适时出现的窦性激动能意外地连续数次从房室交接区下传心室(图 39-1、图 39-2)。

(2)完全性束支阻滞(束支三度阻滞)时，室性逸搏或早搏后，适时出现的窦性激动能意外地连续数次呈室上性 QRS 波群(图 39-3)。

(3)不完全性左心房或右心房内阻滞时,房性早搏后,适时出现的窦性激动能意外地连续数次呈正常形态的 P 波(图 39-4)。

(4)窦性激动常在房室交接性、室性逸搏或早搏后 0.30～1.0s 出现时能意外地下传心室。

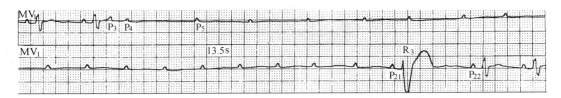

图 39-1 阵发性三度房室阻滞、室性逸搏诱发房室交接区韦金斯基现象

男性,70 岁,冠心病。上、下两行 MV₁ 导联(图 39-1)连续记录,显示窦性 P-P 间期 0.58～0.93s,频率 65～103 次/min;P-R 间期 0.17s,QRS 时间 0.10s;P_3、P_4 为成对未下传房性早搏,代偿间歇后连续出现 16 个窦性 P 波下传受阻,在长达 13.50s 后出现 1 次呈左束支阻滞型 QRS 波群(R_3 搏动),其后才恢复正常的房室传导;R_3 搏动的 P-R 间期 0.17s 与窦性的 P-R 间期一致,故 R_3 搏动有两种可能:①系 P_{21} 下传心室,存在 4 相(慢频率依赖性)完全性左束支阻滞;②不是 P_{21} 下传,为室性逸搏。夹有 R_3 搏动的长 P-P 间期(P_{21}-P_{22})恰好等于其前两个短 P-P 间期之和。心电图诊断:①窦性心律伴不齐;②二度Ⅱ型窦房阻滞;③成对未下传房性早搏引发阵发性三度房室阻滞伴心室停搏(13.50s);④4 相(慢频率依赖性)完全性左束支阻滞或极缓慢室性逸搏诱发房室交接区韦金斯基现象;⑤下级起搏点功能低下;⑥建议植入双腔起搏器。

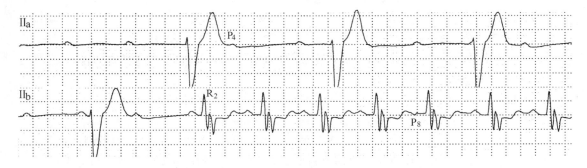

图 39-2 阵发性三度房室阻滞、完全性右束支阻滞、室性逸搏诱发房室交接区或左束支内韦金斯基现象

男性,75 岁,冠心病、晕厥待查。Ⅱa、Ⅱb 导联(图 39-2)连续记录,显示窦性 P-P 间期 0.70～0.84s,Ⅱa 导联 P_4 提早出现,其形态与窦性 P 波不一致,呈不完全代偿间歇,为房性早搏。Ⅱb 导联 P_8 波呈负正双相,无明显提早出现,为房性融合波或舒张晚期房性早搏;窦性下传的 P-R 间期绝大多数为 0.22s,仅Ⅱb 导联 R_2 搏动的 P-R 间期 0.17s,可能是室性逸搏的激动逆传房室交接区使其传导得到较好恢复或是房室交接性逸搏;窦性下传的 QRS 波群呈右束支阻滞图形(时间 0.20s)。可见连续 12 个或 13 个 P 波未能下传心室,呈现阵发性三度房室阻滞;延迟出现 QRS 波群呈左束支阻滞图形(时间 0.18s),其逸搏周期 1.90～2.30s,频率 26～32 次/min,为起源于右心室或右束支阻滞区下方的室性逸搏心律。值得关注的是Ⅱb 导联室性逸搏或房室交接性逸搏后才恢复正常的房室传导,提示室性逸搏或房室交接性逸搏诱发了房室交接区或左束支内韦金斯基现象。心电图诊断:①窦性心律;②双源性房性早搏,可能存在房性融合波;③阵发性三度房室阻滞(可能由左束支出现一过性三度阻滞所致);④一度房室阻滞(提示阻滞部位在左束支内);⑤完全性右束支阻滞;⑥室性逸搏心律(26～32 次/min);⑦室性逸搏或房室交接性逸搏诱发房室交接区或左束支内韦金斯基现象。

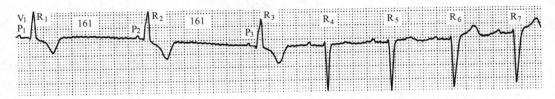

图 39-3　完全性左束支阻滞、室性逸搏诱发左束支内韦金斯基现象

女性,65 岁,冠心病、高血压病、完全性左束支阻滞。V₁ 导联(图 39-3)显示窦性基本 P-P 间期 0.87~0.90s,长 P-P 间期(P₁-P₂ 间期 1.68、P₂-P₃ 间期 1.59s),与短 P-P 间期无倍数关系,提示窦性停搏;QRS 波形有 4 种:①呈完全性右束支阻滞图形,如 R₂、R₃ 搏动,其 R-R 间期 1.61s,频率 37 次/min,P-R 间期短至 0.10s,表明窦性 P 波与该 QRS 波群无关,为室性逸搏;②呈完全性左束支阻滞图形,如 R₆、R₇ 搏动,其 P-R 间期 0.23s;③呈正常形态,如 R₄、R₅ 搏动,其 P-R 间期 0.23s,发生在室性逸搏之后,提示室性逸搏诱发了左束支内韦金斯基现象;④呈右束支阻滞图形但略窄,如 R₁ 搏动,其 P-R 间期 0.18s,为起源于左心室或左束支阻滞区下方的起搏点与窦性 P 波经房室交接区、右束支下传心室共同除极心室所形成的"相对正常化"的室性融合波,但以前者控制心室为主。心电图诊断:①窦性心律;②窦性停搏;③一度房室阻滞;④完全性左束支阻滞;⑤室性逸搏心律伴"相对正常化"的室性融合波;⑥室性逸搏诱发左束支内韦金斯基现象。

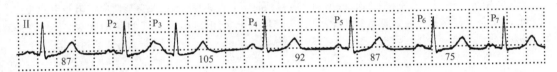

图 39-4　不完全性左心房内阻滞、房性早搏诱发左心房内韦金斯基现象

男性,68 岁,冠心病。Ⅱ 导联(图 39-4)显示窦性 P-P 间期 0.80~0.92s,频率 65~75 次/min,P-R 间期 0.16s;P 波形态有 3 种:①P 波增宽伴双峰切迹,如 P₂、P₆、P₇,其 P-P 间期 0.75~0.87s,为窦性 P 波,存在不完全性左心房内阻滞;②P₃ 提早出现,为房性早搏;③P₄、P₅ 呈正常形态,发生在房性早搏之后,其代偿间歇 1.05s(P₃-P₄ 间期),提示房性早搏诱发了左心房内韦金斯基现象,但也不能完全排除系房性逸搏或快频率依赖性左心房内阻滞所致。心电图诊断:①窦性心律;②P 波增宽伴切迹,提示不完全性左心房内阻滞所致;③提示房性早搏诱发左心房内韦金斯基现象,不能排除房性逸搏或快频率依赖性左心房内阻滞。

5.临床意义

(1)韦金斯基现象仅见于有传导阻滞的器质性心脏病,它的出现表示传导系统有病变。

(2)高度至三度房室阻滞时,逸搏、韦金斯基易化作用及效应共同组成免遭心室停搏的 3 种保护性反应,具有代偿意义。

三、超常期传导

1.基本概念

超常期传导又称为超常传导,是指心肌细胞受到抑制时所出现反常的传导改善现象。所谓超常,仅指受到抑制的传导组织其传导改善程度比所预料的要好,而不是比正常的心脏传导更好。多见于房室交接区、束支内,也见于房室旁道、起搏电极与心内膜交接区。

2.发生条件

(1)逸搏激动逆传至房室交接区产生超常传导期。

(2)室上性激动(窦性、房性)下传时恰遇房室交接区的超常期。

3.发生机制

Spear 等指出阈电位随着心动周期的变化而变化。心肌细胞除极后其阈电位最高,第 3 时相迅速下降,第 4 时相恢复到舒张期水平。在浦肯野纤维中,阈电位在第 3 时相末下降得特别快,造成膜电位与阈电位之间的差值反而小于第 4 时相,此时引起激动所需要的刺激强度小于第 3、4 时相,造成超常应激性,出现超常传导。

4. 超常传导类型

(1)第 1 超常期传导:位于 ST 段与 T 波上升支初段,属 2 相超常期或绝对不应期中的超常期传导(图 39-5)。

(2)第 2 超常期传导:位于 T 波下降支与 U 波之间,属 3 相超常期或相对不应期中的超常期传导(图 39-6)。

(3)第 3 超常期传导:位于 T 波后 0.28s 附近,属 4 相超常期或应激期中的超常期传导。

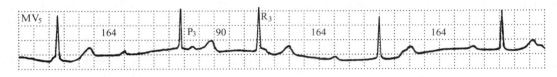

图 39-5　房室交接区 2 相超常期传导伴极长 P-R 间期

男性,76 岁,冠心病。MV_5 导联(图 39-5)显示窦性 P-P 间期 0.92s,频率 65 次/min;P-R 间期长短不一;QRS 波形正常,多数 R-R 间期 1.64s,频率 37 次/min,为房室交接性逸搏;仅 R_3 提早出现,考虑由落在 ST 段上 P_3 下传心室,其 P-R 间期 0.90s,平均心室率 40 次/min。心电图诊断:①窦性心律;②几乎完全性房室阻滞引发缓慢心室率(平均 40 次/min);③提示房室交接区 2 相超常期传导伴极长 P-R 间期(0.90s);④过缓的房室交接性逸搏心律(37 次/min)。

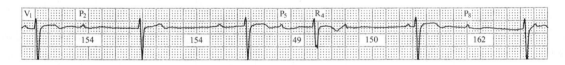

图 39-6　房室交接区 3 相超常期传导伴较长 P-R 间期

女性,68 岁,冠心病。V_1 导联(图 39-6)显示窦性 P-P 间期 0.87~1.12s,频率 54~69 次/min;P-R 间期长短不一;QRS 波形正常,长 R-R 间期 1.50~1.62s,频率 37~40 次/min,为房室交接性逸搏心律;仅 R_4 提早出现且其形态略异(S 波变浅),考虑由落在 T 波终末部 P_5 下传心室,其 P-R 间期 0.49s,而远离 T 波的 P_2、P_8 却未能下传心室,平均心室率 50 次/min。心电图诊断:①窦性心律不齐;②几乎完全性房室阻滞引发缓慢心室率(平均 50 次/min);③提示房室交接区 3 相超常期传导伴较长 P-R 间期;④过缓的房室交接性逸搏心律伴非时相性心室内差异性传导(37~40 次/min)。

5. 心电图特征

(1)房室交接区超常期传导:①高度至几乎完全性房室阻滞时,室上性激动在心动周期的某一短暂时间内(2、3、4 相超常期)能夺获心室,但较早或较迟的室上性激动均被阻滞,不能下传心室(图 39-6)。②超常期下传的激动,其 R-P 间期与 P-R 间期不呈反比关系的矛盾现象,即 R-P 间期短,其 P-R 间期亦短;反之,R-P 间期长,其 P-R 间期亦长。③逸搏激动后出现的窦性夺获可呈极长或较长的 P-R 间期(图 39-5、图 39-6)。

(2)束支内超常期传导:当一侧束支存在 3 相(快频率依赖性)或功能性阻滞时,若提早出现的房性早搏适逢束支的超常期(2、3、4 相超常期),则其下传的 P'-R 间期与窦性正常形态的 P-R 间期相等或略延长,其延长的增量<25ms,QRS 波形正常或接近正常(图 39-7、图 39-8)。但应与束支内空隙现象、对侧束支 3 相阻滞相鉴别。此时,这两者的 P'-R 间期至少延长 40ms 以上。

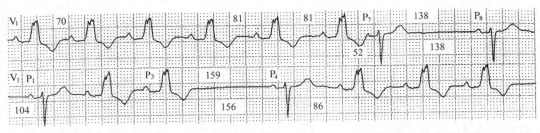

图 39-7　快频率依赖性完全性右束支阻滞、房室交接性早搏伴右束支内超常期传导引发 QRS 波形正常化

男性,65 岁,冠心病、高血压病。上、下两行 V_1 导联(图 39-7)连续记录,显示 3 种 P 波形态、2 种 QRS 波形:①P 波直立型,其 P-P 间期 0.70～0.81s,频率 74～86 次/min,P-R 间期 0.20s,QRS 波群呈完全性右束支阻滞图形,发生在 R-R 间期≤0.86s 时,为窦性搏动;②上行 P_7 直立,提早出现在前一搏动 T 波终末部,下传的 P'-R 间期 0.15s,考虑为房室交接性早搏,其 QRS 波形正常,提示与右束支内超常期传导有关,呈超完全代偿间歇,提示窦房结节律恢复不良;③P 波正负双相型(上行 P_8 及下行 P_1、P_4),系延迟出现,发生在房室交接性早搏超长代偿间歇、窦性激动未能及时发放时(下行 P_3 后未见窦性 P 波按时出现),为房性逸搏,其逸搏周期 1.04～1.59s,频率 38～58 次/min,下传的 P'-R 间期 0.17s,QRS 波形正常,发生在 R-R 间期≥1.04s 时。房性逸搏下传的 P'-R 间期 0.17s 较窦性 P-R 间期 0.20s 缩短了 0.03s,可能与房性逸搏起源于 James 束或由 James 束下传心室或因房室结充分休息后传导得到改善有关。心电图诊断:①窦性心律;②提示窦性停搏;③房室交接性早搏,提示合并右束支内超常期传导引发 QRS 波形正常化;④快频率依赖性完全性右束支阻滞;⑤频发房性逸搏,时呈成对出现及不齐。

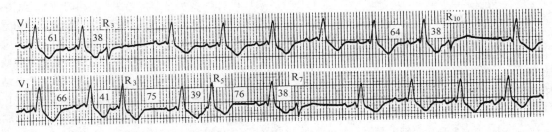

图 39-8　完全性右束支阻滞、部分房性早搏伴右束支内超常期传导引发 QRS 波形正常化

女性,60 岁,冠心病。上、下两行 V_1 导联(图 39-8)连续记录,显示窦性 P-P 间期 0.60～0.65s,频率 92～100 次/min,P-R 间期 0.13s,QRS 波群呈完全性右束支阻滞图形。值得关注的是提早出现 P'-QRS-T 波群,P' 波重叠在前一搏动 T 波降支上,其下传 QRS 波群呈两种形态且与其前 R-R 间期的长短无明显关系:①呈正常形态(rs 型),下传的 P'-R 间期约 0.13s,与其前搏动的 R-R 间期 0.38s,如上行 R_3、R_{10} 及下行 R_7 搏动;②呈右束支阻滞图形(rsR′型),下传的 P'-R 间期 0.13～0.14s,与其前搏动的 R-R 间期 0.39～0.41s,如下行 R_3、R_5 搏动。心电图诊断:①窦性心律;②频发房性早搏,部分伴右束支内超常期传导引发 QRS 波形正常化;③完全性右束支阻滞。

　　(3)房室旁道内超常期传导:高度至几乎完全性房室旁道阻滞时,室上性激动在心动周期的某一短暂时间内能由旁道下传心室,但较早或较迟的室上性激动均不能由旁道下传(图 39-9)。

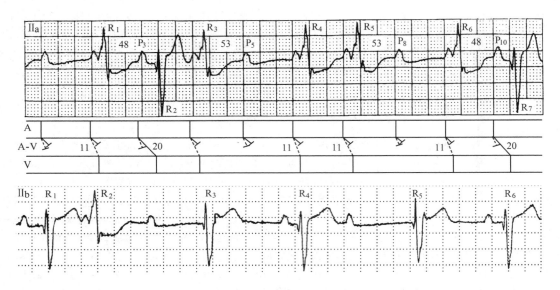

图 39-9 房室正道、旁道均出现 3 相超常期传导

女性,33 岁,扩张型心肌病、心室预激、晕厥待查。Ⅱa、Ⅱb 导联(图 39-9)系不同时间记录,Ⅱa 导联显示 P 波形态高尖,电压 0.25~0.32mV,时间 0.11s,其 P-P 间期 0.58~0.63s,频率 95~103 次/min。P-R 间期和 QRS 波形各有两种:①R₂、R₇ 搏动的 P-R 间期 0.20s,QRS 波群呈 QrS 型,电轴左偏,时间 0.16s,系窦性 P 波落在前一搏动 T 波顶峰上由房室正道下传心室(梯形图 A-V 行中斜实线),其 QRS 波形呈非特异性心室内阻滞的心电图特点;②其余搏动的 P-R 间期 0.11s,QRS 波群呈 Rs 型,起始部顿挫为“δ”波,QRS 时间 0.17s,为窦性激动经房室旁道下传所形成的完全性心室预激波形(梯形图 A-V 行中斜虚线)。值得注意的是 R₃-P₅、R₅-P₈ 间期 0.53s 较R₁-P₃、R₆-P₁₀ 间期 0.48s 长 0.05s,P₅、P₈ 未能下传心室,可能系 R₂-R₃、R₄-R₅ 间期较短导致其后房室结不应期相应延长影响 P₅、P₈ 下传;而 P₃、P₁₀ 却能意外地由房室正道下传,与其前 R-R 间期(R₅-R₆)较长导致其后房室结不应期相应缩短或房室正道存在 3 相超常期传导有关。Ⅱb 导联显示 P 波高尖外,其 P-P 间期 0.75~0.90s;P-R 间期有 0.20s 和 0.11s 长短 2 种,相应的 QRS 波形呈 QrS 型(如 R₄、R₆ 搏动)和呈 Rs 型(如 R₂ 搏动)与Ⅱa 导联类似;值得关注的是 R₂ 搏动,系窦性 P 波落在前一搏动 T 波终末部才由房室旁道下传心室,落在其他部位的 P 波旁道均不能下传,提示旁道存在几乎完全性阻滞伴 3 相超常期传导;此外,R₁、R₃、R₅ 搏动的 P-R 间期长、短不一,QRS 波群延迟出现,其形态与正道下传略异,为房室交接性逸搏,其逸搏周期 1.40s,频率 43 次/min,故房室正道存在二度Ⅱ型~高度阻滞,呈 3:1~5:1 传导。心电图诊断:①窦性心律,时呈窦性心动过速(103 次/min);②P波高尖,提示右心房肥大所致;③间歇性完全性心室预激;④下壁异常 Q 波伴电轴左偏;⑤非特异性心室内阻滞;⑥Ⅱa 导联显示房室正道高度阻滞伴 3 相超常期传导、房室旁道二度Ⅱ型阻滞,呈 2:1~3:2 传导;⑦Ⅱb 导联显示房室正道二度Ⅱ型~高度阻滞,呈 3:1~5:1 传导、旁道几乎完全性阻滞伴 3 相超常期传导;⑧房室交接性逸搏伴非时相性心室内差异性传导。

(4)心室起搏电极与心内膜交接区超常期传导:通常仅能诊断 3 相超常期夺获心室,不存在 2 相超常期夺获,因此时起搏脉冲出现在心室的绝对不应期内,故起搏脉冲只有出现在自身搏动 T 波的终末部时,方能夺获心室出现起搏 QRS′波群,而出现在应激期内均不能夺获心室而成为无效的起搏脉冲(图 39-10)。

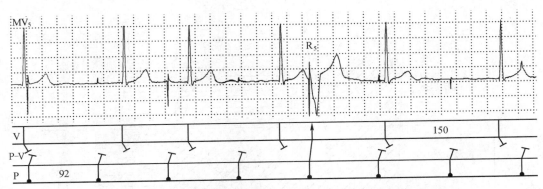

图 39-10　心室起搏电极与心内膜交接区 3 相超常期夺获心室

男性,79 岁,心房颤动伴长 R-R 间期、植入心室起搏器 7 年。设置的基本起搏周期 920ms,频率 65 次/min。MV₅ 导联(图 39-10)显示基本节律为心房颤动(细颤型),最长 R-R 间期达 1.50s,平均心室率约 50 次/min;可见心室起搏脉冲呈固定性发放,其起搏周期 0.92s,频率 65 次/min;仅见起搏脉冲落在 T 波终末部时,方能夺获心室出现起搏 QRS′波群,如 R₅ 搏动;落在其他部位均不能夺获心室而成为无效的起搏脉冲。心电图诊断:①心房颤动(细颤型)伴缓慢心室率(平均 50 次/min);②心室起搏器,其起搏和感知功能双重异常;③心室起搏电极与心内膜交接区 3 相超常期夺获心室;④提示起搏器电能耗竭,请结合临床。

6. 临床意义

(1)真正的超常传导并不多见,只有在用常见机制如空隙现象、双径路传导、3 相并存 4 相阻滞等不能解释时,才考虑超常传导。

(2)超常传导仅见于有传导阻滞的器质性心脏病,它的出现表示传导组织有较重的病变。

四、空隙现象

1. 基本概念

空隙现象(又称为裂隙现象)是指心动周期某一时相内(称为空隙期)出现的室上性激动下传受阻,而紧邻其前后的激动均能下传心室的一种电生理现象。多见于房室交接区、束支内。

2. 发生机制

(1)分层阻滞学说:空隙现象的发生是由于传导径路中出现两个传导屏障区。一个为近端延迟区,与相对不应期有关;另一个为远端阻滞区,与绝对不应期或有效不应期有关。当近端部位传导速度较快,室上性激动过早地到达远端时,遇其有效不应期而被阻滞(空隙期或裂隙带);反之,更早的室上性激动在近端部位传导延缓,则远端不应期有足够时间得到恢复,激动反而能下传心室(恢复期)(图 39-11)。

(2)房室结双径路传导学说:该学说只能解释传导延迟区和阻滞区均发生在房室结的空隙现象(图 39-12)。

3. 发生条件

(1)取决于传导径路两个屏障区功能性不应期的相互关系:必须是远端有效不应期长于近端有效不应期,且这个差别要足够大。

(2)近端相对不应期要足够长,且近端的有效不应期和相对不应期之和应长于远端的有效不应期,允许更早的激动有机会在房室结内产生足够长的 A-H 间期。

(3)随着室上性激动偶联间期的缩短,在近端延迟区传导的延迟量必须大于偶联间期缩短量。否则,该激动仍在远端被阻滞。

(4)基础心率的快慢、药物也会影响空隙现象的发生,如基础心率较慢,空隙现象消失;而心率较快、阿托品可使房室结不应期缩短,有利于下传激动遇到远端不应期而显现。

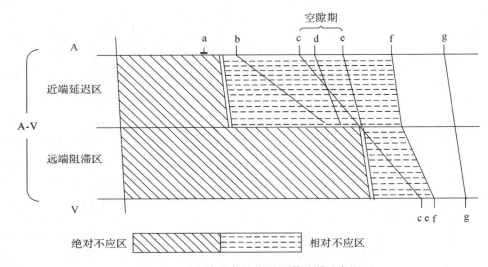

图 39-11　空隙现象的分层阻滞学说示意图

①空隙期(c~e)后的房性激动(e、f、g)因脱离了近端延迟区和远端阻滞区的有效不应期得以下传;②在空隙期内房性激动(d)落在近端区相对不应期,以稍慢速度传至远端时,遇其有效不应期而被阻滞;③在空隙期前的房性激动(c),因落在近端区相对不应期的更早期,以较慢速度下传,达到远端时该处已脱离了不应期反而能下传;④更早的房性激动(a、b)因分别落在近端、远端的不应期而受阻。

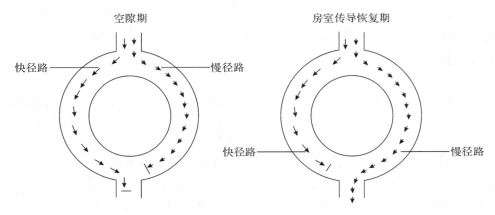

图 39-12　房室结双径路传导学说示意图

房室结存在快径路(左侧)、慢径路(右侧)和最终的公共通道,房性激动到达房室结时,可同时由快、慢径路下传。在空隙期内房性早搏发生较晚,激动经快径路下传,但最终遇公共通道内的不应期而受阻;在恢复期更早的房性早搏在快径路内受阻,但能由慢径路经公共通道下传至心室。

4. 心电图特征

(1)房室交接区空隙现象:多见于不同时相内出现的房性早搏、食管调搏或有房室分离出现心室夺获时(图 39-13),激动下传的 R-P 间期与 P-R 间期始终呈反比关系,即 R-P 间期短,其 P-R 间期长;反之,R-P 间期长,其 P-R 间期短,而有别于超常传导。

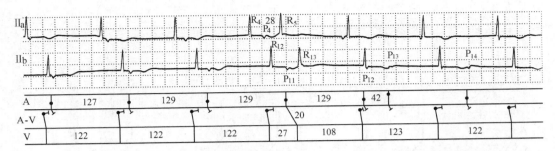

图 39-13　双重性逸搏心律、干扰性房室分离、房性夺获心室时揭示房室交接区空隙现象

女性,57 岁,冠心病、病窦综合征。Ⅱa、Ⅱb 导联(图 39-13)连续记录,未见窦性 P 波,P 波倒置,其 P⁻-P⁻ 间期 1.27~1.29s,频率 47 次/min,P₁₃ 提早出现,为房性早搏;R-R 间期 1.22~1.23s,频率 49 次/min;R-P⁻ 间期长短不一,表明 P⁻ 波与 QRS 波群无关,存在干扰性房室分离;值得关注的是 R₅、R₁₃ 提早出现落在 T 波终末部或降支,偶联间期不等,形态正常,考虑分别由 P₄、P₁₁ 下传心室并提示左、右束支存在 3 相超常期传导,下传的 P⁻-R 间期分别为 0.28、0.20s,其 R-P⁻ 间期与 P⁻-R 间期呈反比关系,而在其前 R-R 间期基本固定时,P₁₄ 落在 T 波终末部却反而不能下传心室,提示房室交接区存在空隙现象;T 波浅倒置,Q-T 间期 0.53s(正常最高值 0.485s)。心电图诊断:①提示窦性停搏;②房性早搏未下传;③房性逸搏心律(心房下部)或房室交接区上部逸搏心律(47 次/min);④房室交接性逸搏心律(49 次/min);⑤不完全性干扰性房室分离;⑥房性夺获心室时出现干扰性 P⁻-R 间期延长并揭示房室交接区存在空隙现象、左右束支 3 相超常期传导,但不能排除房性交接性早搏;⑦T 波改变及 Q-T 间期延长。

(2)束支内空隙现象:①随着室上性冲动偶联间期或 R-R 间期的逐渐延长,下传的 QRS 波群呈"束支阻滞型→正常形态→束支阻滞型→正常形态"(图 39-14)或"正常形态→束支阻滞型→正常形态"的规律(图 39-15);②同时伴有 P′-R 间期延长。

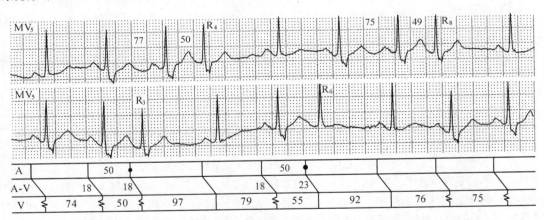

图 39-14　房性早搏、间歇性完全性右束支阻滞,提示右束支内空隙现象所致

男性,63 岁,冠心病、心律不齐待查。上、下两行 MV₅ 导联(图 39-14)连续记录,显示窦性 P-P 间期 0.73~0.78s,P-R 间期 0.18s,窦性下传的 QRS 波群呈正常形态或呈完全性右束支阻滞图形,前者发生在较长 R-R 间期(≥0.92s)之后,而后者则出现在 R-R 间期 0.74~0.79s 时。可见频发提早出现 P′-QRS-T 波群,P 波重叠在 T 波上,偶联间期 0.50s,当下传的 P′-R 间期 0.18~0.20s,与前一搏动的 R-R 间期 0.49~0.50s 时,其 QRS 波群呈右束支阻滞图形,如上行 R₄、R₈ 及下行 R₃;当下传的 P′-R 间期 0.23s,与前一搏动的 R-R 间期 0.55s 时,其 QRS 波群呈正常形态,如下行 R₆。QRS 波形随着 R-R 间期由短→长而呈现"完全性右束支阻滞→正常形态→完全性右束支阻滞→正常形态"的规律。心电图诊断:①窦性心律;②频发房性早搏;③间歇性完全性右束支阻滞,提示右束支内空隙现象所致;④房性早搏揭示右束支内空隙现象。

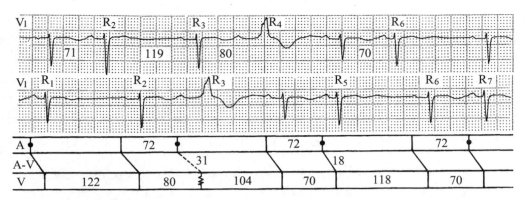

图 39-15　房性早搏揭示房室结双径路传导及右束支内空隙现象

男性,28 岁,病毒性心肌炎待排。上、下两行 V₁ 导联(图 39-15)连续记录,显示每隔 1 个窦性搏动提早出现 1 次 P′-QRS-T 波群,P′波形态一致,偶联间期 0.72s。当下传的 P′-R 间期 0.18s,与前一搏动的 R-R 间期 0.70～0.71s 时,其 QRS 波群呈正常形态,如上行 R₂、R₆ 及下行 R₁、R₅、R₇;当下传的 P′-R 间期 0.31s,与前一搏动的 R-R 间期 0.80s 时,其 QRS 波群却呈完全性右束支阻滞图形,如上行 R₄、下行 R₃。心电图诊断:①窦性搏动;②频发单源性房性早搏,呈二联律;③部分房性早搏下传时出现 P′-R 间期延长,提示由房室结慢径路下传;④房性早搏时呈心室内差异性传导,提示右束支内空隙现象所致。

5.诊断时注意点

(1)空隙现象的本质是近端传导延缓,故一定要有 P-R 间期延长的心电图表现,不然应考虑超常期传导。

(2)诊断空隙现象时一般要求其前 R-R 间期固定,以排除前周期对房室结不应期的影响。

五、房室结双径路传导

(1)P-P 间期基本规则时,激动由快径路下传的 P-R 间期较短,而经慢径路下传的 P-R 间期则较长,两者呈跳跃式改变或成倍延长。

(2)P 波落在 ST 段、T 波上,其下传的 P-R 间期与落在 TP 段上下传的 P-R 间期基本相等,显示 R-P 间期与 P-R 间期不呈反比关系的矛盾现象(图 39-16)。

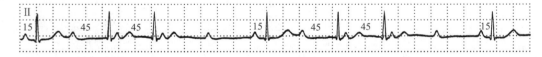

图 39-16　房室结慢径路下传酷似房室交接区 2 相超常期传导

男性,23 岁,心肌炎后遗症。Ⅱ导联(图 39-16)显示窦性 P-P 间期 0.53～0.58s,频率 103～113 次/min;P-R 间期呈 0.15、0.45s 短长两种,P 波落在 T 波之后与落在 ST 段上其下传的 P-R 间期均为 0.45s,呈现 R-P 间期与 P-R 间期不呈反比关系的矛盾现象,系房室结慢径路下传心室所致;可见连续 2 次 P 波下传受阻出现 1.32、1.36s 长 R-R 间期。心电图诊断:①窦性心动过速(103～113 次/min);②P-R 间期呈成倍延长,提示房室结双径路传导所致;③快径路高度阻滞,呈 5∶1 传导;④慢径路二度Ⅱ型阻滞,呈 5∶2 传导。

六、3 相、4 相阻滞

1.基本概念

(1)3 相阻滞:又称为快频率依赖性阻滞,是指在频率相对较快时即较短间期后所出现的传导阻滞,包括室上性激动落在传导组织生理不应期所引起的功能性阻滞及传导组织不应期异常延长所引起的病理性阻滞。

(2)4 相阻滞:又称为慢频率依赖性阻滞,是指在频率相对较慢即较长间期后所出现的传导阻滞。

2.发生机制

3相阻滞系传导组织复极不完全→膜电位较低→传导速度减慢以至阻滞或传导组织不应期异常延长所致;而4相阻滞系传导组织除极不完全所致,即舒张期自动除极增强→膜电位降低→传导速度减慢以至阻滞。

3.发生部位

任何传导组织及其部位均可发生,但以房室交接区、束支最为常见。

4.心电图特征

频率增快即较短间期、频率减慢即较长间期后出现相应部位的传导阻滞,前者为3相阻滞(图39-17、图39-18),后者为4相阻滞。若在某一频率或间期范围内传导正常,而小于或大于这一间期范围均出现传导阻滞,则表明该传导组织同时存在3相、4相阻滞(图39-19、图39-20)。

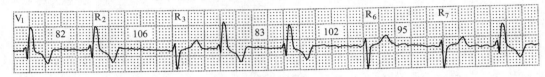

图 39-17　快频率依赖性(3 相)完全性右束支阻滞

男性,70 岁,心房颤动。V_1 导联(图 39-17)显示基本节律为心房颤动(细颤型),平均心室率 75 次/min;有两种 QRS 波形:①当 R-R 间期≤0.83s 时,QRS 波群呈右束支阻滞图形(时间 0.16s),如 R_2 搏动等;②当 R-R 间期≥0.95时,QRS 波形正常,如 R_3、R_6、R_7 搏动等。心电图诊断:①心房颤动(细颤型)伴正常心室率(平均 75 次/min);②快频率依赖性(3 相)完全性右束支阻滞。

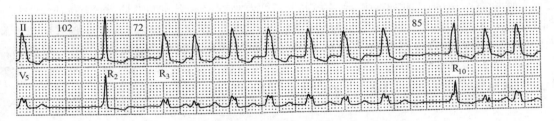

图 39-18　快频率依赖性(3 相)完全性左束支阻滞

女性,61 岁,冠心病、心房颤动。Ⅱ、V_5 导联(图 39-18)同步记录,其中 V_5 导联定准电压 5mm/mV。显示基本节律为心房颤动(细颤型),平均心室率 110 次/min;有 3 种 QRS 波形:①当 R-R 间期≤0.72s 时,QRS 波群呈完全性左束支阻滞图形(时间 0.12s),如 R_3 搏动等;②当 R-R 间期 0.85s 时,便呈不完全性左束支阻滞图形(时间 0.11s),如 R_{10} 搏动;③当 R-R 间期 1.02s 时,QRS 波形正常,如 R_2 搏动。QRS 波形正常时其 ST 段呈下斜型压低约 0.1mV,T 波负正双相。心电图诊断:①心房颤动(细颤型)伴快速心室率(平均 110 次/min);②快频率依赖性(3 相)左束支阻滞;③ST 段、T 波改变。

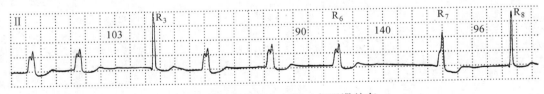

图 39-19　左束支内 3 相、4 相阻滞并存

男性,82 岁,冠心病、心房颤动。Ⅱ导联(图 39-19)显示基本节律为心房颤动(细颤型),平均心室率70 次/min;有 3 种 QRS 波形:①当 R-R 间期≤0.90s 时,QRS 波群呈完全性左束支阻滞图形(时间 0.13s),如 R_6 搏动等;②当 R-R 间期 1.40s 时,便呈不完全性左束支阻滞图形(时间 0.11s),如 R_7 搏动;③当 R-R 间期 0.96、1.03s 时,QRS 波形正常,如 R_3、R_8 搏动。QRS 波形正常时其 ST 段呈下斜型压低约 0.1mV,T 波低平。心电图诊断:①心房颤动(细颤型)伴正常心室率(平均 70 次/min);②左束支内同时存在 3 相、4 相阻滞;③ST 段、T 波改变。

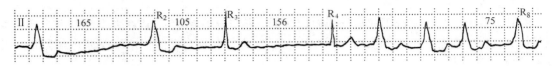

图 39-20　房室正道 3 相、4 相阻滞并存

男性,64 岁,冠心病、心房颤动。Ⅱ导联(图 39-20)显示基本节律为心房颤动(细颤型),平均心室率 60 次/min;有 3 种 QRS 波形:①当 R-R 间期≤0.75s 时,QRS 波群宽大畸形(时间 0.18s),起始部有 δ 波,考虑为完全性心室预激,提示 f 波均从房室旁道顺传心室而正道下传受阻,如 R_8 搏动等;②当 R-R 间期 1.05s 时,便呈不完全性预激波形(时间 0.11s),表明 f 波由房室旁道及正道同时下传心室形成部分性预激,如 R_3 搏动;③当 R-R 间期 1.56 时,QRS 波形正常,系 f 波经房室正道下传心室而旁道下传受阻,如 R_4 搏动;④当 R-R 间期≥1.65s 时,QRS 波群又呈完全性心室预激波形,如 R_2 搏动。心电图诊断:①心房颤动(细颤型)伴正常心室率(平均 60 次/min);②间歇性心室预激;③房室正道 3 相、4 相阻滞并存。

5.临床意义

(1)3 相阻滞的临床意义取决于基础心脏病和是否伴发其他心律失常,如在短偶联间期、Ashman 现象、心室率>135 次/min 出现的,多为功能性;在心房扑动或颤动、心率<135 次/min 出现的心室内差异性传导,尤其是呈左束支阻滞型者,多伴有器质性心脏病,属病理性。

(2)4 相阻滞具有病理意义,见于器质性心脏病。

七、鉴别诊断

房室交接区超常期传导与伪超常传导中的空隙现象、双径路传导鉴别有时较困难,但以下 3 点对这三者鉴别有所帮助:①超常期传导多发生于三度或高度房室阻滞的器质性心脏病患者,且下传 R-P 间期与 P-R 间期不呈反比关系的矛盾现象;②空隙现象存在于许多非器质性心脏病患者和正常人群中,是一种功能性生理现象,其下传的 R-P 间期与 P-R 间期总是呈反比关系;③双径路传导也是一种功能性生理现象,经慢径路下传时,P 波落在有效不应期、相对不应期、应激期上,其下传的 P-R 间期一致或基本一致,且 R-P 间期与 P-R 间期不呈反比关系矛盾现象。

第四十章

视频资源

快速夯实基础起搏心电图

一、起搏心电图分析内容

(1)确定主导心律及其他存在的异常心电图：①若自身节律是窦性心律，则进一步分析有无窦性停搏、窦房阻滞、房室阻滞、束支与分支阻滞、早搏及房室肥大、异常Q波等；②若仅为起搏心律，则根据起搏脉冲与P波和QRS波群、自身P波与起搏QRS'波群的关系，判定起搏模式或工作方式是AAI、VVI还是DDD、VAT或DDI等。

(2)判定起搏器的起搏功能和感知功能有无异常。

(3)分析有无A-V间期、P-V间期变化及其原因。

(4)分析有无起搏频率改变及其原因。

(5)判定有无起搏源性心律失常。

(6)判定起搏器是否开启特殊功能。

(7)酌情判定起搏器功能异常的原因。

(8)酌情判定起搏器的类型。

二、起搏模式或工作方式的表述

为了统一对起搏器性能的识别和交流，1987年北美心脏起搏电生理学会和英国心脏起搏电生理组织制订了NBG起搏器编码(表40-1)。2000年对NBG编码进行了重新修订，将原第5位的抗心动过速更改为多部位起搏(表40-2)。心电图室医生多以NBG编码法进行表述，而程控医生和部分临床医生则以AS(心房感知)、VS(心室感知)、AP(心房起搏)、VP(心室起搏)进行表述，故书写起搏心电图诊断时，这两种表述方式均可采用。

表40-1　NBG起搏器编码序号和字母含义

I 起搏心腔	II 感知心腔	III 感知后反应方式	IV 程控遥测、频率应答	V 抗心动过速
A:心房起搏	A:心房感知	I:感知后抑制	P:单一程控	P:抗心动过速
V:心室起搏	V:心室感知	T:感知后触发	M:多项程控	S:电击
D:心房、心室顺序起搏	D:心房、心室双腔感知	D:触发+抑制	C:遥测	D:抗心动过速+电击
O:不起搏	O:不感知	O:无	O:无	O:无
S:特定的心房或心室起搏	S:特定的心房或心室感知		R:频率应答	

表 40-2　2000 年修订的 NBG 编码序号和字母含义

I 起搏心腔	II 感知心腔	III 感知后反应方式	IV 频率应答	V 多部位起搏
A:心房起搏	A:心房感知	I:感知后抑制		A:心房多部位起搏
V:心室起搏	V:心室感知	T:感知后触发		V:心室多部位起搏
D:心房、心室顺序起搏	D:心房、心室双腔感知	D:触发＋抑制		D:心房、心室双腔多部位起搏
O:不起搏	O:不感知	O:无	O:无频率应答	O:无
S:特定的心房或心室起搏	S:特定的心房或心室感知		R:有频率应答	

根据起搏器编码,可以了解起搏器功能和类型,如:AAI 为心房起搏、心房感知、P 波抑制型;VVIR 为心室起搏、心室感知、R 波抑制型、频率应答;DDD 为房室顺序起搏、房室双腔感知、触发与抑制并存。根据笔者经验,工作中掌握前三位编码法即可解决问题。

三、起搏器和起搏电极的类型

1.起搏器的类型及植入部位

(1)心房起搏器:起搏电极多数植入右心耳。不过右侧房间隔是右心房最佳起搏部位,可预防或减少心房颤动发作。

(2)心室起搏器:起搏电极多数植入右室心尖部,少数植入右室流出道。

(3)双腔起搏器:双腔起搏器的两根导线电极有 3 种植入方式。①心房电极植入右心耳、心室电极多植入右室心尖部(少数植入右室流出道),进行房室顺序起搏;②希氏束加右室心尖部起搏:最近 5 年有将心房电极植入希氏束或希氏束旁,心室电极植入右室心尖部作为备用起搏;③双心室起搏:将两根电极分别植入左心室的侧静脉和右心室(心尖部或流出道)进行左、右心室同步化起搏。

(4)三腔起搏器:将 3 根电极分别植入右心房、右心室及左心室进行房室顺序、双心室同步化起搏。

2.电极的类型

(1)双极电极:阴极和阳极均位于导线电极的顶端,起搏脉冲较低小,有时不易辨认。

(2)单极电极:导线电极的顶端作为阴极,起搏器外壳作为阳极,起搏脉冲高大。

四、认识各类起搏器的心电图特征

心房起搏脉冲(A 脉冲)后跟随起搏 P′波,心室起搏脉冲(V 脉冲)后跟随起搏 QRS′波群(图 40-1);双心室起搏时将发放相距20～40ms 的两个 V-V 脉冲;希氏束起搏时,A 脉冲后出现约50ms 等电位线及正常 QRS 波群;希氏束旁起搏时,A 脉冲后跟随类似不完全性预激的起搏 QRS′波群(图 40-2、图 40-3)。

五、心房起搏器

现很少单独植入心房起搏器(因存在房室阻滞风险),心电图呈现心房起搏心律时,多由双腔起搏器自动转换为 AAI 工作方式所致。现予以简单介绍。

1.计时周期

心房起搏器的计时周期主要包括起搏周期、起搏逸搏周期、心房不应期及上限(高限)频率间期(限于具有频率应答的起搏器)(图 40-4)。

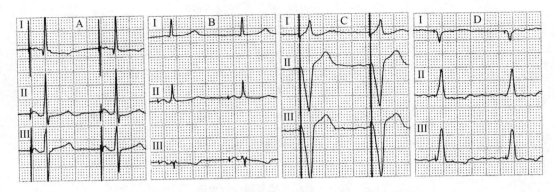

图 40-1　心房、心室起搏时（单腔起搏器）心电图特征

图 A 为右心耳单极起搏（AAI 模式）；图 B 为右心耳双极起搏（AAI 模式）；

图 C 为右室心尖部单极起搏（VVI 模式）；图 D 为右室流出道双极起搏（VVI 模式）。

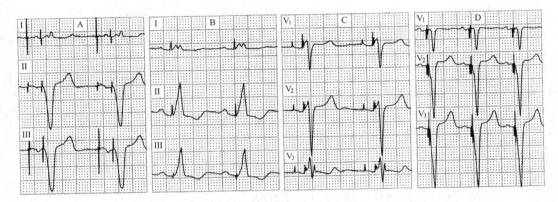

图 40-2　房室顺序起搏时（双腔、三腔起搏器）心电图特征

图 A 为房室顺序双腔起搏（DDD 模式、右室心尖部起搏）；图 B 为心室起搏（VAT 方式、右室流出道起搏）；

图 C 为房室顺序三腔起搏即 CRT 起搏（DDD 模式、双心室起搏）；图 D 为双心室起搏（VAT 方式）。

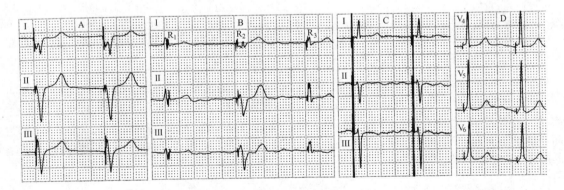

图 40-3　双心室起搏、希氏束起搏及希氏束旁起搏心电图特征

　　图 A 为双心室起搏（VVI 模式）；图 B 为特殊的双心室起搏[VVT 模式或 VSR（心室感知反应），如 R_1 搏动系 f 波下传 QRS 波群被右室电极感知 8ms 后触发左室电极发放 V 脉冲所致，R_2 搏动为双心室起搏，R_3 搏动为双心室起搏与 f 波下传共同除极心室所形成的室性融合波]；图 C 为希氏束起搏（起搏脉冲与正常 QRS 波群之间有约 50ms 等电位线）；图 D 为希氏束旁起搏（起搏脉冲与相对正常化 QRS 波群之间无等电位线，有 δ 波）。

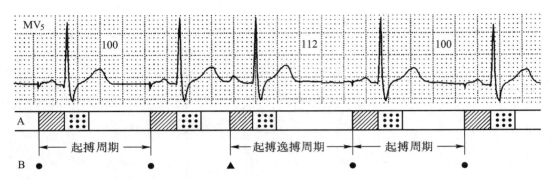

图 40-4　心房起搏器的计时周期

A 行斜线区代表起搏器的绝对不应期,虚点区代表起搏器的相对不应期,空白区代表感知期或应激期。B 行实心小圆点表示 A 脉冲发放,实心小三角形表示感知事件(感知房性早搏);设置的起搏周期 1000ms,起搏逸搏周期 1120ms,滞后周期 120ms,心房不应期 400ms。

(1)起搏周期:是指连续两个 A 脉冲之间的时距,可程控设置到合适的时间。

(2)起搏逸搏周期:是指窦性 P 波或房性 P'波到其后的 A 脉冲之间的时距,即 P(P')-A 间期(图 40-4),可程控设置到合适的时间。

(3)心房不应期:是指电极感知器的不应期。在此不应期内,起搏器对任何信号不发生反应,但仍可"看到"信号。可程控设置,多在 300～500ms。

(4)上限频率间期:仅限于有频率应答功能的心房起搏器(AAIR),根据机体需要起搏器会自动增快或降低起搏频率,多设置在 120～130 次/min。

2.功能正常时的心电图特征

(1)A 脉冲后跟随 P'-QRS-T 波群或 P'波,P'波极性与窦性 P 波一致。

(2)A-R 间期与窦性 P-R 间期一致或略长,多在 0.12～0.20s。

(3)P'波下传的 QRS 波形与窦性一致。

(4)可有房性融合波或伪融合波出现(图 40-5)。

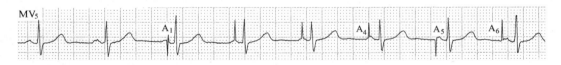

图 40-5　AAI 起搏时出现真、假房性融合波

男性,61 岁,病窦综合征,植入心房起搏器 2 年。设置的起搏周期 860ms,频率 70 次/min。MV₅ 导联(图40-5)显示窦性 P-P 间期 0.87～0.89s,频率 67～69 次/min;A-A 间期 0.86s,A₁～A₄ 脉冲落在窦性 P 波上,属伪房性融合波,A₅、A₆ 脉冲夺获心房出现起搏 P'波,但 A₅ 夺获心房后所形成的 P 波形态和振幅介于窦性 P 波和起搏 P'波之间,为两者的融合波。心电图诊断:①窦性心律;②心房起搏心律(AAI 模式,70 次/min);③真、假房性融合波;④起搏器功能未见异常。

六、心室起搏器

心室起搏器多数植入右室心尖部,少数植入右室流出道或右室间隔部。适合于心房颤动或扑动伴长 R-R 间期患者。

1.计时周期

心室起搏器的计时周期与心房起搏器类似,主要包括起搏周期、起搏逸搏周期、心室不应期及上限频率间期(限于具有频率应答的起搏器)(图 40-6)。

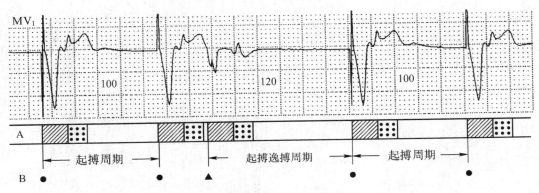

图 40-6　心室起搏器的计时周期

A 行斜线区代表起搏器的绝对不应期,虚点区代表起搏器的相对不应期,空白区代表感知期或应激期;B 行实心小圆点表示 V 脉冲发放,实心小三角形表示感知事件(感知室性早搏);设置的起搏周期 1000ms,起搏逸搏周期 1200ms,滞后周期 200ms,心室不应期 400ms。

2. 功能正常时的心电图特征

(1)V 脉冲后紧随宽大畸形 QRS-T 波群,QRS′时间多在 0.16～0.20s。

(2)依据 V_1、下壁导联(Ⅱ、Ⅲ、aVF)QRS′波形特点判断起搏部位:①若 V_1 导联 QRS′波群呈类似左束支阻滞图形,下壁导联 QRS′主波向下,则为右室心尖部起搏(图 40-7);反之,下壁导联 QRS′主波向上,则为右室流出道起搏(图 40-8)。②若 V_1 导联 QRS′波群呈类似右束支阻滞图形,则为左心室起搏。

(3)起搏周期、起搏逸搏周期与原设定的周期一致,具有频率应答者则在起搏逸搏周期与上限频率间期之间波动。可有真、假室性融合波出现。

(4)若有自身搏动夺获心室,则出现起搏器节律重整。

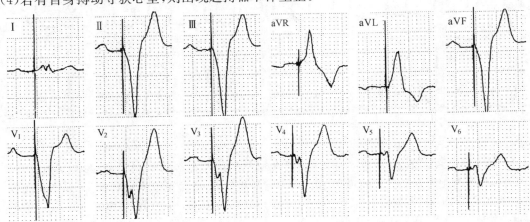

图 40-7　右室心尖部起搏的心电图特征

女性,80 岁,冠心病、三度房室阻滞、植入心室起搏器 3 年。设置的起搏周期 1000ms,频率 60 次/min。常规心电图(图 40-7)可见窦性 P 波,V 脉冲引发的宽大畸形 QRS 波群呈类似左束支和左前分支阻滞图形,其 P-V 间期长短不一(0.20、0.24s),表明 P 波与起搏 QRS′波群无关。心电图诊断:①窦性心律;②完全性房室分离,提示三度房室阻滞;③心室起搏器,呈心室起搏心律(VVI 模式,60 次/min,右室心尖部起搏);④起搏器功能未见异常。

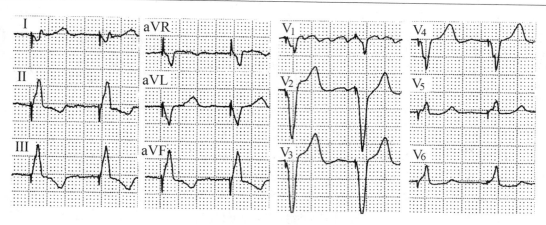

图 40-8　右室流出道起搏的心电图特征

男性,73 岁,心房颤动伴长 R-R 间歇,植入心室起搏器(VVIR)1 年。设置的基本起搏周期 1 100ms,频率 55～120 次/min。常规心电图(图 40-8)V₄～V₆ 导联定准电压 5mm/mV,显示基本节律为不纯性心房扑动,Ⅱ、Ⅲ、aVF 导联起搏 QRS' 波群呈 R 型,胸前导联呈类左束支阻滞图形,起搏周期 0.75s,频率 80 次/min。心电图诊断:①不纯性心房扑动;②心室起搏器,呈心室起搏心律(VVIR 模式,75 次/min,右室流出道起搏);③起搏器功能未见异常;④完全性房室分离。

3. 警惕假性感知功能不足引发的竞争性起搏

当起搏器开启噪声反转功能遇极速心室率时或自身心搏过早出现落在起搏器不应期内,可出现竞争性起搏现象。不过,前者在心室率减慢后将恢复按需型起搏(图 40-9),后者提早心搏的 R-R 间期短于起搏器的不应期(图 40-10),而有别于起搏器真性感知功能不足的心电图表现。

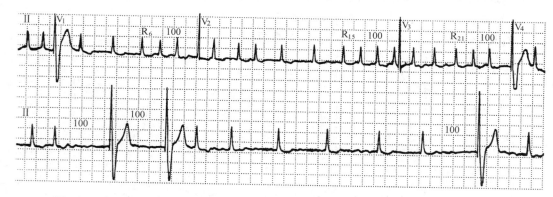

图 40-9　快速型心房颤动时,起搏器开启噪声反转功能酷似感知功能不足的心电图表现

女性,73 岁,甲状腺功能亢进、心房颤动、植入心室起搏器 2 年。设置的起搏周期 1000ms,频率 60 次/min。上、下两行系 Ⅱ 导联(图 40-9)不同时间记录,上行显示基本节律为心房颤动,平均心室率 170 次/min,出现 4 次竞争性 V 脉冲发放,其中 V₁、V₄ 脉冲夺获心室,R₆-V₂、R₁₅-V₃、R₂₁-V₄ 的间期 1.0s,恰好与起搏周期一致。下行系心室率减慢后记录,显示起搏器恢复按需型起搏,其起搏周期和起搏逸搏周期均为 1.0s;T 波振幅低平。心电图诊断:①心房颤动(细颤型)伴快速心室率(平均 170 次/min);②心室起搏器,呈心室起搏搏动(VVI 模式,60 次/min);③提示起搏器开启噪声反转功能;④假性感知功能不足;⑤起搏器功能未见异常;⑥轻度 T 波改变。

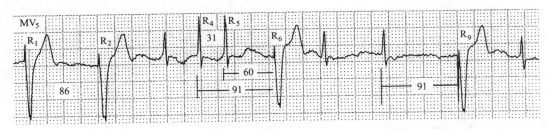

图 40-10　自身心搏过早出现落在起搏器不应期内出现竞争性起搏现象

　　女性,70 岁,心房颤动伴长 R-R 间期、植入心室起搏器 1 年余。设置起搏周期 860ms,频率 70 次/min,心室不应期 325ms。MV$_5$ 导联(图 40-10)显示基本节律为心房颤动,其下传的 QRS 波形态略异,可能与呼吸影响有关,T 波浅倒或低平;可见心室起搏的宽大畸形 QRS-T 波群(R$_1$、R$_2$、R$_9$)及与 f 波下传心室所形成的室性融合波(R$_6$),起搏周期 0.86s,频率 70 次/min;值得关注的是 R$_6$ 搏动,它与前一搏动的时距即 R$_5$-R$_6$ 间期 0.60s,而 R$_4$-R$_6$ 间期 0.91s,与 R$_9$ 起搏逸搏周期一致,表明起搏器未能感知 R$_5$ 搏动,但感知了 R$_4$ 搏动并使起搏器节律重整,因 R$_4$-R$_5$ 间期(0.31s)小于起搏器的心室不应期(0.325s),R$_5$ 搏动落在起搏器节律重整后的不应期内而未被感知,平均心室率 100 次/min。心电图诊断:①心房颤动伴正常心室率(平均 100 次/min);②心室起搏器,呈心室起搏搏动伴室性融合波(VVI 模式,70 次/min);③假性感知功能不足(自身心搏过早出现落在起搏器不应期内);④起搏器功能未见异常;⑤轻度 T 波改变。

　　4.关注合并其他心律失常

　　植入心室起搏器后,原本存在的各种心律失常仍会继续出现,诊断时不能遗漏。

　　(1)房室分离:心室起搏后,室上性自身节律与心室起搏心律按照各自的周期发放激动,形成干扰性或阻滞性房室分离(图 40-11),出现房室非同步收缩,容易产生起搏器综合征。

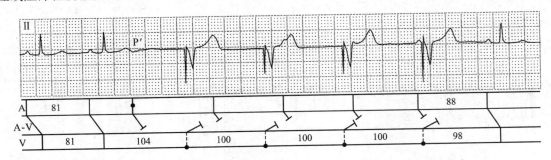

图 40-11　房性早搏未下传引发心室起搏心律及不完全性干扰性房室分离

　　男性,80 岁,病窦综合征、植入心室起搏器 1 年。设置的起搏周期 1000ms,频率 60 次/min。Ⅱ导联(图 40-11)显示窦性 P-P 间期 0.81～0.88s,P-R 间期 0.18s;可见房性早搏未下传(P′)后连续出现 4 次心室起搏,其起搏周期 1.0s,频率 60 次/min,起搏逸搏周期 1.04s,窦性 P 波重叠在起搏 QRS-T 波群的不同部位上而形成不完全性干扰性房室分离。心电图诊断:①窦性心律;②房性早搏未下传;③心室起搏器,呈短阵性心室起搏心律(VVI 模式,60 次/min)、起搏器功能未见异常;④不完全性干扰性房室分离。

　　(2)室性反复搏动:心室起搏后,该激动可经房室结慢径路逆传心房产生逆行 P$^-$ 波,同时又循着快径路折回心室产生 QRS 波群,形成 QRS′-P$^-$-QRS 序列,称为室性反复搏动(图 40-12)。

　　(3)心室起搏-窦性夺获二、三联律:心室起搏后,窦性心搏可与其竞争性激动心室,形成窦性夺获二、三联律(图 40-13、图 40-14)。

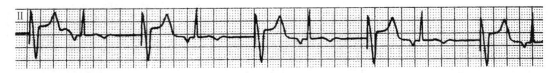

图 40-12　心室起搏伴室性反复搏动二联律

男性,74 岁,病窦综合征、植入心室起搏器(VVIR)3 年。设置的基本起搏周期 1000ms,频率 60～120 次/min。Ⅱ导联(图 40-12)显示起搏 QRS′波群-逆行 P⁻波-正常 QRS 波群序列,呈二联律,R′-P⁻ 间期 0.64s,P⁻-R 间期 0.16s,起搏逸搏周期 0.90s,频率 67 次/min,P⁻-P⁻ 间期长达 1.68s,期间未见窦性 P 波出现;T 波浅倒。心电图诊断:①提示窦性停搏;②心室起搏器,呈心室起搏搏动伴室性反复搏动二联律(VVIR 模式,67 次/min);③起搏器功能未见异常;④房室结双径路传导;⑤T 波改变。

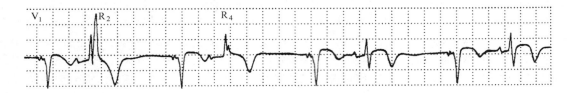

图 40-13　心室起搏-窦性夺获二联律

女性,78 岁,病窦综合征、植入心室起搏器 5 年。设置的起搏周期 1000ms,频率 60 次/min。V₁ 导联(图 40-13)显示窦性 P-P 间期 1.65～1.80s,频率 33～36 次/min,窦性下传的 P-R 间期 0.14～0.20s,QRS 波形正常或呈不同程度的右束支阻滞图形(R₂、R₄);可见 V 脉冲引发的宽大畸形 QRS-T 波群,其起搏逸搏周期 1.02s,呈现心室起搏-窦性夺获二联律。心电图诊断:①显著的窦性心动过缓(33～36 次/min),可能由 2∶1 二度窦房阻滞所致;②心室起搏器,呈心室起搏搏动(VVI 模式,60 次/min)-窦性夺获二联律,时伴干扰性 P-R 间期延长及心室内差异性传导;③起搏器功能未见异常。

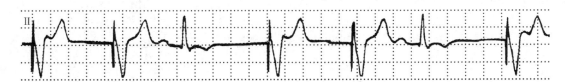

图 40-14　心室起搏-窦性夺获三联律

男性,67 岁,病窦综合征、植入心室起搏器 6 年。设置的起搏周期 920ms,频率 65 次/min。Ⅱ导联(图 40-14)显示 P-P 间期 1.28～1.39s,频率 43～47 次/min,P-R 间期 0.25s,T 波浅倒;可见成对的心室起搏-窦性夺获三联律,起搏周期 0.90～0.92s,频率 65～67 次/min,起搏逸搏周期 0.96s。心电图诊断:①显著的窦性心动过缓(43～47 次/min);②一度房室阻滞;③心室起搏器,呈成对的心室起搏(VVI 模式,65～67 次/min)-窦性夺获三联律;④起搏器功能未见异常;⑤T 波改变。

(4)心室起搏后引发折返性室性早搏:心室起搏后,该激动可在心室内折返形成折返性室性早搏(图 40-6)。

七、双腔起搏器

双腔起搏器具有房室顺序起搏、房室双腔感知、感知 P 波或(和)R 波抑制或触发功能。能根据自身节律频率和起搏器下限(低限)频率的高低、房室结下传的 P-R 间期和人工设置的 A-V 间期的长短,可自动转换为 ODI、AAI、VAT、DDD、DDI、VVI 等工作方式。无论其工作方式如何变化,起搏器将始终保持良好的房室收缩同步性(VVI 方式除外)。除心房扑动、颤动患者外,一般患者均可植入双腔起搏器。双腔起搏器是起搏心电图分析的重点和难点。

1. 计时周期

为了调节自身心电活动和起搏器之间的相互作用,调控起搏器的各种功能,特地设计了各种不应期和计时周期(图 40-15)。①心房通道:包括心房不应期、心房警觉期(感知期)及心室后心房不应期;②房室通道:A-V(P-V)间期、非生理性 A-V 间期延迟(心室安全起搏);③心室通道:包括心室不应期、心室空白期及交叉感知窗、心室警觉期(感知期);④上限及下限频率间期等。

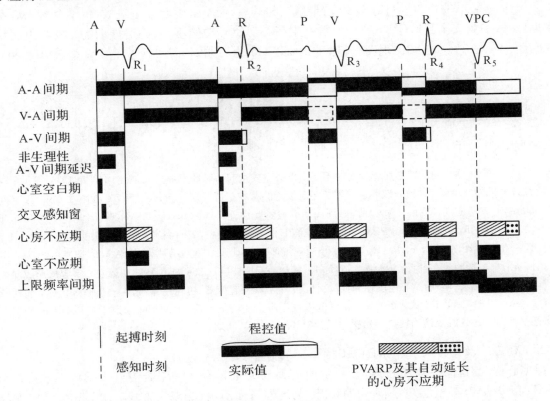

图 40-15 双腔起搏器工作方式、各种不应期及计时周期

R₁ 为 DDD 方式(APVP)、R₂ 为 AAI 方式(APVS)、R₃ 为 VAT 方式(ASVP)、R₄ 为 ODI 方式(ASVS)、R₅ 为室性早搏,其后心房不应期自动延长。心房脉冲发放后,将开启心房不应期、心室空白期及心室交叉感知窗,而感知自身 P 波后仅开启心房不应期。心室脉冲发放或感知自身 QRS 波后,将开启心室不应期和心室后心房不应期。

(1)心房不应期(ARP):在 A 脉冲发放或感知自身 P 波后的一段时间内,起搏器关闭心房感知器而不感知心房任何心电信号,这段时间称为心房不应期,通常设为 300~500ms,它包含了 A-V 间期和心室后心房不应期,主要是为了防止感知起搏器脉冲本身的后电位、自身 QRS-T 波群及起搏器介导性心动过速。

(2)心室后心房不应期(PVARP):V 脉冲发放或感知自身 QRS 波群后一段时间内,心房感知器不感知任何心房信号,这段时间称为心室后心房不应期,可程控设置,先进的起搏器会自动调控,主要是为了防止起搏器介导性心动过速的发生。

(3)心室不应期(VRP):在 V 脉冲发放或感知自身 QRS 波群后的一段时间内,起搏器关闭心室感知器而不感知心室任何心电信号,这段时间称为心室不应期,通常设为 300~400ms。

(4)心室空白期(VBP):紧随 A 脉冲发放后,心室感知器出现短暂性不反应,这段时间称为心室空白期,一般设为 10~60ms,主要是为了防止心室电极交叉感知到心房电信号而引起 V 脉冲输出被抑制导致心室停搏。

(5)交叉感知窗:是指紧随心室空白期之后的一段间期,此时心室感知器可感知输入的各种电信号,但不会对其作出反应。为防止交叉感知引起的心室停搏,起搏器会发放一个提早的 V 脉冲,即心室安全起搏脉冲。

　　(6)心室安全起搏:在 A 脉冲发放后 100～120ms 处再发放 1 次 V 脉冲,防止心室电极交叉感知到非 QRS 波群等其他电信号后被抑制而引发心室停搏。如感知的信号确实是交叉感知的,则第 2 个提早发生的 V 脉冲便能起搏心室,从而防止心室停搏;如感知的信号是自身 QRS 波群,则第 2 个提早发生的 V 脉冲将落入自身 QRS 波群或紧随其后,但不会引起心室除极,也不会落入心室的易颤期内,故称为安全起搏(图 40-16)。常发生在心房感知功能不足、心房颤动等。其心电图特征是在时距 100～120ms 连续出现两次起搏脉冲,第 1 个为 A 脉冲,第 2 个为心室安全起搏脉冲。

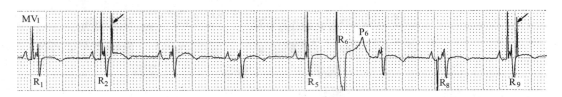

图 40-16　间歇性心房感知功能不足引发心室安全起搏脉冲发放及人工性"室性早搏"

　　男性,79 岁,病窦综合征、植入双腔起搏器 7 年。设置的基本起搏周期 860ms,频率 70～110 次/min,A-V 间期 240～350ms,心室不应期 300ms。MV₁ 导联(图 40-16)显示窦性 P-P 间期 0.82～0.88s,频率 68～73 次/min,P-R 间期 0.16s;R₁、R₂、R₅、R₈、R₉ 搏动 PR 段或 QRS 波群中有 A 脉冲重叠,表明心房电极未能感知其前的窦性 P 波,起搏周期 0.86s,频率 70 次/min;R₂、R₉ 搏动上出现连续 2 次起搏脉冲(箭头所指),其 A-V 间期 0.12s,为心室安全起搏脉冲;当 A 脉冲落入自身 QRS 波群中(如 R₅ 搏动),起搏器以 0.35s 的 A-V 间期触发心室起搏形成间位型人工性"室性早搏"(R₆ 搏动)。心电图诊断:①窦性心律;②双腔起搏器,可见房室顺序起搏及心室安全起搏脉冲发放(呈 AAI、DDD 及 ODI 方式,70 次/min);③间歇性心房感知功能不足;④A-V 间期设置过长引发间位型人工性"室性早搏";⑤建议程控适当提高心房感知灵敏度和缩短 A-V 间期。

　　2. 工作方式及其转换条件和心电图特征

　　根据心房、心室的感知和起搏情况,双腔起搏器通常具有 4 种组合方式。①P-R 方式(ODI、ASVS):心房感知、心室感知,呈现自身节律,起搏器备而不用;②A-R 方式(AAI 起搏、APVS):心房起搏、心室感知,心房起搏搏动经房室结通道下传心室;③P-V 方式(VAT 起搏、ASVP):心房电极感知自身 P 波后触发心室起搏;④A-V 方式(DDD 起搏、APVP):心房、心室顺序起搏。

　　(1)ODI 方式(ASVS):若自身心房频率>起搏器下限频率、P-R 间期<程控的 A-V 间期,则呈现 ODI 工作方式(ASVS),即起搏器能感知自身心电活动,但不发放起搏脉冲(心房、心室起搏脉冲均被抑制),起搏器备而不用。心电图特征为窦性 P 波或房性 P′波经房室交接区下传心室(图 40-17)。

　　(2)AAI 方式(APVS):若自身心房频率<起搏器下限频率、P-R 间期<程控的 A-V 间期,则呈现 AAI 工作方式(APVS),即心房起搏 P′波经房室交接区下传心室(图 40-18)。

　　(3)VAT 方式(ASVP):若自身心房频率>起搏器下限频率、P-R 间期>程控 A-V 间期,则起搏器感知自身 P 波后,根据其频率高低可呈 1:1 跟踪起搏(A-V 间期固定)、文氏型阻滞(A-V 间期逐搏延长)及 2:1 阻滞(A-V 间期固定),呈现 VAT 工作方式(ASVP),保证房室顺序收缩(图 40-19)。若窦房结功能正常,则在一定频率范围内(<上限频率)呈现频率应答功能。

　　(4)DDD 方式(APVP):为房室顺序起搏。若自身心房频率<起搏器下限频率、P-R 间期>程控 A-V 间期,则呈现 DDD 工作方式(APVP)(图 40-18)。

　　(5)DDI 方式:为房室顺序起搏、双腔感知、R 波抑制型起搏。具有心室频率回退功能,即当心房电极感知过快心房率时,它不是立即触发心室起搏,而是先抑制 V 脉冲发放,当心室率降至下限频率后才使 V 脉冲发放,这样可避免过快的心房率 1:1 触发心室起搏。心电图多表现为 P-V 间

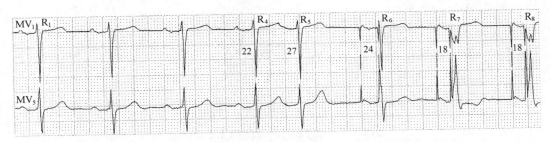

图 40-17　双腔起搏器呈现 ODI、DDD 工作方式及开启 A-V 间期正滞后搜索功能

女性,81 岁,病窦综合征、植入双腔起搏器 2 年。设置的基本起搏周期 1000ms,频率 60～120 次/min,A-V 间期 180～240ms。MV₁、MV₅ 导联(图 40-17)同步记录,显示窦性 P-P 间期 0.95s,频率 63 次/min,P-R 间期 0.22s,R₁～R₄ 为窦性搏动,系窦性频率高于起搏器下限频率及 P-R 间期短于 A-V 间期的最大值,起搏器备而不用,呈 ODI 方式;R₅ 搏动为房性早搏经房室交接区下传心室,其 P′ 波重叠在 T 波顶峰上,其 P′-R 间期 0.27s;代偿间歇后出现房室顺序起搏心律,其中 R₆ 搏动的 A-V 间期延长至 0.24s,其形态介于窦性与起搏 QRS′ 波群之间,为室性融合波,R₇、R₈ 为房室顺序起搏,其 A-V 间期缩短至 0.18s。心电图诊断:①窦性心律;②房性早搏伴干扰性 P′-R 间期延长;③一度房室阻滞;④双腔起搏器,时呈房室顺序起搏心律(ODI、DDD 方式,60 次/min),可见室性融合波;⑤提示起搏器开启 A-V 间期正滞后搜索功能;⑥起搏器功能未见异常。

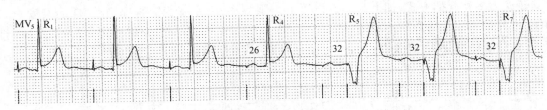

图 40-18　双腔起搏器呈现 AAI、DDD 工作方式

男性,68 岁,高度房室阻滞、植入双腔起搏器 3 年余。设置的基本起搏周期 1000ms,频率 60～120 次/min,A-V 间期 320ms。MV₅ 导联(图 40-18)显示 R₁～R₄ 搏动为心房起搏,其 A-R 间期 0.26s;R₅～R₇ 搏动为房室顺序起搏心律,频率 60 次/min,A-V 间期 0.32s,系房室交接区出现高度阻滞,A 脉冲经 A-V 通道触发心室起搏。心电图诊断:①双腔起搏器,时呈心房和房室顺序起搏心律(AAI 和 DDD 方式,60 次/min),其功能未见异常;②长 A-R 间期型高度房室阻滞。

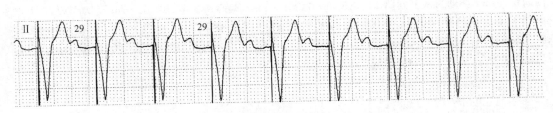

图 40-19　双腔起搏器呈现 VAT 工作方式

女性,60 岁,三度房室阻滞、植入双腔起搏器 1 年。设置的基本起搏周期 1200ms,频率 50～120 次/min,A-V 间期 240～320ms。Ⅱ 导联(图 40-19)显示窦性 P-P 间期 0.65～0.70s,频率 86～92 次/min,QRS 波群均由 V 脉冲所引发,其 P-V 间期 0.29s。心电图诊断:①窦性心律;②提示三度房室阻滞;③双腔起搏器,呈心室起搏心律(VAT 方式)、起搏器功能未见异常。

期逐搏延长呈现文氏型阻滞,P 波阻滞后将出现房室顺序起搏(图 40-20)。

(6)VVI 方式:出现快速性房性心律失常,如阵发性房性心动过速、心房扑动或颤动,起搏器呈文氏型阻滞或 2:1 阻滞不足以将心室率降至上限频率范围以内,则起搏器将关闭 A-V 通道,呈现 VVI 工作方式,并高于下限频率发放 V 脉冲。

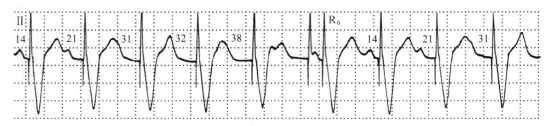

图 40-20 双腔起搏器呈现 DDI 工作方式

男性,70 岁,三度房室阻滞、植入双腔起搏器 2 年。设置的基本起搏周期 1000ms,频率 60～100 次/min,A-V 间期 160ms,PVARP(心室后心房不应期)240ms。Ⅱ导联(图 40-20)显示窦性 P-P 间期 0.56s,频率 107 次/min,超过了起搏器所设定的上限频率,P-V 间期由 0.14s→0.21s→0.31s→0.32s→0.38s 逐搏延长,直至 P 波落在心室后心房不应期内不被心房电极所感知,房室呈 6:5 传导,使过快的心房率不能 1:1 触发心室起搏,心室起搏频率降至起搏器上限频率范围以内,R₆ 搏动为房室顺序起搏,其起搏房性逸搏周期(R′-A 间期)0.60s,频率 100 次/min。心电图诊断:①窦性心动过速(107 次/min);②提示三度房室阻滞;③双腔起搏器,多呈心室起搏心律、偶呈房室顺序起搏(DDI 方式,100 次/min);④A-V(P-V)通道呈 6:5 文氏型阻滞;⑤起搏器功能未见异常。

3. 关注心房颤动时双腔起搏器的心电图表现

植入双腔起搏器后,当患者出现心房颤动时,f 波振幅的高低及下传心室等因素可使双腔起搏器自动转换为多种起搏方式,加上起搏器设置上下限频率、心室率稳定程序、频率滞后及安全起搏等功能,可导致心室起搏周期不规则(图 40-21、图 40-22、图 40-23),给分析和判断起搏器功能带来困难,需要特别仔细分析,必要时可通过程控更改为 VVI(VVIR)模式工作进行分析和判断。

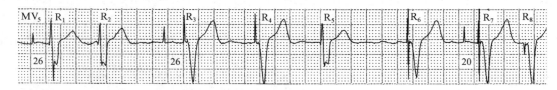

图 40-21 心房颤动时,双腔起搏器呈现多种工作方式引发起搏周期多变

女性,67 岁,病窦综合征、植入双腔起搏器 5 年。设置的基本起搏周期 1000ms,频率 60～120 次/min,A-V 间期 200～260ms。MV₅ 导联(图 40-21)显示基本节律为心房颤动,R₁、R₂、R₅ 搏动为 f 波下传心室呈右束支阻滞图形(时间 0.14s);R₁ 为 DDD 起搏伴伪室性融合波(QRS 波群中有 V 脉冲重叠),R₃、R₇ 为 DDD 起搏,其中 R₁、R₃ 搏动的 A-V 间期 0.26s,R₇ 搏动的 A-V 间期 0.20s;R₄、R₈ 为 VAT 起搏,起搏频率 65、102 次/min;R₆ 为 VVI 起搏,频率 53 次/min;平均心室率 60 次/min。心电图诊断:①心房颤动伴正常心室率(平均 60 次/min);②完全性右束支阻滞;③双腔起搏器,时呈房室顺序、心室起搏(DDD、VAT、VVI 方式);④提示起搏器开启 A-V 间期正滞后搜索功能;⑤起搏器功能未见异常;⑥不完全性房室分离。

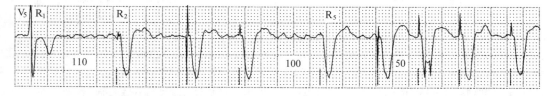

图 40-22 不纯性心房颤动时,双腔起搏器呈现 VVI、VAT 工作方式引发起搏周期多变

男性,38 岁,扩张型心肌病、植入双腔起搏器 8 个月。设置的基本起搏周期 1000ms,频率 60～125 次/min,A-V 间期 240ms。V₅ 导联(图 40-22)显示基本节律为不纯性心房颤动,R₁ 为 f 波下传心室,呈 RS 型,T 波倒置;其余 QRS 波群宽大畸形,均由 V 脉冲所引发,但其起搏周期长短不一,为 0.50～1.0s,频率 60～120 次/min;平均心室率 80 次/min。起搏逸搏周期 1.10s(R₂ 搏动)。心电图诊断:①不纯性心房颤动伴正常心室率(平均 80 次/min);②双腔起搏器,呈心室起搏心律(VVI、VAT 方式,55～120 次/min),其功能未见异常;③顺钟向转位;④T 波改变。

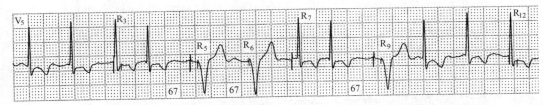

图 40-23　心房颤动时,双腔起搏器呈现 DDD、VVI 工作方式及假性心室感知功能不足

男性,65 岁,肥厚型心肌病、植入双腔起搏器 1 年。设置的基本起搏周期 1000ms,频率 60～120 次/min,A-V 间期 110ms。V_5 导联(图 40-23)定准电压 5mm/mV,显示基本节律为心房颤动,平均心室率 110 次/min;R_5、R_9 为房室顺序起搏,其 A-V 间期 0.11s,R_6 为心室起搏,这 3 个搏动的起搏周期均为 0.67s,频率 90 次/min;值得关注的是 R_3、R_{12} 搏动 ST 段上有 V 脉冲重叠,而 R_7 搏动无 V 脉冲出现,提示前者系自身 QRS 波群落在 A 脉冲发放后开启的心室空白期内未被心室电极所感知,仍按设定的 A-V 间期发放 V 脉冲,而后者自身 QRS 波群已远离了心室空白期,被心室电极感知后抑制了 V 脉冲的发放;ST 段呈上斜型、近水平型压低 0.2mV,T 波倒置。心电图诊断:①心房颤动伴快速心室率(平均 110 次/min);②双腔起搏器,时呈房室顺序、心室起搏(DDD、VAT 方式,90 次/min);③心室假性感知功能不足;④提示起搏器开启心室率稳定程序功能或频率平滑功能;⑤起搏器功能未见异常;⑥ST-T 改变。

八、三腔起搏器

1. 三腔起搏器类型

(1)右心房＋右心室＋左心室起搏:又称为双心室同步化起搏(CRT)。主要用于扩张型心肌病、顽固性心力衰竭及完全性左束支阻滞等患者。在双腔起搏基础上再增加左心室起搏,遵循一定的房室间期(A-V 或 P-V 间期)和室间间期(V-V 间期)顺序发放脉冲,恢复左、右心室收缩同步性。除保留双腔起搏器的特性外,其心室起搏可表现为左心室领先起搏、右心室领先起搏和左、右心室基本同步起搏 3 种方式,相应的起搏 QRS′波形呈类似右束支阻滞、左束支阻滞图形或胸前导联波形类似正常除极时的图形,但其 QRS′时间明显小于单心室起搏时(VVI、DDD 起搏)的 QRS′时间,大多<0.16s。

(2)右心房＋希氏束＋右室心尖部起搏:主要用于三度房室阻滞,符合生理性起搏要求,右室心尖部起搏仅在希氏束脉冲失夺获时才会出现。我院已有部分患者植入此类起搏器。

2. 功能正常时的心电图特征

(1)可自行起搏(A-V-V 模式)或跟踪窦性 P 波起搏(P-V-V 模式)。

(2)A-V 间期或 P-V 间期较短,约 0.12～0.14s。

(3)起搏 QRS′波群类似左束支阻滞或右束支阻滞图形,时间多<0.16s,其前出现相距 0.02～0.04s 的两根 V 脉冲(图 40-24、图 40-25)。

3. 双心室同步起搏的心电图特征

(1)Ⅰ和 aVL 导联出现 Q(q)波或呈 QS 型(图 40-24)。有学者认为Ⅰ导联如无 Q(q)波出现或不呈 QS 型,则 100％为左心室失夺获。故Ⅰ导联是否出现 Q(q)波或呈 QS 型为判断是否真正双心室起搏的一个有效指标。

(2)起搏 QRS′波形相对变窄,时间<0.16s,但显著变窄时,需首先排除室性融合波。

(3)V_1 导联 QRS′波群呈类似右束支阻滞图形(图 40-25)。

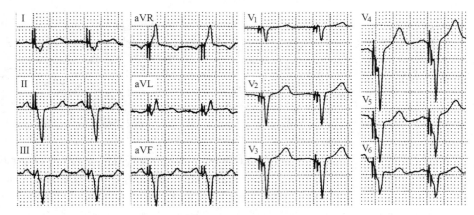

图 40-24　三腔起搏器(CRT)右心室领先起搏时的心电图特征(类似左束支阻滞图形)

　　男性,67 岁,冠心病、缺血性心肌病、植入三腔起搏器半年。设置的基本起搏周期 1100ms,频率 55～120 次/min,A-V 间期 140ms。常规心电图(图 40-24)V_1～V_3 导联定准电压 5mm/mV,显示窦性 P-P 间期 0.63s,频率 95 次/min,P-V 间期 0.11s;其 QRS′波群呈类左束支阻滞图形(时间 0.14s),其前有两根相距 0.03s 的 V 脉冲,Ⅰ导联呈 QS 型。心电图诊断:①窦性心律;②三腔起搏器,呈双心室起搏心律(VAT 方式及右心室领先起搏),起搏器功能未见异常。

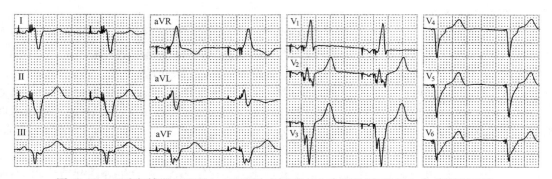

图 40-25　三腔起搏器(CRT)左心室领先起搏时的心电图特征(类似右束支阻滞图形)

　　男性,52 岁,扩张型心肌病、植入三腔起搏器 1 年。设置的基本起搏周期 1000ms,频率 60～120 次/min,A-V 间期 160ms。常规心电图(图 40-25)V_4～V_6 导联定准电压 5mm/mV,显示房室顺序起搏心律,起搏周期 1.0s,频率 60 次/min,A-V 间期 0.16s;起搏 QRS′波群呈类似右束支阻滞图形(时间 0.20s),其前有两根相距 0.03s 的 V 脉冲,Ⅰ导联呈 rS 型,电轴重度右偏。心电图诊断:①三腔起搏器,呈房室顺序、双心室起搏心律(DDD 方式及左心室领先起搏);②起搏 QRS′波群较宽,请结合临床。

九、希氏束起搏

1. 植入方式

　　因希氏束起搏阈值较高,受其安全性的影响,主要用于慢性心房颤动伴缓慢心室率或快速型心房颤动药物,植入前先行房室结消融术,尔后将心房电极植入希氏束,心室电极植入右室心尖部,难以控制心室率患者,起搏器通常仅发放希氏束起搏脉冲,但当希氏束脉冲失夺获时,起搏器将按设置的 A-V 间期发放心室脉冲。

2. 起搏器工作模式

　　通常设置为 DDD 或 DDDR 模式。设定 A-V 间期,在希氏束失夺获时发放 V 脉冲起搏心室。

3. 心电图特征

　　(1)起搏脉冲与其后 QRS′波群之间有 40～80ms(正常 H-V 间期 35～55ms)等电位线。

　　(2)起搏的 QRS′波群与既往自身 QRS 波形一致(图 40-26)。

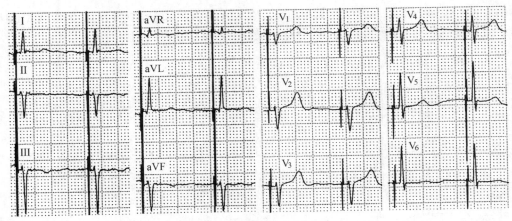

图 40-26　希氏束起搏心律

男性,68 岁,心房颤动、房室结消融术及植入双腔起搏器 1 年。设置的基本起搏周期 1000ms,频率 60~120 次/min。常规心电图(图 40-26)V_1~V_6 导联定准电压 5mm/mV,显示基本节律为心房颤动,起搏周期 0.86s,频率 70 次/min,起搏脉冲与其后正常 QRS 波群之间有约 70ms 等电位线,电轴-55°,QRS 波形符合左前分支阻滞图形特征;V_6 导联 T 波低平。心电图诊断:①心房颤动(细颤型);②完全性房室分离,为三度房室阻滞所致;③希氏束起搏心律(DDDR 模式,70 次/min),其功能未见异常;④左前分支阻滞;⑤侧壁轻度 T 波改变。

十、希氏束旁起搏

希氏束旁起搏植入方式、工作模式与希氏束起搏类似。其心电图特征为:①起搏脉冲与相对正常化 QRS 波群之间无等电位线或很短(时间<35ms),有 δ 波;②起搏 QRS′波群较窄(时间<160ms),类似于心室预激波形(图 40-27)。

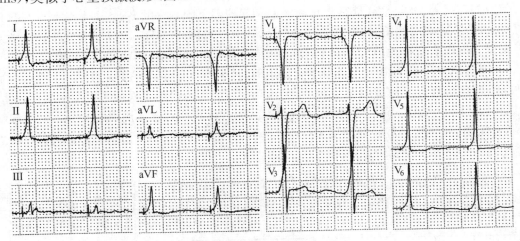

图 40-27　希氏束旁起搏心律

男性,70 岁,心房颤动、房室结消融术及植入双腔起搏器 2 年。设置的基本起搏周期 1100ms,频率 55~120 次/min。常规心电图(图 40-27)V_4~V_6 导联定准电压 5mm/mV,显示基本节律为心房颤动,起搏周期 0.78s,频率 77 次/min,起搏脉冲与其后 QRS 波群之间无等电位线,有 δ 波类似于 B 型心室预激波形,QRS 时间 0.14s。心电图诊断:①心房颤动(细颤型);②完全性房室分离,系三度房室阻滞所致;③希氏束旁起搏心律(DDDR 模式,70 次/min),其功能未见异常。

十一、左束支起搏

将双腔起搏器的心房电极植入右心耳,心室电极植入左束支近端,或将心房电极植入左束支近端,心室电极植入右室心尖部或右侧低位室间隔。若是三腔起搏器,则将其中一个心室电极植入在左束支的近端。通常仅发放左束支起搏脉冲,但当其失夺获时,起搏器将按设置的 A-V 间期发放右心室起搏脉冲。起搏 QRS'波群在 V₁ 导联多呈Qr(R)型,时间<0.16s(图 40-28)。

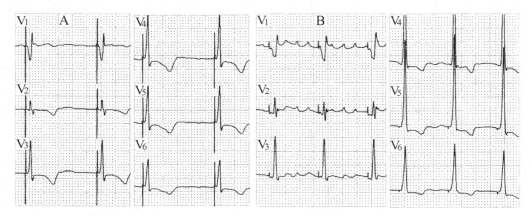

图 40-28 双腔起搏器左束支起搏时的心电图特征

图 A、图 B 均系老年冠心病、高血压病、完全性左束支阻滞、房室结射频消融术后行左束支起搏。心电图 A 诊断(图 40-28):①心房颤动(细颤型);②双腔起搏器,呈左束支起搏心律(DDD 模式,60 次/min),其功能未见异常;③三度房室阻滞。心电图 B 诊断(图 40-28):①心房扑动;②双腔起搏器,呈左束支起搏心律(DDD 模式,88 次/min),其功能未见异常;③三度房室阻滞;④V₅ 导联 R 波振幅增高(3.3mV),结合既往心电图及临床考虑左心室肥大所致。

十二、学术争鸣

(1)起搏模式:通过程控人为地设置使起搏器按照一定的模式或程序去运作,如心房起搏器设置为 AAI 模式、心室起搏器设置为 VVI 或 VVT 模式(双心室起搏时)、双腔起搏器设置为 DDD 模式等。但双腔起搏器 DDD 模式能根据自身频率和起搏器下限频率的高低、房室结下传的 P-R 间期和人工设置的 A-V 间期的长短,可自动转换为 AAI、VAT、DDD、DDI、VVI 等方式工作。故双腔起搏器可根据心电图表现称为 AAI、VAT 或 DDI 方式而不称为 AAI、VAT 或 DDI 模式。

(2)起搏器以文氏型阻滞方式进行频率回退时,可呈现 DDI 或 VAT 工作方式,两者均表现为 P-V 间期逐搏延长直至 P 波被阻滞 1 次,但前者 P 波阻滞后可出现 1 次或数次房室顺序起搏,心室起搏周期恒定(图 40-20)。而后者均为心室起搏心律,并出现两种起搏周期(图 40-29):上限频率间期(Vp-Vp 间期)和夹有 P 波脱漏的长 Vp-Vp 间期(为 V-P 间期、P-P 间期及 P-V 间期三者之和)。故判定起搏器工作方式时要注意辨析。

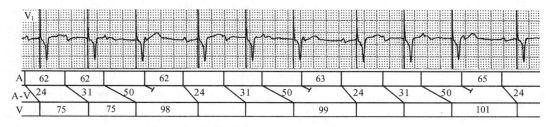

图 40-29 起搏器呈 4∶3 文氏型阻滞(VAT 方式)

男性,77 岁,三度房室阻滞、植入双腔起搏器 1 年。设置的基本起搏周期 1200ms,频率 50～80 次/min,A-V 间期 240ms,心室后心房不应期 200ms,心室不应期 300ms。V₁ 导联(图 40-29)定准电压 5mm/mV,显示窦性 P-P 间期 0.62～0.65s,频率 92～97 次/min;P-V 间期由 0.24s→0.31s→0.50s→P 波下传受阻,房室呈 4∶3 传导,使过快的心房频率不能 1∶1 触发心室起搏,将心室起搏频率降至起搏器上限频率范围以内;QRS 波群均由 V 脉冲所引发,但呈长短两种起搏周期(0.75、0.98～1.01s)。心电图诊断:①窦性心律;②三度房室阻滞;③双腔起搏器,呈心室起搏心律(VAT 方式);④起搏器(P-V 通道)呈 4∶3 文氏型阻滞;⑤起搏器功能未见异常。

第四十一章

快速辨析起搏器常见的特殊功能

现代起搏器为了模仿正常心脏功能(窦房结、房室结)、尽可能延长起搏器使用寿命及预防起搏源性心律失常等,开发了众多的特殊功能,给心电图分析和诊断带来了极大的挑战。现对临床上常见的特殊功能的心电图表现进行介绍。

一、起搏频率自动调控功能

常见的起搏频率自动调控功能包括频率应答、频率回退、频率平滑、频率负滞后搜索及睡眠频率等功能。

(1)频率应答功能:是指起搏器在一定频率范围内根据机体的需求能模仿窦房结自动地增快或减慢起搏频率。具有频率应答功能的起搏器设有上限频率(运动时发放的最快频率)和下限频率(休息时最慢的起搏频率)。

(2)频率回退功能:是指自身心房频率快于起搏器上限频率,起搏器 A-V 通道便出现文氏型阻滞(上限频率间期大于心房总不应期)或呈 2∶1 阻滞(上限频率间期小于心房总不应期)(图 41-1)使心室率降至上限频率范围以内。

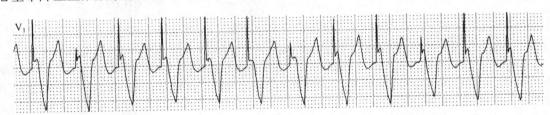

图 41-1　心房扑动时,A-V 通道呈 2∶1 阻滞方式进行频率回退

男性,70 岁,病窦综合征、植入双腔起搏器 2 年。设置的基本起搏周期 1000ms,频率 60～125 次/min,A-V 间期 240ms。V_1 导联(图 41-1)显示基本节律为心房扑动,F-F 间期 0.25s,频率 240 次/min;QRS 波群均由 V 脉冲所引发,F-V 间期 0.24s,房室呈 2∶1 传导,心室频率 120 次/min。心电图诊断:①阵发性心房扑动伴快速心室起搏(120 次/min);②双腔起搏器,呈心室起搏心律(VAT 方式),房室呈 2∶1 阻滞;③起搏器功能未见异常。

(3)频率平滑功能:是指自身节律心动过速突然终止时,起搏器的起搏频率就相应地增快数次,直至恢复到原设置的起搏频率,使心室起搏频率处于平稳的变化状态,以减少患者的不适(图 41-2)。

(4)频率负滞后搜索功能:是指在数次起搏或感知自身心搏后,起搏周期或起搏逸搏周期自动地延长(图 41-3),给予自身节律恢复发放激动的机会。

(5)睡眠频率:是指根据患者日常休息时间所设置的一种起搏频率自动下降的功能,借以节约电能和接近机体生理规律。通常是夜间起搏频率较白天明显降低。

(6)起搏器文氏型阻滞:是指心房频率快于起搏器上限频率时(上限频率间期大于心房总不应期),心房电极感知后并不立即触发心室起搏,而是通过 P-V 间期逐搏延长后再触发心室起搏,直至 P波落在心室后心房不应期内而阻滞,使过快的心房率不能 1∶1 触发心室起搏,将心室起搏频率降至起搏器上限频率范围以内。此时,双腔起搏器可呈 DDI 或 VAT 方式工作(图 40-20、图 40-29)。

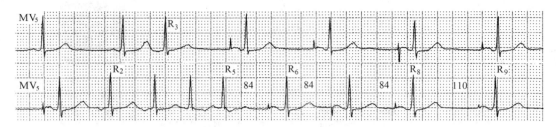

图 41-2　心房起搏器开启频率平滑功能

女性，67 岁，病窦综合征、植入心房起搏器 4 个月。设置的基本起搏周期为 1100ms，频率 55～100 次/min，A-V 间期 240ms。上、下两行 MV₅ 导联（图 41-2）连续记录，显示窦性 P-P 间期 1.05s，频率 57 次/min，R₃ 搏动为房性早搏，其后连续出现心房起搏心律，起搏周期 1.10s，频率 55 次/min。下行可见连续 4 次提早出现的 P'-QRS-T 波群，频率 89～138 次/min，为短阵性房性心动过速（R₂～R₅）；当其终止后，出现连续 3 次心房起搏（R₆～R₈）周期缩短至 0.84s，频率增快至 71 次/min，然后起搏频率恢复到 55 次/min（如 R₉ 搏动），使心室频率处于平稳的变化状态。心电图诊断：①窦性心动过缓（57 次/min）；②房性早搏、自律性增高型短阵性房性心动过速（89～138 次/min）；③心房起搏器，呈心房起搏心律（AAI 模式，55～71 次/min）；④提示起搏器开启频率平滑功能；⑤起搏器功能未见异常。

二、起搏模式自动转换功能

起搏模式自动转换功能是指双腔起搏器遇极速型房性心律失常（房性心动过速、心房扑动或颤动）时，起搏器关闭心房感知器，不再跟踪心房频率进行起搏，自动转换为 VVI 或 DDI 方式起搏（图 41-3）。

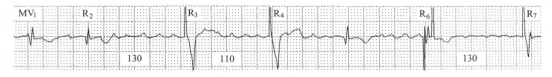

图 41-3　双腔起搏器自动转换为 VVI 方式

男性，78 岁，病窦综合征、植入双腔起搏器 3 年。设置的基本起搏周期 1100ms，频率 55～120 次/min，A-V 间期 260ms。MV₁ 导联（图 41-3）显示基本节律为不纯性心房扑动，平均心室率 55 次/min；R₃、R₄ 为心室起搏，其起搏周期 1.10s，频率 55 次/min，起搏逸搏周期（R₂-R₃ 间期）1.30s，频率 46 次/min；R₆ 搏动前后夹有 A 脉冲和 V 脉冲，两者相距 0.12s，为心室安全起搏；R₇ 搏动的 QRS 波群前有 V 脉冲，其 QRS 波形介于自身 QRS 波群和起搏 QRS' 波群之间，为室性融合波。心电图诊断：①不纯性心房扑动伴缓慢心室率（平均 55 次/min）；②双腔起搏器开启模式自动转换功能（VVI 方式，55 次/min）和开启频率负滞后搜索功能；③可见成对的心室起搏、心室安全起搏脉冲及室性融合波；④起搏器功能未见异常。

三、噪声反转功能

（1）基本概念：噪声反转功能是指起搏器遇连续而快速心室率或干扰信号后，其不应期发生连续重整，当延长的不应期达到基础起搏周期时，起搏器就按原设置的起搏周期发放起搏脉冲（图 41-4），酷似起搏器感知功能不足。

（2）启动噪声反转功能的常见原因：①心房颤动伴快速心室率（>150 次/min 或 R-R 间期<心室不应期）；②阵发性房性心动过速；③极速型室性心动过速；④电磁干扰；⑤肌电波干扰等。

（3）心电图表现：V 脉冲多呈竞争性发放，与其前某一个 QRS 波群的时距恰好是起搏器的基本周期；心室率减慢后，立即恢复呈按需型发放 V 脉冲。

四、A-V 间期自动调控功能

理想的 A-V 间期值通常是略长于自身的 P-R 间期，但双心室同步起搏时 A-V 间期值应短于

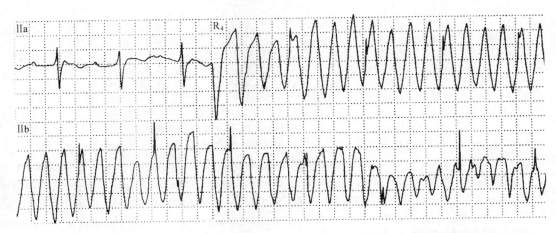

图 41-4　极速型室性心动过速时，心室起搏器开启噪声反转功能酷似起搏器感知功能不足

男性，66 岁，冠心病、陈旧性前壁心肌梗死、高度房室阻滞、左前分支阻滞、心力衰竭、植入心室起搏器 7d。设置的基本起搏周期 1000ms，频率 60 次/min。Ⅱa、Ⅱb 导联（图 41-4）连续记录，显示窦性 P-P 间期 0.41s，频率 146 次/min，房室呈 2∶1 传导，下传的 P-R 间期 0.30s，QRS 波群呈 rS 型；R_4 为室性早搏，并落在窦性搏动 T 波降支上而诱发极速型室性心动过速，其 R′-R′ 间期 0.24～0.27s，频率 222～250 次/min，期间可见 V 脉冲落在宽大畸形 QRS-T 波群的不同部位上，起搏周期 1.0s，频率 60 次/min。心电图诊断：①窦性心动过速（146 次/min）；②长 P-R 间期型二度房室阻滞，房室呈 2∶1 传导；③左前分支阻滞；④Ron-T 室性早搏诱发极速型室性心动过速（222～250 次/min）；⑤提示心室起搏器开启噪声反转功能酷似感知功能不足。

自身 P-R 间期。在一般心率范围内，A-V 间期在 150～200ms 较为合适。A-V 间期自动调控功能包括 A-V 间期正滞后搜索、负滞后搜索及动态变化 3 种。

（1）A-V 间期正滞后搜索功能：程控的 A-V 间期值＋程控的滞后值（图 41-5），借以鼓励激动经房室结下传心室。

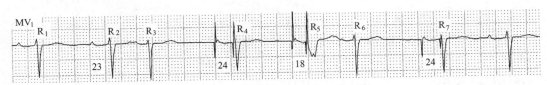

图 41-5　双腔起搏器开启 A-V 间期正滞后搜索功能

女性，81 岁，病窦综合征、植入双腔起搏器 2 年。设置的基本起搏周期 1000ms，频率 60～120 次/min，A-V 间期 180～240ms。MV_1 导联（图 41-5）显示窦性 P-P 间期 0.93s，频率 65 次/min，P-R 间期 0.23s，R_3、R_6 为房性早搏，代偿间歇后出现房室顺序起搏，其 A-V 间期延长至 0.24s（R_4、R_7 搏动），V 脉冲重叠在 QRS 波群起始部形成真性或（和）假性室性融合波，起搏周期 1.0s，R_5 搏动的 A-V 间期缩短至 0.18s。心电图诊断：①成对的窦性搏动；②房性早搏；③一度房室阻滞；④双腔起搏器，时呈房室顺序起搏（DDD 模式，60 次/min）；⑤提示起搏器开启 A-V 间期正滞后搜索功能；⑥真性或（和）假性室性融合波；⑦起搏器功能未见异常。

（2）A-V 间期负滞后搜索功能：程控的 A-V 间期值－程控的滞后值，借以鼓励心室起搏，多用于双心室同步起搏、肥厚型梗阻性心肌病等患者（图 41-6）。

（3）A-V 间期动态变化功能：起搏器模拟正常人的房室结传导功能，起搏的 A-V 间期会随着自身窦性频率或感知驱动频率的变化而自动地缩短或延长。

五、房室结优先功能

不同厂家其房室结优先功能的称呼不同：Search AV＋、MVP、VIP、AICS、AAI safeR、精确的心室起搏（RVP）、A-V 间期重复滞后和 A-V 间期扫描滞后等。现简单介绍前 3 种房室结优先功能的心电

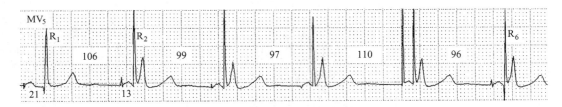

图 41-6 双腔起搏器开启 A-V 间期负滞后搜索功能

男性,67 岁,病窦综合征、植入双腔起搏器 4 年。设置的基本起搏周期 1100ms,频率 55～120 次/min,A-V 间期 130～220ms。MV₅ 导联(图 41-6)显示 R₁ 为心房起搏(AAI 起搏),其 A-R 间期 0.21s;R₂～R₆ 均为房室顺序起搏(DDD 起搏),起搏周期 0.96～1.10s,频率 55～63 次/min,A-V 间期均为 0.13s,系搏器搜索到心房起搏搏动经房室结下传心室后自动地缩短 A-V 间期,以便心房起搏搏动经 A-V 通道触发心室起搏。心电图诊断:①双腔起搏器,多呈房室顺序起搏心律,偶呈心房起搏(AAI、DDD 方式,频率 55～63 次/min);②提示起搏器开启 A-V 间期负滞后搜索功能;③起搏频率不等,请结合临床和程控检测。

图表现。

(1)Search AV＋功能:即 A-V 间期正滞后搜索功能。

(2)MVP 功能:又称为心室起搏管理功能(Medtronic 公司),是指双腔起搏器平常呈 AAI(AAIR)方式工作,当患者发生一过性二度房室阻滞时(1 个 P 波下传受阻),被阻滞的 P 波不触发心室起搏,而是触发保护性心室起搏,其发放间期为 A-A 间期加上 80ms(图 41-7);当发生高度房室阻滞(连续出现 2 个 P 波受阻)或 4 个 A-A 心动周期中有 2 个自身 P(P′)波下传受阻时,起搏器将自动地转换为 DDD(DDDR)方式工作(图 41-7)。

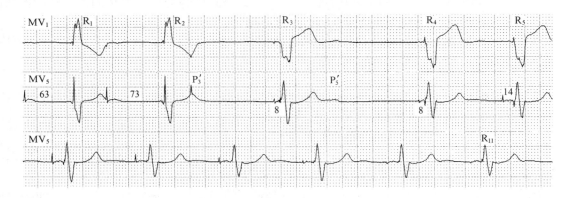

图 41-7 双腔起搏器开启 MVP 功能

女性,58 岁,病窦综合征、文氏型房室阻滞、植入双腔起搏器 1 年。设置的基本起搏周期 1100ms,频率 55～120 次/min,A-V 间期 160ms。上、中两行 MV₁、MV₅ 导联(图 41-7)系同步记录,而中、下两行 MV₅ 导联连续记录,定准电压均为 5mm/mV。显示 R₁、R₂ 为 AAI 起搏,其起搏周期 1.10s,频率 55 次/min,A-R 间期由 0.63s→0.73s 起搏 P′波下传受阻,起搏 P′波经房室交接区下传的 QRS 波群呈右束支阻滞图形(时间 0.16s);被阻滞的起搏 P′₃ 波不触发心室起搏,而是以 A-A 间期加上 0.08s 处触发保护性心室起搏,形成心室搏动 R₃;P′₅ 波为房性早搏未下传,被阻滞的 P′₅ 波也不触发心室起搏,而是又以 A-A 间期加上 0.08s 处触发保护性心室起搏,形成心室搏动 R₄;R₅～R₁₁ 搏动系起搏器监测到 4 个 A-A 心动周期中出现 2 次房室阻滞后,自动地转换为 DDD 起搏,其 A-V 间期 0.14s。心电图诊断:①双腔起搏器,时呈心房、房室顺序起搏心律(AAI、DDD 方式,55 次/min),其功能未见异常;②起搏器开启 MVP 功能;③房性早搏未下传,系 3 相二度房室阻滞所致;④长 A-R 间期型二度Ⅰ型房室阻滞;⑤完全性束支阻滞。

(3)VIP 功能:又称为心室自身优先功能(St. Jude 公司),是指通过调整 A-V 间期来搜索自身 QRS 波群,以鼓励自身房室传导的功能。VIP 搜索时间可设置为每 30s、1min、3min、5min、10min

或 30min 一次,搜索周期数可为 1 个、2 个或 3 个心动周期(图 41-8)。

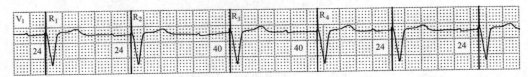

图 41-8 双腔起搏器开启 VIP 功能

男性,79 岁,高度房室阻滞、双腔起搏器植入术后。设置的基本起搏周期 1100ms,频率 55～120 次/min,A-V 间期 240～400ms。V₁ 导联(图 41-8)定准电压 5mm/mV,显示窦性 P-P 间期 1.06s,频率 57 次/min;R₁、R₂ 搏动的 P-V 间期 0.24s,R₃、R₄ 搏动的 P-V 间期突然延长至 0.40s;但在延长的 P-V 间期内未出现自身下传的 QRS 波群,故在 2 个搜索周期后恢复至原有的 P-V 间期 0.24s。心电图诊断:①窦性心动过缓(57 次/min);②提示三度房室阻滞;③双腔起搏器,呈心室起搏心律(VAT 方式),其功能未见异常;④提示起搏器开启 VIP 功能。

六、心室起搏阈值自动检测功能

1. 称呼和运作方式

不同厂家对心室起搏阈值自动检测功能有不同称呼:AC、VCM、ACC。其运作方式和心电图表现也不同,现予以简单介绍。

(1)AC:St. Jude 公司称其为自动阈值夺获功能(Auto Capture,AC)。其运作时会根据心室起搏阈值的变化自动地调整起搏电压,即先以较低的起搏输出能量来检测每一个起搏脉冲是否均能夺获心室。若确认起搏脉冲未能夺获心室,则起搏器在 V 脉冲后 80～100ms 处发放脉宽 0.5ms、电压 4.5～5.0V 的备用脉冲来起搏心室,确保夺获心室。其心电图特征:①当双腔起搏时(DDD 起搏),呈现 A-V-V 或 A-V 模式,A-V 间期 50ms,V-V 间期 80～100ms(图 41-9);②当跟踪窦性 P 波起搏时(VAT 起搏),呈现 P-V-V 或 P-V 模式,P-V 间期 25ms(实际测算会达到 40～50ms,这与自身心电信号传至心内膜电极使其感知需要一定时间或心房电极并非感知 P 波起始处有关),V-V 间期 80～100ms(图 41-10);③大多数情况下,起搏状态改变时均表现为起搏 QRS′波群呈成对出现。

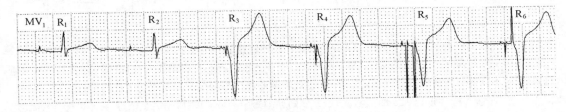

图 41-9 DDD 起搏时 AC 运作的心电图表现

男性,65 岁,病窦综合征、植入双腔起搏器 1 年。设置的基本起搏周期 1000ms,频率 60～120 次/min,A-V 间期 220ms。MV₁ 导联(图 41-9)显示起搏周期 1.0s,R₁、R₂ 为 AAI 起搏,其 A-R 间期 0.25s;R₃～R₆ 为 DDD 起搏,其中 R₃、R₄ 搏动 A-V 间期 0.05s,R₅、R₆ 搏动连续出现 3 个起搏脉冲(A-V-V 模式),A-V 间期 0.05s,V-V 间期 0.08s,系起搏器进行起搏阈值自动检测所致,即 R₅、R₆ 搏动因心室脉冲未能夺获心室,于 0.08s 后发放了高能量心室备用脉冲夺获心室。心电图诊断:①双腔起搏器,时呈心房、房室顺序起搏心律(AAI、DDD 方式,60 次/min);②起搏器开启心室自动阈值夺获功能(AC);③A-R 间期延长,提示一度房室阻滞;④起搏器功能未见异常。

(2)VCM:Medtronic 公司称其为心室夺获管理功能。起搏器判定频率不快(<95 次/min)且稳定时才进行心室阈值测试。VCM 运作过程显示"3+1 模式"。①支持周期:每 3 个一组的自身或起搏心律作为测试脉冲发放的支持周期。②测试脉冲发放:在每一组支持周期后,若是 DDD 起搏,则其测试搏动 A 脉冲延迟 125ms 发放,A-V 间期较其他搏动缩短 125ms,呈现 A-V-V 模

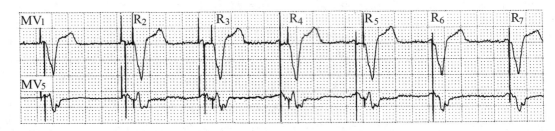

图 41-10 DDD、VAT 起搏时 AC 运作的心电图表现

男性,56 岁,病窦综合征、植入双腔起搏器 2 年。设置的基本起搏周期 1000ms,频率 60～120 次/min,A-V 间期 200～340ms。MV₁、MV₅ 导联(图 41-10)同步记录,显示窦性 P-P 间期 0.92s,频率 65 次/min;R₂、R₃ 搏动连续发放 3 个脉冲,其中 R₂ 搏动第 1 个脉冲为心房脉冲,落在窦性 P 波起始处,可能为假性房性融合波,第 2 个脉冲为心室脉冲,因其未能夺获心室,于 0.08s 后又发放了高能量备用脉冲夺获心室;R₄、R₅ 搏动连续发放相距 0.08s 的 2 个起搏脉冲,第 1 个脉冲系心房电极感知窦性 P 波后触发心室脉冲发放,因其未能夺获心室,于 0.08s 后又发放了高能备用脉冲夺获心室;R₆、R₇ 搏动因提高了起搏电压,其心室脉冲顺利夺获心室,故只有 1 个脉冲发放。心电图诊断:①窦性心律;②双腔起搏器,时呈房室顺序起搏、心室起搏心律(DDD、VAT 方式,60 次/min);③起搏器开启心室自动阈值夺获功能(AC);④起搏器功能未见异常。

式(图 41-11);若是 VAT 起搏,则其测试搏动 V 脉冲提早 110ms 发放,A-V 间期较其他搏动缩短 110ms,呈现 P-V-V 模式(图 41-12)。③备用脉冲发放:无论测试脉冲是否夺获心室,在 110ms 后起搏器会以原电压、1.0ms 脉宽发放备用脉冲确保夺获。④调整输出能量:测试完成后,起搏脉宽调整为 0.4ms,电压按测试时阈值的 2 倍输出。

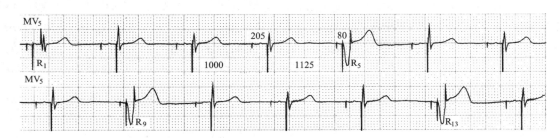

图 41-11 DDD 起搏时 VCM 运作的心电图表现

男性,70 岁,病窦综合征。上、下两行 MV₅ 导联(图 41-11)连续记录,定准电压 5mm/mV。显示房室顺序起搏心律,起搏周期 1000ms,A-V 间期 205ms,每 3 个一组的起搏心律作为测试脉冲发放的支持周期,R₁、R₅、R₉、R₁₃ 搏动呈现 A-V-V 模式,A 脉冲延迟 125ms 发放致使 A-V 间期缩短至 80ms,R₁ 搏动第 1 个 V 脉冲未能夺获心室,于 110ms 后发放备用脉冲并部分夺获心室形成室性融合波,R₅、R₉、R₁₃ 搏动第 1 个 V 脉冲夺获了心室,于 110ms 后又发放备用脉冲。心电图诊断:①双腔起搏器,呈房室顺序起搏心律伴真、假室性融合波(DDD 模式,60 次/min);②起搏器开启心室夺获管理功能(VCM);③室性融合波;④起搏器功能未见异常。

(3)ACC:Biotronik 公司称其为心室动态夺获控制功能。其运作过程显示"5+5 模式"。①信号检测:信号检测时,双腔起搏器的 A-V 间期、P-V 间期分别缩短至 50、15ms(因自身心电信号通过心内膜传至电极约需 40ms,故 P-V 间期会适当延长),先以最高电压(通常默认为 3.6V)连续发放 5 次单个起搏脉冲确保夺获心室,核查 ER 信号和人工极化信号,建立夺获模板;再以最高电压连续发放 5 次相距 100ms 的两个起搏脉冲(图 41-13),基于第 2 个无效脉冲,核查第 2 个脉冲后的人工极化信号,建立失夺获模板。②阈值搜索:脉宽固定 0.4ms,从最高电压开始,每两个心搏降低一次起搏电压直至心室失夺获,再以此时测试电压、1.0ms 在测试脉冲后 85～130ms 处发放备用脉冲。③调整输出能量:测试完成后,起搏电压调整为电压阈值+安全余量(默认为 0.5mV)。

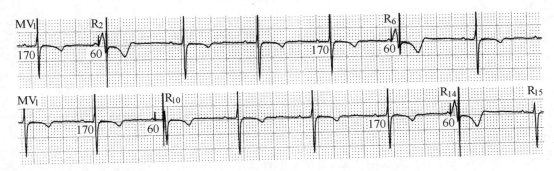

图 41-12　VAT 起搏时 VCM 运作的心电图表现

　　男性,66 岁,病窦综合征、植入双腔起搏器 1 年。设置的基本起搏周期 1000ms,频率 60～120 次/min,A-V 间期 200ms。MV$_1$ 导联(图 41-12)连续记录,显示窦性 P-P 间期 0.98s,P-R 间期 0.16s,P-V 间期 0.17s,V 脉冲重叠在自身 QRS 波群中形成假性室性融合波;3 个一组的窦性心律作为测试脉冲发放的支持周期,R$_2$、R$_6$、R$_{10}$、R$_{14}$ 搏动呈现 P-V-V 模式,V 脉冲提早 110ms 发放致使 P-V 间期缩短至 60ms,R$_2$、R$_6$、R$_{14}$ 搏动第 1 个 V 脉冲夺获了心室,于 110ms 后又发放备用脉冲;R$_{10}$ 搏动第 1 个 V 脉冲未能夺获心室,于 110ms 后发放备用脉冲后夺获心室并形成室性融合波。心电图诊断:①窦性心律;②双腔起搏器,呈心室起搏心律伴假性室性融合波(VAT 方式);③起搏器开启心室夺获管理功能(VCM);④起搏器功能未见异常。

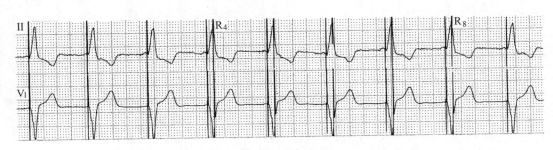

图 41-13　VAT 起搏时 ACC 运作的心电图表现

　　女性,70 岁,病窦综合征、植入双腔起搏器半年。设置的基本起搏周期 1000ms,频率 60～120 次/min,A-V 间期 200ms。Ⅱ、V$_1$ 导联(图 41-13)同步记录,显示窦性 P-P 间期 0.86s,P-V 间期约 0.06s,前 3 个搏动 V 脉冲夺获心室,R$_4$～R$_8$ 搏动连续发放 5 次相距 100ms 的两个 V 脉冲进行夺获和失夺获信号检测。心电图诊断:①窦性心律;②双腔起搏器,呈心室起搏心律(VAT 方式);③起搏器开启心室动态夺获控制功能(ACC);④起搏器功能未见异常。

　　2. A(P)-V 间期、V-V 间期比较

　　不同厂家起搏器心室阈值检测时,其发放的 A(P)-V 间期、V-V 间期及运作方式是不同的,为便于大家理解和记忆,现列于表 41-1 中。

表 41-1　不同厂家起搏器心室阈值检测时发放的 A(P)-V 间期、V-V 间期比较

生产厂家	名称	阈值检测时 A(P)-V、V-V 间期
ST Jude 公司	AC	DDD 起搏:A-V 间期 50ms VAT 起搏:P-V 间期 25ms V-V 间期 80～100ms (成对检测,成功夺获心室,不发放备用脉冲)
Medtronic 公司	VCM	DDD 起搏:A-V 间期缩短 125ms(A 脉冲延迟 125ms) VAT 起搏:P-V 间期缩短 110ms(V 脉冲提早 110ms) V-V 间期 110ms (3+1 模式,均发放备用脉冲)

续表

生产厂家	名称	阈值检测时 A(P)-V、V-V 间期
Biotronik 公司	ACC	DDD 起搏：A-V 间期 50ms VAT 起搏：P-V 间期 15ms V-V 间期 100ms （5＋5 模式，均发放备用脉冲）

七、VSR 功能

VSR 功能又称为心室感知反应功能，是指室上性激动下传右心室后，右室电极感知 QRS 波群 8ms 后触发左室起搏脉冲发放而达到心脏再同步收缩之目的，呈现心室感知后再触发心室起搏模式（图 41-14）。它能显著提高双心室起搏比例，减少 CRT 无应答的发生率。该功能适用于有自身房室下传及心房颤动伴较慢心室率的心力衰竭患者（图 41-15）。

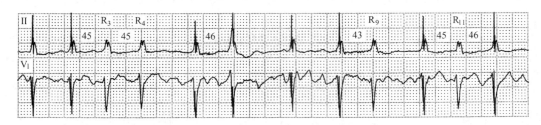

图 41-14　起搏器开启 VSR 功能时的心电图表现

男性，69 岁，扩张型心肌病、冠心病、心房颤动、植入双腔起搏器（双心室同步起搏）2 年。设置的基本起搏周期 1000ms，频率 60～130 次/min，心室不应期 450ms。Ⅱ、V₁ 导联（图 41-14）同步记录，显示基本节律为心房颤动，平均心室率 110 次/min，R-R 间期绝对不规则；当 R-R 间期≥0.46s 时，QRS 波群中均有 V 脉冲重叠；当 R-R 间期≤0.45s 时，QRS 波群中均无 V 脉冲发放。心电图诊断：①心房颤动伴快速心室率（平均 110 次/min）；②假性室性融合波；③提示起搏器开启心室感知反应（VSR）功能。

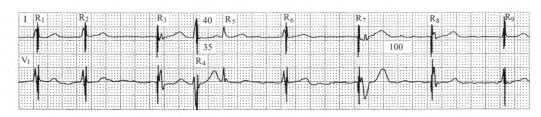

图 41-15　起搏器开启 VSR 功能时的心电图表现

男性，70 岁，心房颤动、心力衰竭、植入双腔起搏器（双心室同步起搏）1 年。设置的基本起搏周期 1000ms，频率 60～110 次/min，心室不应期 400ms，V-V 间期 20ms。Ⅰ、V₁ 导联（图 41-15）同步记录，显示基本节律为心房颤动，平均心室率 80 次/min；R₁、R₂、R₆、R₉ 搏动为 f 波下传心室，其 QRS 波群中有 V 脉冲重叠；R₄ 搏动为高位室性早搏，其 QRS 波群中也有 V 脉冲重叠；R₅ 搏动为 f 波下传心室，其 QRS 波群中无 V 脉冲重叠，系其搏动过早出现落在 V 脉冲发放后心室不应期内未被心室电极所感知所致，即使被感知也因上限频率限制而不能触发 V 脉冲发放；R₇ 搏动为双心室起搏，R₃、R₈ 搏动为不同程度室性融合波。心电图诊断：①心房颤动伴正常心室率（平均 80 次/min）；②高位室性早搏；③心室起搏心律（VVT 模式，60 次/min）；④真性、假性室性融合波；⑤提示起搏器开启心室感知反应（VSR）功能。

八、心室安全起搏

1. 基本概念

心室安全起搏是指在心房脉冲发放后 100～120ms 处触发心室脉冲释放，防止心室电极交叉感知到非 QRS 波群等其他电信号后被抑制而引发心室停搏。如感知的信号确实是交叉感知窗口内感知到的肌电波、电磁信号等干扰信号，则第 2 个发生得早的起搏脉冲便能起搏心室，从而防止心室停搏；如感知的信号是自身 QRS 波群，则第 2 个发生得早的起搏脉冲落入自身 QRS 波群或紧随其后，但不会引起心室除极，也不会落入心室的易颤期内，故称为心室安全起搏。

2. 启动条件

心室安全起搏仅跟随在心房起搏脉冲发放之后，因心房起搏脉冲的发放才会启动心室通道的交叉感知窗，而只有出现在交叉感知窗内的信号才会触发心室安全起搏（图 41-16）。

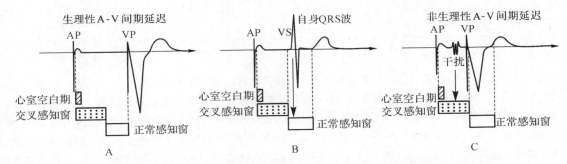

图 41-16　生理性 A-V 间期延迟和安全起搏（非生理性 A-V 间期延迟）示意图

图 A 为生理性 A-V 间期延迟，它包括心房后心室空白期、交叉感知窗和正常感知窗 3 个部分；图 B 为自身心电信号落在正常感知窗内被心室电极感知后抑制了心室起搏脉冲的发放；图 C 系电信号落在交叉感知窗内被心室电极感知后启动了非生理性 A-V 间期延迟而出现心室安全起搏（AP 代表心房起搏、VP 代表心室起搏、VS 代表感知自身 QRS 波群）。

3. 心电图表现

心室安全起搏的心电图表现为：①连续出现两个起搏脉冲，其 A-V 间期短而固定为 100～120ms，为心室安全起搏的主要特征；②可表现为短 A-V 间期伴起搏 QRS' 波群或短 A-V 间期伴心室起搏脉冲。

4. 发放心室安全起搏的常见原因

（1）心房感知功能不足：当心房电极不能感知自身窦性 P 波或房性 P' 波而呈固定性发放起搏脉冲时，若自身 QRS 波群落在心房脉冲后的心室交叉感知窗内，则在心房起搏脉冲后 100～120ms 出现心室安全起搏脉冲，其心电图表现为心房起搏脉冲后可见自身 QRS 波群，第 2 个起搏脉冲落在自身 QRS 波群之中或之后（图 41-17）。

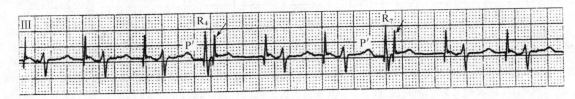

图 41-17　心房感知功能不足引发心室安全起搏脉冲发放

引自郭继鸿，其临床资料不详。Ⅲ导联（图 41-17）显示心房起搏心律，其起搏周期 0.75s，频率 80 次/min，A-R 间期 0.20s；R₄、R₇ 搏动为提早出现 P'-QRS-T 波群，P'-R 间期 0.20s，其 QRS 波群起始部和 ST 段上可见连续 2 次起搏脉冲，两者相距 0.12s，为心室安全起搏，表明心室电极未能感知房性早搏的 P' 波，P' 波下传的 QRS 波群落在交叉感知窗内而引发心室安全起搏脉冲的发放。心电图诊断：①双腔起搏器，呈心房起搏心律（AAI 方式，80 次/min）；②可见心室安全起搏脉冲，提示心房感知功能不足，请结合临床；③房性早搏。

（2）心房颤动或不纯性心房扑动：其实质也是心房感知功能不足的一种表现，即当心房电极不能感知或部分不能感知自身 f 波或 F 波而呈固定性或间歇性发放起搏脉冲时，若自身 QRS 波群落在心房脉冲后的心室交叉感知窗内，则在心房起搏脉冲后 100～120ms 处出现心室安全起搏脉冲（图 41-3）。

（3）室性异位搏动恰好落在心室交叉感知窗内：若心房起搏脉冲发放后刚好又出现室性早搏或室性心动过速，则室性早搏 QRS′波群中可见心室安全起搏脉冲重叠（图 41-18）。

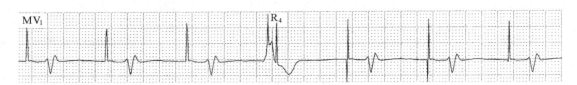

图 41-18　室性早搏引发心室安全起搏脉冲发放（R₄ 搏动）

男性，55 岁，扩张型心肌病、病窦综合征、植入双腔起搏器 3 年。设置的基本起搏周期 1000ms，频率 60～125 次/min，A-V 间期 300ms。MV₁ 导联（图 41-18）定准电压 5mm/mV。显示心房起搏心律，起搏周期 1.0s，频率 60 次/min，A-R 间期 0.26s，QRS 波群呈 rSr′型，时间 0.16s；R₄ 为室性早搏，有 2 个相距 0.12s 的起搏脉冲重叠其中，为心室安全起搏脉冲。心电图诊断：①双腔起搏器，呈心房起搏心律（AAI 方式，60 次/min）；②A-R 间期延长，提示一度房室阻滞；③完全性右束支阻滞；④室性早搏引发心室安全起搏脉冲发放。

（4）心室颤动：当心室颤动波落入心室交叉感知窗内，可引发心室安全起搏脉冲发放（图 41-19）。

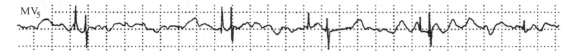

图 41-19　心室颤动引发心室安全起搏脉冲发放（三组 A-V 间期 0.12s）

（5）起搏器参数设置不当：起搏器参数设置不当，如心房起搏电压输出过高、心室感知灵敏度过高或心房后心室空白期设置过短等，在交叉感知窗内心室电极感知到心房起搏脉冲后于 100～120ms 处发放心室安全起搏脉冲，其实质是心室电极感知过度所致，心电图表现为心室安全起搏脉冲引发心室除极而出现宽大畸形 QRS-T 波群（图 41-20）。

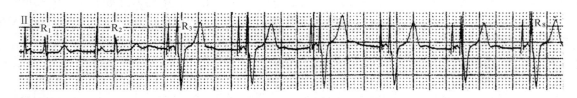

图 41-20　起搏器参数设置不当引发心室安全起搏脉冲发放

引自王立群，其临床资料不详。Ⅱ 导联（图 41-20）未见窦性 P 波，R₁、R₂ 搏动为 AAI 起搏，起搏周期 0.86s，频率 70 次/min，A-R 间期 0.22s，推测设置的 A-V 间期应＞0.22s，R₃～R₈ 搏动均为 DDD 起搏，但其 A-V 间期只有 0.12s，强烈提示为心室安全起搏；将心房后心室空白期延长至 40ms，心室感知灵敏度从 2.0mV 调整到 2.5mV，未见心室安全起搏脉冲发放。心电图诊断：①双腔起搏器，呈心房、房室顺序起搏心律（AAI、DDD 方式，70 次/min）；②提示起搏器参数设置不当引发心室安全起搏脉冲发放。

（6）肌电波或外界电磁信号：当起搏器感知到肌电波或外界电磁信号时，就有可能连续出现心室安全起搏脉冲发放（图 41-21）。

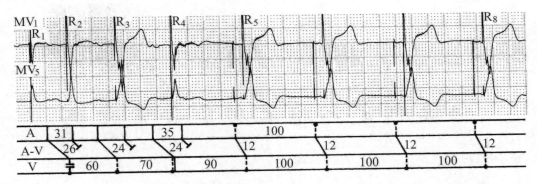

图 41-21　可能由肌电波或外界电磁信号引发心室安全起搏脉冲发放（R₅～R₈搏动）

　　女性,76 岁,病窦综合征、植入双腔起搏器 2 年。设置的基本起搏周期 1000ms,频率 60～110 次/min,A-V间期 240～300ms。MV₁、MV₅导联(图 41-21)同步记录(MV₅导联定准电压 5mm/mV),显示房性 P′-P′间期 0.31～0.35s,频率 171～194 次/min,P′-R 间期由 0.22s→0.26s→P′波下传受阻,QRS 波群脱漏(如 R₁、R₂搏动),或房室呈 2∶1 传导,其 P′-V 间期 0.24s(如 R₃、R₄搏动),QRS 波群呈假性室性融合波(R₁搏动)、室性融合波(R₂、R₄搏动)、心室起搏(R₃搏动),表明起搏器开启频率回退功能;MV₁导联基线变粗后出现房室顺序起搏心律(60次/min)且 A-V 间期缩短至 0.12s(R₅～R₈搏动),强烈提示为心室安全起搏。心电图诊断:①自律性增高型短阵性房性心动过速;②干扰性二度 I 型房室阻滞,房室呈 2∶1～3∶2 传导;③双腔起搏器,呈心室起搏、房室顺序起搏心律(VAT、DDD 方式,60 次/min);④真性、假性室性融合波;⑤提示起搏器开启频率回退功能;⑥可能由肌电波或外界电磁信号引发心室安全起搏脉冲发放,建议程控适当降低心室感知灵敏度。

第四十二章

快速判定起搏器功能异常改变

一、概述

起搏功能是起搏器的基石,而感知功能则是起搏器的"眼睛",使其具有按需性。故起搏器功能异常的判定主要是基于起搏功能和感知功能两种。

1. 起搏功能异常

起搏功能异常包括:①落在应激期内的起搏脉冲部分或全部不能夺获心房或(和)心室;②起搏频率降低(由电能耗竭所致,若由起搏器感知功能过度引发,则归入感知功能异常);③电极导线漂移他处重新起搏;④交叉起搏(如心房脉冲起搏心室或心室脉冲起搏心房);⑤起搏脉冲在电极与心内膜交接区之间发生传出阻滞等。本章主要讲述前两者。

2. 感知功能异常

感知功能异常包括感知功能不足和感知功能过度两种。

(1)感知功能不足:单腔起搏器呈持续性或间歇性固定性发放起搏脉冲;双腔起搏器心房电极不能感知落在应激期内自身 P 波,也无法触发心室起搏或发生起搏模式转换,心室电极不能感知自身 QRS 波群而出现 V 脉冲发放。但需排除假性感知功能不足。

(2)感知功能过度:出现起搏周期延长、起搏暂停或触发心室起搏(指双腔起搏器心房感知过度)。通常是起搏器感知了肌电波、电磁信号及对不应感知的 P 波或 QRS 波群或 T 波发生了感知。

二、心房起搏器功能异常

1. 起搏功能异常

出现在心房应激期内的 A 脉冲未能夺获心房产生起搏的 P′波(图 42-1)。

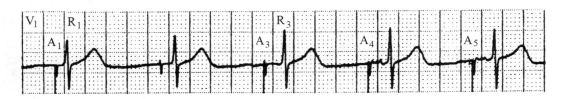

图 42-1 间歇性心房起搏功能不良

男性,66 岁,病窦综合征、植入心房起搏器 3d。设置的起搏周期 1000ms,频率 60 次/min。V$_1$ 导联(图 42-1)未见窦性 P 波,心房起搏周期 1.0s,起搏频率 60 次/min。A$_1$～A$_3$ 脉冲后未跟随相应的起搏 P′波,R$_1$～R$_3$ 搏动的 QRS 波形、时间均正常,为房室交接性逸搏心律,频率 58 次/min;A$_4$、A$_5$ 脉冲后均有起搏 P′波跟随,P′波增宽伴双峰切迹,时间 0.13s,两峰距 0.08s,A-R 间期 0.18s。心电图诊断:①提示窦性停搏;②房室交接性逸搏心律(58 次/min);③心房起搏器,呈心房起搏心律(AAI 模式,60 次/min);④间歇性心房起搏功能不良,心房电极亚脱位待排,请结合临床;⑤起搏 P′波增宽伴双峰切迹,可能存在不完全性左心房内阻滞。

2.感知功能不足

表现为起搏器不能感知自身 P 波,仍按原有的起搏频率发放脉冲,出现竞争性起搏(图 42-2)。

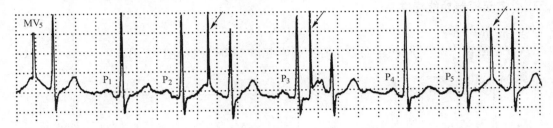

图 42-2　间歇性心房感知功能不足引发人工性"房性早搏"

女性,63 岁,病窦综合征、植入心房起搏器 1 年。设置的起搏周期 1000ms,频率 60 次/min。MV₅ 导联(图 42-2)显示窦性 P-P 间期 0.60s,频率 100 次/min,P-R 间期 0.16s;A 脉冲(图中箭头所指)落在窦性搏动 T 波上升支及顶峰上并下传心室,下传的 A-R 间期 0.22s,表明心房电极未能感知前一窦性搏动的 P 波,如 P₂、P₃、P₅,但能感知 P₁、P₄,其起搏周期 1.0s,起搏逸搏周期 1.04s。心电图诊断:①单个、成对的窦性搏动;②心房起搏器,呈单个心房起搏(AAI 模式,60 次/min);③间歇性感知功能不足引发人工性"房性早搏"伴干扰性 A-R 间期延长。

3.感知功能过度

表现为起搏器感知了不应感知的其他电信号(如 QRS-T 波群、肌电波或电磁信号),出现起搏周期延长、起搏暂停等(图 42-3、图 42-4)。此情况通常称为交叉感知,但严格地说应称为远场感知。

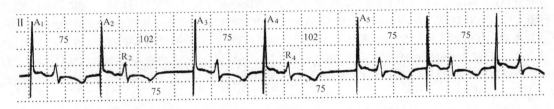

图 42-3　心房起搏器交叉感知 QRS 波群后出现起搏周期延长

女性,48 岁,病窦综合征、植入心房起搏器 3 年余。设置的起搏周期 750ms,频率 80 次/min。Ⅱ导联(图 42-3)显示心房起搏周期呈 0.75、1.02s 短长两种,经测量发现长起搏周期中(A₂-A₃、A₄-A₅ 间期),其 A 脉冲与其前 QRS 波群起始部的时距(R₂-A₃、R₄-A₅ 间期)0.75s,刚好与短的起搏周期相等,表明心房电极交叉感知了 QRS 波群,并使起搏器节律重整出现起搏周期延长;A-R 间期 0.24s;ST 段呈下斜型压低 0.1mV,T 波倒置。心电图诊断:①心房起搏器,呈心房起搏心律(AAI 模式,80 次/min);②心房电极交叉感知 QRS 波群导致起搏周期延长,提示起搏器感知功能过度;③ST-T 改变。

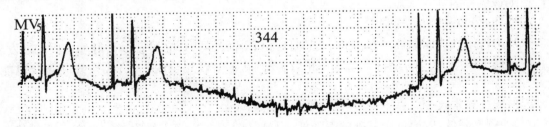

图 42-4　心房起搏器感知肌电波后出现起搏暂停现象

男性,66 岁,病窦综合征、植入心房起搏器 5 年、阵发性头晕待查。设置的起搏周期 1000ms,频率 60 次/min。MV₅ 导联(图 42-4)显示心房起搏心律,基本起搏周期 1.0s,频率 60 次/min,A-R 间期 0.20s,QRS 波形正常;值得关注的是在长达 3.44s 未见 A 脉冲发放和各种逸搏出现,期间可见肌电干扰波,提示心房电极感知肌电波后抑制了 A 脉冲的发放。心电图诊断:①心房起搏器,呈心房起搏心律(AAI 模式,60 次/min);②肌电波抑制 A 脉冲发放,提示起搏器感知功能过度;③短暂性全心停搏(3.44s),提示双结病;④请立即程控调低起搏器感知灵敏度。

4. 起搏和感知功能异常并存

通常表现为起搏和感知功能不足并存,多见于电极脱位、起搏器电能耗竭等。

三、心室起搏器功能异常

1. 起搏功能异常

出现在应激期内的 V 脉冲未能夺获心室引发起搏 QRS'波群(图 42-5)。

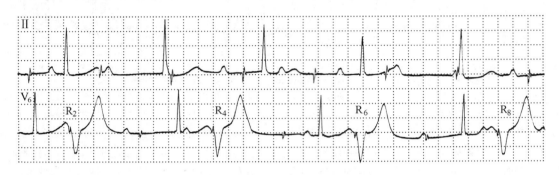

图 42-5　心室起搏、感知功能双重异常伴 3 相超常期夺获心室

女性,48 岁,三度房室阻滞、植入心室起搏器 11 年。设置的起搏周期 860ms,频率 70 次/min。Ⅱ导联(图 42-5)系入院时记录,显示窦性 P-P 间期 0.77s,频率 78 次/min,P-R 间期长短不一,R-R 间期 1.31s,频率 46 次/min,QRS 波形正常,为三度房室阻滞、房室交接性逸搏心律;值得注意的是 V 脉冲呈固定性发放,V-V 间期 0.96s,频率 63 次/min,但所有 V 脉冲均未能夺获心室;Q-T 间期 0.57s(正常最高值为 0.49s)。V₆ 导联系入院第 2 天记录,显示 P-P 间期 0.80s,频率 75 次/min,P-R 间期长短不一;当 V 脉冲落在 T 波的降支上均能夺获心室出现起搏 QRS-T 波群(R₂、R₄、R₆、R₈),形成房室交接性逸搏-心室起搏二联律,而远离 T 波却反而不能夺获心室。心电图诊断:①窦性心律;②三度房室阻滞;③房室交接性逸搏心律(46 次/min);④房室交接性逸搏-心室起搏二联律,提示起搏电极与心内膜交接区内 3 相超常期夺获心室;⑤起搏和感知功能双重异常及起搏频率下降,提示起搏器电能耗竭所致;⑥Q-T 间期延长。

2. 感知功能不足

表现为起搏器不能感知自身 QRS 波群,仍按原有的起搏频率发放 V 脉冲,出现人工性"室性早搏"(图 42-5)。若 V 脉冲落在自身心搏的心室易颤期内,则可诱发严重的室性心律失常。

3. 感知功能过度

表现为起搏器感知了不应感知的其他电信号(如 P 波、T 波、肌电波或电磁信号等),出现起搏周期延长、起搏暂停等(图 42-6)。心室电极感知 T 波可称为交叉感知,而感知 P 波、肌电波或电磁信号严格地说应称为远场感知。

4. 起搏和感知功能双重异常

多表现为持续性或间歇性不起搏和不感知自身 QRS 波群。心电图显示 V 脉冲呈固定性发放,且落在应激期上的 V 脉冲未能夺获心室(图 42-5)。见于电极完全脱位、电极导线断裂及电能耗竭等。

5. 起搏频率异常改变

(1)起搏频率降低:较原设定基础频率降低≥10%(图 42-5),但需排除感知过度引发的起搏周期延长(图 42-6)。

(2)起搏频率增高:较原设定基础频率增高≥10%,若频率增高 15 次/min 以上,则可认为存在频率奔放现象(图 42-7)。

(3)起搏频率不齐。

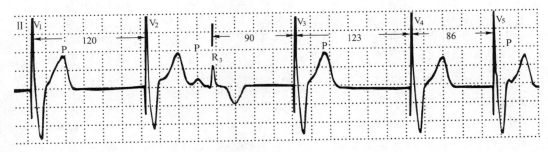

图 42-6　间歇性感知 T 波导致起搏周期延长

　　女性，73 岁，病窦综合征、植入心室起搏器 3 年。设置的起搏周期 860ms，频率 70 次/min，心室不应期 300ms。Ⅱ导联（图 42-6）显示窦性 P 波多落在 T 波顶峰或 ST 段上，P-P 间期 1.35～1.98s，频率 30～44 次/min；R₃ 搏动为窦性夺获，其 T 波倒置；心室起搏周期呈 1.20～1.23、0.86s 长短两种，经测量发现长起搏周期中（V₁-V₂、V₃-V₄ 间期），其 V 脉冲与其前搏动 T 波顶峰的时距（T-V₂、T-V₄ 间期）0.86s，刚好与短的起搏周期相等，表明心室电极感知了 T 波，并使起搏器节律重整出现起搏周期延长。心电图诊断：①显著的窦性心动过缓伴显著不齐（30～44 次/min）；②心室起搏器，呈心室起搏心律（VVI 模式，70 次/min）；③间歇性感知 T 波导致起搏周期延长，提示起搏器感知功能过度所致；④窦性夺获搏动出现 T 波倒置，可能是心室电张调整所致。

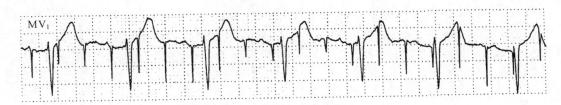

图 42-7　起搏器频率奔放现象

　　男性，75 岁，三度房室阻滞、植入心室起搏器 7 年。设置的起搏周期 1200ms，起搏频率 50 次/min。MV₁ 导联（图 42-7）显示窦性 P-P 间期 0.87s，频率 69 次/min，P-R 间期 0.26s；可见连续出现快速而无效的 V 脉冲发放，起搏周期 0.29s，频率 207 次/min。心电图诊断：①窦性心律；②一度房室阻滞；③起搏和感知功能双重异常、起搏器频率奔放现象，提示起搏器电能耗竭所致；④请立即更换起搏器。

四、双腔起搏器功能异常

1. 心房或心室起搏功能异常

　　表现为间歇性或持续性 A 脉冲或 V 脉冲后未跟随相应的起搏 P′波或起搏 QRS′波群（图 42-8、图 42-9）。

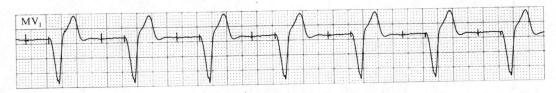

图 42-8　心房起搏功能异常

　　男性，38 岁，病窦综合征、植入双腔起搏器半年。设置的基本起搏周期 1000ms，频率 60～125 次/min，A-V 间期 300ms。MV₁ 导联（图 42-8）未见窦性 P 波，显示房室顺序起搏心律，起搏周期 1.0s，频率 60 次/min，A-V 间期 0.30s，但 A 脉冲后未跟随起搏 P′波，表明 A 脉冲未能夺获心房。心电图诊断：①持续性窦性停搏或三度窦房阻滞；②双腔起搏器，呈房室顺序起搏心律（DDD 模式，60 次/min）；③心房起搏功能异常；④心房电极脱位待排，请结合临床。

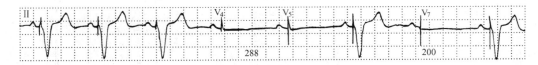

图 42-9　间歇性心室起搏功能不良

引自文献，临床资料不详。Ⅱ导联（图 42-9）显示窦性 P-P 间期 0.84~1.02s，频率 59~71 次/min；P-V 间期 0.16s，表明 QRS 波群均由心房电极感知窦性 P 波后触发心室起搏，但 V_4、V_5、V_7 脉冲后未跟随相应的起搏 QRS' 波群，出现长达 2.88、2.0s 心室停搏现象，期间未见房室交接性逸搏、室性逸搏出现。心电图诊断：①窦性心律不齐；②提示三度房室阻滞；③双腔起搏器，呈心室起搏心律（VAT 方式）；④间歇性心室起搏功能不良；⑤短暂性心室停搏（2.88s）；⑥下级起搏点功能低下。

2. 心房或（和）心室感知功能不足

心房感知功能不足表现为心房电极不能感知自身 P 波而无法触发心室起搏，起搏器转换为 DDD 起搏（图 42-10）。而心室感知功能不足则表现为心室电极不能感知自身 QRS 波群，经 A-V 间期触发 V 脉冲发放，但 V 脉冲多落在 ST 段上而成为无效脉冲（图 42-11）。

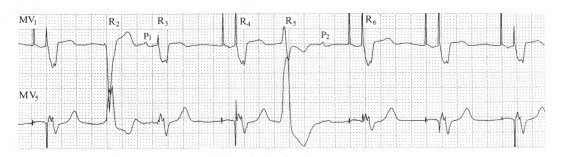

图 42-10　间歇性心房感知功能不足

女性，80 岁，病窦综合征、植入双腔起搏器 4 年。设置的基本起搏周期 1000ms，频率 60~120 次/min，A-V 间期 170ms。MV_1、MV_5 导联（图 42-10）同步记录，显示 P_1、P_2 为窦性 P 波，其中 P_1 波被心房电极感知后触发心室起搏，而 P_2 波后未跟随自身或起搏 QRS' 波群，表明该 P 波未能下传心室，也未被心房电极所感知，起搏器转换为 DDD 起搏，起搏周期 1.0s，频率 60 次/min，A-V 间期 0.17s，起搏 QRS' 波群呈类似左束支阻滞图形；R_2、R_5 搏动为提早出现形态不一致的宽大畸形 QRS-T 波群，偶联间期不等，为双源性室性早搏。心电图诊断：①窦性搏动；②二度或三度房室阻滞；③双源性室性早搏；④双腔起搏器，多呈房室顺序起搏心律、偶呈心室起搏（DDD、VAT 方式，60 次/min）；⑤间歇性心房感知功能不足。

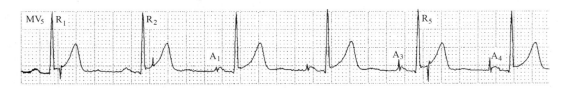

图 42-11　间歇性心室感知功能不足

男性，49 岁，病窦综合征、植入双腔起搏器半年。设置的基本起搏周期 1000ms，频率 60~125 次/min，A-V 间期 320ms。MV_5 导联（图 42-11）显示窦性 P-P 间期 1.0s，频率 60 次/min，P-R 间期 0.20s；A_1~A_3 脉冲落在窦性 P 波起始部或上升支上而呈假性房性融合波，A_4 起搏脉冲夺获心房而呈 AAI 起搏，其 A-R 间期 0.20s；R_1、R_2、R_5 搏动 ST 段、T 波上升支上有 V 脉冲重叠，表明心室电极未能感知自身 QRS 波群，其 P-V、A-V 间期均为 0.32s。心电图诊断：①窦性心律；②双腔起搏器，呈 VAT、AAI 及 DDD 方式工作，假性房性融合波；③间歇性心室感知功能不足。

3. 心房真性、心室假性感知功能不足

心房真性感知功能不足表现为心房电极不能感知自身 P 波而无法触发心室起搏,起搏器转为 DDD 起搏,但 A 脉冲发放后开启对侧通道心室空白期,此时自身 P 波经房室结下传产生的 QRS 波群,不能被心室电极所感知,起搏器按设定的 A-V 间期所发放的 V 脉冲落在 ST 段上酷似心室感知功能不足(图 42-12)。

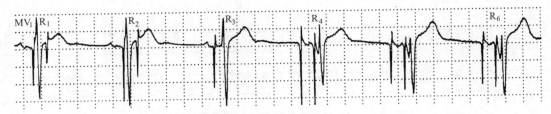

图 42-12　心房感知功能不足、间歇性心室假性感知功能不足

男性,69 岁,病窦综合征、植入双腔起搏器半年。设置的基本起搏周期 1000ms,频率 60～110 次/min,A-V 间期 160ms。MV₁ 导联(图 42-12)显示窦性 P-P 间期 0.99～1.07s,频率 56～61 次/min,P-R 间期 0.15s;R₁～R₃ 搏动 A 脉冲落在窦性 P 波之后,表明心房电极未能感知窦性 P 波;R₁、R₂ 搏动 ST 段上有 V 脉冲重叠,A 脉冲与窦性 P 波下传的 QRS 波群非常接近,表明该 QRS 波群落在 A 脉冲后所开启的心室空白期而未被心室电极所感知;R₃ 搏动 ST 段上未见 V 脉冲发放,提示心室电极感知到自身 QRS 波群而抑制了 V 脉冲的发放;R₄～R₆ 搏动显示房室顺序起搏心律,频率 60 次/min。心电图诊断:①窦性心动过缓(平均 58 次/min);②双腔起搏器,多呈房室顺序起搏心律(DDD、AAI 方式,60 次/min);③心房感知功能不足;④间歇性心室假性感知功能不足(自身 QRS 波落在心室空白期内)。

4. 心房或(和)心室感知功能过度

心房感知功能过度表现为心房电极感知肌电波后触发心室起搏,形成广义的起搏器介导性心动过速,但其跟踪频率≤上限频率(图 42-13)。而心室感知功能过度则表现为心室电极感知 T 波或肌电波后,将抑制 A、V 脉冲的发放,出现起搏周期延长(图 42-14)或心室停搏(图 42-15)。

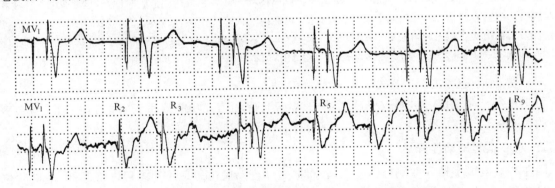

图 42-13　心房电极感知肌电波引发广义的起搏器介导性心动过速

男性,69 岁,病窦综合征、植入双腔起搏器 5 年。设置的基本起搏周期 1040ms,频率 58～125 次/min,A-V 间期 160ms。上、下两行 MV₁ 导联(图 42-13)系同时不连续记录,上行显示房室顺序起搏心律,起搏周期 1.04s,频率 58 次/min,A-V 间期 0.16s;下行出现肌电干扰波时,心房电极感知部分肌电波而触发心室起搏,形成广义的起搏器介导性心动过速,如 R₂、R₃、R₅～R₉ 搏动,最快心室率达 123 次/min。心电图诊断:①双腔起搏器,呈房室顺序起搏心律及心室起搏心律(DDD、VAT 方式);②心房电极感知肌电波引发广义的起搏器介导性心动过速,提示心房感知功能过度。

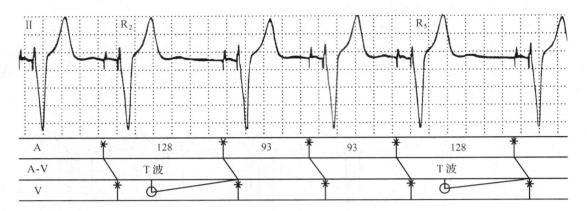

图 42-14　心室电极间歇性感知 T 波引发起搏周期延长

男性,65 岁,病窦综合征、植入双腔起搏器 2 年。设置的基本起搏周期 930ms,频率 65～100 次/min,A-V 间期 140ms。Ⅱ导联(图 42-14)未见窦性 P 波,显示房室顺序起搏心律,起搏周期呈 0.93、1.28s 短长两种,仔细测量发现 R_2、R_5 搏动的 T 波顶峰与其后的 V 脉冲的间距 0.93s,刚好与起搏周期一致,表明心室电极感知了 T 波并以此重整了起搏器的节律。心电图诊断:①提示窦性停搏;②双腔起搏器,呈房室顺序起搏心律(DDD 模式,65 次/min);③心室电极间歇性感知 T 波引发起搏周期延长,提示心室感知功能过度。

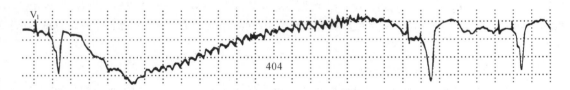

图 42-15　心室电极感知肌电波后引发短暂性全心停搏

男性,73 岁,病窦综合征、植入双腔起搏器 2 年。患者诉活动两上肢时出现头晕、胸闷。设置的基本起搏周期 1000ms,频率 60～120 次/min,A-V 间期 150ms。V_1 导联(图 42-15)系患者活动上肢时记录,显示肌电干扰波并抑制起搏脉冲发放,在长达 4.04s 间期中未见心室起搏、窦性搏动或房室交接性逸搏、室性逸搏出现。心电图诊断:①双腔起搏器,呈房室顺序起搏心律(DDD 模式,60 次/min);②肌电波抑制起搏脉冲发放引发短暂性全心停搏(4.04s),提示心室感知功能过度;③各级起搏点功能低下,提示双结病;④请立即程控调低心室感知灵敏度。

5. 心房、心室起搏或(和)感知功能异常并存

可出现复杂多变的心电图改变,但多见于心房起搏和感知功能双重异常(图 42-16),与心房电极易脱位有关。

五、双心室起搏功能异常

因左心室电极多植入在侧静脉壁上,较难固定而容易脱位。现采用多极电极起搏,电极脱位概率明显减少。以下心电图改变,可提示左室电极脱位或失夺获:

(1)Ⅰ导联起搏 QRS′波群呈 R 型。

(2)起搏 QRS′波群突然增宽。

(3)起搏 QRS′波群突然由类似右束支阻滞图形转变为类似左束支阻滞图形(图 42-17)。

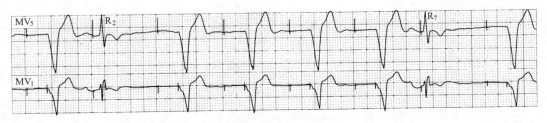

图 42-16　心房起搏和感知功能双重异常

男性,38 岁,病窦综合征、植入双腔起搏器半年。设置的基本起搏周期 1000ms,频率 60～120 次/min,A-V 间期 300ms。MV₅、MV₁ 导联(图 42-16)同步记录,定准电压 5mm/mV。显示 R₂、R₇ 为窦性搏动,其 P-P 间期 4.95s,下传的 P-R 间期 0.26s,QRS 波形呈不完全性右束支阻滞图形(QRS 时间 0.10s);其余 QRS 波群均为房室顺序起搏,起搏周期 1.0s,频率 60 次/min,其中 A 脉冲呈固定性发放,其后未跟随起搏 P′波,表明 A 脉冲未能夺获心房,也未能感知窦性 P 波,而 V 脉冲均能夺获心室,也能感知自身下传的 QRS 波群;MV₅ 导联自身搏动的 T 波倒置。心电图诊断:①窦性搏动,提示窦性停搏;②一度房室阻滞(可能为 3 相阻滞);③不完全性右束支阻滞;④双腔起搏器,多呈房室顺序起搏心律(DDD、AAI 方式,60 次/min);⑤心房起搏和感知功能双重异常,心房电极脱位待排,请结合临床;⑥心室起搏和感知功能均正常;⑦T 波改变。

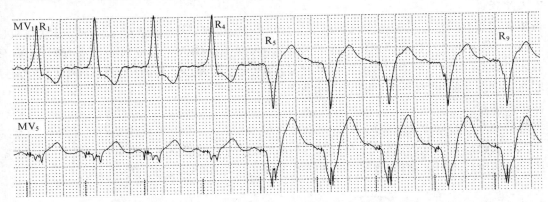

图 42-17　三腔起搏器(CRT)左心室电极脱位引发起搏 QRS′波形突变

男性,46 岁,扩张型心肌病、植入三腔起搏器 1 年半。设置的基本起搏周期 1000ms,频率 60～125 次/min,A-V 间期 200ms。MV₁、MV₅ 导联(图 42-17)同步记录,显示窦性 P-P 间期 0.70s,频率 86 次/min,P-V 间期 0.12s,QRS 波群均由 V 脉冲所引发,其前有两个相距 0.04s 的 V 脉冲,其中 R₁～R₄ 搏动呈类似右束支阻滞图形(时间 0.20s),R₅～R₉ 搏动 QRS′波形突然转为类似左束支阻滞图形(时间 0.24s),提示起搏左心室的 V 脉冲失夺获。心电图诊断:①窦性心律;②三腔起搏器,呈双心室起搏心律(VAT 方式及左心室领先起搏);③起搏 QRS′波形突变,提示左心室电极脱位所致(被临床证实)。

六、希氏束起搏功能异常

起搏器顺序发放希氏束和心室起搏脉冲,不感知自身心房激动。希氏束起搏的阈值较高,当其失夺获后,备用的心室脉冲将起搏心室,出现两种形态的起搏 QRS′波群(图 42-18)。

七、起搏器介导性心动过速

1.基本概念

起搏器介导性心动过速通常是指各种心搏由房室结逆传心房时被心房电极感知后触发心室起搏,心室起搏后再次逆传至心房,心房电极感知后又触发心室起搏,如此周而复始所形成的起搏器参与的折返性心动过速,其频率≤起搏上限频率。起搏器介导性心动过速是双腔起搏器植入后较常见的并发症之一。

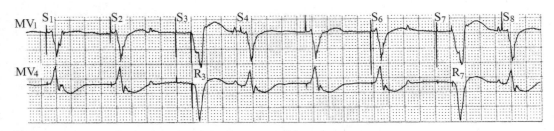

图 42-18　希氏束起搏与右室心尖部起搏图形并存

男性,56 岁,扩张型心肌病、完全性左束支阻滞、室性心动过速。植入双腔 ICD(SJM Fortify DR CD2231-40、除颤电极 Durata 7122、希氏束电极 2088TC-58)。MV$_1$、MV$_4$ 导联(图 42-18)同步记录,显示窦性 P-P 间期 1.10～1.20s,频率 50～55 次/min,P 波落在 QRS-T 不同部位上而未能下传心室。大部分 QRS 波群呈左束支阻滞图形(时间 0.18s),S-S 间期 0.86s,频率 70 次/min,其 S-R 间期约 0.06s;仅 R$_3$、R$_7$ 搏动 QRS 波形呈类似左束支阻滞图形,其 S-V 间期 0.20s,为右室心尖部起搏图形。心电图诊断:①窦性心动过缓(50～55 次/min);②完全性房室分离,提示三度房室阻滞所致;③完全性左束支阻滞;④双腔起搏器,呈短阵性希氏束起搏心律(DDD 模式,70 次/min);⑤间歇性希氏束起搏失夺获引发右室心尖部起搏。

2.发生条件

发生起搏器介导性心动过速需具备以下 4 个条件:①必须是双腔起搏器,具有心房感知和心室触发功能;②房室正道具备室房逆传功能;③室房逆传时间必须大于心室后心房不应期;④需有一个诱发因素,通常为室性早搏逆传心房、房性早搏触发心室起搏后逆传心房、心室起搏后逆传心房、心房起搏或感知功能不良、A-V 间期设置过长等。

3.折返途径

起搏器介导性心动过速发生时,其冲动在起搏器、心房和心室电极导线及心脏特殊传导系统之间发生人工性折返而形成快速性心律失常。其逆传途径为心室肌→浦肯野纤维→希氏束→房室结→心房→心房电极,顺传(前传)途径为脉冲发生器→心室电极→心室肌(图 42-19)。

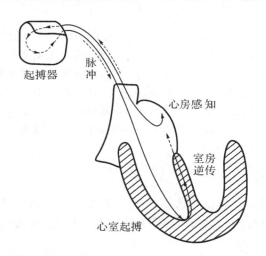

图 42-19　起搏器介导的人工折返性心动过速发生示意图

4.心电图特征

(1)突然发生快速、整齐的起搏 QRS′波群,频率常在上限范围内(90～130 次/min)。

(2)逆行 P$^-$波常落入 ST 段后半部分或 T 波中而较难识别,若能分辨 P$^-$波,则 P$^-$-R 间期≥程控的 A-V 间期。

（3）快速、整齐的起搏 QRS′波群可由下列因素诱发：房性或室性早搏、心房起搏或感知功能不良、A-V 间期设置过长及心室后心房不应期设置过短等（图 42-20）。

（4）快速、整齐的起搏 QRS′波群可突然停止，恢复双腔起搏心电图。

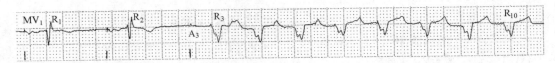

图 42-20　间歇性心房起搏功能不良引发起搏器介导性心动过速

女性，70 岁，病窦综合征、植入双腔起搏器半年。设置的基本起搏周期 1000ms，频率 60～120 次/min，A-V 间期 240～320ms，心室后心房不应期 200ms。MV$_1$ 导联（图 42-20）定准电压 5mm/mV，显示 R$_1$、R$_2$ 为 AAI 起搏，起搏周期 1.0s，起搏 P′波增宽（时间 0.16s），呈双峰切迹，两峰距 0.06s，A-R 间期 0.24s；QRS 波群呈 rsR′型，时间 0.09s；R$_3$ 搏动为 DDD 起搏，A-V 间期 0.24s，但 A 脉冲后未跟随起搏 P′波，心室起搏 QRS′波群后有逆行 P$^-$ 波跟随，并诱发了起搏器介导性心动过速（120 次/min），其 R′-P$^-$ 间期与 P$^-$-R′ 间期均为 0.26s；在 P′-P$^-$ 间期长达 1.51s 时，未见窦性 P 波出现。心电图诊断：①未见窦性 P 波，提示窦性停搏所致；②双腔起搏器，呈心房、心室起搏心律（AAI、DDD 及 VAT 方式，基本频率 60 次/min）；③间歇性心房起搏功能不良；④起搏器介导性心动过速（120 次/min）；⑤起搏 P′波增宽、A-R 间期延长，可能由心房内阻滞所致；⑥不完全性右束支阻滞；⑦建议程控延长心室后心房不应期。

八、起搏器功能异常常见的原因

1. 起搏功能异常常见的原因

因心房电极不易固定，故心房起搏的故障率明显高于心室起搏。起搏功能异常可呈间歇性或持续性出现，也可在体位改变、深呼吸或咳嗽时发生。引发起搏功能异常的原因较多，大致可归纳为以下 5 种：①机体自身生理或病理因素的影响；②起搏系统自身因素的影响；③电极在心内膜位置改变的影响；④外界因素的影响；⑤人为因素的影响。需要结合临床、胸片及程控资料进行具体分析。

2. 感知功能异常常见的原因

主要与感知灵敏度设置的高低、起搏器所设置的空白期和不应期的长短、电极与心内膜接触的可靠性、心内 P 波和 QRS 波群电位的高低和斜率大小及电能损耗有关。

九、起搏器功能异常的风险或危害性

1. 起搏功能异常的风险

起搏功能是起搏器的基石，尤其是对起搏器高度依赖的患者，一旦出现起搏功能异常，将会产生以下风险：

（1）心脏停搏（图 42-21）。

（2）双腔起搏器降级为单腔起搏（图 42-8、图 42-16）。

（3）电极漂移或交叉刺激引起心脏起搏部位改变（图 42-22）。

（4）双腔起搏器引发起搏器介导性心动过速（图 42-20）。

（5）心房、心室电极错接类似心室起搏伴室房逆传，易出现起搏器综合征（图 42-23）。

2. 感知功能异常的危害性

（1）感知功能不足：①竞争性起搏出现人工性"早搏"（图 42-2、图 42-5）；②落在心室易颤期内会引发严重的室性心律失常。

（2）感知功能过度：①起搏周期延长（图 42-3、图 42-6、图 42-14）；②较长时间心室停搏（图 42-4、图 42-15）。

感知功能过度引起不起搏的危害性远远超过感知功能不足引发的竞争性起搏！

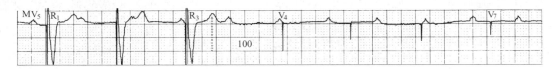

图 42-21　心室起搏功能异常引发心室停搏

女性,75 岁,三度房室阻滞、植入心室起搏器 8 年、晕厥原因待查。设置的起搏周期 1000ms,频率 60 次/min。MV₅ 导联(图 42-21)显示窦性 P-P 间期 0.64～0.71s,频率 85～94 次/min,P 波均未能下传心室;R₁～R₃ 搏动为心室起搏心律,其起搏周期有 0.96～1.0、1.38s(R₃-V₄ 间期)短长两种,其中 V₄ 起搏脉冲与其前 R₃ 搏动的 T 波顶峰的时距刚好为 1.0s,表明心室电极感知了 T 波并使起搏器节律发生重整;V₄～V₇ 脉冲均未能夺获心室,也未见下级起搏点发放激动,以致出现长达 5.03s 以上的心室停搏现象。心电图诊断:①窦性心律;②三度房室阻滞;③心室起搏器,呈心室起搏心律(VVI 模式,60～63 次/min);④间歇性心室起搏功能不良引发心室停搏(>5.03s);⑤间歇性感知功能过度(感知 T 波)引发起搏周期突然延长(1.38s);⑥提示起搏器电能耗竭;⑦下级起搏点功能低下。

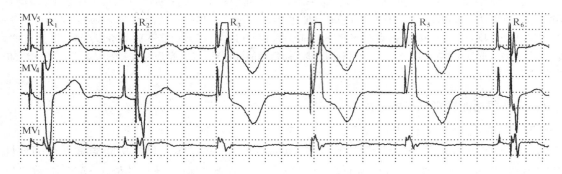

图 42-22　交叉刺激现象——心房起搏脉冲间歇性触发心室起搏

女性,75 岁,病窦综合征、植入双腔起搏器 1 年。设置的基本起搏周期 1160ms,频率 52～120 次/min,A-V 间期 160ms,心房感知度 0.75mV,心室感知度 2.5mV,心房和心室起搏电压均为 5.0V,脉宽 0.5ms,PVARP(心室后心房不应期)350ms。MV₅、MV₄、MV₁ 导联同步记录(图 42-22),R₁、R₂、R₆ 搏动为房室顺序起搏,但心房起搏脉冲落在 P 波上升支上,为假性房性融合波,窦性 P-P 间期 1.14s,频率 53 次/min,QRS 波群畸形程度不等,为不同程度的室性融合波,即窦性激动经房室结通道下传与经 A-V 通道触发心室起搏所产生的室性融合波;值得关注的是 R₃～R₅ 搏动,其前的起搏脉冲振幅和起搏周期与其他心房起搏脉冲一致,强烈提示这 3 个搏动系心房起搏脉冲触发心室起搏(即 A 脉冲夺获心室),所产生的 QRS′主波方向向上,考虑心房电极靠近心室底部,呈现交叉刺激现象。心电图诊断:①窦性心动过缓(53 次/min);②双腔起搏器,呈房室顺序起搏伴不同程度的室性融合波(DDD 模式,52 次/min);③假性房性融合波;④心房起搏脉冲间歇性触发心室起搏,呈现交叉刺激现象。

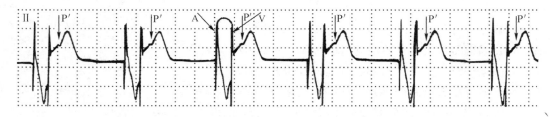

图 42-23　心房和心室电极导线反接后引起的心房和心室交叉刺激

女性,67 岁,病窦综合征、植入双腔起搏器 1h。Ⅱ导联(图 42-23)显示第 1 个起搏脉冲(A 脉冲)引发宽大畸形 QRS-T 波群,第 2 个起搏脉冲(V 脉冲)后跟随相应的 P′波,A-V 间期 0.17s,呈现"心房脉冲(A)-起搏 QRS′波群-心室脉冲(V)-起搏 P′波"的序列;表明心房电极导线反接在心室线路接口中,其发放的起搏脉冲激动心室;而心室电极导线反接在心房线路接口中,其发放的起搏脉冲激动心房(箭头所指之处为起搏的 P′波)。心电图诊断:①双腔起搏器;②心房和心室电极导线反接后引起的心房和心室交叉刺激。

第三篇

规范与质控

  本篇着重阐述了危急重症心电图及其报告制度、常规心电图、起搏心电图、动态心电图及平板运动试验诊断报告书写规范、心肺复苏最新操作要领及备考心电学技术副高级职称体会及注意事项、心电图学岗位培训练习题。本篇共 8 章，是心电学工作者体现专业水准的"珠穆朗玛峰"。

视频资源

第四十三章

危急重症心电图及其报告制度

一、概述

（1）基本概念：危急重症心电图是指起病急、进展快、死亡率高，常引起严重的血流动力学障碍而危及生命的心电图改变。

（2）常见类型：包括与冠状动脉严重病变相关的综合征（如急性冠脉综合征、Wellens 综合征及 de Winter 综合征）、变异型心绞痛、严重的快速性心律失常和缓慢性心律失常、心脏以外疾病但能从心电图中显示某些特征改变（如严重的低钾或高钾血症、急性肺栓塞等）及起搏器功能异常引发的心室停搏或频率奔放现象等。

（3）报告制度：一旦发现和确诊，应立即启动危急重症心电图上报程序，遵循"谁诊断、谁记录、谁报告"的原则，通知相关科室的主管医生和本科室负责人，登记患者基本信息、危急重症心电图内容、报告时间、报告者及主管医生姓名。

（4）告知义务：酌情将相关检查结论和病情告知家属或（和）患者，并进行安抚。

（5）酌情处置：用床或轮椅陪同家属护送患者至急诊室（抢救室）或其所在的病区，使患者能及时地接受有效的治疗。

二、与冠状动脉严重病变相关的综合征

（1）急性冠脉综合征（ACS）：包括不稳定型心绞痛、ST 段抬高型和非 ST 段抬高型 AMI 及由急性心肌缺血引发的猝死。请见第 97 页第十五章急性心肌梗死经典与进展。

（2）Wellens 综合征（图 3-4～图 3-7）、de Winter 综合征（图 3-8）。请见第 15 页第三章关注心脏血液供应。

三、关注冠状动脉左主干或三支血管严重病变的心电图表现

左冠状动脉主干（左主干）病变、左前降支近端病变或三支病变累及第一间隔支，将引发室间隔底部透壁性缺血，导致 aVR 导联 ST 段抬高。故 aVR 导联 ST 段抬高对诊断左主干病变有重要价值。

（1）aVR 导联 ST 段抬高幅度大于 V_1 导联，对判断左主干阻塞的敏感性为 81%，特异性为 80%。

（2）前壁 AMI 合并 aVR 导联 ST 段抬高≥0.1mV，提示左主干或左前降支近端阻塞。

（3）aVR、V_1 导联 ST 段抬高≥0.1mV 伴I、II、V_3～V_6 导联 ST 段压低≥0.1mV，呈现"2+6"现象，即 2 个导联 ST 段抬高、6 个导联 ST 段压低，为左主干或三支血管病变所致（图 3-9）。

（4）有 5 个或 5 个以上导联 ST 段压低≥0.1mV，常伴 T 波倒置，以 V_1 导联 ST 段压低幅度最大。对左主干病变具有重要的诊断价值，且导联数越多，诊断越肯定。

（5）平板运动试验时，出现 ST 段呈下斜型或水平型压低≥0.3mV 者，往往属于左主干病变或三支血管病变。

（6）平板运动试验出现 U 波倒置者，是左前降支严重狭窄的标志，具有高度特异性。

四、变异型心绞痛

要特别关注变异型心绞痛发作时出现显著的 ST 段抬高（≥0.5mV）尤其是呈巨 R 型或墓碑型抬高及缺血性 J 波（图 43-1）。经临床处理、治疗后，若 20min 内胸痛不能缓解者，应按 AMI 处理。

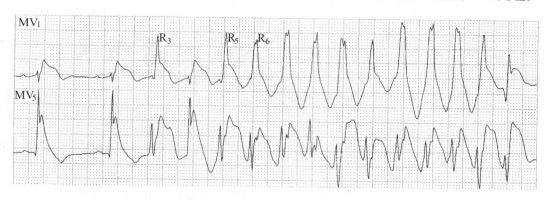

图 43-1　缺血性 J 波、Ron-T 室性早搏诱发室性心动过速

男性，56 岁，冠心病、变异型心绞痛。MV₁、MV₅ 导联（图 43-1）系患者 22：43 胸痛发作时同步记录，显示窦性 P-P 间期 1.0s，频率 60 次/min，P-R 间期 0.20s；R₃、R₅ 为高位室性早搏，时呈间位型，其 ST 段显著抬高；R₆ 为另一源室性早搏，落在前一搏动 T 波降支上并诱发了室性心动过速，其 R'-R' 间期 0.36～0.40s，频率 150～167 次/min；窦性搏动呈现明显的异常 J 波伴 ST 段呈下斜型抬高 0.35～0.55mV，T 波倒置。心电图诊断：①窦性心律；②高位室性早搏，时呈间位型；③另一源室性早搏呈 Ron-T 现象并诱发室性心动过速（150～167 次/min）；④缺血性 J 波、显著的损伤型 ST 段抬高及 T 波倒置，符合变异型心绞痛的心电图改变。

五、严重的快速性心律失常

心脏对心律失常频率的代偿范围为 40～150 次/min，一旦持续＜40 次/min 或＞150 次/min，将出现心脏代偿机制的障碍，极易引发血流动力学改变而危及生命。

1. 严重的室性心动过速

（1）持续性室性心动过速：心室率≥150 次/min、持续时间≥30s 或连续出现室性 QRS' 波群数目≥100 个的室性心动过速（图 37-3、图 37-5）。

（2）多形性室性心动过速：Q-T 间期正常时，其 QRS' 波形呈连续性变化，频率多＞250 次/min（图 25-12、图 37-6）。

（3）尖端扭转型室性心动过速：Q-T 间期延长时，其 QRS' 主波每隔 3～10 个搏动围绕基线进行扭转，常由 Ron-T 室性早搏所诱发（图 25-13）。

（4）多源性室性心动过速：QRS' 波形有 3 种或 3 种以上，其 R'-R' 间期不等。

（5）洋地黄中毒引发的双向性室性心动过速：由两种方向相反的 QRS' 波群交替出现而组成（图 25-14）。

（6）双形性或双源性室性心动过速：QRS' 波形两种，若其 R'-R' 间期相等，则提示为双形性；若 R'-R' 间期呈短长两种，则提示为双源性（图 25-11）。

2. 严重的室上性心动过速

室上性心动过速的心室率≥200 次/min 伴血流动力学改变者（图 37-7）。

3. 心房颤动、扑动伴极速心室率

（1）心房颤动、扑动的平均心室率≥200 次/min。

（2）预激合并极速型心房颤动：平均心室率≥200 次/min 或（和）有 δ 波最短的 R-R 间期≤0.25s。

六、严重的缓慢性心律失常

1. 长 R-R 间期≥3.0s 伴有症状者(如头晕、晕厥等)

引发长 R-R 间期≥3.0s 常见的原因有以下 6 种,均同时伴随下级起搏点功能低下而出现心室停搏现象,易引发血流动力学改变,甚至阿-斯综合征发作。

(1)窦性停搏(图 22-20)。

(2)高度至几乎完全性窦房阻滞(图 22-18)。

(3)慢快综合征(图 22-20、图 22-21)。

(4)快慢综合征(图 24-20)。

(5)阵发性高度至三度房室阻滞(图 43-2)。

(6)心房颤动伴长 R-R 间期(图 43-3)。

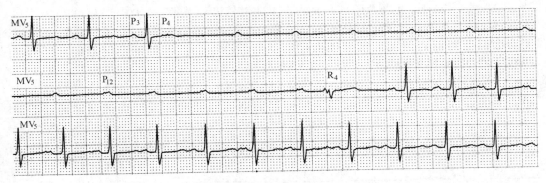

图 43-2　阵发性三度房室阻滞伴心室停搏

男性,59 岁,反复晕厥 1 个月。上、中、下三行 MV$_5$ 导联(图 43-2)连续记录,定准电压 5mm/mV。显示窦性 P-P 间期 0.51~0.76s,频率 79~118 次/min;P 波形态有 3 种:①直立,如 P$_3$ 等,为窦性 P 波;②P$_4$ 为房性早搏;③增宽伴双峰切迹(时间 0.12s,两峰距 0.07s),如 P$_{12}$ 等,为间歇性左心房内阻滞所致。值得关注的是房性早搏未下传(P$_4$)诱发了 13 个窦性 P 波未能下传心室,心室停搏时间长达 9.36s;R$_4$ 为室性逸搏并诱发了房室交接区韦金斯基现象,房室传导得以恢复;T 波低平。心电图诊断:①窦性心律不齐(79~117 次/min);②房性早搏未下传并诱发阵发性三度房室阻滞伴短暂性心室停搏(9.36s);③间歇性 P 波增宽伴切迹,系间歇性左心房内阻滞所致;④极缓慢室性逸搏并诱发了房室交接区韦金斯基现象;⑤下级起搏点功能低下;⑥轻度 T 波改变;⑦提示患者晕厥系心源性晕厥所致;⑧建议植入双腔起搏器。

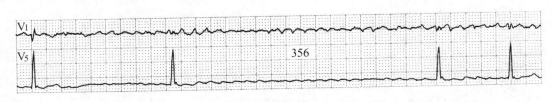

图 43-3　心房颤动伴长 R-R 间期

男性,81 岁,冠心病、心房颤动、晕厥待查。V$_1$、V$_5$ 导联(图 43-3)同步记录,显示基本节律为心房颤动,平均心室率 45 次/min;可见 1 次 3.56s 长 R-R 间期;V$_5$ 导联 T 波低平。心电图诊断:①心房颤动伴缓慢心室率(平均 45 次/min);②短暂性心室停搏(3.56s);③提示二度房室阻滞;④轻度 T 波改变。DCG 检查显示全程心房颤动(平均心室率 43 次/min)、≥3.0s 长 R-R 间期共 1076 次(最长达 9.85s)、多源性室性早搏 321 次,建议植入心室起搏器。

2. 心动过缓平均心室率≤35 次/min

引发心动过缓平均心室率≤35 次/min,常见的原因有下列 4 种:

(1)显著的窦性心动过缓(图 22-1)。

（2）持续的 2∶1 窦房阻滞（图 22-2、图 43-4）。

（3）过缓的窦性搏动伴未下传房性早搏二联律（图 43-5）、未下传成对性早搏三联律（图 43-6）。

（4）各种节律（窦性、心房颤动、心房扑动）出现高度至三度房室阻滞伴下级起搏点功能低下或传出阻滞（图 26-28、图 26-36）。

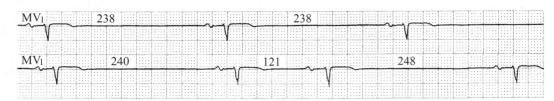

图 43-4　2∶1 窦房阻滞引发缓慢心室率

男性，66 岁，病窦综合征。上、下两行 MV₁ 导联（图 43-4）连续记录，显示窦性 P-P 间期呈 1.21、2.38～2.48s 短长两种，频率 24～49 次/min，长 P-P 间期为短 P-P 间期的 2 倍；P-R 间期 0.25s，QRS 波形正常。心电图诊断：①窦性心动过缓（49 次/min）；②频发二度窦房阻滞引发缓慢心室率（24 次/min），多呈 2∶1 传导；③一度房室阻滞；④下级起搏点功能低下，提示双结病；⑤建议植入双腔起搏器。

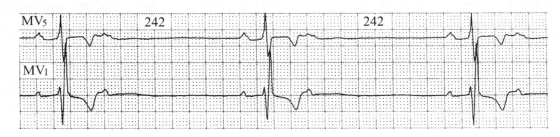

图 43-5　未下传房性早搏二联律引发缓慢心室率

男性，69 岁，冠心病。MV₅、MV₁ 导联（图 43-5）同步记录，显示每隔 1 个窦性搏动提早出现 1 次 P′波，其后无 QRS 波群跟随，代偿间歇 P′-P 间期 1.64s；P-R 间期 0.26s，QRS 波群呈完全性右束支阻滞型（时间 0.13s），R-R 间期 2.42s，频率 25 次/min；MV₅ 导联 T 波倒置。心电图诊断：①过缓的窦性搏动（36 次/min）；②频发未下传房性早搏二联律引发缓慢心室率（25 次/min）；③一度房室阻滞；④完全性右束支阻滞；⑤提示下级起搏点功能低下；⑥T 波改变。

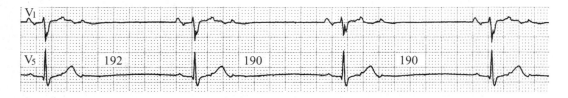

图 43-6　未下传成对房性早搏三联律引发缓慢心室率

女性，31 岁，心肌炎后遗症。V₁、V₅ 导联（图 43-6）同步记录，显示每隔 1 个窦性搏动提早出现连续 2 次 P′波，其后均无 QRS 波群跟随，代偿间歇 P′-P 间期 1.25s；P-R 间期 0.20s，QRS 波形正常，R-R 间期 1.90～1.92s，频率 31 次/min。心电图诊断：①过缓的窦性搏动（48 次/min）；②频发未下传成对房性早搏三联律引发缓慢心室率（31 次/min）；③可能存在下级起搏点功能低下。

3. 三度房室阻滞时平均心室率≤35 次/min

因三度房室阻滞多见于器质性心脏病、电解质紊乱、药物中毒等。若阻滞发生在房室结内，逸搏起搏点位置较高且频率较快者，则预后相对较好；若阻滞发生在希氏束、束支内，逸搏 QRS 波群宽大畸形、频率≤35 次/min（图 43-7），则预后较差，应及时植入双腔起搏器。

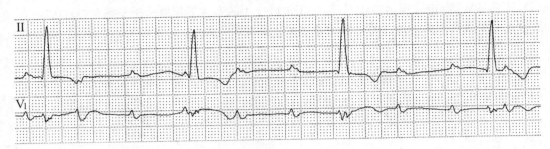

图 43-7 三度房室阻滞引发缓慢心室率

男性,74 岁,冠心病。Ⅱ、V_1 导联(图 43-7)同步记录,显示窦性 P-P 间期 0.68s,频率 88 次/min,P 波时间 0.13s,呈双峰切迹,两峰距 0.06s,$PtfV_1$ 值约−0.07mm·s;P-R 间期长短不一,QRS 波群宽大畸形(时间 0.14s),R-R 间期 1.84~1.88s,频率 32~33 次/min。心电图诊断:①窦性心律;②P 波增宽伴切迹、$PtfV_1$ 绝对值增大,提示左心房肥大,请结合临床;③三度房室阻滞;④室性逸搏心律(32~33 次/min);⑤建议植入双腔起搏器。

七、快、慢混合型心律失常

1. 慢快综合征

慢快综合征又称为心动过缓、过速综合征,是指窦房结及其周围组织器质性病变引起的各种缓慢性心律失常(显著的窦性心动过缓、二度Ⅱ型以上窦房阻滞、窦性停搏)的基础上,出现阵发性心房颤动、扑动及房性心动过速等快速性心律失常,且两者常呈间歇性或交替性出现。病变通常同时累及心房和房室交接区,当快速性心律失常终止后,因窦性节律及下级起搏点不能及时发放冲动而出现短暂性全心停搏现象(图 43-8),甚至阿-斯综合征发作,是植入起搏器的绝对指征。

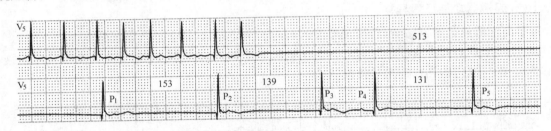

图 43-8 慢快综合征引发全心停搏

女性,70 岁,冠心病、病窦综合征。上、下两行 V_5 导联(图 43-8)系 DCG 连续记录,上行显示心房颤动伴快速心室率(平均 160 次/min),其终止后出现 5.13s 长 R-R 间期,可见直立 P 波落在 ST 段上(如 P_1、P_2、P_3、P_5),R-P 间期均为 0.14s,其 P-P 间期随着 R-R 间期的改变而改变,首先考虑为正相逆行 P^- 波,P_4 为房性早搏并下传心室;QRS 波形正常,房室交接性逸搏 R-R 间期 1.31~1.53s,频率 39~46 次/min;T 波低平或浅倒。心电图诊断:①阵发性心房颤动伴快速心室率(平均 160 次/min);②心房颤动终止后引发全心停搏(5.13s);③房性早搏;④房室交接性逸搏心律伴正相逆行 P^- 波及不齐(39~46 次/min);⑤轻度 T 波改变。

2. 快慢综合征

快慢综合征是指无器质性心脏病、窦房结功能正常的预激综合征患者或阵发性房性心动过速、心房颤动或扑动患者,在快速性房性心律失常终止后,出现严重的窦性心动过缓、窦房阻滞、窦性停搏等缓慢性心律失常(图 37-13)。可能与心动过速发作引起急性冠状动脉供血不足及对窦房结、下级起搏点超速抑制引起急性窦房结功能不全有关,行射频消融术后可避免植入起搏器。

八、Q-T 间期显著延长伴 Ron-T 室性早搏

Q-T 间期显著延长通常是指所测得 Q-T 间期较正常最高值延长≥25% 或 Q-Tc≥550ms。无论是原发性还是继发性 Q-T 间期延长,均易诱发室性心律失常。心室易颤期位于 T 波顶峰前 30~

40ms 处,历时 60～80ms。据笔者观察,落在 T 波降支上的室性早搏极易诱发室性心动过速或心室颤动。故室性早搏或其他搏动落在前一搏动的 T 波上是极其危险的,又称为 Ron-T 现象(图 43-9)。

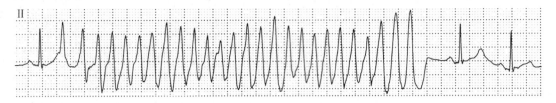

图 43-9　Ron-T 室性早搏诱发极速型室性心动过速(316 次/min)

九、严重的高钾和低钾血症

对于严重的高钾和低钾血症通常检验科会进行危急值上报。心电图室在遇低钾血症引发快速型室性心律失常、高度至三度房室阻滞伴缓慢心室率(≤35 次/min)或 Q-T 间期显著延长伴 Ron-T 室性早搏、频发多源性或多形性室性早搏,或出现 T 波、U 波电交替现象等;高钾血症引发窦室传导伴非特异性心室内阻滞(QRS 时间≥0.16s)、缓慢心室率(≤35 次/min)或快速型室性心律失常等。遇上述情况均应及时启动危急重症上报程序。

十、急性肺栓塞

急性肺栓塞具有误诊率高、漏诊率高和病死率高三大临床特点。临床上约 50% 患者出现具有诊断意义的心电图特征,但应密切结合临床。请见第 139 页第十八章其他心脏病具有提示性诊断价值的心电图改变(三、右心室收缩期负荷过重——急性肺栓塞)。

十一、起搏器功能严重异常

对于高度依赖起搏器患者,若出现严重的起搏器功能异常,则会危及患者的生命。

(1)连续出现心室失夺获伴下级起搏点功能低下(图 43-10):见于电极导线完全脱位或断裂、电能耗竭、电极与起搏器插口连接处松动等。

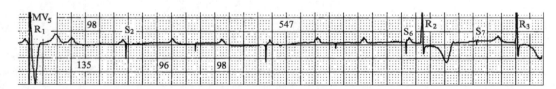

图 43-10　心室起搏器起搏功能异常引发心室停搏

女性,75 岁,三度房室阻滞、植入心室起搏器 8 年、晕厥待查。设置的起搏基本周期 1000ms,频率 60 次/min。MV$_5$ 导联(图 43-10)显示窦性 P-P 间期 0.64～0.71s,频率 85～94 次/min,P 波均未能下传心室;R$_1$ 为心室起搏,其起搏周期有 0.96～0.98、1.35s 短长两种,其中 S$_2$ 脉冲与其前 T 波顶峰的时距 0.98s,恰好与短起搏周期一致,表明心室电极感知了 R$_1$ 搏动的 T 波并使起搏器节律重整;S$_2$～S$_7$ 脉冲均未能夺获心室,在长达 5.47s 后出现 2 次房室交接性逸搏(R$_2$、R$_3$),其逸搏周期 1.32s,频率 45 次/min,S$_7$ 脉冲仍按固定性发放,系 R$_2$ 搏动落在 S$_6$ 脉冲后心室不应期内所致;ST 段呈水平型压低 0.1mV,T 波倒置。心电图诊断:①窦性心律;②三度房室阻滞;③短暂性心室停搏(5.47s);④心室起搏功能异常,提示起搏器电能耗竭所致;⑤间歇性起搏周期延长,系起搏器感知功能过度所致(感知起搏搏动的 T 波);⑥房室交接性逸搏;⑦ST 段、T 波改变。

(2)感知过度引发起搏器停止发放脉冲伴下级起搏点功能低下(图 43-11)。

(3)出现高频度、持续较长时间的起搏器介导性心动过速并引发血流动力学改变者:现代起搏器具有自动确认和终止起搏器介导性心动过速(PMT)的功能,加上设置了高限频率(通常≤130 次/min),一般不至于发生血流动力学改变。

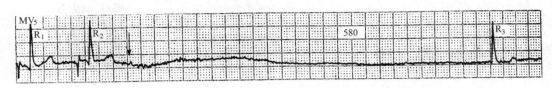

图 43-11 心房起搏器感知过度(感知肌电波)引发心室停搏

引自郭继鸿。女性,70 岁,病窦综合征、植入心房起搏器 4 年。设置的起搏周期 860ms,频率 70 次/min。MV₅ 导联(图 43-11)显示 R₁、R₂ 搏动为心房起搏,之后突然出现 5.80s 的长 R-R 间期,R₃ 搏动其前无 A 脉冲或相关的 P 波,为缓慢的房室交接性逸搏;出现长 R-R 间期与心房电极感知了肌电波导致起搏器输出功能抑制有关(箭头所示)。心电图诊断:①心房起搏器,呈成对的心房起搏(AAI 模式,70 次/min);②短暂性全心停搏(5.80s),系起搏器感知功能过度、各级起搏点功能低下所致;③缓慢的房室交接性逸搏;④提示双结病;⑤请立即程控调低感知灵敏度。

(4)出现频率奔放现象:现代起搏器具有独立的起搏频率奔放现象保护电路,将最高起搏频率限制在 130~150 次/min,防止快速的心室起搏。

十二、心电图危急值——2017 年中国心电学会专家共识

1. 疑似急性冠状动脉综合征

(1)首次发现疑似急性心肌梗死的心电图改变。

(2)首次发现疑似各种急性心肌缺血的心电图改变。

(3)再发急性心肌梗死的心电图改变(注意结合既往心电图及临床病史)。

2. 严重的快速性心律失常

(1)心室扑动、颤动。

(2)室性心动过速:心室率≥150 次/min、持续时间≥30s。

(3)特殊类型的室性心动过速:尖端扭转型、多形性、双向性室性心动过速。

(4)各种类型室上性心动过速(包括心房颤动、扑动)的心室率≥200 次/min。

(5)心房颤动伴心室预激时,有 δ 波最短 R-R 间期≤0.25s。

3. 严重的缓慢性心律失常

(1)严重的心动过缓、三度房室阻滞:平均心室率≤35 次/min。

(2)长 R-R 间期:有症状者 R-R 间期≥3.0s,无症状者 R-R 间期≥5.0s。

4. 其他

(1)提示严重低钾血症的心电图表现:Q-T(U)间期显著延长、出现快速性心律失常,并结合了临床、实验室检查。

(2)提示严重高钾血症的心电图表现:窦室传导,并结合了临床、实验室检查。

(3)疑似急性肺栓塞的心电图表现,并结合了临床症状及相关检查。

(4)长 Q-T 间期:Q-Tc≥550ms。

(5)显性 T 波电交替现象。

视频资源

第四十四章

常规心电图诊断报告书写规范

  鉴于目前国内尚未有一个统一而规范的心电图诊断报告格式,现参考《中华医学会心电生理和起搏分会心电学组和中国心电学会 2007 年拟定的——心电图报告格式和诊断名词、术语规范化建议》(草案)、《AHA/ACC/HRS 心电图标准化与解析的建议——2009 年国际指南》《上海复旦大学附属中山医院 2010 年制定的常规心电诊断书写规范手册》《浙江省数字化常规心电图诊断书写规范》(试用版)、《福建省立医院心电诊断科 2015 年拟定的心电图诊断书写规范》及笔者 2010 年撰写的《临床心电图详解与诊断》专著中第四十八章规范心电图诊断报告,再结合笔者的经验和心得,拟定常规心电图诊断报告书写的基本原则、格式和诊断名词等相关内容,以期抛砖引玉、取得共识。

  一、规范心电图诊断名词、签发报告权限

  1.心电图诊断名词分类

  (1)第Ⅰ类:单凭心电图特征就能明确且独一无二的心电图诊断名词,如各类的心律失常等。

  (2)第Ⅱ类:心电图改变缺乏特异性,不能明确为某一特定疾病所致,采用描述性心电图诊断名词,如左心室高电压、ST 段改变、T 波改变等。

  (3)第Ⅲ类:心电图改变必须结合临床方能明确的心电图诊断名词,如预激综合征、Brugada 综合征、早复极综合征、急性心肌梗死、房室肥大等。

  2.签发报告权限

  不具有执业医师资格(含助理医师)的心电图工作者,可以书写心电图诊断报告,但必须由具有执业医师资格的医生进行审核和签发。

  二、出具心电图诊断报告的基本原则

  心电图诊断需要"由此及彼、由表及里、去伪存真"及尽量用"一元论"、最常见心电现象进行诊断。

  (1)确定基本节律及其频率的高低:根据有无 P 波及 P 波的极性、F 波、f 波等确定基本节律是窦性、房性还是房室交接性、室性,再根据频率的高低及节律规则与否,确定有无心动过速、过缓、不齐、停搏及传出阻滞等。

  (2)诊断顺序:按照 P 波、P-R 间期、QRS 波群、J 点(J 波)、ST 段、Q-T 间期、T 波、U 波的顺序进行诊断,如遇危急而严重的心电图改变需要急诊处理的,如 AMI、快速性心律失常、较长时间心室停搏等特殊情况,则应将此类诊断放至第 2 条。

  (3)先描述所见的心电现象,后描述该心电现象所提示的临床意义或发生机制,建议进一步做哪些检查以明确诊断。如"P 波高尖,提示不完全性右心房内阻滞,建议心脏超声检查排除右心房肥大""多源性室性早搏,其中一源为室性并行心律"。

  (4)诊断心律失常时,必须写出异位起搏点或阻滞的部位、发放冲动的强度(如正常频率、加速的、过速的、过缓的、早搏、逸搏、停搏等)、冲动在各个部位的传导情况及其伴随现象等,必须先写原发性心律失常,后写继发性及伴随心律失常,如"窦性心动过速(110 次/min)、三度房室阻滞、房室交接性逸搏心律(48 次/min)伴完全性右束支阻滞"等。

（5）尽量用"一元论"及最常见的心电图诊断来解释所见的各种心电现象。

（6）诊断时，根据明确的程度，可用直接诊断法、提示诊断法、待排诊断法、符合诊断法及描述性诊断法等 5 个层次，如"窦性停搏""提示左心室肥大""左心室肥大待排""左心室高电压，建议心脏超声检查""符合双结病的心电图改变"等。

（7）诊断时，必须密切结合临床及电生理检查，符合目前公认的各种理论和心电现象，各个诊断之间不能自相矛盾。

（8）最好能结合前、后心电图片子或随访，特别是对宽 QRS 心动过速的诊断、疑有 AMI 或左束支阻滞、预激合并 AMI 尤为重要。

三、心电图诊断报告书写规范

现对一些经常遇到，但诊断报告书写时又感困惑的心电图表现进行阐述，供参考。

1. 窦性心律、心电图正常范围

有以下心电图表现之一者，可考虑心电图正常范围：

（1）P 电轴左偏。

（2）单纯的 QRS 电轴偏移在 $-30°\sim +30°$。

（3）单纯的逆钟向、顺钟向转位。

（4）室上嵴型 QRS 波群，即 V_1 导联呈 rSr′ 型，r 波振幅＞r′ 波振幅。

（5）QRS 终末波略宽钝，但 QRS 时间≤0.11s。

（6）婴幼儿、儿童出现右心室电势占优势，即出现电轴右偏、V_1 导联以 R 波为主。

（7）年轻、胸部丰满女性 V_3、V_4 导联出现 R 波振幅递增不良或逆递增或左胸导联（V_5、V_6）低电压，但需排除左侧气胸、胸腔积液等。

（8）以 R 波为主导联 ST 段呈水平型、下斜型压低≤0.05mV（aVL、Ⅲ 导联可压低 0.1mV）或呈近水平型压低＜0.08mV 或呈上斜型压低＜0.1mV。

（9）心率较慢时，以 R 波为主导联 J 点抬高，ST 段呈凹面向上型抬高＜0.1mV。

（10）Ⅱ 导联 T 波直立，振幅＞1/10R，aVF 导联 T 波低平，Ⅲ 导联 T 波浅倒置。

（11）青少年出现 T_{V_1,V_2}＞T_{V_5,V_6}＞1/10R。

（12）童稚型（幼年型）T 波改变。

2. 窦性心律、心电图大致正常

该诊断比较模糊，易引发患者不满或投诉，尽量少用此诊断。有上述心电图正常范围改变 2 条或 2 条以上者，可考虑用心电图大致正常的诊断。

3. 窦性 P 波形态改变

（1）P 波高尖，提示右心房负荷过重或右心房肥大或不完全性右心房内阻滞，请结合临床。

（2）P 波增宽伴切迹，提示左心房负荷过重或左心房肥大或不完全性左心房内阻滞，请结合临床。

（3）间歇性 P 波高尖或（和）P 波增宽伴切迹，提示间歇性不完全性右心房或（和）左心房内阻滞。

（4）P 波增宽伴正负双相，提示房间隔完全阻滞。

（5）窦房结内游走性心律。

（6）P 波电交替现象。

（7）$PtfV_1$ 绝对值增大，提示左心房负荷过重，请结合临床。

4.电轴偏移

(1)电轴左偏($-31°\sim-90°$)：①$-31°\sim-44°$,若QRS波形符合左前分支阻滞图形特征,可提示左前分支阻滞;若不符合左前分支阻滞图形特征,仅诊断为心电轴左偏。②$-45°\sim-90°$：QRS波形符合左前分支阻滞图形特征,可直接诊断为左前分支阻滞。

(2)假性电轴左偏：见于$S_I S_{II} S_{III}$综合征等。

(3)电轴右偏：$+91°\sim+180°$。

(4)电轴重度右偏或无人区电轴：$+180°\sim+270°$或$-90°\sim-180°$。

5.左心室高电压

(1)左心室高电压：年轻人、胸壁菲薄者、体力劳动者出现肢体导联和(或)胸前导联QRS波群电压增高,是一种正常生理现象,但需排除高血压病、心脏瓣膜病、肥厚型心肌病及扩张型心肌病等器质性心脏病所致的左心室肥大。

(2)左心室高电压,提示左心室肥大,请结合临床：临床上有引起左心室肥大的病理因素,如高血压病等,肢体导联和(或)胸前导联QRS波群电压均显著增高,但无ST-T改变。

(3)左心室高电压,提示左心室肥大,ST段及T波改变(也可简称为ST-T改变)：临床上有引起左心室肥大的病理因素,心电图显示左心室高电压、ST段压低及T波倒置。既往诊断为"左心室肥大伴劳损",现已摒弃"劳损"这一诊断用词。

6.异常Q波的判定

Q波宽度(时间)比深度(振幅)更有价值。心肌梗死、重症心肌炎、心肌纤维化、肥厚型心肌病(窄深Q波伴高R波)、高钾血症、肺心病(前间壁出现QS型)及传导阻滞(左前分支阻滞、左中隔分支阻滞、左束支阻滞时前间壁可出现QS型或Q、q波)等均可出现异常Q波,需结合临床病史、ST段及T波改变等情况采用直接诊断法、提示诊断法、待排诊断法、符合诊断法及描述性诊断法,并建议进行客观的判定。

正常人在III、aVL导联可出现Q波,判定此Q波时,需结合临床病史及II、aVF导联和I导联的波形改变,并让患者进行屏气试验。

(1)高侧壁异常Q波：I、aVL导联Q波时间$\geqslant0.04s$或(和)深度$\geqslant1/4R$波振幅。

(2)提示高侧壁异常Q波：I导联呈QR型,Q波深度$>1/4R$波振幅,但时间$<0.03s$;aVL导联Q波时间$\geqslant0.04s$或(和)深度$\geqslant1/4R$波振幅。若深吸气后屏气,I、aVL导联Q波深度变浅或消失,则为呼吸性Q波,属功能性改变,此Q波不需诊断。仅aVL导联出现Q波,此Q波不需诊断。

(3)下壁异常Q波：II、III、aVF导联Q波时间$\geqslant0.04s$或(和)深度$\geqslant1/4R$波振幅。

(4)提示下壁异常Q波：II导联呈R型或qR型,III导联呈QS或QR(r)型,aVF导联呈QR(r)型,Q波深度$>1/4R$波振幅,但时间$<0.03s$(图44-1)。若深吸气后屏气,III、aVF导联Q波深度变浅或消失,则为呼吸性Q波(图44-2),属功能性改变。仅III导联出现Q波,此Q波不需诊断。

7.V_1导联QRS波群出现多个挫折波

V_1导联QRS波群呈$rSr's'$型或rS型,S波挫折,其他导联QRS终末波较宽钝,时限$\leqslant0.11s$,加做V_3R、V_4R或V_1导联上一肋、下一肋出现rRr'型,r波振幅$<r'$波振幅,可诊断为隐匿性不完全性右束支阻滞(图44-3)。

8.ST段异常改变的判定

先进行描述性诊断,后结合临床病史、ST段抬高或压低的形态及程度等(尚需观察有无Q波、T波改变)采用提示诊断法、待排诊断法、符合诊断法及描述性诊断法,并建议进行客观的判定。

(1)前壁异常Q波伴ST段损伤型改变：①符合AMI的心电图改变(临床上已明确诊断为AMI);②提示AMI所致,建议检测心肌损伤标志物(会诊单上仅写明胸痛);③符合亚急性心肌梗

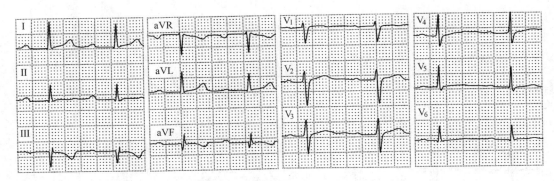

图 44-1　提示下壁异常 Q 波、T 波改变

男性,51 岁,结肠癌术前。常规心电图(图 44-1)V_1～V_6 导联定准电压 5mm/mV,显示 P-P 间期 0.84s,频率 71 次/min,P-R 间期 0.32s;Ⅱ导联呈 qRs 型,Ⅲ导联呈 Qr 型,aVF 导联呈 Qrs 型(Q 波深度>1/4r 波振幅,时间 <0.03s);T 波在Ⅱ、V_4～V_6 导联平坦,Ⅲ、aVF 导联倒置。心电图诊断:①窦性心律;②一度房室阻滞;③提示下壁异常 Q 波、T 波改变,陈旧性心肌梗死待排,请结合临床;④前侧壁轻度 T 波改变。

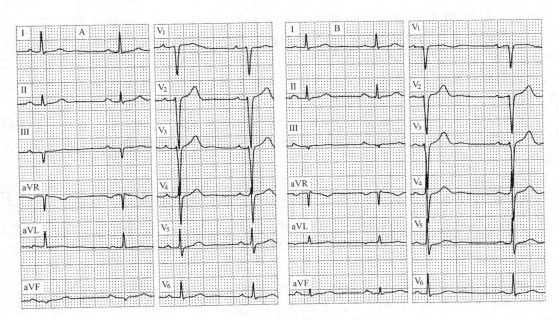

图 44-2　下壁导联出现呼吸性 Q 波

男性,53 岁,健康体检。常规心电图 A(图 44-2)系自由呼吸时记录,显示 P-P 间期 1.07s,频率 56 次/min,P-R 间期 0.20s;QRS 波群在Ⅱ导联呈 rs 型,Ⅲ、aVF 导联呈 QS 型,V_1～V_3 导联呈 rS 型,r 波振幅递增量<0.1mV。图 B 系深吸气屏气后记录,Ⅱ导联呈 Rs 型,Ⅲ导联虽呈 QS 型,但深度明显变浅,aVF 导联呈 rs 型。心电图诊断:①窦性心动过缓(56 次/min);②下壁导联出现呼吸性 Q 波,属功能性改变;③前间壁 r 波振幅递增不良。

死的心电图改变(会诊单上已写明 AMI 两周);④提示陈旧性心肌梗死伴室壁瘤形成,建议心脏超声检查(AMI 3 个月后)。

　　(2)前侧壁或(和)下壁 ST 段抬高:①起卧活动后其 J 点、ST 段抬高程度减轻或恢复正常,则提示心室早复极;②若 ST 段呈上斜型抬高伴 T 波高耸,需结合临床提示超急性期心肌梗死或变异型心绞痛,建议检测心肌损伤标志物;③若心率较快时出现 ST 段呈凹面向上型抬高伴 T 波低平,临床诊断为心包炎,则诊断为符合急性心包炎的心电图改变。

　　(3)前间壁 ST 段呈穹隆型或马鞍型改变:若仅有心电图改变,则提示为Ⅰ型或Ⅱ型 Brugada

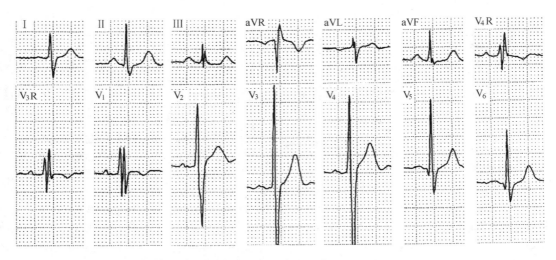

图 44-3　隐匿性不完全性右束支阻滞（QRS 时间 0.11s）

波；若有家族史或反复发作室性心动过速史、晕厥史，则提示为 Brugada 综合征，请结合临床。

（4）前侧壁或（和）下壁 ST 段压低：①一般情况下，诊断为 ST 段改变即可；②若 ST 段呈水平型或下斜型压低≥0.2mV，同时伴有胸痛，则诊断为显著的 ST 段改变，符合心绞痛的心电图改变或非 ST 段抬高型 AMI 待排，建议检测心肌损伤标志物；③若 ST 段呈鱼钩样压低，患者正在服用洋地黄，则诊断为 ST 段改变，提示洋地黄作用。

（5）前侧壁或（和）下壁 ST 段呈水平型延长（ST 段时间≥0.16s）：①若患者为冠心病，则提示心内膜下心肌缺血；②若患者为慢性肾功能不全，则建议检测血钙，排除低钙血症。

9. T 波异常改变的判定

（1）前侧壁或（和）下壁 T 波高耸：①若患者伴有胸痛发作，则诊断为超急性期心肌梗死或变异型心绞痛待排，建议检测心肌损伤标志物；②若患者有急性肾功能衰竭，则提示为高钾血症的心电图改变，建议检测血钾；③若患者身体素质良好，心率较慢，则提示为心室早复极；④若患者有二尖瓣关闭不全或主动脉瓣关闭不全，则提示为左心室舒张期负荷过重所致。

（2）前侧壁或（和）下壁 T 波低平或倒置：①一般情况下，诊断为 T 波改变即可；②若冠心病患者出现对称性 T 波倒置，则可诊断为冠状 T 波，请结合临床；③若 T 波呈巨大倒置伴基底部宽阔、顶部切迹，则诊断为"尼加拉瀑布样"T 波改变，请结合临床。

10. U 波异常改变的判定

（1）若 U 波振幅增高，同时伴有 ST 段压低、T 波低平、Q-T 间期延长，则结合临床诊断为符合低钾血症的心电图改变、药物性（主要是抗心律失常药物）或脑源性（脑血管意外、颅脑损伤）心电图改变。

（2）若 U 波倒置或负正双相，则诊断为 U 波改变，可见于心肌供血不足、左心室收缩期负荷过重及老年患者等，需结合临床加以判定。

四、有关心律失常的诊断问题

在诊断心律失常时，必须写出异位起搏点或阻滞的部位、发放冲动的强度（如正常频率、加速的、过速的、过缓的、早搏、逸搏、停搏等）、冲动在各个部位的传导情况及其伴随现象等，必须先写原发性心律失常，后写继发性及伴随心律失常。二度以上房室阻滞，其心房和心室频率应分别注明，并写上房室传导比例。

同一起搏点连续出现 3 次或 3 次以上激动，方能称为心律。若仅出现 1、2 次激动，只能称为单个、成对搏动而不能称为心律,如房性早搏呈二联律、三联律,只能称为窦性搏动、成对的窦性搏动,而不能称为窦性心律。

1.早搏

(1)偶发、频发的判定:①10s 心电图中出现 1 次早搏称为偶发;②10s 心电图中出现 3 次或 3 次以上早搏称为频发。

(2)早搏二、三联律的判定:①每隔 1 个窦性搏动出现 1 次早搏,连续重复出现 3 次,方可称为二联律;②每隔 2 个窦性搏动出现 1 次早搏或每隔 1 个窦性搏动出现成对早搏,连续重复出现 3 次,方可称为三联律。

(3)房性早搏未下传心室时,现统一称为房性早搏未下传,摒弃"阻滞型房性早搏"的诊断用词。

2.异位性心动过速

异位激动连续出现 3 次或 3 次以上心搏且频率＞100 次/min 称为异位性心动过速(房性、房室交接性、室性)。

(1)短阵性、持续性心动过速的判定:依据异位搏动连续出现的次数、持续时间的长短酌情判定。①连续出现的次数＜100 次或持续时间＜30s 者称为短阵性心动过速;②连续出现的次数≥100 次或持续时间≥30s 者称为持续性心动过速。

(2)非阵发性心动过速与加速的逸搏心律的判定:部分文献和专著将这两者统称为加速的逸搏心律,笔者认为这两者应有所区别并建议:①始终未见窦性 P 波,若仅出现单一的异位心律,房性频率 61～100 次/min、房室交接性频率 61～100 次/min、室性频率 41～100 次/min,则称为加速的房性、房室交接性或室性逸搏心律;②若出现窦性和异位两种节律,两者频率接近并竞争性地控制心房或心室,则称为非阵发性房性、房室交接性或室性心动过速(符合上述各种加速的逸搏心律的频率);③摒弃"加速性房性、房室交接性或室性自主心律"的诊断用词。

3.游走性心律

(1)笔者主张游走性心律仅适用于窦性节律,诊断书写格式为:窦性心律、窦房结内游走,或者直接诊断为窦房结内游走性心律。

(2)建议摒弃"窦房结至心房或房室交接区内游走性心律"的诊断用词,可采用以下书写格式:①窦性心律、非阵发性房性或房室交接性心动过速伴房性融合波(61～100 次/min)(图 23-19、图 44-4);②窦性心动过缓(56 次/min)、房性或房室交接性逸搏心律伴房性融合波(55 次/min)。

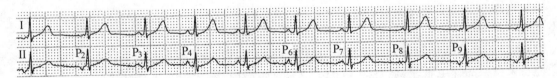

图 44-4 非阵发性房室交接性心动过速伴不同程度的房性融合波

女性,36 岁,健康体检。Ⅰ、Ⅱ导联(图 44-4)同步记录,显示 P 波形态多变:①P_4～P_6 直立,为窦性 P 波,其 P-P 间期 0.68s,频率 88 次/min,P-R 间期 0.13s;②P_2、P_9 倒置,P^--R 间期 0.08s,为房室交接性异位搏动,P^--P^- 间期 0.76s,频率 79 次/min;③P_3、P_7、P_8 形态多变,为窦性 P 波与房室交接性逆行 P^- 波形成的不同程度的房性融合波。心电图诊断:①窦性心律不齐;②短阵性非阵发性房室交接性心动过速(79 次/min)伴不同程度的房性融合波。

4.短阵性室性异位心律

室性异位起搏点兴奋性增高引起的心律失常,因异位起搏点自律性强度的改变,其连续发放 3 次或 3 次以上激动有时以早搏、加速的室性逸搏或室性逸搏形式出现,此时的心电图既不能诊断为室性心动过速,又不能诊断为室性逸搏心律,那怎么办呢? 可诊断为由室性早搏、加速的室性逸搏、室性逸搏组成的短阵性室性异位心律(图 44-5)。

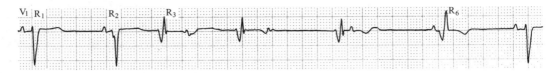

图 44-5　由室性早搏、加速的室性逸搏组成的短阵性室性异位心律

男性,67 岁,病窦综合征。V₁ 导联(图 44-5)显示窦性 P-P 间期 1.10s,频率 55 次/min;R₂ 搏动为室性融合波,R₃～R₆ 为室性异位搏动,其 R′-R′ 间期 0.64～1.40s,频率 43～94 次/min,连续出现 4 个 P 波落在其 QRS-T 波群不同部位上而未能下传心室。心电图诊断:①窦性心动过缓(55 次/min);②由室性早搏、加速的室性逸搏组成的短阵性室性异位心律(43～94 次/min);③室性融合波;④不完全性干扰性房室分离。

5.二度以上房室阻滞

诊断二度以上房室阻滞时,应分别注明心房和心室的频率及房室传导比例,应先写原发性心律失常,后写继发性及伴随心律失常。

(1)二度 I 型或 II 型房室阻滞时,QRS 波群脱漏后第 1 个搏动的 P-R 间期≥0.21s,建议书写格式为:长 P-R 间期型二度 I 型或 II 型房室阻滞(图 26-13、图 26-14)。摒弃"一度房室阻滞＋二度 I 型或 II 型房室阻滞"的诊断用词。

(2)如何诊断房室 3∶1 传导:①若连续出现 2 个窦性 P 波下传受阻且无房室交接性或室性逸搏干扰,则诊断为高度房室阻滞(图 26-21);②若有房室交接性逸搏或室性逸搏干扰窦性 P 波下传而出现 3∶1 传导,则宜诊断为二度房室阻滞(图 26-18)。

(3)如何诊断阵发性三度房室阻滞:通常将房室呈 2∶1、3∶1(有逸搏干扰)传导诊断为二度房室阻滞,3∶1(无逸搏干扰)、4∶1、5∶1 传导诊断为高度房室阻滞,6∶1 传导诊断为几乎完全性房室阻滞,故建议将房室传导比例≥7∶1(至少连续出现 6 个 P 波下传受阻)诊断为阵发性三度房室阻滞(图 26-27)。

6.完全性左束支阻滞合并电轴偏移

完全性左束支阻滞合并电轴偏移时,仅作出完全性左束支阻滞伴电轴左偏或右偏的诊断,不再诊断合并左前分支或左后分支阻滞。

7.房室阻滞合并束支或分支阻滞

房室阻滞合并束支或分支阻滞时,其诊断顺序为房室阻滞在先,束支、分支阻滞在后,酌情提示双束支或三支阻滞。

(1)窦性心律(70 次/min)、二度 II 型房室阻滞引发缓慢心室率(53 次/min),房室呈 4∶3 传导、完全性左束支阻滞伴电轴左偏(-50°),提示双束支阻滞(右束支二度 II 型阻滞)。

(2)窦性心律(70 次/min)、二度 II 型房室阻滞引发缓慢心室率(53 次/min),房室呈 4∶3 传导、完全性右束支阻滞、左前分支阻滞,提示三支阻滞(左后分支二度 II 型阻滞)。

第四十五章

视频资源

起搏心电图诊断报告书写规范

随着临床植入各种具有特殊功能的新型起搏器增多,起搏心电图越来越复杂多变,如何正确地分析和诊断起搏心电图已成为心电学的新问题、新挑战！为此,浙江省医学会心电生理与起搏分会无创心电学组组织了省内外心电学、程控及起搏器植入专家起草并反复讨论修改和审定了《起搏心电图诊断报告书写规范》。本章以此为蓝本但略有修改,供参考。

一、起搏心电图分析内容

(1)确定主导心律及其他存在的异常心电图。

(2)判定起搏器的起搏模式或工作方式、起搏功能、感知功能及起搏频率是否正常。

(3)判定有无起搏源性心律失常。

(4)判定起搏器是否开启特殊功能。

(5)酌情判定起搏器功能异常的原因。

(6)酌情判定起搏器的类型。

二、起搏心电图分析步骤

1. 了解相关内容

在分析起搏心电图前,要尽量了解患者植入起搏器前的临床诊断、起搏器植入年限及起搏器的类型、功能特征、起搏模式、设置的各项参数等。

2. 选择导联

选择基线稳定、无伪差、起搏脉冲清晰的导联进行分析,通常选择 II、V₁ 导联。

3. 确定自身基本心律、起搏心律及其他存在的异常心电图

(1)若自身基本心律是窦性心律,则进一步分析有无窦性停搏、窦房阻滞、房室阻滞、束支与分支阻滞、早搏及房室肥大、异常 Q 波等。

(2)若基本心律为起搏心律,则根据起搏脉冲与 P 波或 QRS 波群、自身 P 波与起搏 QRS′波群的关系,判定起搏器的起搏模式或工作方式(AAI、VVI、DDD、VAT、DDI 等),酌情判定起搏器的类型(单腔、双腔、三腔起搏器)。

4. 分析起搏功能

(1)起搏功能正常:起搏器能按时发放起搏脉冲,且出现在应激期内的脉冲均能夺获心房或(和)心室。

(2)起搏功能异常:出现在应激期内的起搏脉冲部分或全部不能夺获心房或(和)心室。此外,尚包括电极导线漂移他处重新起搏、交叉起搏(如心房脉冲起搏心室或心室脉冲起搏心房)、起搏频率降低(由电能耗竭所致,若由起搏器感知功能过度引发,则归入感知功能异常)、起搏传出阻滞等。

5. 分析感知功能

(1)感知功能正常。①自身 P 波或 QRS 波群能使相应的心房或心室起搏器发生节律重整,呈按需性起搏;②双腔起搏器感知自身心房波(P 波、P′波、F 波及 f 波)后能触发心室起搏或发生起搏

模式转换,感知自身心室波(QRS 波群)后能抑制心室脉冲的发放。

(2)感知功能异常。①感知功能不足:起搏器全部或部分不能感知应该感知的自身搏动,仍按原设定的起搏周期发放脉冲,表现为持续性或间歇性固定性起搏,但需排除假性感知功能不足;②感知功能过度:起搏器对肌电波、电磁信号及其他不应感知的 P 波、QRS 波群或 T 波发生感知,出现起搏周期延长、起搏暂停或触发心室起搏(双腔起搏器心房感知功能过度引发心室起搏或引发不适当的模式转换等)。

(3)假性感知功能不足。下列情况易引发竞争性起搏现象或不触发心室起搏,属于假性感知功能不足:①开启噪声反转功能,心室率极快时(>150 次/min)表现为感知功能不足(出现竞争性起搏),一旦心室率减慢后立即恢复按需性起搏;②自身搏动过早出现落在起搏器的不应期内;③起搏器开启某些鼓励自身下传的特殊功能(如 MVP),可表现为双腔起搏器 A-R 间期过度延长甚至QRS 波群脱漏而不触发心室起搏;④起搏器自动转换为 DDI 方式工作,当自身心房率超过起搏器设定的模式转换频率时,心房电极感知后不是按设定的 P-V 间期触发心室起搏,而是先抑制心室脉冲发放,待心室率降至设定的高限(上限)频率后才发放心室脉冲使其起搏,可表现为 P-V 间期逐搏延长或长短不一,出现房室顺序起搏、心室起搏两种图形。

6.分析 A-V(P-V)间期变化及其原因

测量 A-V(P-V)间期,借以判定起搏器有无设置 A-V 间期滞后搜索功能或动态改变功能、房室文氏现象、开启房室结优先功能、心室安全起搏及心室起搏阈值自动检测功能等。

7.分析起搏频率改变及其原因

(1)开启频率适应功能(频率应答):表现为运动时的起搏频率快于休息时的起搏频率。

(2)开启睡眠频率:夜间的起搏频率明显低于白天的起搏频率。

(3)电能耗竭或起搏器故障:有其他相应的心电图改变。

(4)起搏器开启其他特殊功能:如频率滞后功能、频率平滑功能、心室率稳定程序、频率骤降反应功能等,判断这些功能是否开启还需要参照起搏器型号及所设置的起搏参数。

8.关注起搏器特殊功能

现代起搏器为了模仿正常心脏传导功能,开发了众多的特殊功能,如保护性模式自动转换功能、各种起搏频率自动调控功能、A-V 间期自动调整功能、起搏阈值自动检测和夺获功能、房室结传导优先功能、噪声反转功能等。

(1)A-V 间期滞后搜索功能:分为正滞后搜索功能(程控的 A-V 间期+程控的滞后值)和负滞后搜索功能(程控的 A-V 间期-程控的滞后值)两种。

(2)动态 A-V 间期:又称为频率适应性 A-V 间期,是指起搏的 A-V 间期模仿房室结的传导功能,会随着自身窦性频率或感知驱动频率的变化而自动地缩短或延长。

(3)起搏器房室文氏现象:是指自身心房频率高于起搏器上限频率时,心房电极感知后并不按设定的 P-V 间期触发心室起搏,而是呈现 P-V 间期逐搏延长后再触发心室起搏,直至 P 波落在心室后心房不应期内,出现 1 次心室漏搏现象,以确保心室频率控制在起搏器设定的上限频率之内。

(4)房室结传导优先功能:包括 A-V 间期自动搜索功能(search AV+)、心室起搏管理功能(MVP)、心室自身优先功能(VIP)及 AAISafeR 功能。

(5)心室安全起搏:为了防止心室电极交叉感知其他电信号后抑制心室正常脉冲的发放而引发心室停搏,在心房脉冲发放后 100~120ms 处再发放心室脉冲。

(6)心室起搏阈值自动检测功能:是指起搏器自动地检测心室起搏阈值,并根据阈值的变化自动地调整输出能量。不同厂家其心室起搏阈值管理的运作模式有所区别,心电图表现也有所不同,如圣犹达的自动阈值夺获功能(Auto Capture)、美敦力的心室阈值管理功能(VCM)等。

（7）其他：如心房起搏阈值自动检测功能、起搏器介导性心动过速自动终止功能、房性心律失常管理功能等。

9.关注起搏源性心律失常

（1）起搏器介导性心动过速：通常是指各种心室激动逆传心房时被心房电极所感知并经 A-V 通道触发心室起搏，心室起搏后再次逆传至心房，心房电极感知后又触发心室起搏，如此周而复始，形成一种起搏器参与的折返性心动过速，其频率≤起搏器的上限频率。

（2）广义的起搏器介导性心动过速：尚包括由心房电极感知过快的房性异位心律并触发心室起搏、其他干扰信号触发心室起搏导致起搏频率异常增快，应根据引发的原因进行分析和酌情诊断。

（3）起搏器频率奔放现象：当起搏器电能耗竭或电子元件失灵时，起搏频率较原设置的频率增快＞15 次/min，应考虑频率奔放现象。

三、起搏模式或工作方式的表述

（1）表述方式：通常多采用 AAI、VVI、DDD、VAT 及 DDI 等 NBG 编码法，而起搏器程控时则采用 AS、VS、AP、VP 方式进行表述。故书写起搏心电图诊断报告时，这两种表述方式均可采用。

（2）起搏模式：是通过程控人为地设置使起搏器按照一定的模式或程序去运作，如心房起搏器设置为 AAI 模式、心室起搏器设置为 VVI 和 VVT 模式（双心室起搏时）、双腔起搏器设置为 DDD 模式等。

（3）工作方式：是指双腔起搏器设置 DDD 模式时能根据自身频率和起搏器低限（下限）频率的高低、房室结下传 P-R 间期和人工设置 A-V 间期的长短，自动转换为 AAI、VAT、DDD、DDI、VVI 等方式工作。故双腔起搏器可根据心电图表现称为 AAI、VAT 或 DDI 等方式而不称为 AAI、VAT 或 DDI 等模式。

四、起搏器功能异常时诊断用词规范

起搏心电图诊断报告涉及四方利益，起搏器功能异常或可能异常时，建议尽可能使用温和的诊断用词！因真正的起搏器故障是比较少见的，故要尽量避免使用"起搏器故障"的诊断用词！

（1）起搏功能"异常、不良、失夺获"诊断用词可酌情选用（建议：全部不能夺获选用"异常"、部分不能夺获选用"不良"，偶尔不能夺获可用"失夺获"）。

（2）感知功能"不良、低下、过低、不足"诊断用词，现统一选用"不足"。

（3）感知功能"过强、过高、过度、过感知、超感知"诊断用词，现统一选用"过度"。

（4）舍弃"起搏器功能正常"诊断用词，现统一改用"起搏器功能未见异常"。

（5）1 个、连续 2 个、连续 3 个起搏者，分别称为起搏搏动、成对的起搏搏动、起搏心律。

五、诊断报告书写顺序

（1）自身心律（当无自身心律时，将起搏心律放至第 1 条）。

（2）自身心律失常及其他异常心电图改变，但 ST 段、T 波改变的诊断放在最后。

（3）根据心电图表现需判定起搏器的起搏模式或工作方式，可酌情判定起搏器的类型（单腔、双腔、三腔起搏器）。例 1：①窦性心律不齐（65～90 次/min）；②房性早搏；③左心室高电压；④心房起搏器，呈心房起搏心律（AAI 模式，60 次/min），其功能未见异常；⑤前侧壁 ST-T 改变。例 2：①心房颤动伴缓慢心室率（56 次/min）；②完全性右束支阻滞；③心室起搏器，呈心室起搏心律（VVI 模式，50 次/min）；④间歇性起搏功能不良；⑤前侧壁 T 波改变。例 3：①窦性心律；②三度房室阻滞；③双腔起搏器，呈心室起搏心律（VAT 方式，75 次/min）；④间歇性心房感知功能不足诱发短阵性起搏器介导性心动过速。

（4）若心电图未见自身主导心律而仅显示起搏心律，则直接诊断为心房起搏心律（AAI 模式或方式）、心室起搏心律（VVI 模式或方式）及双腔起搏器，呈房室顺序起搏心律（DDD 模式）。例 1：

①心房起搏心律(AAI 模式或方式,70 次/min),起搏器功能未见异常;②双源性房性早搏;③下壁异常 Q 波。例 2:①心室起搏心律(VVI 模式或方式,60 次/min),起搏器功能未见异常;②多源性室性早搏伴室房逆传。例 3:①双腔起搏器,呈房室顺序起搏心律(DDD 模式,55 次/min),其功能未见异常;②提示起搏器开启心室起搏阈值自动检测功能。例 4:①双腔起搏器,时呈心房及房室顺序起搏心律(AAI、DDD 方式,55 次/min),其功能未见异常。

(5)当起搏心电图出现特殊现象或表现时,若能明确该特殊现象或表现是某种特殊功能所致,则可直接诊断之。若无法明确判断,则进行描述性诊断,并建议进行程控检测。

(6)遇起搏器功能异常或可能异常时,为避免医患之间发生不必要的矛盾或纠纷,应及时与心内科医生沟通并共同确认诊断报告!

六、实例示范

1.既有自身心律,又有起搏心律时,心电图诊断报告的书写格式(图 45-1)

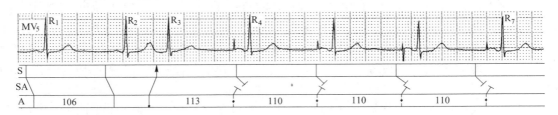

图 45-1 房性早搏、心房起搏心律、干扰性窦房分离

男性,70 岁,病窦综合征,植入双腔起搏器 1 年。设置的基本起搏周期 1100ms,频率 55～120 次/min,A-V 间期 240ms。MV$_5$ 导联(图 45-1)显示 R$_1$、R$_2$ 为窦性搏动,其 P-P 间期 1.06s,频率 57 次/min,P-R 间期 0.13s;R$_3$ 为提早出现的 P′-QRS-T 波群,P′-R 间期 0.25s,为房性早搏伴干扰性 P′-R 间期延长;房性早搏代偿间歇后出现心房起搏心律(R$_4$～R$_7$ 搏动),其起搏房性逸搏周期 1.13s,起搏周期 1.10s,频率 55 次/min,期间未见窦性 P 波出现。心电图诊断:①窦性心动过缓(57 次/min);②房性早搏伴干扰性 P′-R 间期延长;③心房起搏心律(AAI 方式,55 次/min),其功能未见异常;④不完全性干扰性窦房分离。

2.仅有起搏心律而无自身心律时,心电图诊断报告的书写格式(图 45-2)

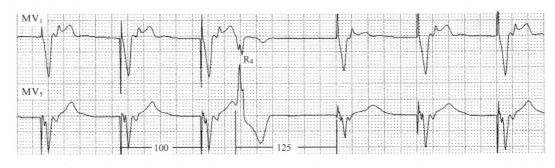

图 45-2 心室起搏心律伴逆传心房、起搏器开启频率负滞后功能

女性,68 岁,病窦综合征、植入心室起搏器 2 年。设置的起搏周期 1000ms,频率 60 次/min。MV$_1$、MV$_5$ 导联(图 45-2)同步记录,显示 V 脉冲引发宽大畸形 QRS-T 波群,其起搏周期 1.0s,频率 60 次/min;QRS 终末部或(和)ST 段起始部有逆行 P$^-$ 波重叠,R′-P$^-$ 间期 0.18s;R$_4$ 为室性早搏,其后无逆行 P$^-$ 波跟随,与其后 V 脉冲的间距即起搏逸搏周期 1.25s。心电图诊断:①心室起搏器,呈心室起搏心律伴逆传心房(VVI 模式,60 次/min);②提示起搏器开启频率负滞后功能,起搏器功能未见异常;③室性早搏。

3.既有自身搏动,又有起搏心律及其功能异常时,心电图诊断报告的书写格式(图 45-3)

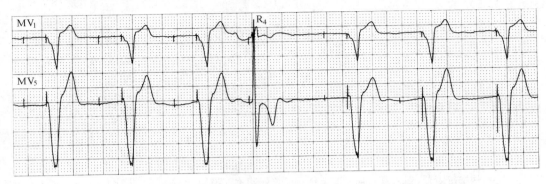

图 45-3　双腔起搏器心房起搏和感知功能双重异常

男性,38 岁,病窦综合征、植入双腔起搏器半年。设置的基本起搏周期 1000ms,频率 60~125 次/min,心房感知度 1.0mV,心室感知度 2.5mV,脉宽 0.5ms,心房和心室起搏电压均为 2.5V,A-V 间期 300ms。MV_1、MV_5 导联(图 45-3)同步记录,其中 MV_1 导联定准电压 5mm/mV。R_4 搏动其前有相关 P 波,考虑为窦性夺获,其下传的 P-R 间期 0.24s,QRS 波群在 MV_1 导联呈 rsR' 型,时间 0.10s,MV_5 导联 R 波电压 2.9mV,ST 段呈弓背向上型压低 0.05~0.10mV,T 波倒置;显示房室顺序起搏心律,起搏周期 1.0s,频率 60 次/min,心房脉冲呈固定性发放,表明心房电极未能感知窦性 P 波,所有心房起搏脉冲后均未跟随相应的起搏 P' 波,表明心房起搏脉冲未能夺获心房。心电图诊断:①偶见窦性搏动,提示窦性停搏;②提示 3 相一度房室阻滞;③不完全性右束支阻滞;④左心室高电压;⑤双腔起搏器,多呈房室顺序起搏心律(DDD、AAI 方式,60 次/min);⑥心房起搏和感知功能双重异常,心房电极脱位待排,请结合临床;⑦心室起搏和感知功能均正常;⑧ST-T 改变。

4.仅有起搏心律及起搏器介导性心律失常时,心电图诊断报告的书写格式(图 45-4)

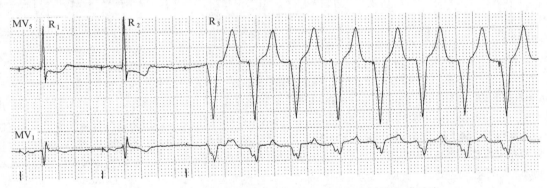

图 45-4　间歇性心房起搏功能不良引发起搏器介导性心动过速

女性,70 岁,病窦综合征,植入双腔起搏器半年。设置的基本起搏周期 1000ms,频率 60~120 次/min,A-V 间期 240~320ms,心室后心房不应期 200ms。MV_5、MV_1 导联(图 45-4)同步记录,其中 MV_1 导联定准电压 5mm/mV。R_1、R_2 搏动为心房起搏,其起搏 P' 波增宽,时间 0.16s,呈双峰切迹,两峰距 0.06s,A-R 间期 0.24s;MV_1 导联 QRS 波群呈 rsR' 型,时间 0.09s,而 MV_5 导联 ST 段呈下斜型压低 0.05~0.10mV,T 波有时倒置;R_3 搏动为 DDD 起搏,起搏周期 1.0s,频率 60 次/min,A-V 间期 0.24s,但心房起搏脉冲后未跟随相应的起搏 P' 波,心室起搏 QRS' 波群后有逆行 P^- 波跟随,其 $R'-P^-$ 间期 0.24s;在 $P'-P^-$ 间期长达 1.51s 时,未见窦性 P 波出现。该逆行 P^- 波被心房电极感知后又触发心室起搏而形成起搏器介导性心动过速,其起搏周期 0.50s,频率 120 次/min。心电图诊断:①未见窦性 P 波,提示窦性停搏所致;②起搏 P' 波增宽,A-R 间期延长,可能由心房内阻滞所致;③不完全性右束支阻滞;④双腔起搏器,时呈心房、心室起搏心律(AAI、DDD 及 VAT 方式);⑤间歇性心房起搏功能不良,并引发起搏器介导性心动过速(120 次/min);⑥建议程控延长心室后心房不应期;⑦ST-T 改变。

5.既有自身心律,又有起搏器开启特殊功能及起搏器介导性心律失常时,心电图诊断报告的书写格式(图 45-5)

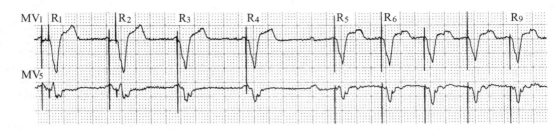

图 45-5　VAT 起搏时 AC 运作的心电图表现

男性,56 岁,病窦综合征、植入双腔起搏器 2 年。设置的基本起搏周期 1000ms,频率 60～110 次/min,A-V 间期 200～340ms。MV_1、MV_5 导联(图 45-5)同步记录,定准电压 5mm/mV。显示窦性 P-P 间期 0.92s,R_1、R_2 搏动呈现 P-V-V 模式,P-V 间期 0.05s,V-V 间期 0.10s;R_3、R_4 搏动呈现 P-V 模式,P-V 间期 0.05s;R_5 搏动的 P-V 间期 0.34s,并逆传心房诱发了起搏器介导性心动过速(R_6～R_9 搏动),其起搏周期 0.60s,频率 100 次/min,R^{-}-P^{-} 间期 0.20s,P^{-}-R' 间期 0.34s。心电图诊断:①窦性心律;②双腔起搏器,呈心室起搏心律(VAT 方式);③提示起搏器开启心室阈值自动检测功能;④起搏器介导性心动过速(100 次/min),提示 A-V 间期设置过长或(和)心室后心房不应期设置过短,请程控调整。

6.既有自身心律,又有起搏器功能异常、起搏器介导性心律失常时,心电图诊断报告的书写格式(图 45-6)

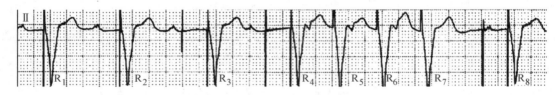

图 45-6　间歇性心房感知功能不足诱发短阵性起搏器介导性心动过速

男性,75 岁,冠心病、三度房室阻滞、植入双腔起搏器 3 个月。设置的基本起搏周期 1000ms,频率 60～120 次/min,A-V 间期 300ms。Ⅱ 导联(图 45-6)显示窦性 P-P 间期 0.92～0.96s,频率 62～65 次/min,P 波均未能由房室结通道下传心室;R_1、R_2 搏动系心房电极感知窦性 P 波后经设置的 P-V(A-V)间期触发心室起搏(VAT 起搏),R_3、R_4 搏动由于心房电极未能感知其前的窦性 P 波而发放房室顺序起搏(DDD 起搏),频率 60 次/min,心房脉冲后未跟随相应的起搏 P' 波,系遇心房肌刚被窦性激动除极后所形成的不应期所致;R_4 搏动逆传心房后诱发了短阵性起搏器介导性心动过速(R_5～R_7 搏动),其起搏周期 0.50～0.52s,频率 116～120 次/min,R'-P^{-} 间期 0.20s,P^{-}-R' 间期 0.30～0.32s;R_7 搏动未能逆传心房,起搏器介导性心动过速自行终止而恢复 DDD 起搏(R_8 搏动)。心电图诊断:①窦性心律;②三度房室阻滞;③双腔起搏器,呈心室起搏心律、房室顺序起搏(VAT、DDD 方式,60 次/min);④间歇性心房感知功能不足,并诱发短阵性起搏器介导性心动过速;⑤室房逆传二度～高度阻滞。

第四十六章

动态心电图诊断报告书写规范

视频资源

本章参考了浙江省医学会心电生理与起搏分会无创心电学组审定的《动态心电图诊断报告书写规范》并结合笔者的工作经验和心得撰写而成,供参考。

一、正常、健康人群可出现的心电图改变

(1)窦性心律不齐。

(2)室上性心律失常:50%～75%可检出房性早搏。若24h早搏数>100次或超过总心搏数的1‰,则属异常;25%～59%可检出短阵性房性心动过速。

(3)室性心律失常:50%可检出室性早搏,早搏数量标准同上,但不能检出短阵性室性心动过速。

(4)房室阻滞:夜间可出现一度至二度Ⅰ型房室阻滞,可能与迷走神经张力增高有关。

(5)ST-T改变:当心率增快时,以R波为主导联其ST段可压低≤0.05mV,T波可低平;当心率减慢时,其ST段可呈凹面向上型抬高(以R波为主导联ST段抬高≤0.1mV,V_2、V_3导联ST段抬高≤0.4mV),T波可高耸。但需结合患者有无出现胸痛、胸闷等症状加以判断。

二、分析、诊断基本原则

1.基本原则

(1)定性:确定基本节律、心律失常性质及ST段、T波、U波改变性质等。

(2)定量:①早搏、短阵性心动过速的次数及其负荷;②ST段异常改变发生时间、持续时间及其程度,最好计算出心肌缺血总负荷数;③起搏的次数及其负荷。

(3)截图:①分别提供不同时间段清晰的各种典型心律失常、ST段及T波异常改变的心电图条图;②酌情提供患者日志上所述不适症状或事件按钮标记的实时心电图条图。

2.负荷的基本概念

(1)数量负荷:早搏或起搏次数占总记录心率的百分比。

(2)时间负荷:如心房颤动负荷是指心房颤动发作总时间占总记录时间的百分比。

(3)心肌缺血总负荷(TIB):24h内有症状和无症状性心肌缺血患者ST段压低幅度、总阵次和总时间的乘积。TIB能反映心肌缺血的程度,是对冠心病患者预后评估提供较高价值的定量指标。TIB≥60mm·min/24h是近期发生急性冠脉综合征的独立预测因子,其预后较TIB<60mm·min/24h者差。

三、诊断报告内容

诊断报告内容主要包括报告首页、小时列表及心电事件条图这3个方面。

(1)报告首页:①患者基本信息,如姓名、性别、年龄、病历号、科室、记录开始时间与结束时间及总记录时间;②各种心律失常汇总,可有HRV、HRT等相关内容;③动态心电图诊断结论。

(2)小时列表:每小时的最慢心率、最快心率、平均心率及各类心律失常的汇总。

(3)心电事件条图:选取基线稳定、无伪差且具有代表性的按各个时间段排序的心电图片段。

四、诊断报告书写

1. 确定基本节律

(1)窦性心律。①窦性心动过速：平均窦性心率＞100 次/min；②窦性心动过缓：平均窦性心率＜60 次/min。③窦房结内游走：随着频率的改变，同导联 P 波形态、振幅发生周期性改变；④窦性心律不齐：相邻 P-P 间期互差≥0.16s。需注明最慢心率、最快心率及平均心率。

(2)持续性或阵发性心房颤动、扑动或室上性心动过速：对于阵发性发作，应注明发作次数、总持续时间、最长一阵发生时间及其持续时间、有无心室内差异性传导等。建议提供心房颤动负荷（心房颤动发作总时间÷总记录时间）。

(3)各种逸搏心律：房性、房室交接性及心室逸搏心律或加速的逸搏心律。

(4)各种起搏心律：心房、心室及房室顺序起搏心律。

2. 早搏及其心动过速

(1)书写时应按传导系统顺序（房性、房室交接性、室性）进行排列。

(2)分别写明各类早搏是单源性还是多（双）源性或多（双）形性及早搏总次数、早搏负荷（早搏数占总心率的百分比）、昼夜分布规律。如出现二、三联律及成对、短阵性（连续出现的次数＜100 次或持续时间＜30s）或持续性（连续出现的次数≥100 次或持续时间≥30s）心动过速，则应注明次数及其频率。

(3)对于房性早搏，尚需描述有无未下传、干扰性 P'-R 间期延长及心室内差异性传导，这三者同时存在时，可统称为房室干扰现象。

(4)阵发性室上性心动过速：若能判定心动过速性质或发生机制，则予以分别诊断；若不能判定，则统称为阵发性室上性心动过速。

(5)启动危急值上报程序：①心房颤动、扑动或室上性心动过速心室率≥200 次/min；②心房颤动合并预激时，有 δ 波最短 R-R 间期≤0.25s；③反复发作室性心动过速心室率≥150 次/min，持续时间≥30s；④反复出现并持续较长时间的尖端扭转型室性心动过速、多形性室性心动过速及双向性室性心动速；⑤心室扑动、心室颤动。

3. 各类停搏

计算机自动分析时，通常将 R-R 间期≥2.0s 作为计数停搏的依据。书写时，应注明 R-R 间期≥2.0s 的次数及其分布规律，最长 R-R 间期值及其发生时间、形成的原因或机制等。出现各类停搏时，若下级起搏点频率低于正常值或未及时发放，应提示下级起搏点功能低下或双结病变。

(1)窦性停搏、高度窦房阻滞。

(2)心室停搏：长 R-R 间期≥3.0s，其间可见心房激动波（P 波、F 波或 f 波）未下传心室，多由阵发性高度、三度房室阻滞伴下级起搏点功能低下所致。

(3)全心停搏：长 R-R 间期≥3.0s，其间无心房激动波（P 波、F 波或 f 波）。

(4)启动危急值上报程序：①心房颤动时 R-R 间期≥5.0s；②窦性停搏、高度窦房阻滞、高度或三度房室阻滞等出现 3 次以上时间≥3.0s 的长 R-R 间期伴相关症状者。

4. 各类传导阻滞

(1)窦房阻滞：二度Ⅰ型、Ⅱ型及高度窦房阻滞等。

(2)房室阻滞：一度、2∶1 传导二度、二度Ⅰ型或Ⅱ型、高度、三度房室阻滞，对于突发或间歇性出现一度房室阻滞时，需注意排除房室结慢径路传导。

(3)束支阻滞：可呈完全性或不完全性阻滞。

(4)非特异型心室内阻滞：QRS 时间≥0.12s，但波形不符合左、右束支阻滞图形特点。

(5)上述阻滞可呈持续性、间歇性、频率依赖性或阵发性出现，诊断时应予以分别注明。

5. 逸搏及其心律

(1)若连续出现 3 次或 3 次以上的逸搏,则称为逸搏心律(房性、房室交接性、室性)。

(2)若逸搏频率高于正常值,则称为加速的逸搏或逸搏心律。

(3)若逸搏频率低于正常值,则称为过缓的逸搏或逸搏心律。

6. 心室预激

心室预激诊断时需写明是持续性还是间歇性,是完全性预激还是不完全性预激。

7. 起搏及其心律

应写出起搏负荷(起搏数占总心率的百分比)及分布规律等。具体诊断书写请参看第 441 页第四十五章起搏心电图诊断报告书写规范。

8. ST 段、T 波改变

(1)对于 12 个导联同步记录的,应进行定位诊断;仅 3 个导联同步记录的,应描述相应的导联。

(2)建议描述 ST 段压低或抬高的形态及幅度、T 波是倒置还是高耸、发生时间和持续时间以及与心率增快、症状有无相关性。对于一过性的 ST 段、T 波改变,结合临床或患者日志可作出提示性或符合性结论,如符合典型心绞痛、变异型心绞痛发作的心电图改变。

(3)间歇性 ST 段改变(压低)诊断标准:ST 段呈水平型或下斜型压低≥0.1mV,持续时间≥1min,间隔时间≥5min。

9. Q-T 间期延长

根据某一时间段所测的 Q-T 间期与心率进行查表或计算。

10. U 波改变

(1)U 波增高。

(2)U 波倒置或双相。

11. 查看患者日志

患者日志中有特殊情况记录,如胸闷、心悸、胸痛、头晕、黑蒙等症状时的心电图表现需要详细描述。

五、实例示范

以下是我们书写动态心电图诊断报告时常用的格式,供参考。

(1)窦性心律,以窦性心动过缓为主(心室率 35～92 次/min,平均 55 次/min)。

(2)多源性房性早搏共 5000 次(早搏负荷 5%),昼夜均有,时呈未下传、心室内差异性传导及二联律(121 阵)、三联律(52 阵),其中单发房性早搏 4000 次,成对房性早搏 400 次,短阵性房性心动过速 30 次(最长持续 20 个心搏,最快频率 160 次/min)。

(3)单源性室性早搏共 10000 次(早搏负荷 10%),夜间明显减少,时呈二联律(250 阵)、三联律(520 阵),其中单发室性早搏 7000 次,成对室性早搏 1000 次,短阵性室性心动过速 20 次(最长持续 20 个心搏,最快频率 130 次/min)。

(4)可见二度Ⅱ型房室阻滞。

(5)间歇性完全性右束支阻滞。

(6)时间≥2.0s 的长 R-R 间期共 300 次,昼夜均有,最长达 2.6s,系房性早搏未下传及二度Ⅱ型房室阻滞所致。

(7)模拟 V$_4$、V$_5$ 导联出现一过性(3～5min)ST 段呈上斜型抬高(0.3～0.5mV)伴 T 波高耸共 4 次(发生在凌晨 2:00—5:00),符合变异型心绞痛发作的心电图改变。

(8)患者自诉心悸、胸闷时,与短阵性室性心动过速发作有关。

第四十七章

平板运动试验操作与诊断报告书写规范

本章参考了浙江省医学会心电生理与起搏分会无创心电学组审定的《平板运动试验操作与诊断规范》并结合笔者的工作经验和心得撰写而成，供参考。

一、风险性

平板运动试验是心电诊断科最具高风险的检查项目，具有下列风险：

(1)引发心源性猝死。

(2)引发急性心肌梗死。

(3)引发迷走神经性晕厥：终止运动后数分钟内可引发迷走神经性反射，出现一过性心率减慢、血压下降甚至晕厥发作。

(4)摔倒引发外伤等。

二、必须注重的三个环节

(1)确保安全：详见下面检查方法的相关内容。

(2)结果判定。

(3)报告书写。

三、适应证

(1)诊断功能。①协助冠心病的诊断；②协助运动性晕厥原因的判定：儿茶酚胺敏感性室性心动过速、迷走神经性晕厥；③了解与运动有关各种症状(头晕、心悸、胸闷及晕厥等)的原因。

(2)评估功能。①评价冠状动脉供血情况：冠心病的药物治疗、植入支架和搭桥术后的效果；②评估心肌梗死患者的预后及其高危程度；③制定各类心脏病患者的运动处方；④评估早搏是功能性还是器质性；⑤评估心脏功能(含窦房结功能)或运动耐量：术前体检和飞行员、运动员及高原旅游者等特殊人群的体检。

四、禁忌证

1.绝对禁忌证

(1)急性心肌梗死(3～5d内)。

(2)不稳定心绞痛或休息期心绞痛。

(3)未控制的伴有临床症状或血流动力学改变的各种严重心律失常，如多源性室性早搏、短阵性室性心动过速、高度至三度房室阻滞等。

(4)急性心肌炎及心包炎。

(5)严重的肺部疾病及血压异常：静息时血压≥180/110mmHg 或≤85/50mmHg。

(6)主动脉夹层、严重的主动脉瓣狭窄、肥厚型梗阻性心肌病。

(7)临床未控制的有症状心力衰竭。

(8)心电图已诊断为左心室肥大、心室预激及左束支阻滞。

(9)年老体衰、行动不便及下肢有血栓形成(建议年龄≥75岁者不宜行平板运动试验)。

(10)患者拒绝。

2. 相对禁忌证

(1)左主干中度病变。

(2)频发多源性室性早搏。

(3)中度心瓣膜狭窄。

(4)未能控制的高血压或肺动脉高压。

(5)严重贫血。

(6)电解质紊乱、服用洋地黄。

(7)心脏扩大、心功能不全。

(8)心率异常:心率<45次/min或>125次/min。

(9)精神障碍或体力不支者。

3. 非适应证

(1)心室显性预激。

(2)心室起搏心律。

(3)完全性左束支阻滞。

(4)静息时ST段压低≥0.2mV。

五、检查方法

1. 运动前注意事项

(1)关注患者相关情况:病史、年龄、神态、步态、血压、常规心电图、饮食(不能空腹检查)等。

(2)审核适应证、严控禁忌证。

(3)签署知情同意书。

(4)讲解检查方法、过程,教其学会运动方法。

(5)配备相应的抢救设备(除颤器、氧气袋或氧气瓶)、注射器及相关抢救药品(肾上腺素、异丙肾上腺素、阿托品、利多卡因及硝酸甘油等)及心内科医生。

(6)告知患者运动过程中如有不适(胸痛、胸闷、头晕、体力不支及气急等)应立即告知检查医生,酌情予以处置,如终止运动、继续观察或含服硝酸甘油等。

2. 安置电极及血压袖带

(1)酌情处理皮肤。

(2)左、右上肢导联应放在锁骨下凹的外侧面,注意两上肢电极距离尽可能远一点。

(3)左下肢电极尽可能下移,右下肢电极可安置在胸骨柄或 V_5R 位置。

(4)胸前 $V_1 \sim V_6$ 导联电极位置与常规心电图检查一致。

(5)通常将血压袖带捆绑在左上肢肘关节处。

3. 选择运动方案

(1)根据患者情况酌情选择 Bruce 方案或改良 Bruce 方案。

(2)极量运动试验(最高心率目标为220—年龄)和亚极量运动试验(为最高心率的85%~90%或190—年龄)两种运动量。

4. 运动中注意事项

(1)运动中严密观察患者心电图、血压、呼吸、神态、面色、步态等。

(2)告知患者运动中出现胸痛、胸闷或乏力、头晕等不能坚持时需立即告诉医生。

(3)每3min运动速度改变时,需提早数秒钟告知患者。

（4）要经常询问患者有无不适和体力情况。

（5）一旦达到终止运动指征，需及时终止。

5.终止运动指征

（1）达到亚极量心率：（220－年龄）×85％。

（2）收缩压下降≥20mmHg（浙江标准）（全国心电学技术中级职称考试用书中收缩压下降≥10mmHg）或低于运动前。

（3）血压异常增高：收缩压≥220mmHg，舒张压≥110mmHg。

（4）出现典型的心绞痛。

（5）出现严重的心律失常：室性心动过速、室上性心动过速、Ron-T 室性早搏、频发多源性和多形性室性早搏、心房颤动、高度至三度房室阻滞等。

（6）出现明显症状和体征：呼吸困难、苍白、发绀、头晕、眼花、步态不稳。

（7）出现 ST 段呈水平型或下斜型压低≥0.3mV 并持续 2min 或 ST 段呈损伤型抬高≥0.2mV 并持续 1min。

（8）患者要求终止运动。

（9）运动引发完全性左束支阻滞。

（10）出现 AMI 心电图改变。

（11）心脏变时性功能不全：随着运动量的增加，心率不再继续增快。

（12）出现无法监测到血压和心电图波形。

5.终止运动后应注意事项

（1）要平缓地终止运动。

（2）终止运动后让患者坐在有靠背的椅子上休息。

（3）要特别关注迷走神经反射引发的不良反应。

（4）通常至少要观察 4min，一般观察 6～10min。

六、结果判定

（1）平板运动试验结果判定：①阳性；②可疑阳性；③阴性；④无法判定。

（2）运动耐量的判定。①正常：METs≥7.0；②降低：METs＜7.0；③明显降低：METs＜4.0。

（3）心功能的判定。①Ⅰ级：有心脏病但活动量不受限制；②Ⅱ级：体力活动受到轻度的限制，休息时无症状，但平时一般活动下可出现疲乏、心悸、呼吸困难或心绞痛；③Ⅲ级：体力活动明显受限，活动量小于平时一般活动即引起上述的症状。

（4）血压异常改变情况。

七、阳性标准

1.运动中或终止后出现下列心电图改变之一者为阳性

（1）以 R 波为主导联 ST 段呈水平型或下斜型压低≥0.1mV 或在原有基础上再压低≥0.1mV，持续时间≥1min。

（2）以 R 波为主导联出现 ST 段呈损伤型抬高≥0.2mV，持续时间≥1min。

（3）ST 段呈上斜型压低≥0.2mV 伴 aVR 导联 ST 段抬高≥0.1mV，持续时间≥1min。

（4）出现一过性 T 波异常高耸伴对应导联 T 波倒置。

2.运动中出现下列临床指标之一者为阳性

（1）出现典型心绞痛伴 ST 段呈水平型、下斜型压低≥0.1mV 或损伤型抬高≥0.2mV。

（2）出现血压下降≥10mmHg 并伴全身反应（低血压休克）。

（3）心率较运动前或前一级运动下降≥20 次/min 并伴心肌缺血征象。

八、可疑阳性标准

运动中或终止后出现下列心电图改变之一者为可疑阳性：

(1)以 R 波为主导联出现或在原有基础上 ST 段呈水平型或下斜型压低≥0.05mV，但<0.1mV，持续时间≥1min。

(2)以 R 波为主导联出现 U 波倒置。

(3)低负荷运动量时(METs<5.0)，出现频发室性早搏、室性心动过速、房室阻滞、窦房阻滞、心房颤动或扑动。

(4)运动中较运动前或前一级运动时收缩压下降≥10mmHg。

(5)心率恢复异常：从运动峰值心率到终止后 2min 心率的变化≤12 次/min。

九、结果无法判定

(1)运动量未达到亚极量而提早终止运动，此时心电图或(和)临床指标没有达到阳性或可疑阳性标准。

(2)运动中出现心室预激、完全性左束支阻滞而无法判定有无原发性 ST 段异常改变。

十、阳性价值的评定

(1)运动试验阳性，有 30%～40%的患者经冠状动脉造影证实有病变。

(2)ST 段呈水平型、下斜型压低时，若出现时间越早，则冠状动脉病变程度越严重。

(3)ST 段呈水平型、下斜型压低≥0.3mV 者，往往属于三支病变或左主干病变。

(4)ST 段呈水平型、下斜型压低持续时间：停止运动后，ST 段恢复时间长短亦可提示冠状动脉病变程度。若运动后立即出现 ST 段压低且持续时间≥8min，多为二支、三支冠状动脉病变。

(5)运动中、后出现心绞痛、低血压，均有重要临床意义。

(6)出现 U 波倒置，是左前降支严重狭窄的标志，具有高度特异性。

十一、诊断报告书写

1. 报告内容

(1)患者基本信息：姓名、年龄、性别、病历号等。

(2)运动前心电图诊断。

(3)运动方案：Bruce 方案或改良 Bruce 方案。

(4)运动持续时间及 METs(最大运动当量)。

(5)运动中最高心率为极量的百分比或未达到亚极量的原因。

(6)运动前血压、运动中最高和最低血压。

(7)运动中有无症状及其与心电、血压的相关性。

(8)简述运动中、终止后有无 ST 段改变及其程度。

(9)心律失常情况：运动中心律失常是消失还是增加及终止后情况。

2. 诊断结论书写

(1)运动前心电图诊断

(2)平板运动试验结果：阳性、可疑阳性、阴性、无法判定。

(3)运动耐量：正常、降低。

(4)心功能判定：Ⅰ、Ⅱ、Ⅲ级。

(5)运动中血压异常改变情况。

(6)心律失常情况。

十二、实例示范

1. 实例示范之一

Bruce 方案共运动 6min,最快心率 156 次/min,达极量心率的 93%;METs 7.7;运动前血压 140/90mmHg,运动中最高收缩压 167/86mmHg,最高舒张压 151/93mmHg。患者达亚极量心率终止运动,主诉无明显不适,运动中及终止后未见明显的 ST 段、T 波、U 波异常改变。

(1)运动前心电图显示频发室性早搏。

(2)平板运动试验阴性。

(3)运动耐量正常(METs 7.7)。

(4)运动中室性早搏消失,终止后又频发出现。

2. 实例示范之二

Bruce 方案共运动 7min,最快心率 117 次/min,达极量心率的 73%;METs 7.9;运动前血压 140/90mmHg,运动中最高收缩压 226/86mmHg,最高舒张压 192/105mmHg。患者未达亚极量心率终止运动,主诉体力不支要求终止运动,运动中及终止后未见明显的 ST 段、T 波、U 波异常改变。

(1)运动前心电图显示窦性心动过缓(51 次/min)。

(2)运动量未达到亚极量终止运动(因体力不支、血压增高而提早终止运动)。

(3)平板运动试验结果无法判定。

(4)运动耐量正常(METs 7.9)。

(5)运动中出现血压异常增高。

(6)运动中出现 1 次短阵性房性心动过速。

第四十八章

心肺复苏最新操作要领(2015 版 CPR)

视频资源

一、心脏骤停的后果

心脏骤停的后果是以秒(s)计算的:①3s 出现黑蒙;②15～30s 出现抽搐,阿-斯综合征发作;③45s出现瞳孔散大;④1min 出现自主呼吸逐渐停止;⑤3min 开始出现脑水肿;⑥4～5min 脑细胞开始死亡;⑦8min 脑死亡,进入植物人状态。

二、急救的黄金时间

倒地 3～5min 内是猝死患者急救的黄金时间。急救时间越早,成活率越高,后遗症越少,故院前心肺复苏非常重要,提倡第一时间、第一现场、第一目击者进行人工心肺复苏。

存活率在 1min 内进行心肺复苏为 90%,2min 内为 60%,4min 内为 40%,8min 内为 20%,超过 10min 基本上为零。

三、心肺复苏的基本概念

心肺复苏(CPR)是指对心脏骤停患者给予循环和呼吸支持。10s 内确认心脏、呼吸骤停,取得自动体外除颤仪(AED)或请求支援。

(1)基础生命支持:有条件者先行 AED 电击除颤,再行 C→A→B 流程,即胸外按压→开放气道→人工呼吸。对于溺水者先行 A→B→C,即开放气道→人工呼吸→胸外按压。

(2)高级生命支持:应用器械和药物进行进一步后续治疗。

四、早期识别和启动应急系统

1. 早期识别

(1)确认现场环境安全。

(2)确认心脏、呼吸骤停:①用双手轻拍患者双肩,问"喂! 你怎么了?"——无反应;②检查呼吸:观察患者胸廓起伏 5～10s——无呼吸;③判断有无颈动脉搏动——无搏动。

2. 启动应急系统

(1)呼救,请求帮助。①院外:"来人啊! 快来帮忙!"请打"120",有条件者获取 AED 进行电击除颤。②院内:喊医生,推抢救车和除颤仪,呼叫院内抢救小组。

(2)启动基础生命支持、高级生命支持。

3. 触摸颈动脉方法

触摸颈动脉位置要准确,用右手食指、中指触摸患者气管正中(男性患者可触摸到喉结后)再滑向颈外侧气管旁开 2 指处触摸颈动脉搏动。注意:触摸颈动脉不宜用力过大,以免压迫气道造成呼吸道阻塞;不可同时触摸两侧颈动脉,防止头部供血障碍。

五、胸外按压

(1)将患者置于现场环境安全的平地或木板上,使其平卧于硬、平的表面。

(2)松解衣领及裤带。

（3）胸外按压部位：两乳头连线中点（胸骨中、下 1/3 处）。

（4）按压手法及力量：用左手掌根紧贴患者裸露的胸部按压部位，两手重叠，左手五指翘起，双臂伸直，用上身力量用力按压使胸骨下陷 5～6cm（儿童 5cm，婴儿 4cm，酌情用单手掌根按压）。

（5）按压后确保胸骨完全回弹，但手掌根部不得离开胸骨按压点。

（6）按压频率 100～120 次/min，并大声计数。

（7）心脏按压与人工呼吸按照 30：2 的比例进行，操作 5 个周期。

（8）2 人施救时，每 2min 更换 1 次胸外按压，替换时间＜5s。

六、开放气道

（1）确保口腔内无分泌物、无假牙：若有分泌物，则将患者头侧向一方，用右手食指清理口腔内异物。

（2）仰头抬颌法：一只手置于患者前额并轻压头部使其后仰，另一手食指、中指指尖放在颌骨下方并提起下颌开放气道。

（3）推举下颌法：用于怀疑颈椎损伤者。

七、人工呼吸

（1）口对口或口对面罩：施救者常规吸气后进行吹气。吹气时不宜过猛、过快，量不宜过大（约 0.5L），胸廓有起伏即可；每 6～8s 进行人工呼吸 1 次，8～10 次/min，每次吹气用时＞1s。

（2）简易呼吸器：适用于双人施救时。一手以"CE"手法固定，一手挤压简易呼吸器，每次通气量约 0.5L 或见到胸廓隆起即可，2 次通气在 10s 内完成。

（3）心脏按压与人工呼吸按照 30：2 的比例进行。

（4）判断复苏是否有效：自主胸廓起伏或闻及呼吸音，同时触摸颈动脉是否有搏动。

八、心肺复苏有效指征

心肺复苏开始 1min 或者连续操作 4 个循环后，检查一次呼吸和脉搏、瞳孔变化。以后每进行 4～5min 检查一次，每次不超过 5s。

（1）观察心跳、呼吸：触摸颈动脉（10s），观察呼吸情况。

（2）观察意识：观察瞳孔变化、压眶反应、对光反射。

（3）观察循环：观察颜面、口唇、甲床发绀变化、末梢循环改善情况，测量血压。

（4）判断复苏成功：继续给予高级生命支持。

九、急救简易流程图

简单地归纳为：叫→压→吹。

（1）判断意识：拍双肩、唤双耳、观胸廓、搭脉搏（图 48-1），10s 内完成意识的判断。

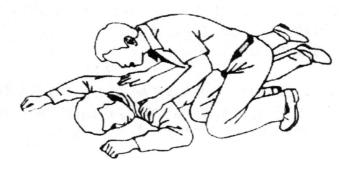

图 48-1　第 1 步：判断意识

（2）呼救：请求帮助、拨打"120"（图48-2）。

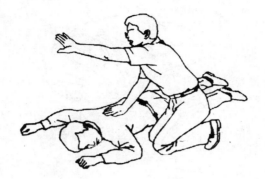

图48-2　第2步：呼救

（3）摆放体位：仰卧位，平卧于硬、平的表面（图48-3）。

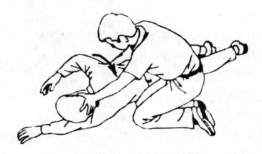

图48-3　第3步：摆放体位

（4）胸外按压：注意按压部位、手法、力量、频率（图48-4）。

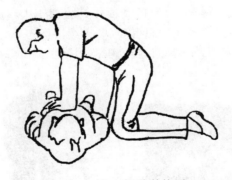

图48-4　第4步：胸外按压

（5）开放气道：采用仰头抬颌法（图48-5）。

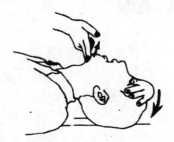

图48-5　第5步：开放气道

（6）人工呼吸：采用口对口，注意吹气时不宜过猛、过快，量不宜过大（图48-6）。

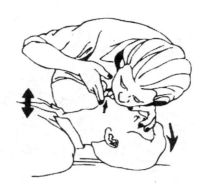

图48-6　第6步：口对口人工呼吸

十、气道异物梗阻急救法

1.气道异物梗阻临床表现

（1）特殊体征：突发剧烈的干咳、声音嘶哑、呼吸困难。常常不由自主地以一手呈"V"字状紧贴于颈部，以示痛苦和求救，成为一个特殊典型的体征。

（2）呼吸道部分梗阻：除上述表现外，患者出现面色苍白、发绀。

（3）呼吸道完全梗阻：面色灰暗、发绀，意识丧失、昏迷倒地。

2.现场急救与海氏手法

在现场主要采用手拳腹部冲击法（又称 Heimlich 急救法），是通过手拳冲击腹部脐上两横指处，引发腹压升高、膈肌抬高、胸腔压力瞬间增高后，迫使肺内空气排出，形成人工咳嗽，使呼吸道内的异物上移或驱出。

（1）立位腹部冲击法：适用于意识清楚的患者。取立位，急救者站在患者背后，患者弯腰头部前倾，以双臂环绕其腰，左手或右手握拳，使拇指倒顶住其腹部正中线脐上两横指处。右手或左手紧握此拳以快速向内、向上冲击，将拳头压向患者腹部，连续进行4～6次（图48-7）。每次冲击应是独立、有力的动作。注意施力方向，防止胸部和腹内脏器损伤。

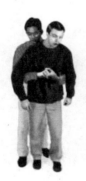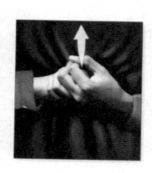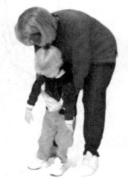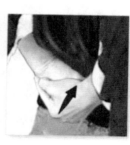

图48-7　立位腹部冲击法

（2）卧位腹部冲击法：适用于意识不清的患者及抢救者身体矮小不能环抱住清醒者的腰部时。将患者置仰卧位，使其头后仰，开放气道。急救者跪其大腿旁或骑跨在两大腿上，以左手或右手的掌根部平放在其腹部正中线脐上两横指处。右手或左手直接放在第一只手背上，两手重叠，一起快速向内、向上冲击患者腹部，连续进行4～6次。检查异物是否排出在口腔内，若在口腔内，则用手取异物法取出。若无异物排出,再冲击腹部4～6次进行检查(图48-8)。

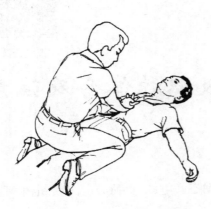
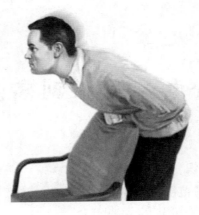

图48-8　卧位腹部冲击法　　　　　　　　图48-9　自救法

　　(3)自救法:左手握空心拳放于脐上两横指处,右手握住此拳快速有力向内、向上冲击4～6次;或将上腹抵压在椅背等坚硬处,挤压4～6次(图48-9),直至异物排出。

　　(4)婴幼儿背部拍击法:将患儿骑跨并俯卧于急救者的胳臂上,头低于躯干,一手托住其下颌并固定头部,将其胳臂放在急救者的大腿上,然后用另一手的掌根部用力拍击患儿两肩胛骨之间的背部4～6次(图48-10)。

　　(5)胸部手指猛击法:患儿取仰卧位,抱持于急救者手臂弯中,头略低于躯干,急救者用两手指按压两乳头连线与胸骨中线交界点一横指处4～6次(图48-11)。必要时可与以上方法交替使用。

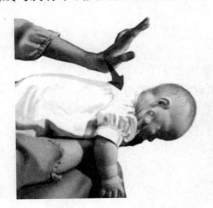
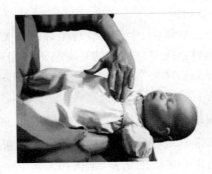

图48-10　婴幼儿背部拍击法　　　　　　图48-11　胸部手指猛击法

　　3.取出异物方法

　　异物被挤压到口腔时,用一手拇指和食指抓住患者的舌和下颌并向下牵拉,另一只手的食指沿口腔颊部轻轻伸向舌头根部,食指弯曲如钩状将误入的食物抠出,或鼓励患者咳嗽吐出。千万注意不要用手指直接捅食物以免将其推入气道更深处。应注意不要被患者反射性闭嘴咬伤自己的手指。

第四十九章

备考心电学技术副高级职称体会及注意事项

视频资源

一、专业知识

本专业备考范围：常规心电图、起搏心电图、动态心电图、负荷心电图、心电生理检查（食管、心内）及心内科相关知识等。

1.本专业知识

（1）熟练掌握普通心电图仪的结构和基本工作原理。

（2）熟练掌握心电向量图的基本原理和心电图的相互关系。

（3）熟练掌握动态心电图基本原理和临床意义。

（4）熟练掌握正常和各种异常的心电图诊断。

（5）掌握负荷心电图的基本原理和临床意义。

（6）掌握心内和食管电生理检查的基本原理和临床意义。

（7）初步了解多导心电生理仪的工作原理。

（8）初步了解常用起搏器的工作原理。

（9）初步了解射频消融的基本原理。

2.相关专业知识

（1）熟悉心脏的解剖、生理及病理生理的相关基本知识。

（2）熟悉内科系统常见疾病的基本临床表现和对心电图的可能影响。

（3）了解常见心律失常的发生原理和相关知识。

（4）懂得患者心理，了解检查室内保护患者隐私权的相关法律。

二、专业实践能力

（1）熟练掌握常规心电图的描记、分析和诊断。

（2）熟练辨别心电图的伪差、干扰和失真。

（3）熟练掌握动态心电图描记、分析和诊断。

（4）掌握常见起搏心电图的诊断和分析。

（5）掌握平板运动、踏车试验的适应证、结果判断和分析。

（6）掌握平板与踏车试验的操作流程。

（7）了解如何进行心内或食管电生理检查及其适应证。

三、学科新进展

（1）了解心电学领域国内、外相关研究的现状和发展趋势，包括心房颤动的消融治疗、心内膜立体标测、起搏治疗的进展。

（2）一般了解相关学科近年的发展，包括心血管内科、心脏外科、超声心动图、抗心律失常药物等方面的进展。

四、考试题型

(1)单选题:5 个备选答案中选择其中 1 个最佳答案。题干是文字题或图题。共 30 题。

(2)多选题:备选答案有 5～10 个,正确答案有多个,选对者得分,选错者倒扣分,直至扣到该题 0 分为止。题干是文字题或图题。共 20 题。

(3)病案或病例分析题:11 个题目选择其中 8 个,属多选题题型。

五、考试心得体会及注意事项

(1)建议带上分规和笔。将答题中有纠结的题号写在准考证反面,以便复查时能快速找到此题。

(2)同一大题的题目在没有进入下一大题之前能反复修改,但一旦进入下一大题后,则不能再返回上一大题进行修改,切记!

(3)对于多选题,因答错时存在倒扣分,需要权衡利弊。

(4)全部题目解答完毕后,才能进行提交。

(5)若对病案或病例分析题中的起搏器题目较生疏或平时接触不多,则建议少选,因起搏器题目结合临床内容较多。平板运动试验、食管电生理及起搏器各有 2～3 题。

六、关注近年考试相关内容

1.心向量图

(1)心向量图形成原理、空间向量环的两次投影及其与心电图的关系。

(2)根据心向量图图形判定心电图波形。

2.平板运动试验

(1)平板运动试验前准备工作、运动量的制定(目标心率)。

(2)平板运动试验适应证、禁忌证。

(3)阳性及可疑阳性诊断标准、亚极量心率计算标准等。

3.动态心电图

(1)分析原理、扫描分析的类型、检测起搏脉冲的采样频率。

(2)记录导联选择、心肌缺血"3 个 1"标准、分析步骤。

(3)室性心律失常药物疗效的评价。

(4)检查前准备、皮肤处理、电极安装、观察时间。

(5)动态心电图记录波形质量的影响因素。

(6)伪差或干扰应小于多少时间,有效记录时间。

(7)12 导联动态心电图应用价值,心率变异性。

4.食管调搏、心内电生理

(1)食管电极导管的长度、电极间距、起搏电压、插管深度。

(2)食管调搏发放刺激的比例、经食管心房起搏的阈值。

(3)终止心动过速最佳刺激程序及频率、食管刺激并发症。

(4)心房电图、希氏束电图、右束支电图、心室电图。

(5)射频消融的并发症、适应证。

(6)校正的窦房结恢复时间、心内探测电极放几根、冠状窦电图等。

(7)根据高位右房、希氏束电图判定为何种心律失常。

(8)右束支电位与希氏束电位的鉴别。

(9)看希氏束电图分析心律失常,多导电生理仪特点。

5. 起搏心电图

(1)起搏电极单极、双极的特点,采样频率。

(2)DDD 模式可以转换的几种工作方式。

(3)起搏器植入适应证、ICD 植入适应证、电能耗竭的心电图表现。

(4)发放心室安全起搏原因、扩张型心肌病患者电极放置部位。

(5)房室顺序起搏、双心室起搏电极植入部位。

(6)磁频率作用、程控。

6. 常规心电图

(1)心电图机结构、采样频率、频响范围、影响阻尼的因素、心电图机泄漏电流值。

(2)高档心电图记录仪 4 种不同低频滤波的时间常数。

(3)记录操作的环境要求、肌电或交流电干扰的处理、基线漂移、检查正后壁的体位。

(4)肢体导联和胸前导联连接方法、保证心电图机功能稳定性、心电图临床评价。

(5)右室肥大合并完全性右束支阻滞和不完全性右束支阻滞的心电图表现。

(6)2:1 房室阻滞及高度房室阻滞的部位、心肌梗死的心电图定位、离子通道心脏病。

(7)先天性长 Q-T 间期综合征类型及心电图特征、致心律失常性右室发育不良心肌病。

(8)阿托品、普萘洛尔、双嘧达莫、异丙肾上腺素试验适应证及阳性结果判定。

(9)产生反复搏动的条件、心率减速力、心率变异、心律失常发生机制。

(10)双结病心电图表现及治疗、结间束起止走行、心房颤动分类。

(11)正常心电图特征。

(12)室上性心动过速发生机制及心电图特征、Coumel 定律。

7. 与临床有关的内容

(1)室间隔缺损、法洛四联症、肺栓塞、肺血增多疾病、二尖瓣狭窄心脏结构变化。

(2)踝肱指数、闭塞性周围动脉粥样硬化、间歇性跛行、Burgada 综合征诊治。

(3)梅毒性心脏病的治疗、不同利尿剂的作用部位、离子通道心肌病。

(4)原发孔型房间隔缺损表现与治疗、糖尿病、孕妇、老年人、冠心病患者降压药物的选择。

(5)抗心律失常药物分类及机制,晕厥患者、尿毒症患者可能会出现的心电图表现。

(6)根据病史选择检查项目。

8. 相关专业内容

(1)胸部透视优点、左房增大 X 线特点、室壁瘤左室造影及超声检查特点。

(2)单纯性二尖瓣狭窄的心脏超声特征。

(3)心肌损伤标志物,脑钠肽、心钠肽的生理作用。

第五十章

视频资源

心电图学岗位培训练习题

一、单选题

1. 下列有关心电图的描述,哪项是正确的 （　　）

    A. P 波是心房除极波和复极波

    B. QRS 波群代表左心室除极的电位变化

    C. P-R 间期代表心房除极开始至心室除极结束时间

    D. U 波代表浦肯野纤维的复极电位

    E. 心电图是空间心向量环两次投影而形成的

2. 反映心室早期复极的电位和时间变化的波段是 （　　）

    A. P-R 间期　　　　　　　　B. ST 段　　　　　　　　C. TP 段

    D. PR 段　　　　　　　　　E. Q-T 间期

3. 描记 V_4 导联时,探测电极应放置于 （　　）

    A. 胸骨右缘第 4 肋间　　　　　　　　B. 胸骨左缘第 4 肋间

    C. V_3 导联与 V_5 导联连线中点　　　D. 第 5 肋间与左锁骨中线相交处

    E. 左腋前线与 V_3 导联水平交界处

4. 心室肌细胞每一次动作电位分为 5 个时相,其中 2 相又称为 （　　）

    A. 快速去极化期　　　　　B. 缓慢复极(中)期　　　　　C. 快速复极初期

    D. 快速复极末期　　　　　E. 静息期

5. 心室易颤期相当于心电图 （　　）

    A. P 波顶峰前后 0.03~0.04s　　　　　B. Q 波尖峰前后 0.03~0.04s

    C. R 波顶峰前后 0.03~0.04s　　　　　D. S 波尖峰前后 0.03~0.04s

    E. T 波顶峰前后 0.03~0.04s

6. QRS 心电轴目测法时 （　　）

    A. QRS 主波Ⅰ、Ⅲ导联均向上,心电轴左偏

    B. QRS 主波Ⅰ导联向上,Ⅲ导联向下,心电轴右偏

    C. QRS 主波Ⅰ导联向下,Ⅲ导联向上,心电轴左偏

    D. QRS 主波Ⅰ、Ⅲ导联均向下,心电轴重度左偏

    E. QRS 主波Ⅰ导联向下,Ⅲ导联向上,心电轴右偏

7. 无人区心电轴指额面平均电轴位于 （　　）

    A. $-30°\sim-90°$　　　　　B. $-80°\sim-170°$　　　　　C. $-60°\sim-120°$

    D. $-70°\sim-150°$　　　　　E. $-90°\sim-180°$

8. 额面最大 P 向量指向 0°时,P 波最高的导联是 （　　）

    A. aVR　　　　B. Ⅰ　　　　C. aVL　　　　D. Ⅲ　　　　E. Ⅱ

9. 心脏传导系统中哪一部分传导最慢　　　　　　　　　　　　　　　　　　　（　　）
　　A. 结间束　　　　　　　　　　B. 房室交接区　　　　　　　　C. 房室束
　　D. 左、右束支　　　　　　　　E. 浦肯野纤维

10. 心动周期中心房的易颤期在心电图上相当于　　　　　　　　　　　　　　（　　）
　　A. QRS 波终止处前及后 30～40ms 内　　B. T 波顶峰处前及后 30～40ms 内
　　C. T 波终末处前及后 30～40ms 内　　　D. T 波开始处前及后 30～40ms 内
　　E. 以上均不对

11. 心室肌细胞动作电位平台期是下列哪些离子跨膜流动的综合结果　　　　　（　　）
　　A. Na^+ 内流, Cl^- 外流　　　B. Na^+ 内流, K^+ 外流　　　C. Na^+ 内流, Cl^- 内流
　　D. Ca^{2+} 内流, K^+ 外流　　E. K^+ 内流, Ca^{2+} 外流

12. 心脏快反应细胞不包括下列哪些细胞　　　　　　　　　　　　　　　　　（　　）
　　A. 窦房结、房室结　　　　　　B. 心房肌、心室肌　　　　　　C. 希氏束
　　D. 左、右束支及分支　　　　　E. 浦肯野纤维

13. 下列哪项为心肌梗死急性期的心电图改变　　　　　　　　　　　　　　　（　　）
　　A. 异常 Q 波伴 T 波直立, T 波前后支对称
　　B. 异常 Q 波伴 ST 段抬高及 T 波倒置
　　C. 无异常 Q 波, 但 ST 段抬高, T 波高耸宽大
　　D. 异常 Q 波伴 ST 段压低及 T 波倒置
　　E. 以上均不对

14. 最常见的双束支阻滞类型是　　　　　　　　　　　　　　　　　　　　　（　　）
　　A. 右束支伴左束支传导阻滞　　　　　　B. 右束支伴左前分支传导阻滞
　　C. 右束支伴左后分支传导阻滞　　　　　D. 左束支伴左前分支传导阻滞
　　E. 左束支伴左后分支传导阻滞

15. II 导联可见提早出现宽大畸形 QRS-T 波群, 其前有一倒置 P′ 波, P′-R 间期 > 0.12s, 其后
　　代偿间期不完全。该早搏应诊断为　　　　　　　　　　　　　　　　　　（　　）
　　A. 房室交接区早搏　　　　　　B. 房性早搏　　　　　　　　　C. 室性早搏
　　D. 窦性早搏　　　　　　　　　E. 旁道性早搏

16. 心电图上未见 P 波, QRS 波形正常, 频率 180 次/min, R-R 间期绝对规则, 最可能的诊断是
　　　　　　　　　　　　　　　　　　　　　　　　　　　　　　　　　　　（　　）
　　A. 阵发性室性心动过速　　　　B. 阵发性房性心动过速　　　　C. 阵发性室上性心动过速
　　D. 心房扑动　　　　　　　　　E. 心房颤动

17. QRS 电轴在 $180°～270°$, 多见于　　　　　　　　　　　　　　　　　　（　　）
　　A. 室性心动过速　　　　　　　B. A 型心室预激　　　　　　　C. 右束支阻滞
　　D. B 型心室预激　　　　　　　E. 左束支阻滞

18. 心室肌细胞动作电位静息期通过细胞膜上 Na^+-K^+ 泵的主动转运　　　　（　　）
　　A. 将 2 个 Na^+ 外运、3 个 K^+ 内运　　B. 将 3 个 K^+ 外运、2 个 Na^+ 内运
　　C. 将 3 个 Na^+ 内运、2 个 K^+ 外运　　D. 将 3 个 Na^+ 外运、2 个 K^+ 内运
　　E. 以上均不是

19. 心室最后除极的部位是　　　　　　　　　　　　　　　　　　　　　　　（　　）
　　A. 左室乳头肌　　　　　　　　B. 左室后基底部和室上嵴　　　C. 心尖部
　　D. 左室后基底部　　　　　　　E. 室间隔

20.下列哪项不是右心室肥大的心电图表现 （　　）

A. 电轴右偏　　　　　　　　　　　B. V_1 导联呈 rsR′ 或 qR 型

C. V_1、V_2 导联 S 波振幅＞2.5mV　　D. V_1 导联呈 R 型，且 R 波振幅＞1.0mV

E. $R_{III}＞R_{II}$

21.哪种电解质紊乱会引起 T 波高尖 （　　）

A. 低血钙　　　　　　　B. 高血钾　　　　　　　　　C. 低血钾

D. 高血钙　　　　　　　E. 低血镁

22.P 波均下传受阻，P 波频率快于 QRS 波群频率，R-R 间期规则，频率 45 次/min 可诊断为 （　　）

A. 三度房室阻滞　　　　　B. 二度房室阻滞　　　　　　C. 高度房室阻滞

D. 一度房室阻滞　　　　　E. 几乎完全性房室阻滞

23.心电图诊断左心室肥大时，下列哪项表现最重要 （　　）

A. 心电轴左偏　　　　　　B. QRS 波群时限延长　　　　C. QRS 波群电压增高

D. ST 段明显压低　　　　　E. T 波呈不对称性深倒置

24.急性心肌梗死的心电图基本图形为 （　　）

A. 缺血型改变、损伤型改变、坏死型改变　　B. 超急性期、急性期、亚急性期、陈旧性期

C. T 波倒置、ST 段抬高、异常 Q 波　　　　D. T 波增高、ST 段压低、QRS 波群变矮小

E. 以上都不是

25.急性心肌梗死时最早的心电图改变为 （　　）

A. ST 段呈弓背型抬高和时限延长　　　　B. QRS 波群振幅降低和时限延长

C. 高耸、直立、宽大的 T 波　　　　　　D. Q-T 间期延长和对称性 T 波倒置

E. 室性早搏伴房室阻滞

26.终止运动试验的绝对指征是 （　　）

A. 二度 I 型房室阻滞　　　B. 右束支阻滞　　　　　　　C. ST 段压低＞0.3mV

D. 达到目标心率　　　　　E. 室性早搏

27.缩窄性心包炎与下列哪个疾病最难鉴别 （　　）

A. 扩张型心肌病　　　　　B. 限制型心肌病　　　　　　C. 缺血性心肌病

D. 肥厚型心肌病　　　　　E. 代谢性心肌病

28.右心室心肌梗死最易出现的心律失常为 （　　）

A. 室性早搏和右束支阻滞　　　　　　B. 房性心动过速和右束支阻滞

C. 房室阻滞和右束支阻滞　　　　　　D. 右束支阻滞和室性心动过速

E. 室性心动过速和房室阻滞

29.高度房室阻滞时，叙述正确的是 （　　）

A. 房室传导≥3∶1,常伴有房室交接性逸搏或室性逸搏

B. 房室传导＞3∶1,常伴有房室交接性或室性逸搏

C. 房室传导≥3∶1,常伴有房性或房室交接性逸搏

D. 房室传导＞3∶1,常伴有房性或房室交接性逸搏

E. 以上均不是

30.右心室心肌梗死较为少见，多与 （　　）

A. 左心室下壁心肌梗死并存　　　　　B. 心房梗死并存

C. 左心室前间壁心肌梗死并存　　　　D. 左心室广泛前壁心肌梗死并存

E. 心内膜下心肌梗死并存

31. 下列有关右心室肥大心电图表现，哪项是错误的？　　　　　　　　　　　　　（　　）

　　A. 电轴＞＋90°　　　　　　　B. $R_I + S_{III} > 2.5mV$　　　　C. aVR 导联 R 波振幅＞0.5mV

　　D. V_1 导联可呈 qR 型　　　E. V_5、V_6 导联呈 RS 型，R/S＜1

32. 以电轴左偏作为诊断指标的是　　　　　　　　　　　　　　　　　　　　　　（　　）

　　A. 左束支阻滞　　　　　　　B. 右束支阻滞　　　　　　　C. 左后分支阻滞

　　D. 左前分支阻滞　　　　　　E. 左中隔分支阻滞

33. Q-T 间期延长是指 Q-Tc 大于　　　　　　　　　　　　　　　　　　　　　　（　　）

　　A. 0.36s　　　　　　　　　　B. 0.40s　　　　　　　　　　C. 0.44s

　　D. 0.48s　　　　　　　　　　E. 0.50s

34. 下列有关诊断心室肥大的电压指标，错误的是　　　　　　　　　　　　　　　（　　）

　　A. $R_{V_5} + S_{V_1} > 3.5$（女）、4.0mV（男）　　　B. $R_{V_1} + S_{V_5} > 1.2mV$

　　C. $R_I + S_{III} > 2.5mV$　　　　　　　　　　　　D. $R_{aVL} > 1.5mV$

　　E. $R_{aVR} > 0.5mV$

35. 心肌细胞电生理特性不包括　　　　　　　　　　　　　　　　　　　　　　　（　　）

　　A. 自律性　　　　　　　　　　B. 兴奋性　　　　　　　　　C. 不应性

　　D. 传导性　　　　　　　　　　E. 收缩性和舒张性

36. 急性心肌梗死的心电图改变必须具备　　　　　　　　　　　　　　　　　　　（　　）

　　A. 高耸 T 波　　　　　　　　　B. ST 段抬高　　　　　　　　C. 异常 Q 波

　　D. 心律失常　　　　　　　　　E. 以上都不是

37. I、aVL 导联 P-QRS-T 波群均倒置，而 aVR 导联 P 波直立，应首先排除　　（　　）

　　A. 右位心　　　　　　　　　　B. 左、右手导联线反接　　　C. 左心房节律

　　D. 右旋心　　　　　　　　　　E. 左旋心

38. 发现 II、III、aVF 导联有干扰波，而其他导联波形正常，最大可能是　　　（　　）

　　A. 右上肢电极接触不良　　　B. 左上肢电极接触不良　　　C. 右下肢电极接触不良

　　D. 左下肢电极接触不良　　　E. 左下肢、右上肢电极同时接触不良

39. 宽 QRS 心动过速，多见于　　　　　　　　　　　　　　　　　　　　　　　（　　）

　　A. 房室折返性心动过速　　　　　　　　　B. 室性心动过速

　　C. 房室结折返性心动过速伴束支阻滞　　　D. 窦性心动过速伴束支阻滞

　　E. 房性心动过速伴束支阻滞

40. 男性，60 岁。近半年常于活动后出现胸闷、胸痛，心电图示 T 波低平。该患者行平板运动
试验时提示冠状动脉病变的是　　　　　　　　　　　　　　　　　　　　　　（　　）

　　A. 运动过程中出现血压下降伴 ST 段下斜型压低 0.2mV

　　B. 运动 5min 时出现 ST 段轻度压低

　　C. 运动过程中 R 波振幅增高

　　D. II、III、aVF 导联 ST 段呈水平型压低 0.05mV

　　E. 运动中出现室性早搏

41. 下列关于心肌梗死后综合征的叙述，不正确的是　　　　　　　　　　　　　　（　　）

　　A. 多在心肌梗死后数日内即可出现

　　B. 常可以反复出现

　　C. 可能为机体对坏死物质的过敏反应

　　D. 可表现为心包炎、胸膜炎或肺炎等症状

　　E. 可有发热、胸痛等症状

42. 导致心脏骤停最常见的病理生理机制是 （　　）

    A. 无脉搏电活动   B. 心室颤动   C. 缓慢性心律失常或心室停搏

    D. 持续性室性心动过速   E. 尖端扭转型室性心动过速

43. 下列有关 P-R 间期的叙述,错误的是 （　　）

    A. P-R 间期<0.12s,有 δ 波,QRS 波群时间增宽,属心室预激的心电图特点

    B. P-R 间期≥0.12s,有较小 δ 波,属 Mahaim 预激的心电图特点

    C. P-R 间期 0.12~0.20s,为房室传导时间的正常值

    D. P-R 间期≥0.21s,应考虑一度房室阻滞

    E. P-R 间期逐搏延长,直至 QRS 波群脱漏,周而复始,为二度Ⅱ型房室阻滞的心电图特点

44. 急性心肌梗死特征性心电图改变有以下表现,但不包括 （　　）

    A. 缺血型 T 波改变   B. 损伤型 ST 段抬高   C. 坏死型 Q 波时间≥0.04s

    D. 坏死型 Q 波深度≥1/4R   E. 心律不规则

45. 早搏、阵发性心动过速的发生机制大多数为 （　　）

    A. 折返激动   B. 并行心律   C. 自律性增高

    D. 触发活动   E. 传导抑制

46. 过早室上性激动易在房室结内发生各种干扰现象,包括以下情况,但需除外 （　　）

    A. 房性早搏未下传

    B. 干扰性 P(P')-R 间期延长

    C. 房室结内隐匿性传导引起反复搏动

    D. 心室内差异性传导

    E. 心房扑动不能在房室交接区 1∶1 下传

47. 希氏束电图各间期测量值正确的是 （　　）

    A. 右束支电位位于 H 波和 V 波之间,一般约 20ms

    B. H 波时限<50ms

    C. PA 间期平均 60ms

    D. HV 间期 30~55ms

    E. AH 间期<55ms

48. 预测心源性猝死的无创性心电学检查不包括 （　　）

    A. 植入式 Holter   B. T 波电交替   C. 窦性心律震荡

    D. 心室晚电位   E. 心率变异性

49. 阵发性室上性心动过速时,逆行 P⁻ 波埋在 QRS 波群终末,V₁ 导联出现假性 r' 波,提示 （　　）

    A. 房室折返性心动过速   B. 房室结折返性心动过速   C. 房性心动过速

    D. 窦性心动过速   E. 快心室率心房颤动

50. 顺向型房室折返性心动过速出现功能性束支阻滞时,R-R 间期不变,提示旁道位于 （　　）

    A. 束支阻滞同侧   B. 束支阻滞对侧   C. 前间隔部

    D. 后间隔部   E. 中间隔部

51. 发生在无器质性心脏病患者中的室性心动过速称为 （　　）

    A. 尖端扭转型室性心动过速   B. 束支折返性心动过速   C. 特发性室性心动过速

    D. 短阵性室性心动过速   E. 持续性室性心动过速

52. 男,75 岁,有 COPD 史 20 余年。入冬后因再次出现咳嗽、咳痰,气促明显加重及全身浮肿,以"COPD 急性发作、肺部感染、肺心病"收住呼吸内科。心电图可能会有以下表现,不常见的是 （　　）

   A. 肺性 P 波,电轴右偏　　　B. 肢体导联低电压　　　　C. 广泛导联 ST 段抬高
   D. 窦性心动过速　　　　　　E. 房性心律失常和(或)室性心律失常

53. 肢体导联中,与 Ⅱ 导联解剖上相邻的导联是　　　　　　　　　　　　　　（　　）
   A. aVF 和 aVL　　　　　　B. aVF 和 aVR　　　　　　C. Ⅰ 和 aVL
   D. Ⅲ 和 aVF　　　　　　　E. Ⅰ 和 Ⅲ

54. 对于慢性心力衰竭治疗,能有效改善心功能和预防心源性猝死的新方法是　（　　）
   A. 心室再同步起搏治疗　　B. 射频消融治疗　　　　　C. 房室顺序起搏治疗
   D. 体内心脏复律除颤治疗　E. 心室再同步起搏及复律除颤治疗

55. 脑卒中卧床患者下床时突发呼吸急促、发绀,最可能发生了　　　　　　　　（　　）
   A. 肺炎　　　　　　　　　B. 气道阻塞　　　　　　　C. 肺栓塞
   D. 气胸　　　　　　　　　E. 急性肺水肿

56. 属于离子通道心肌病的是　　　　　　　　　　　　　　　　　　　　　　　（　　）
   A. LQTS　　　　　　　　　B. SQTS　　　　　　　　　C. Brugada 综合征
   D. 特发性异常 J 波　　　　E. 以上均是

57. 与心源性猝死有关的综合征或波是　　　　　　　　　　　　　　　　　　　（　　）
   A. LQTS 和 SQTS　　　　　B. WPW 综合征　　　　　　C. J 波综合征
   D. Epsilon 波　　　　　　　E. 以上均是

58. 动态心电图对临床评价抗心律失常药物治疗室性心动过速有效的标准是:短阵性室性心动
   过速消失≥　　　　　　　　　　　　　　　　　　　　　　　　　　　　　　（　　）
   A. 95%　　　　　　　　　　B. 90%　　　　　　　　　C. 85%
   D. 80%　　　　　　　　　　E. 75%

59. 动态心电图对临床评价抗心律失常药物治疗室性早搏有效的标准是:室性早搏消失≥
   　　　　　　　　　　　　　　　　　　　　　　　　　　　　　　　　　　　（　　）
   A. 90%　　　　　　　　　　B. 85%　　　　　　　　　C. 80%
   D. 75%　　　　　　　　　　E. 70%

60. 心电图机的电源电路的功能是保证心电图机　　　　　　　　　　　　　　　（　　）
   A. 电源稳定　　　　　　　B. 电流稳定　　　　　　　C. 描笔温度不能过高或过低
   D. 放大器的稳定　　　　　E. 阻尼正常

61. 男性,23 岁,反复发作心动过速。心电图显示窄 QRS 心动过速。建议患者做心内电生理
   检查以明确诊断。以下叙述不正确的是　　　　　　　　　　　　　　　　　（　　）
   A. 若为房室折返型心动过速,可行射频消融术
   B. 若为房室结折返型心动过速,可行射频消融术
   C. 若为典型心房扑动,可行三尖瓣狭部射频消融术
   D. 若为特发性室性心动过速,也可行射频消融术
   E. 若为房性心动过速,可采用非接触式标测方法行射频消融根治术

62. 下列有关心室除极过程产生三维立体向量环的叙述,错误的是　　　　　　　（　　）
   A. 将每一瞬间综合心电向量的尖端连接,形成三维立体向量环
   B. 三维立体向量环是一个有顺序、有方向、有大小的环形轨迹
   C. 在面上的投影形成二维心电向量环,即临床应用的心电向量图
   D. H 环与肢体导联心电图有关、F 环与胸前导联心电图有关
   E. 该环可以投影在额面和横面上,也可以投影在矢状面上

63. 下列有关食管心脏电生理检查,不正确的是 （ ）

    A. 因食管与左心房较为贴近

    B. 食管调搏术常用于阵发性室上性心动过速的诱发与终止

    C. 食管心脏电生理检查时,是不会起搏心室的

    D. 食管心房电极上可以记录到清晰的 P 波,有助于分析复杂心律失常

    E. 若房室结传导功能良好,食管心房调搏术可当成临时起搏器来用

64. 对阵发性单形性室性心动过速最具诊断价值的是 （ ）

    A. QRS 波群时间<0.12s   B. QRS 波群频率多在 150～200 次/min

    C. 房室分离,心房率快于心室率   D. 出现心室夺获和室性融合波

    E. 心电轴重度左偏

65. 急性下壁心肌梗死伴正后壁心肌梗死时,错误的是 （ ）

    A. ST 段抬高程度 Ⅲ 导联>Ⅱ 导联   B. Ⅱ、Ⅲ、aVF 导联异常 Q 波或 QS 波

    C. 心电轴右偏   D. V_1～V_3 导联 R/S≥1,R 波时间≥0.04s

    E. V_4～V_6 导联 R/S≥1,R 波时间≥0.04s

66. 急性右心室心肌梗死的心电图表现 （ ）

    A. 多与左心室下壁心肌梗死并存

    B. 易伴有房室阻滞和右束支阻滞

    C. V_1 导联呈 rS 型,而 V_{3R}～V_{7R} 导联呈 Qr 或 Qs 型

    D. V_{3R}～V_{5R} 导联 ST 段抬高≥0.10mV

    E. 以上均正确

67. 病窦综合征患者阿托品试验阳性标准为 （ ）

    A. 静注 1～2mg 阿托品后窦性心率≥90 次/min

    B. 静注 1～2mg 阿托品后窦性心率<90 次/min

    C. 静注 1～2mg 阿托品后出现房室阻滞

    D. 静注 1～2mg 阿托品后出现束支阻滞

    E. 静注 1～2mg 阿托品后出现心房颤动

68. 加速的室性逸搏心律为 （ ）

    A. 系心室内起搏点自律性增高所致

    B. 又称为非阵发性室性心动过速

    C. 心室率 41～100 次/min

    D. QRS 波群宽大畸形,可见室性融合波

    E. 以上均正确

69. 尖端扭转型室性心动过速多见于 （ ）

    A. 急性冠脉综合征   B. 脑血管意外   C. 低钾血症

    D. 先天性长 Q-T 间期者   E. 心功能不全

70. 多源性房性心动过速多见于 （ ）

    A. 各类心脏病   B. 运动及情绪激动时   C. 肺心病

    D. 上呼吸道感染   E. 高血压性心脏病

71. 单纯完全性右束支阻滞不出现的心电图改变是 （ ）

    A. V_1 导联 QRS 波群呈 M 型,R′或 r′波增宽

    B. V_6 导联 QRS 波群呈宽而深的 S 波

    C. QRS 波群时间≥0.12s

  D. ST-T 波方向与 QRS 波群终末传导延缓部分方向相反

  E. V_1 导联 QRS 波群可有大 S 波或小 s 波

72. 左前分支阻滞常出现的心电图改变是   （ ）

  A. 心电轴左偏超过 −45°,诊断价值高 B. Ⅰ、aVL 导联呈 qR 型,R_I＞R_{aVL}

  C. Ⅱ、Ⅲ、aVF 导联呈 rS 型,$S_Ⅲ$＜$S_Ⅱ$ D. QRS 波群时间≥0.12s

  E. V_6 导联呈 qRs 波形

73. 下列哪项不符合左后分支阻滞的心电图表现   （ ）

  A. 心电轴右偏 +90°～+180°   B. Ⅰ、aVL 导联呈 rS 型,S_{aVL}＞S_I

  C. Ⅱ、Ⅲ、aVF 导联呈 qR 型,$R_Ⅲ$＞$R_Ⅱ$ D. QRS 波群时间≤0.12s

  E. 应排除引起电轴右偏的其他原因

74. 下列关于心室预激的描述不准确的是   （ ）

  A. 有 δ 波

  B. P-R 间期可≥0.12s

  C. QRS 时间≥0.11s

  D. 可有继发性 ST-T 波改变

  E. 逆向型房室折返性心动过速发作时其 QRS 波形正常

75. 心房颤动合并三度房室阻滞时,正确的是   （ ）

  A. 整帧心电图心室率＜50 次/min B. 整帧心电图 R-R 间期相等

  C. 整帧心电图 QRS 波群宽大畸形 D. 整帧心电图 f 波频率＜350 次/min

  E. 整帧心电图为室性逸搏心律

76. 下列哪项心电图表现不符合心房扑动   （ ）

  A. P 波消失,代之以形态相同、快速而规则的 F 波

  B. F 波在 Ⅱ、Ⅲ、aVF 或 V_1 导联最清楚

  C. QRS 波群形态均正常

  D. R-R 间期可规则或不规则

  E. V_1 导联呈正相或负相 F 波

77. 心室预激可合并的快速性心律失常是   （ ）

  A. 顺向型房室折返性心动过速 B. 逆向型房室折返性心动过速

  C. 快心室率心房颤动   D. 心室颤动

  E. 以上心律失常均可发生

78. 心室预激合并心房颤动的心电图特点是   （ ）

  A. 心室率常＜180 次/min   B. R-R 间期极不规则,QRS 波形多变

  C. f 波不易见到   D. 无心室预激波

  E. QRS 波形一致

79. 下列关于房室折返心动过速的描述,哪项是正确的   （ ）

  A. 逆向型房室折返性心动过速较常见 B. 心室率均＜200 次/min

  C. 房室传导比例为 1∶1   D. QRS 波群形态均宽大畸形

  E. 顺向型房室折返性心动过速不出现 QRS 波群电交替

80. Lown 分级 3 级室性早搏为   （ ）

  A. 频发室性早搏   B. 频发多形性室性早搏   C. 连续成对室性早搏

  D. 连续出现 3 次或 3 次以上室性早搏   E. 落在 T 波上的室性早搏

二、多选题

1. 在宽 QRS 心动过速时,支持室性心动过速的依据有 　　　　　　　　(　)
   A. 室性融合波　　　　　　B. 心室夺获　　　　　　C. 房室分离
   D. 无 P 波　　　　　　　　E. Vi/Vt≤1

2. 心房颤动时,提早出现宽大畸形 QRS-T 波群,有利于室性早搏诊断的是 　(　)
   A. 偶联间期固定　　　　　B. V_1 导联呈单相、双相波　　C. V_5、V_6 导联呈 QS、rS 型
   D. 多发生在长短周期后　　E. 多有类代偿间期

3. DDD 起搏器的基本工作方式包括 　　　　　　　　　　　　　　　　(　)
   A. VAT　　　　　　　　　B. DVI　　　　　　　　　C. DDD
   D. DDI　　　　　　　　　E. AAI

4. 下列哪些心电图可呈窄 QRS 心动过速 　　　　　　　　　　　　　　(　)
   A. 2∶1 心房扑动　　　　　B. 极速型心房颤动　　　　C. 分支型室性心动过速
   D. 慢快型房室结折返性心动过速　　　E. 逆向型房室折返性心动过速

5. 普萘洛尔试验的禁忌证包括 　　　　　　　　　　　　　　　　　　(　)
   A. 严重低血压　　　　　　B. 严重窦性心动过缓　　　C. 糖尿病
   D. ST 段轻度压低　　　　E. 肺心病

6. 符合起搏器 NBG 编码法的有 　　　　　　　　　　　　　　　　　(　)
   A. A-心房　　　　　　　　B. T-触法　　　　　　　　C. M-多项程控
   D. O-抑制　　　　　　　　E. I-抑制

7. 慢快型房室结折返型心动过速(AVNRT)的发生机制有 　　　　　　　(　)
   A. 慢通道的传导速度慢,但不应期相对较短
   B. 在 V_1 导联可形成假性 r 波,下壁导联假性 s 波
   C. 快通道的传导速度快,但不应期相对较长
   D. 心房和心室是 AVNRT 发作时的必需组成成分
   E. AVNRT 发作时,大多数逆行 P^- 波与 QRS 波群重叠

8. V_1、V_2 导联呈 QS 型,可见于 　　　　　　　　　　　　　　　(　)
   A. 左心室肥大　　　　　　B. 左中隔分支阻滞　　　　C. 左前分支阻滞
   D. 左束支阻滞　　　　　　E. 扩张型心肌病

9. P-R 间期延长可见于 　　　　　　　　　　　　　　　　　　　　　(　)
   A. 原发孔型房间隔缺损　　B. 应用 β 受体阻滞剂　　　C. 服用乙胺碘呋酮
   D. 房室结慢径路传导　　　E. 迷走神经张力过高

10. 属于阿托品试验禁忌证的有 　　　　　　　　　　　　　　　　　　(　)
    A. 二度Ⅰ型房室阻滞　　　B. 前列腺肥大　　　　　　C. 高温季节
    D. 青光眼　　　　　　　　E. 高热

11. 有关心电图检查临床价值,正确的是 　　　　　　　　　　　　　　(　)
    A. 对心律失常诊断是独一无二的
    B. 能明确缓慢心率是窦性心动过缓还是三度房室阻滞所致
    C. 可准确判断是否有房室肥大
    D. 出现异常 Q 波可明确诊断陈旧性心肌梗死
    E. 结合临床可判断急性心肌梗死的部位

12. 关于电解质对心电图的影响,正确的是 　　　　　　　　　　　　　(　)

A. 严重低钾血症时,心律失常以早搏等快速型心律失常多见

B. 低钾血症时,U 波增高

C. 严重高钾血症时,心律失常以房室阻滞等缓慢型心律失常多见

D. 高钾血症时,T 波低平

E. 严重低钙血症时,ST 段呈水平型延长和 Q-T 间期延长

13. 有关心电图检查的环境要求,正确的是　　　　　　　　　　　　　　　　　　（　　）

A. 使用交流电的心电图机应连接地线　　B. 检查床应远离干扰源

C. 检查床宽度应＞80cm　　　　　　　D. 要拉上帘子

E. 室温应在 18℃以上

14. 急性肺栓塞的心电图改变包括　　　　　　　　　　　　　　　　　　　　　　（　　）

A. 右束支阻滞　　　　　　　B. 肺型 P 波　　　　　　　C. 电轴右偏

D. $S_I Q_{III} T_{III}$　　　　　　E. V_1～V_3 导联 T 波倒置

15. 关于房室结的描述,正确的是　　　　　　　　　　　　　　　　　　　　　　（　　）

A. 是次级起搏点　　　　B. 呈迷路样结构　　　　C. 具有双向传导功能

D. 可纵行分离成快、慢传导径路　　　E. 具有传导延搁功能

16. 形成折返必须具备的条件是　　　　　　　　　　　　　　　　　　　　　　　（　　）

A. 至少存在两条传导径路　　　　　　B. 一条径路存在单向传导或阻滞

C. 两条传导径路可同时下传　　　　　D. 另一条径路出现传导延缓

E. 另一条径路不需要出现传导延缓

17. 心房颤动时提早出现宽大畸形 QRS 波群,有利于室性早搏诊断的是　　　　　（　　）

A. V_1 导联宽大畸形 QRS 波群呈 qR 型、R 型

B. 该宽大畸形 QRS 波群起始向量与其他 QRS 波群一致

C. 提早出现宽大畸形 QRS 波群的偶联间期一致

D. 宽大畸形 QRS 波群发生在长短周期之后

E. 宽大畸形 QRS 波群处于无人区电轴

18. 房室折返型心动过速(AVRT)的心电图特征为　　　　　　　　　　　　　　（　　）

A. AVRT 发作时,逆行 P⁻ 波位于 ST 段上,其 P⁻-R 间期＞R-P⁻ 间期

B. 顺向型 AVRT 其 QRS 波形可正常、呈束支阻滞型或两者间歇性出现

C. 呈正常形态和束支阻滞两种图形并存,且两者 R-R 间期互差≥35ms,表明旁道位于束支
阻滞的同侧

D. 逆行 P⁻ 波在Ⅱ、Ⅲ、aVF 导联呈深倒置,表明旁道位于后间隔

E. 发生二度房室阻滞或室房阻滞,心动过速立即终止

19. 宽 QRS 心动过速,aVR 导联呈以下 QRS 波形特征,可支持室性心动过速的诊断　（　　）

A. 出现起始 R 波,即呈 R 型、RS 型

B. 起始 r 波或 Q 波时间＞0.04s

C. 呈 QS 型,其下降支有顿挫(须除外预激)

D. Vi/Vt≤1

E. Vi/Vt＞1

20. 利用 Brugada 四步诊断法对宽 QRS 心动过速进行鉴别诊断时,有助于室性心动过速诊断
的是　　　　　　　　　　　　　　　　　　　　　　　　　　　　　　　　　（　　）

A. V_1～V_6 导联 QRS 波群均不呈 RS 型

B. 任何 1 个胸前导联出现 RS 型,且其 R-S 间期＞0.06s

C. 出现房室分离

D. V_1 导联呈兔耳征、R 型，V_6 导联呈 rS 型，r/S＜1，或呈 QS 型

E. V_1、V_2 导联 R(r)波时间＞0.03s，S 波粗钝或向下切迹，R(r)-S 间期＞0.10s

三、病例分析题（正确答案有 1 个或数个）

例1 男性，60 岁。上楼梯时经常胸闷 3 年。有高血脂、糖尿病及抽烟史。常规心电图检查大致正常，为了明确诊断，需进一步检查。

1. 既经济又有助于明确诊断的进一步检查是 （ ）

　　A. 心脏核磁共振　　　　　B. 核素药物负荷试验　　　　C. 冠脉造影

　　D. 冠脉 CT　　　　　　　 E. 超声心动图　　　　　　　F. 运动平板试验

　　G. 动态心电图

2. 该患者适合做该项目检查，是因为 （ ）

　　A. 该项检查有助于检出无痛性心肌缺血发作

　　B. 能评估心脏功能（含窦房结功能）或（和）运动耐量

　　C. 该项检查有助于诊断胸闷的原因

　　D. 可以了解是否引发心律失常，以及心律失常与症状的相关性

　　E. 患者年龄＜70 岁，无下肢残疾

　　F. 该患者属于心血管病高危患者，此项检查有助于检出是否患有冠心病

3. 该患者进行此检查项目前，应做以下相应的准备工作 （ ）

　　A. 若正在服用 β 受体阻滞剂，在不影响病情前提下应停药 3d

　　B. 检查前禁饮含咖啡的饮料、酒和吸烟

　　C. 签署知情同意书

　　D. 不能空腹检查

　　E. 测量血压，听诊心脏

　　F. 平卧位静息 12 导联体表心电图及站立位静息 12 导联模拟心电图

4. 该患者在检查过程中，出现以下哪些状况应立即终止检查 （ ）

　　A. ST 段水平型压低达 0.1mV　　　　　B. 出现严重室性心律失常

　　C. 出现频发房性早搏　　　　　　　　　D. 出现典型心绞痛表现

　　E. 检查过程中出现血压及心率降低，收缩压下降≥10mmHg

　　F. 患者要求

例2 女性，15 岁。患有先天性心脏病合并预激综合征。现突发心悸，查心电图为房室折返性心动过速。

1. 常伴有预激综合征的先天性心脏病为 （ ）

　　A. 三尖瓣下移畸形　　　　B. 肺动脉瓣狭窄　　　　　　C. 房间隔缺损

　　D. 室间隔缺损　　　　　　E. 动脉导管未闭　　　　　　F. 右位心

2. 该患者心动过速发作时的心电图特点有可能为 （ ）

　　A. 如能分辨出 P 波，应该是逆行 P⁻ 波

　　B. QRS 波形正常或同时伴有心室内差异性传导

　　C. 可见房室分离

　　D. QRS 波群起始部有 δ 波

　　E. 可根据 I、V_1 导联逆行 P⁻ 波极性对旁道进行初步定位

F. R-R 间期规则或有长短两种

3. 有关折返的描述,正确的是 （　　）

    A. 一次冲动激动心室后经过传导再次激动心室,这个过程就称为折返

    B. 折返的发生需要三个基本条件

    C. 所有种类的心律失常都存在折返机制

    D. 折返是临床心脏电生理学最基本的概念之一

    E. 折返性心动过速多有突然发生、突然停止的特点

    F. 食管调搏可以诱发和终止折返

4. 折返的发生必须具备以下条件 （　　）

    A. 存在束支传导阻滞 　　　　　　B. 一条径路存在单向阻滞

    C. 一条径路同时存在单向阻滞和传导延缓 　　D. 两条径路

    E. 一条径路存在传导延缓 　　　　F. 两条径路同时存在单向阻滞和传导延缓

5. 关于心脏发生折返问题,正确的是 （　　）

    A. 房室旁道参与的折返是心脏最大的折返环

    B. 心室内折返多是微折返

    C. 房室结折返以快慢型多见

    D. 心房、心室、房室瓣环、房室结均可发生折返

    E. 房室结顺传、旁道逆传时,其 QRS 波形可宽大畸形

    F. 房室结逆传、旁道顺传时,其 QRS 波形一定是宽大畸形

例3　男性,35 岁。因阵发性心悸行动态心电图检查。

1. 工作人员接到申请单后,应当询问的内容有 （　　）

    A. 皮肤过敏情况 　　　　B. 临床症状 　　　　C. 工作职业

    D. 有无胸毛 　　　　　　E. 用药情况 　　　　F. 婚育史

    G. 经济状况 　　　　　　H. 常规心电图

2. 佩戴记录器时,下列做法不当的有 （　　）

    A. 观察深呼吸时有无伪差 　　　　B. 直接贴上电极

    C. 剃除胸毛时不需征询患者意见 　　D. 确定电极安放部位

    E. 观察基线漂移 　　　　　　　　F. 先记录 1min 进行测试观察

3. 患者佩戴记录器期间,嘱其注意事项中,不正确的是 （　　）

    A. 两上肢尽量少动 　　　　　　　B. 尽量多打手机

    C. 尽量不抱小孩、洗衣物 　　　　D. 尽量多做扩胸运动

    E. 晚上睡觉前检查一下电极 　　　F. 尽量多做下肢运动

参考答案

一、单选题

1. E　2. B　3. D　4. B　5. E　6. E　7. E　8. B　9. B　10. E

11. D　12. A　13. B　14. B　15. B　16. C　17. A　18. D　19. B　20. C

21. B　22. A　23. C　24. A　25. C　26. C　27. B　28. C　29. A　30. A

31. B　32. D　33. C　34. D　35. E　36. E　37. B　38. D　39. B　40. A

41. A　42. B　43. E　44. E　45. A　46. D　47. D　48. A　49. B　50. B

51. C　52. C　53. D　54. E　55. C　56. E　57. E　58. B　59. E　60. A

61. E　62. D　63. C　64. D　65. C　66. E　67. B　68. E　69. D　70. C

71. B　72. A　73. D　74. E　75. E　76. C　77. E　78. B　79. C　80. B

二、多选题

1. ABCE　2. ABCE　3. ACDE　4. ABCD　5. ABCE

6. ABCE　7. ABCE　8. ABCDE　9. ABCDE　10. BCDE

11. ABE　12. ABCE　13. ABCDE　14. ABCDE　15. ABCDE

16. ABD　17. ACE　18. ABCDE　19. ABCD　20. ACD

三、病例分析题（正确答案有1个或数个）

例1参考答案

1. F

2. ABCDEF

3. ABCDEF

4. BDEF

例2参考答案

1. A

2. ABDEF

3. BDEF

4. BDE

5. ABDEF

例3参考答案

1. ABCDEH

2. BC

3. BD

附　表

表一　P-R间期正常最高值

P-R间期(s) 年龄 \ 心率(次/min)	<70	71~90	91~110	111~130	>130
成年人(高大)	0.21	0.20	0.19	0.18	0.17
成年人(瘦小)	0.20	0.19	0.18	0.17	0.16
14~17岁	0.19	0.18	0.17	0.16	0.15
7~13岁	0.18	0.17	0.16	0.15	0.14
1.5~6岁	0.17	0.165	0.155	0.145	0.135
0~1.5岁	0.16	0.15	0.145	0.135	0.125

表二　Q-T间期正常最高值

(单位:s)

心率(次/min)	男性	女性	心率(次/min)	男性	女性
35	0.57	0.60	81	0.37	0.39
36	0.56	0.59	86	0.36	0.38
37	0.55	0.58	91	0.35	0.37
38	0.54	0.57	94	0.35	0.36
40	0.53	0.56	97	0.34	0.36
42	0.52	0.54	100	0.34	0.35
44	0.51	0.53	103	0.33	0.35
46	0.49	0.52	107	0.32	0.34
48	0.48	0.51	115	0.31	0.33
50	0.47	0.50	120	0.31	0.32
52	0.47	0.49	125	0.30	0.32
54	0.46	0.48	130	0.29	0.31
56	0.46	0.47	136	0.29	0.30
58	0.44	0.46	143	0.28	0.30
60	0.43	0.46	150	0.27	0.29
65	0.42	0.44	158	0.27	0.28
68	0.41	0.43	167	0.26	0.27
70	0.40	0.42	176	0.26	0.27
75	0.39	0.41	187	0.25	0.26
79	0.38	0.40	200	0.24	0.26

表三　小格数、R-R 间期与心率对照表

小格数	R-R 间期（s）	心率（次/min）	小格数	R-R 间期（s）	心率（次/min）	小格数	R-R 间期（s）	心率（次/min）
2.5	0.10	600	16	0.64	94	30.5	1.22	49
2.75	0.11	543	16.5	0.66	91	31.5	1.26	48
3	0.12	500	17	0.68	88	32	1.28	47
3.5	0.14	400	17.5	0.70	86	32.5	1.30	46
4	0.16	375	18	0.72	83	33	1.32	45
4.5	0.18	333	18.5	0.74	81	34	1.36	44
5	0.20	300	19	0.76	79	35	1.40	43
5.5	0.22	274	19.5	0.78	77	36	1.44	42
6	0.24	250	20	0.80	75	37	1.48	41
6.5	0.26	230	20.5	0.82	73	37.5	1.50	40
7	0.28	214	21	0.84	71	38	1.52	39
7.5	0.30	200	21.5	0.86	70	39	1.56	38
8	0.32	188	22	0.88	68	40	1.60	37
8.5	0.34	176	22.5	0.90	67	41.5	1.66	36
9	0.36	167	23	0.92	65	43	1.72	35
9.5	0.38	156	23.5	0.94	64	44	1.76	34
10	0.40	150	24	0.96	62	45.5	1.82	33
10.5	0.42	143	24.5	0.98	61	47	1.88	32
11	0.44	136	25	1.00	60	48.5	1.94	31
11.5	0.46	130	25.5	1.02	59	50	2.00	30
12	0.48	125	26	1.04	58	53.5	2.14	28
12.5	0.50	120	26.5	1.06	56	57.5	2.30	26
13	0.52	115	27	1.08	55	62.5	2.50	24
13.5	0.54	111	27.5	1.10	54	67.5	2.70	22
14	0.56	107	28.5	1.14	53	75	3.00	20
14.5	0.58	103	29	1.16	52	100	4.00	15
15	0.60	100	29.5	1.18	51	125	5.00	12
15.5	0.62	96	30	1.20	50	150	6.00	10

表四　根据Ⅰ、Ⅲ导联 QRS 波幅的代数和查心电轴偏移 （单位:(°)）

Ⅲ＼Ⅰ	-10	-9	-8	-7	-6	-5	-4	-3	-2	-1	0	1	2	3	4	5	6	7	8	9	10
-10	240	242	244	246	248	251	254	257	261	265	-90	-84	-78	-72	-66	-60	-53	-47	-41	-35	-30
-9	238	240	242	244	247	249	252	256	260	264	-90	-83	-77	-70	-63	-56	-49	-42	-36	-30	-25
-8	236	238	240	242	245	247	251	255	259	263	-90	-82	-75	-68	-59	-51	-43	-37	-30	-24	-19
-7	234	236	238	240	243	245	249	253	257	262	-90	-81	-73	-64	-55	-45	-37	-30	-23	-17	-13
-6	232	234	235	237	240	243	246	251	256	261	-90	-80	-70	-60	-49	-39	-30	-22	-16	-11	-7
-5	229	231	233	235	237	240	244	248	254	260	-90	-77	-65	-53	-41	-30	-19	-14	-9	-4	0
-4	226	228	230	231	234	236	240	244	251	258	-90	-74	-58	-43	-30	-19	-11	-5	-1	3	6
-3	223	225	226	228	230	232	235	240	246	255	-90	-68	-50	-30	-15	-7	-1	4	8	11	13
-2	220	221	222	223	224	227	230	234	240	250	-90	-54	-30	-10	-1	6	11	13	16	18	19
-1	215	216	217	218	219	220	222	225	230	240	-90	-30	-2	8	14	18	20	21	22	23	24
0	210	210	210	210	210	210	210	210	210	210	0	30	30	30	30	30	30	30	30	30	30
1	206	204	203	202	200	198	194	187	178	150	90	60	50	44	42	40	39	38	37	36	35
2	199	197	195	193	190	185	179	168	150	124	90	70	60	52	50	47	45	43	42	41	40
3	192	190	188	184	178	173	163	150	132	112	90	75	66	60	56	52	50	48	46	44	43
4	186	184	179	175	169	161	150	137	120	106	90	78	70	65	60	56	54	52	50	48	47
5	180	176	172	166	159	150	139	127	114	103	90	80	74	68	64	60	57	55	53	51	49
6	173	169	161	158	150	141	130	120	110	100	90	82	76	71	67	63	60	58	56	54	52
7	167	162	157	150	143	134	125	113	107	99	90	83	77	73	69	66	63	60	58	56	54
8	161	156	150	144	136	129	120	112	105	98	90	83	79	75	71	68	65	62	60	58	56
9	155	150	145	138	131	125	116	110	103	97	90	84	80	76	73	70	67	64	62	60	58
10	150	145	140	135	127	120	114	108	101	96	90	85	81	77	74	71	68	66	64	62	60

（一）查表法注意事项

（1）若Ⅰ、Ⅲ导联电压超过表内数字,则均折半后查表。

（2）根据Ⅰ和Ⅲ导联 QRS 波幅的代数和进行查表,有 2 种方法:①计算 QRS 波群最高的正相波振幅减去最深的负相波振幅,如 R－S 或 R－Q,其方法简便,也更为精确;②计算 QRS 波群所有向上和向下各波幅的代数和,如(R＋R′)－(Q＋S)。

（二）电轴偏移的分类标准

（1）目前国内常用标准:①＋30°～＋90°,电轴正常;②＋30°～0°,电轴轻度左偏;③0°～－30°,电轴中度左偏;④－30°～－90°,电轴重度左偏;⑤＋90°～＋120°,电轴轻度右偏;⑥＋120°～＋180°,电轴中度右偏;⑦＋180°～－90°,电轴重度右偏。

（2）世界卫生组织推荐的标准:①－30°～＋90°,电轴正常;②－30°～－90°,电轴左偏;③＋90°～＋180°,电轴右偏;④－90°～＋180°,电轴不确定。

参考文献

[1] Antzelevitch C,Yan GX. J-wave syndromes:Brugada and early repolarization syndromes[J]. Heart Rhythm,2015,Aug,12(8):1852-1866.

[2] Pava L F,Perafa P,Badiel M,et al. R-wave peak time at DⅡ:A new criterion for differentiating between wide complex QRS tachycardias[J]. Heart Rhythm,2010,7:922-925.

[3] Wilde AA. Challenging the unifying pathophysiological concept of J-wave syndromes[J]. Heart Rhythm,2016,13(8):1729-1732.

[4] 陈黎,何方田.房性异位心律 P'波呈不同形态 8 例分析[J].心电与循环,2016,35(5):343-347.

[5] 陈黎,何方田.缓慢性心律失常引发危急心电图改变 11 例分析[J].心电与循环,2017,36(1):35-41.

[6] 陈清启.心电图学[M].2 版.济南:山东科学技术出版社,2012.

[7] 陈勇,何方田,汤红梅,等.关注房性心律失常引发的缓慢性心律失常[J].心电与循环,2013,32(6):494-498.

[8] 樊雪婷,韩梦晶,买力旦木·艾克拜.缺血性 J 波的特征及临床意义[J].实用心电学杂志,2017,26(3):222-225.

[9] 郭继鸿,胡大一.中国心律学 2016[M].北京:人民卫生出版社,2016.

[10] 郭继鸿.成人室上性心动过速处理 2015 指南的解读[J].临床心电学杂志,2016,25(1):65-72.

[11] 郭继鸿.房颤危害认识的新突破:增加心脏性猝死[J].临床心电学杂志,2015,24(5):383-392.

[12] 郭继鸿.新概念心电图[M].4 版.北京:北京大学医学出版社,2014.

[13] 何方田,尹小妹.呈两种形态的起搏 QRS 波形:心房电极漂移至右心室流出道与原右心室心尖部电极并存起搏[J].心电学杂志,2011,30(1):61.

[14] 何方田,张丽娟.窄、宽 QRS 心动过速并存时快速诊断技巧[J].中华急诊医学杂志,2014,23(4):456-459.

[15] 何方田,张茜,李郁.起搏 QRS'波形多变或突变的心电图解析[J].中华急诊医学杂志,2016,25(2):238-240.

[16] 何方田.临床心电图详解与诊断[M].杭州:浙江大学出版社,2010.

[17] 何方田.起搏心电图学[M].杭州:浙江大学出版社,2012.

[18] 何正飞,何叶军,何方田.宽 QRS 心动过速诊断为室性心动过速快速简易六步法的临床应用[J].心电与循环,2015,34(6):450-453.

[19] 黄忆,顾良其,沈虹,等. Wellens 综合征 31 例心电图改变及临床特点分析[J]. 心电与循环,2016,35(3):191-193.

[20] 黄元铸,陈琪. 2 型 Wellens 综合征[J]. 临床心电学杂志,2016,25(5):396.

[21] 黄元铸,邹建刚. 宽 QRS 心动过速诊断与鉴别诊断[M]. 北京:人民卫生出版社,2009.

[22] 黄元铸. AMI 伴束支阻滞的多面性与临床意义[J]. 临床心电学杂志,2011,20(5):372-374.

[23] 李忠杰,王慧,郑新权. Coumel 定律再认识[J]. 心电与循环,2013,32(1):52-54.

[24] 刘峰,刘广安,王炳银. 心律失常诱发的心肌病研究进展[J]. 临床心电学杂志,2016,25(4):292-298.

[25] 刘刚,马芳芳. 碎裂 QRS 波和心脏性猝死相关性的研究进展[J]. 实用心电学杂志,2016,25(4):240-243.

[26] 刘仁光. 预激综合征合并心肌梗死患者早期再灌注的心电图分析[J]. 临床心电学杂志,2010,19(5):372-376.

[27] 刘霄燕,揭起强. J 波综合征专家上海共识:概念与认知的更新[J]. 临床心电学杂志,2016,25(3):161-179.

[28] 刘元生. 心肺复苏 2015 年指南与解读[J]. 临床心电学杂志,2015,24(6):401-409.

[29] 卢喜烈. 心电学技术规范化培训纲要[M]. 北京:人民军医出版社,2014.

[30] 鲁端. 碎裂 QRS 波群与临床[J]. 心电与循环,2017,36(4):217-223,227.

[31] 鲁端. 心律失常性心肌病的现代认识[J]. 临床心电学杂志,2016,25(1):1-7.

[32] 鲁端. 左间隔分支传导阻滞再认识[J]. 心电与循环,2016,35(5):313-318,340.

[33] 马虹. 急性心肌梗死伴完全性束支阻滞的心电图解析[J]. 临床心电学杂志,2013,22(1):49-52.

[34] 全国卫生专业技术资格考试用书编写专家委员会. 2018 全国卫生专业技术资格考试指导——心电学技术(中级)[M]. 北京:人民卫生出版社,2017.

[35] 宋洁,侯建萍,贾邢倩,等. 心室除极异常合并急性心肌梗死的心电图诊断[J]. 中国心脏起搏与心电生理杂志,2017,31(5):471-475.

[36] 王炳银,刘峰. 早复极综合征新进展[J]. 临床心电学杂志,2016,25(6):445-450.

[37] 王林飞,王卯嫦,何方田. 少见部位的韦金斯基现象和超常期传导 6 例分析[J]. 心电与循环,2013,32(5):401-405.

[38] 吴浩,李忠杰. R-R 间期变化的阵发性室上性心动过速[J]. 心电与循环,2016,35(1):54-57.

[39] 吴祥,张斌,李娜,等. 希氏束阵发性完全性房室阻滞新概念[J]. 中华心律失常杂志,2011,15(4):315-318.

[40] 许原,牟延光,苑翠珍,等. 起搏器植入术后的宽 QRS 波群心动过速[J]. 心电与循环,2012,31(1):37-40.

[41] 浙江省医学会心电生理与起搏分会无创心电学组. 浙江省数字化常规心电图诊断书写规范(试用版)[J]. 心电与循环,2015,34(1):4-8.

[42] 浙江省医学会心电生理与起搏分会无创心电学组. 浙江省心电图危急值标准(试用版)[J]. 心

电与循环,2015,34(2):83.

[43] 浙江省医学会心电生理与起搏分会无创心电学组.浙江省心电图平板运动试验操作与诊断规范(试用版)[J].心电与循环,2015,34(3):149-151.

[44] 浙江省医学会心电生理与起搏分会无创心电学组.浙江省起搏心电图诊断书写规范(试用版)[J].心电与循环,2015,34(5):313-317.

[45] 浙江省医学会心电生理与起搏分会无创心电学组.浙江省动态心电图检查及诊断书写规范(试用版)[J].心电与循环,2016,35(3):153-155.

[46] 郑华,蔡卫勋.阵发性室上性心动过速中少见心电现象分析[J].心电与循环,2013,32(3):193-196.

[47] 郑炜平,陈峰,李峰,等.心脏性猝死相关疾病诊断及预警心电图再评价[J].实用心电学杂志,2015(6):381-390.

[48] 郑新权,赵力.心室起搏管理功能典型及特殊的心电图表现[J].心电与循环,2017,36(1):29-35.

[49] 中国心律学会,中国心电学会.心律学国际指南2015[M].北京:中国环境出版社,2015.

[50] 中国心律学会,中国心电学会.心律学国际指南2016[M].北京:中国环境出版社,2016.

图书在版编目（CIP）数据

临床心电图精典：从分析思路到诊断规范 / 何方田
著 . —杭州：浙江大学出版社，2018.5（2024.4 重印）
　ISBN 978-7-308-18089-4

　Ⅰ.①临… Ⅱ.①何… Ⅲ.①心电图—诊断 Ⅳ.
①R540.4

　　中国版本图书馆 CIP 数据核字（2018）第 058188 号

临床心电图精典

——从分析思路到诊断规范

何方田　著

策划编辑	阮海潮（ruanhc@zju.edu.cn）
责任编辑	阮海潮
责任校对	陈静毅　陆雅娟　丁佳雯
封面设计	周　灵
出版发行	浙江大学出版社
	（杭州市天目山路 148 号　邮政编码 310007）
	（网址：http://www.zjupress.com）
排　　版	杭州青翊图文设计有限公司
印　　刷	浙江省邮电印刷股份有限公司
开　　本	889mm×1194mm　1/16
印　　张	31
字　　数	917 千
版 印 次	2018 年 5 月第 1 版　2024 年 4 月第 6 次印刷
书　　号	ISBN 978-7-308-18089-4
定　　价	190.00 元